"十四五"职业教育国家规划教材

国家卫生健康委员会"十三五"规划教材

全国高等职业教育教材

供护理、助产专业用

内科护理学

第4版

主　编　冯丽华　史铁英

副主编　李红梅　赖卫国　杨立明

编　者（以姓氏笔画为序）

史铁英（大连医科大学附属第一医院）　　余红梅（襄阳职业技术学院）

冯丽华（广西广播电视大学）　　　　　　邹春杰（黑龙江护理高等专科学校）

吕　霞（四川护理职业学院）　　　　　　张俊玲（广州卫生职业技术学院）

刘　涛（锦州医科大学护理学院）　　　　张淑爱（河南护理职业学院）

刘秀梅（大连医科大学附属第一医院）　　武星君（曲靖医学高等专科学校）

刘雨佳（中国医科大学护理学院）　　　　南桂英（沧州医学高等专科学校）

李红梅（山西医科大学汾阳学院）　　　　唐艳妮（广西科技大学）（兼秘书）

杨　林（大庆医学高等专科学校）　　　　曹文元（闽西职业技术学院医学护理学院）

杨立明（湖北职业技术学院）　　　　　　赖卫国（赣南卫生健康职业学院）

杨富国（青岛大学护理学院）

U0284672

人民卫生出版社

图书在版编目（CIP）数据

内科护理学/冯丽华，史铁英主编. —4 版. —北
京：人民卫生出版社,2018
ISBN 978-7-117-27458-6

Ⅰ.①内…　Ⅱ.①冯…②史…　Ⅲ.①内科学-护理
学-高等职业教育-教材　Ⅳ.①R473.5

中国版本图书馆 CIP 数据核字(2018)第 244866 号

| 人卫智网 | www.ipmph.com | 医学教育、学术、考试、健康，
购书智慧智能综合服务平台 |
| 人卫官网 | www.pmph.com | 人卫官方资讯发布平台 |

内科护理学
第 4 版

主　　编：冯丽华　史铁英
出版发行：人民卫生出版社(中继线 010-59780011)
地　　址：北京市朝阳区潘家园南里 19 号
邮　　编：100021
E – mail：pmph @ pmph. com
购书热线：010-59787592　010-59787584　010-65264830
印　　刷：人卫印务（北京）有限公司
经　　销：新华书店
开　　本：850×1168　1/16　印张：20　插页：10
字　　数：633 千字
版　　次：2001 年 5 月第 1 版　　2018 年 12 月第 4 版
　　　　　2023 年 12 月第 4 版第 10 次印刷(总第 50 次印刷)
标准书号：ISBN 978-7-117-27458-6
定　　价：62.00 元

修 订 说 明

高等职业教育三年制护理、助产专业全国规划教材源于原国家教育委员会"面向21世纪高等教育教学内容和课程体系改革"项目子课题研究,是由原卫生部教材办公室依据课题研究成果规划并组织全国高等医药院校专家编写的"面向21世纪课程教材"。本套教材是我国高等职业教育护理类专业第一套规划教材,第一轮于1999年出版,2005年和2012年分别启动第二轮和第三轮修订工作。其中《妇产科护理学》等核心课程教材列选"普通高等教育'十五''十一五'国家级规划教材"和"'十二五''十三五''十四五'职业教育国家规划教材",为我国护理、助产专业人才培养做出卓越的贡献!

根据教育部和国家卫生健康委员会关于新时代职业教育和护理服务业人才培养相关文件精神要求,在全国卫生职业教育教学指导委员会指导下,组建了新一届教材建设评审委员会启动第四轮修订工作。新一轮修订以习近平新时代中国特色社会主义思想为指引,全面落实党的二十大精神进教材相关要求,坚持立德树人,对接新时代健康中国建设对护理、助产专业人才培养需求。

本轮修订的重点:

1. **秉承三基五性** 对医学生而言,院校学习阶段的学习是一个打基础的过程。本轮教材修订工作秉承人民卫生出版社国家规划教材建设"三基五性"优良传统,在基本知识、基本理论、基本技能三个方面进一步强化夯实医学生基础。整套教材从顶层设计到选材用材均强调思想性、科学性、先进性、启发性、适用性。在思想性方面尤其突出新时代育人导向,各教材全面融入社会主义核心价值观,体现"敬佑生命、救死扶伤、甘于奉献、大爱无疆"的卫生与健康工作者精神,将政治素养和医德医技培养贯穿修订、编写及教材使用全过程。

2. **强化医教协同** 本套教材评审委员会和编写团队进一步增加了临床一线护理专家,更加注重吸收护理业发展的新知识、新技术、新方法以及产教融合新成果。评委会在全国卫生职业教育教学指导委员会指导下,在加强顶层设计的同时注重指导各修订教材对接最新专业教学标准、职业标准和岗位规范要求,更新包括疾病临床治疗、慢病管理、社区护理、中医护理、母婴护理、老年护理、长期照护、康复促进、安宁疗护以及助产等在内的护士执业资格考试所要求的全部内容,力求使院校教育、毕业后教育和继续教育在内容上相互衔接,凸显本套教材的协同性、权威性和实用性。

3. **注重人文实践** 护理工作的服务对象是人,护理学本质上是一门人学,而且是一门实践性很强的科学。第四轮修订坚持以学生为本,以人的健康为中心,注重人文实践。各教材围绕护理、助产专业人才培养目标,将知识、技能与情感、态度、价值观的培养有机结合,引导学生将教材中学到的理论、方法去观察病情、发现问题、解决问题,在加深学生对理论的认知、理解和增强解决未来临床实际问题的能力的同时,更加注重启发学生从心灵深处自悟、陶冶灵魂,从根本上领悟做人之道。

4. **体现融合创新** 当前以信息技术、人工智能和新材料等为代表的新一轮科技革命迅猛发展,包括护理学在内的多个学科呈深度交叉融合。本套教材的修订与时俱进,主动适应大数据、云计算和移动通讯等新技术新手段新方法在卫生健康和职业教育领域的广泛应用,体现卫生健康及职业教育与新技术的融合成果,创新教材呈献形式。除传统的纸质教材外,本套教材融合了数字资源,所选素材主题鲜明、内容实用、形式活泼,拉近学生与理论课和临床实践的距离。通过扫描教材随文二维码,线上与线下的联动,激发学生学习兴趣和求知欲,增强教材的育人育才效果。

全套教材包括主教材、配套教材及数字融合资源,分职业基础模块、职业技能模块、人文社科模块、能力拓展模块、临床实践模块5个模块,共47种教材,其中修订39种,新编8种,供护理、助产2个专业选用。

教材目录

序号	教材名称	版次	所供专业	配套教材
1	人体形态与结构	第2版	护理、助产	√
2	生物化学	第2版	护理、助产	√
3	生理学	第2版	护理、助产	√
4	病原生物与免疫学	第4版	护理、助产	√
5	病理学与病理生理学	第4版	护理、助产	√
6	正常人体结构	第4版	护理、助产	√
7	正常人体功能	第4版	护理、助产	
8	疾病学基础	第2版	护理、助产	
9	护用药理学	第4版	护理、助产	√
10	护理学导论	第4版	护理、助产	
11	健康评估	第4版	护理、助产	√
12	基础护理学	第4版	护理、助产	√
13	内科护理学	第4版	护理、助产	√
14	外科护理学	第4版	护理、助产	√
15	儿科护理学	第4版	护理、助产	√
16	妇产科护理学	第4版	护理	
17	眼耳鼻咽喉口腔科护理学	第4版	护理、助产	√
18	母婴护理学	第3版	护理	
19	儿童护理学	第3版	护理	
20	成人护理学（上册）	第3版	护理	
21	成人护理学（下册）	第3版	护理	
22	老年护理学	第4版	护理、助产	
23	中医护理学	第4版	护理、助产	√
24	营养与膳食	第4版	护理、助产	
25	社区护理学	第4版	护理、助产	
26	康复护理学基础	第2版	护理、助产	
27	精神科护理学	第4版	护理、助产	
28	急危重症护理学	第4版	护理、助产	

续表

序号	教材名称	版次	所供专业	配套教材
29	妇科护理学	第2版	助产	√
30	助产学	第2版	助产	
31	优生优育与母婴保健	第2版	助产	
32	护理心理学基础	第3版	护理、助产	
33	护理伦理与法律法规	第2版	护理、助产	
34	护理礼仪与人际沟通	第2版	护理、助产	
35	护理管理学基础	第2版	护理、助产	
36	护理研究基础	第2版	护理、助产	
37	传染病护理	第2版	护理、助产	√
38	护理综合实训	第2版	护理、助产	
39	助产综合实训	第2版	助产	
40	急救护理学	第1版	护理、助产	
41	预防医学概论	第1版	护理、助产	
42	护理美学基础	第1版	护理	
43	数理基础	第1版	助产、护理	
44	化学基础	第1版	助产、护理	
45	信息技术与文献检索	第1版	助产、护理	
46	职业规划与就业指导	第1版	助产、护理	
47	老年健康照护与促进	第1版	护理、助产	

全国高等职业教育护理、助产专业
第四届教材评审委员会

顾　　问

郝　阳　陈昕煜　郭燕红　吴欣娟　文历阳　沈　彬
郑修霞　姜安丽　尤黎明　么　莉

主 任 委 员

杨文秀　唐红梅　熊云新

副主任委员（以姓氏笔画为序）

王　滨　白梦清　吕俊峰　任　晖　李　莘　杨　晋
肖纯凌　沈国星　张先庚　张彦文　单伟颖　胡　野
夏海鸥　舒德峰　赖国文

秘 书 长

窦天舒　王　瑾

常 务 委 员（以姓氏笔画为序）

马存根　王明琼　王柳行　王信隆　王润霞　王福青
方义湖　曲　巍　吕国荣　吕建新　朱秀珍　乔学斌
乔跃兵　任光圆　刘成玉　安力彬　孙　韬　李　红
李　波　李力强　李小寒　李占华　李金成　李黎明
杨　红　杨金奎　杨硕平　吴　蓉　何旭辉　沈曙红
张立力　张晓杰　陈　刚　陈玉芹　陈振文　林梅英
岳应权　金庆跃　周郁秋　周建军　周浪舟　郑翠红
屈玉明　赵　杰　赵　欣　姚金光　顾润国　党世民
黄　刚　曹庆景　梁新武　程瑞峰　温茂兴　谢　晖
赫光中

秘　　书

魏雪峰

数字内容编者名单

主　编　冯丽华　史铁英

副主编　李红梅　赖卫国　杨立明

编　者（以姓氏笔画为序）

史铁英（大连医科大学附属第一医院）

冯丽华（广西广播电视大学）

吕　霞（四川护理职业学院）

刘　涛（锦州医科大学护理学院）

刘秀梅（大连医科大学附属第一医院）

刘雨佳（中国医科大学护理学院）

巫章华（赣南卫生健康职业学院）

李红梅（山西医科大学汾阳学院）

杨　林（大庆医学高等专科学校）

杨立明（湖北职业技术学院）

杨富国（青岛大学护理学院）

余红梅（襄阳职业技术学院）

邹春杰（黑龙江护理高等专科学校）

张俊玲（广州卫生职业技术学院）

张淑爱（河南护理职业学院）

武星君（曲靖医学高等专科学校）

南桂英（沧州医学高等专科学校）

唐艳妮（广西科技大学）（兼秘书）

曹文元（闽西职业技术学院医学护理学院）

赖卫国（赣南卫生健康职业学院）

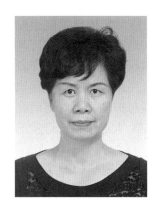

　　冯丽华，教授。曾任柳州医学高等专科学校教务科研处处长、广西科技大学教务处副处长、广西广播电视大学教务处处长、玉林市卫生学校附属医院副院长。从事护理教育、教学管理、医院管理和教学研究工作35年，具有丰富的临床、教学管理经验和科研能力。承担护理、助产等专业的内科护理学、传染病护理学、健康评估、护理伦理学、护理管理学等课程的理论教学和临床实（见）习带教。主要专业方向：护理教育、医学教育管理。主持自治区级教改科研课题及精品课程6项，参与23项；获自治区级教改成果奖5项、全国教学课件比赛一等奖1项、自治区级教学课件二等奖3项；发表专业论文42篇；主编全国卫生职业教育规划教材及专著5部，参编7部。获"广西高等学校先进教学管理工作者"、柳州市"五一巾帼标兵"、首届学校教学名师称号。

　　兼任国家卫生健康委员会全国卫生人才评价专家；教育部国家开放大学学位评定委员会委员（医学类）；全国卫生职业教育内科学（内科护理学）研究会副会长；全国高职高专护理类专业教材建设指导委员会常务委员；中国电化教育协会职业技术教育专业委员会学术委员、广西高等教育学会教育技术专业委员会常务理事。

寄语：

修德、慎独、敬业、创新。

主编简介与寄语

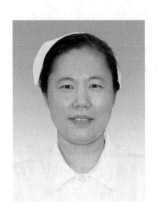

史铁英，主任护师，硕士研究生导师。现任大连医科大学护理学院副院长、大连医科大学附属第一医院护理部主任。从事临床护理、护理管理、护理教学及科研工作 26 年，具有丰富的临床、教学管理经验和科研能力。以第一作者及通讯作者在核心期刊发表论文 60 余篇，主编著作 6 部，主编、副主编、参编国家级规划教材 16 部。主持或参与国家、省、市级临床护理与护理教育课题研究 27 项。以第一完成人身份获得辽宁省本科教学成果奖 1 项、大连市科技进步三等奖 1 项。

兼任全国高等学校护理专业数字教材评审委员会委员；中华护理学会理事；辽宁省护理学会常务理事、心理护理专业委员会主任委员、重症护理专业委员会副主任委员；辽宁省护理质控中心副主任；中华护理系列杂志 *International Journal of Nursing Sciences* 编委等。

寄语：

合抱之木，生于毫末；
九层之台，起于累土；
千里之行，始于足下。

前　言

为了更好地顺应现代护理发展，充分利用"互联网+"的优势，《内科护理学》（第4版）在第3版教材的基础上，全面贯彻落实党的二十大精神，结合国内外临床护理的新进展，以"精理论，强实践；精基础，强临床"为核心，以"实用为主，够用为度"为原则，围绕"三基"（基本理论、基本知识、基本技能）、"五性"（思想性、科学性、先进性、启发性、实用性）进行修订和完善。着重介绍与内科护理岗位密切联系的基本理论、基本知识和基本技能，突出"精学科构架、强岗位需要"的职业教育特点，做到"三个贴近"（贴近教与学规律；贴近现代学习方式；贴近执业资格考试要求）。

本教材共九章，除第一章绪论外，其余各章第一节均为本系统疾病常见症状或体征的护理，列出该系统或该类疾病病人具有共性的常见症状或体征，并按护理程序的模式对常见症状或体征的护理分别进行阐述。第二节以后为本系统具体疾病病人的护理，每节由情景导入、学习目标及学习内容组成。基于"行动导向，任务驱动"的教学模式，在每节学习前以病案导入临床护理的真实情景，以临床护理案例的问题引出知识点，使学习者置身于现实的临床场景；学习内容围绕临床护理路径、内科护理典型工作任务，以护理评估、常见护理诊断/问题、护理目标、护理措施、护理评价等呈现。将"教中学，学中做"贯穿于整个教学过程，有助于"导、学、练"教学方法的实施。

利用"二维码"功能，将每章中的"重点、难点、考点""临床案例的思考题解""测评练习题"等内容以"章首PPT""思路解析""扫一扫，测一测"的形式在移动终端设备（如手机、平板电脑等）上展现，实现传统纸媒学习内容与互联网学习平台有机融合，使教材具备"共享性、灵活性、开放性、动态性"，满足学习者自主学习的需求。

编写团队由19位具有临床实践背景的医学院校教师及临床护理一线教师组成，使教材具有鲜明的高等职业教育和护理专业特点。既可作为高等医药职业院校教学用书，也可作为临床护理工作者的参考用书。

本教材既凝集了前3版教材编者的心血，也是本版教材编写团队全体人员几十年教学实践经验和临床护理工作经验的奉献，借教材出版之际，衷心地感谢各位编者为本教材编写的付出；感谢全国卫生职业教育教材建设指导委员会的专家们在本书编写过程中给予的指导；感谢广西广播电视大学邓孟红、刘舒静老师及柳州市人民医院覃玉丽、覃秋玉等临床护理老师在教材编写中提供的帮助。

由于水平和时间所限，教材中的不妥及遗漏之处在所难免，恳请使用本教材的教师和同学们批评指正。

教学大纲（参考）

冯丽华　史铁英

2023年10月

目　录

学习目标

1. 熟悉内科疾病特点、内科护士的素质要求及我国内科护理的发展。
2. 了解内科护士的角色、内科护理学的教学特点。

情景导入

病人,男性,76岁,干部。反复头痛、心悸、气促32年,加重伴呕吐4小时入院。既往有高血压病史。入院时身体评估:神志模糊,血压210/152mmHg。

请思考:

1. 该病人有哪些内科疾病的特点?
2. 内科护士在该病人入院时应担任的是什么角色?

内科护理学是介绍内科疾病病因、发病机制、临床表现及治疗、护理、预防知识和技能,以减轻病人痛苦、促进康复、增进健康的一门重要临床护理学科。内科护理范畴广泛,对内科疾病护理的组织、技术管理及抢救是内科护理工作的重点。为保障医疗活动安全有效,提高病人的生活质量,需要增强护理团队的责任感,提升专业技术素质,提高护理的整体水平,造就一支临床经验丰富、专业素质较高的护士队伍。

一、内科护理的专业特点

(一)内科疾病的特点

内科疾病多呈慢性发展,病情复杂多变,易反复或恶化,治疗效果不显著,服务对象由青少年、青年、中老年至高龄老人,以老年病人居多。具有服务对象年龄跨度大、病程长、反复发作、病情迁延、并发症多等特点。因中老年、高龄病人的感觉差、反应差、脏器功能衰退,潜在危险因素较多而又缺乏子女照顾,所以对病人的安全管理至关重要;漫长的疾病过程,使病人及家属常表现出对疾病转归的担忧,在接受治疗、护理时疑虑而又谨慎,易产生急躁、焦虑、悲观、恐惧、抑郁、孤独等各种消极心理反应,心理护理在护理工作中更显得重要。

(二)内科护士的角色

随着现代医学模式的转变,护理事业不断发展,临床护理工作的内容也从执行医嘱、照顾病人扩展到社区卫生服务、卫生知识宣教、康复护理指导,从服务于病人扩展到健康人群的医疗保健、疾病预

防,形成了一个将护理技能、生活护理、心理护理、健康指导等融为一体的现代化护理模式。因此,当代护士承担着九大专业角色:

1. 照顾者 护士的首要职责。在临床工作中照顾病人,为病人提供直接的护理服务,满足病人生理、心理和社会各方面的需要。

2. 管理者 每个护士都有管理的职责。护理领导者管理人力资源和物资资源,组织护理工作的实施,管理的目的是提高护理的质量和效率;普通护士管理病人和病区环境,促进病人早日康复。

3. 教育者 护士在许多场合行使教育者的职能。在医院,对病人和家属进行卫生宣教,讲解有关疾病的治疗护理和预防知识,同时也有带教护生的任务;在社区,向居民宣传预防疾病、保持健康的知识和方法;在护理学校,向护理学生传授专业知识和技能。

4. 权益保护者 护士有保护病人的权益不受侵犯和损害的职责。帮助病人理解来自各种途径的健康信息,补充必要信息,帮助病人对治疗与护理项目作出正确的选择。

5. 协调者和合作者 护士与护理对象、家庭和其他健康专业人员需要紧密合作,相互配合和支持,更好地满足护理对象的需要。

6. 示范者 护士应在预防保健、促进健康生活方式等方面起示范作用。如不吸烟、讲究卫生、加强体育锻炼等。

7. 咨询者 护士有责任为护理对象提供健康信息,给予预防保健等专业指导。

8. 研究者 开展护理研究,解决复杂的临床问题,以及在护理教育、护理管理等领域中遇到的有关问题,完善护理理论,推动护理专业的发展。

9. 改革者和创业者 护理需要适应社会发展的需要,不断改革护理的服务方式,扩大护理工作范围和职责,推动护理事业的发展。

(三)内科护士的素质要求

微课:内科护士的素质要求

内科护士要很好地完成上述的角色任务,就必须具备以下素质:

1. 良好的职业道德 良好的道德修养会使病人产生亲切感、信任感、安全感。因此,具备良好的职业道德是每个内科护士最基本的素质。在护理工作中,确立"以人的健康为中心"的整体护理理念、全心全意为护理对象服务的思想,培养良好的敬业精神和职业道德。一丝不苟、耐心细致,同时配以精湛的护理技术,从而发挥最大的工作效益。

2. 扎实的基本理论 内科护理学在临床护理中占有非常重要的地位,随着医学模式的转变和相关学科的互相渗透、交叉,它的内涵和外延在不断地扩充与发展,知识更新的周期越来越短。要求内科护士除具备一般常用的护理知识外,还应掌握各种疾病的病因、病理生理、临床表现、诊疗方案及病情观察、危重病人抢救的基本知识;熟悉内科常用药物的剂量、作用、用法、不良反应及配伍禁忌;正确采集各种检验标本,具有初步判断检验结果的能力。只有掌握大量的理论知识、熟悉各种疾病的发生和发展规律,才能及时准确地观察到病情变化,随时向医生提供可靠的疾病变化,使疾病控制在萌芽状态,自如地面对各种复杂的疾病情况,为不同情况的病人提供高质量的护理。

3. 扎实的临床能力 现代医学模式的转变,护理工作在医院的范围也在不断扩大,开展的新业务、新技术及大型仪器设备日益增多。因此,熟练规范的操作技能、反应敏捷的观察能力、配合默契的抢救能力、善于思考的学习能力、普及推广的培训能力等,对内科护理都很重要。

4. 强烈的求知欲 现代内科护理特点是以科技为先导,需要护士运用现代护理技术,维护病人的身心健康,配合医疗,解除病人痛苦,促进其全面康复,从而提高病人的生命质量。作为内科护士要适应新形势的需要,仅仅对本专业有较深的造诣是远远不够的,还应该加强对自然科学,特别是生物医学方面知识的学习,以及人文和社会科学知识的学习,只有这样才能真正理解病人和帮助病人。

5. 有效的医护配合 医疗与护理虽然是两个独立的学科,但工作却息息相关、不可分割。在新的医学模式下,只有医护人员密切配合、相互支持与尊重才能提高医疗质量,满足病人对诊疗护理的需求,促进医患关系和谐,提升病人满意度,尤其体现在危重急症的抢救和诊疗操作中。

6. 良好的护患关系 多数内科病人伴随着焦虑、疑问、恐惧、依赖、绝望。护士端庄的仪表、亲切的微笑、机智灵活的沟通技巧、耐心的倾听与解说、体贴细致的关怀和生活帮助等是建立良好护患关系、赢得病人与家属信任的基础。

7. 规范的护理行为 遵守各项规章制度,如安全管理制度、药品管理制度、各班职责制度、交接班制度、请假制度、劳动纪律等是提高医疗护理质量的保障。

8. 健康的身体与心理 护士从事繁重的临床护理、教学和科研工作,是一个高压群体,易造成高度的职业紧张,其工作环境和对象有很强的特殊性,工作风险高,护患矛盾突出;护士工作合作性较强,工作中突发事件多,常面临死亡或濒死的病人。面对心理和生理双重受损的病人和来自工作环境、社会地位的压力,健康的体魄、良好的职业形象、健康的心理、勇于开拓进取的精神和较强的适应能力、应变能力、自控能力是完成工作的重要保证。

二、内科护理学的教学特点

内科护理学是一门临床实践性强的课程,在教与学中要充分体现"学习者的主体作用和教师的主导作用",充分发挥学习者的学习主动性。

1. 教 采取灵活多样的教学方法,如情景教学法、角色扮演法、案例教学法、PBL教学法、自学讨论法等。增强学习者的学习兴趣、岗位认同感。实施"项目导向、任务驱动""课堂与实训地相融"的"教、学、做"一体化教学模式,保证学习者的学习与临床实际护理工作的一致性。

2. 学 学习者要主动学习,多观察、勤思考、多请教,积极参加讨论,做好笔记;注重理论与实践的结合,在"项目为导向、任务为驱动"的教学模式下强化职业能力和职业素质形成,培养创造性思维和观察、分析、解决实际问题的能力,提高人际沟通、团队协作能力。同时,充分利用互联网线上教学资源扩大学习空间,获取更多的专业知识。

三、我国内科护理的发展

1. 护理理念全面更新 实现病人护理的整体照顾模式被认为是一种服务观念,其宗旨是以服务对象为中心,而医护提供的不单是在患病期间的服务,在健康时也向人提供疾病的预防和指导、病愈后的康复护理和教育。由于世界各国社会经济、文化、教育、卫生等方面发展水平有较大差异,护理专业的发展也很不平衡,但随着社会化和大卫生的趋势越来越明显,"以人的健康为中心的护理"将成为护理事业必然的选择,保障健康已成为社会发展强劲的动力,使护理专业有了更广阔的视野和实践领域。

2. 护理内容日益丰富 《全国护理事业发展规划(2016—2020年)》(国卫医发〔2016〕64号)中指出:"以需求为导向,丰富护理专业内涵,大力发展老年护理、慢病管理、康复促进、安宁疗护等服务,满足人民群众多样化、多层次健康需求。""护士运用专业知识和技能为群众提供医学照顾、病情观察、健康指导、慢病管理、康复促进、心理护理等服务,体现人文关怀。"护理内容已由疾病护理向预防、康复扩展,由躯体护理向心理、精神护理扩展,由医院护理向家庭、社区扩展,由病人护理向健康者保健扩展。国务院办公厅《全国医疗卫生服务体系规划纲要(2015—2020年)》中重点强调"医养结合""中西医并重""多元发展"等内容,其中"医养结合"也将是我国护理未来的发展方向。

3. 心理疏导受到重视 心理疏导是医护人员与病人沟通的过程中对病人的不良心理状态进行疏通引导,以促进病人心理健康的过程。随着人们对健康的需求日益增强,护理工作被赋予新的内涵,焦虑、抑郁作为病人进入医院后的主要心态和情绪障碍,心理疏导在医院的日常护理工作中显得尤为重要。心理疏导的基本工具是言语,因此也称为言语治疗。《"健康中国2030"规划纲要》中也提出:加强心理健康服务体系建设和规范化管理,加大全民心理健康科普宣传力度,提升心理健康素养。全面推进精神障碍社区康复服务,提高突发事件心理危机的干预能力和水平。到2030年,对常见精神障碍的防治和心理行为问题的识别与干预水平将显著提高。

(冯丽华)

思考题

病人,男性,78岁。反复咳嗽、咳痰、气促35年,加重伴尿少1天入院。既往有慢性支气管炎病史及吸烟史。入院时检查:神志清楚,口唇发绀,端坐呼吸,桶状胸,两肺呼吸音减弱,双下肢水肿。

请思考:

(1) 该病人有哪些内科疾病的特点?

(2) 内科护士在病人入院时所担任的是什么角色? 经住院治疗护理后病情好转,在病人出院时所担任的又是什么角色?

思路解析

扫一扫,测一测

呼吸系统疾病是我国的常见病、多发病。2009 年卫生部全国居民死因调查结果表明,呼吸系统疾病(不包括肺癌、慢性肺源性心脏病和肺结核)在城市居民的死亡原因中占 10.54%(第四位)、在农村占 14.96%(第四位)。近年来,呼吸系统疾病如肺癌、支气管哮喘的发病率明显增加,慢性阻塞性肺疾病的发病率居高不下(40 岁以上人群中超过 8%)。肺结核的发病率虽有所控制,但近年来又有增高趋势。2002 年底在我国及世界范围内暴发的传染性非典型肺炎疫情,引起了群众的恐慌。流感在我国每年的发病率约为 10%~30%,其侵入人体内的主要靶器官是肺脏。由此可见,呼吸系统疾病对我国人民健康危害很大,其防治任务仍很艰巨。

呼吸系统主要包括呼吸道和肺。呼吸道以环状软骨为界分为上、下呼吸道。上呼吸道由鼻、咽、喉构成。鼻对吸入气体有加温、湿化和净化作用,将空气加温至 37℃ 左右,相对湿度达到 95% 左右。咽是呼吸道与消化道的共同通道,吞咽时会厌软骨将喉关闭,对防止食物及口腔分泌物误入呼吸道起重要作用。喉由甲状软骨和环状软骨等构成,环甲膜连接甲状软骨和环状软骨。环状软骨以下的气管和支气管是下呼吸道,是气体的传导通道。气管在隆凸处分为左右两主支气管。右主支气管较左主支气管粗、短而陡直,异物及吸入性病变多发生在右侧。主支气管向下逐渐分支为肺叶支气管、肺段支气管,直至终末细支气管和呼吸性细支气管。呼吸道由黏膜、黏膜下层和外膜构成。小气道(吸气状态下直径小于 2mm 的细支气管)管腔纤细,管壁薄,无软骨支撑而易扭曲陷闭,在发生炎症时,容易因痉挛和黏液阻塞导致通气障碍。

图片:支气管树整体观

肺是气体交换的场所。肺泡上皮细胞可分泌表面活性物质,防止肺泡萎陷。肺泡巨噬细胞能吞噬进入肺泡的微生物和尘粒,还可生成和释放多种细胞因子,在肺部疾病的发病过程中起着重要作用。肺间质在肺内起着十分重要的支撑作用,一些疾病能累及肺间质,导致永久性的肺纤维化。肺有双重血液供应,即肺循环和支气管循环。胸膜腔是由胸膜围成的密闭的潜在性腔隙,其内为负压。

呼吸系统通过肺通气和肺换气功能与外界环境之间进行气体交换,摄取新陈代谢所需要的氧气(O_2),排出代谢所产生的二氧化碳(CO_2)。肺通气过程受呼吸肌的收缩活动、肺和胸廓的弹性特征以及气道阻力等多种因素的影响。浅而快的呼吸对肺通气不利,深而慢的呼吸可增加通气量。通常用用力肺活量(FVC)、第 1 秒用力呼气容积(FEV_1)、最大呼气中段流量(MMF)、最大呼气流量(PEF)和肺泡通气量(VA)等指标来衡量肺的通气功能。肺换气受气体分压差、呼吸膜的厚度和面积、通气/血流比值等因素的影响。通气/血流比值异常是造成肺换气功能异常最常见的原因。

机体通过呼吸中枢、神经反射和化学反射对呼吸进行调节。延髓产生基本呼吸节律,脑桥上部对呼吸进行调整。呼吸中枢病变时会导致呼吸节律的改变,如出现间停呼吸、呼吸遏制、抽泣样呼吸等。呼吸的神经反射调节主要包括肺牵张反射、呼吸肌本体反射及 J 感受器引起的呼吸反射。呼吸的化学调节主要指动脉血或脑脊髓液中 O_2、CO_2 和 H^+ 对呼吸的调节作用。动脉血 PaO_2 降低、$PaCO_2$ 或 H^+ 浓度升高时,可引起呼吸加深、加快,肺通气量增加。其中,CO_2 是调节呼吸运动最重要的化学因素。动脉血 $PaCO_2$ 在一定范围内升高,可加强对呼吸的刺激作用,但超过一定限度则对呼吸有抑制和麻醉效

笔记

应。动脉血 PaO_2 的改变对正常呼吸运动的调节作用不大,但在特殊情况下低氧刺激有重要意义,如肺部疾病导致长时间的 CO_2 潴留时,可使中枢化学感受器对 CO_2 的刺激发生适应,在这种情况下,低氧对外周化学感受器的刺激就成为驱动呼吸运动的主要刺激因素。

第一节　呼吸系统疾病常见症状或体征的护理

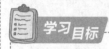

1. 掌握呼吸系统疾病常见症状或体征的护理评估要点、常见护理诊断/问题及护理措施。
2. 熟悉呼吸系统疾病常见症状或体征的概念。
3. 学会应用护理程序对咳嗽、咳痰、肺源性呼吸困难、咯血和胸痛病人实施整体护理。
4. 具备对呼吸困难、咯血等危急重症的判断及配合医生进行抢救的能力。

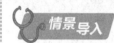

病人,男性,60 岁。慢性阻塞性肺疾病近 30 年。3 天前受凉后感冒,咳嗽、咳痰,今晨出现呼吸困难、口唇发绀,逐渐说话含糊、神志不清。家人急送医院抢救。

请思考:

1. 如何抢救这位病人?
2. 病人病情稳定后,如何指导病人及其家属避免类似情况的发生?

一、咳嗽与咳痰

咳嗽(cough)是机体的防御反射,有利于清除呼吸道分泌物和有害因子。咳嗽反射减弱或消失可引起肺不张和肺部感染,甚至窒息死亡。但频繁、剧烈的咳嗽对病人的生活、工作和社会活动造成严重的影响。咳痰(expectoration)是指借助咳嗽将气管、支气管内的分泌物或肺泡内的渗出液排出。如果痰液黏稠、量多,而病人无力排痰或意识障碍时,容易导致窒息。咳嗽伴有痰液称为湿性咳嗽;咳嗽无痰或痰量很少,称为干性咳嗽。

【护理评估】

（一）健康史

了解有无呼吸道疾病、胸膜疾病、心血管疾病、理化因素和中枢神经因素等引起咳嗽与咳痰的基本病因,了解有无受凉、劳累、吸入变应原等诱因。

（二）身体状况

1. 咳嗽与咳痰的特点

（1）咳嗽发生的急缓、性质、出现及持续时间:咳嗽于清晨起床体位改变时加剧,伴脓痰,常见于支气管扩张、肺脓肿;夜间平卧时出现剧烈咳嗽及明显咳痰,常见于肺结核、左心衰竭;骤然出现的咳嗽,常见于突然吸入刺激性气体、急性咽喉炎或呼吸道异物;长期慢性咳嗽,提示有慢性呼吸系统疾病;咳嗽声音嘶哑,常见于声带或喉部病变;金属音调咳嗽,多见于纵隔肿瘤、主动脉瘤、支气管癌、淋巴瘤等压迫气管的疾病;咳嗽声调低微或无声,常由极度虚弱或声带麻痹等所致。

（2）痰液的颜色、性质、数量、气味、黏稠度等:急性呼吸道炎症者,常咳浆液或黏液性白痰;肺淤血、肺水肿时,常咳粉红色泡沫样痰;痰量少者仅有数毫升,多见于呼吸道炎症;痰量多时可达数百毫升,静止后分为三层:上层为泡沫,中层为浆液或浆液脓性,底层为脓块及坏死组织,见于支气管扩张或肺脓肿;脓痰伴有恶臭气味者,提示有厌氧菌感染。

（3）严重咳嗽与咳痰对身体的影响:严重咳嗽导致头晕、疲乏、晕厥、眼睑水肿、眼结膜出血、胸痛、气胸、肋骨骨折、腹痛、脱肛、疝气、尿失禁、胸腹部手术创口开裂、睡眠障碍等。痰液不能有效咳出时可引起窒息。

2. 评估要点　评估呼吸音的改变,有无干湿啰音,支气管狭窄引起呼吸音减弱或消失以及干啰音,支气管炎、肺炎、肺结核、肺淤血时产生湿啰音;评估生命体征及意识状态,呼吸道感染时引起发热,肺性脑病时产生意识障碍;了解病人的营养状态及体位,慢性阻塞性肺疾病可引起消瘦;评估皮肤、黏膜颜色和干湿度,缺氧和二氧化碳潴留时,引起发绀、皮肤温暖多汗等。

（三）心理-社会状况

频繁、剧烈的咳嗽可导致病人烦躁不安、注意力不集中、焦虑、抑郁等,影响正常的生活和工作。某些传染性疾病(如肺结核)可通过咳嗽、咳痰影响周围健康人群,引起病人的自卑心理。

（四）辅助检查

了解血液、痰液、胸部影像、纤维支气管镜、肺功能、血气分析等各项检查结果有无异常。

【常见护理诊断/问题】

1. 清理呼吸道无效　与痰液黏稠、疲乏、胸痛、意识障碍等导致无效咳嗽有关。

2. 睡眠型态紊乱　与夜间咳嗽、咳痰有关。

3. 潜在并发症:窒息、自发性气胸。

【护理目标】

1. 能够有效咳嗽排痰,呼吸道通畅。

2. 睡眠状况改善。

3. 未发生并发症,或并发症能被及时发现,并得到及时处理。

【护理措施】

（一）一般护理

1. 环境　提供整洁、舒适、安静的环境,保持室内空气新鲜,维持适宜的温湿度,注意保暖。指导病人避免到空气污染的公共场所,减少尘埃与烟雾等刺激。戒烟可减轻咳嗽,对吸烟者制订有效的戒烟计划。

2. 休息与体位　避免剧烈运动,保持舒适体位,半坐位或坐位,有利于改善呼吸和咳出痰液。老年体弱者取侧卧位,防止痰液堵塞气道引起窒息。

3. 饮食护理　给予高蛋白、高维生素、足够热量、清淡饮食,以增强抗病能力,延缓疾病进程。避免进食油腻、辛辣刺激性的食物;充足水分能保证呼吸道黏膜的湿润和病变黏膜的修复,有利于痰液稀释和排出,如病人情况允许,每天饮水 1.5L 以上。

（二）促进有效排痰

1. 深呼吸和有效咳嗽　适用于神志清醒尚能咳嗽的病人。①指导病人取坐位或立位,上身略前倾。②缓慢深吸气,深吸气末屏气几秒钟,继而咳嗽 2 ~ 3 次,咳嗽时收缩腹肌,腹壁回缩,或用自己的手按压上腹部,帮助咳嗽。③停止咳嗽,缩唇将余气尽量呼出。④再缓慢深吸气,重复以上动作。连做 2 ~ 3 次,休息几分钟后再重新开始。

注意事项:①进行有效咳嗽时,气道内的痰液必须有一定的量,而无或仅有少量稀薄分泌物时,不必用力咳嗽。②胸腹部外伤或手术后病人,为避免因咳嗽而加重伤口疼痛,咳嗽时用双手或枕头轻压伤口两侧,起固定或扶持作用,以抑制咳嗽所致的伤口局部牵拉。③胸痛明显者,遵医嘱服用止痛剂,30 分钟后再进行深呼吸和有效咳嗽,以减轻疼痛。

2. 湿化气道　适用于痰液黏稠难以咳出者。包括超声雾化吸入法和蒸汽吸入法。常用的湿化液有蒸馏水、生理盐水、低渗盐水(0.45%)。临床上常在湿化的同时加入某些药物,如痰溶解剂、抗生素、平喘药等,起到祛痰、消炎、止咳、平喘的作用。

注意事项:①防止窒息:干结的分泌物湿化后膨胀,易阻塞支气管,应帮助病人翻身、拍背,及时排痰,尤其是体弱、无力咳嗽者。②湿化温度:一般应控制湿化温度在 35 ~ 37℃。③湿化时间:不宜过长,一般以 10 ~ 20 分钟为宜。过度湿化可引起黏膜水肿、气道狭窄、气道阻力增加,甚至诱发支气管痉挛;也会导致体内水潴留,加重心脏负荷。④防止感染:定期进行湿化装置及病房环境的消毒,严格无菌操作,并加强口腔护理。⑤用药注意:严重肝脏疾病和凝血功能异常者,禁用糜蛋白酶;严重呼吸功能不全的老年病人和哮喘病人,慎用乙酰半胱氨酸。防止药物过量与中毒,某些药物,如异丙肾上腺素由病人自行吸入时,极易过量而出现危险。雾化吸入所用的抗生素应与全身用药一致。

3. 胸部叩击与胸壁震荡 适用于久病体弱、长期卧床、排痰无力者。咯血、低血压、肺水肿、未经引流的气胸、肋骨骨折及有病理性骨折史者,禁做胸部叩击和胸壁震荡。

（1）胸部叩击:①操作前用单层薄布保护胸廓部位,避免过厚覆盖物。②叩击时避开乳房、心脏和骨骼突出部位。③操作手法(图2-1-1):病人取侧卧位,叩击者手指并拢弯曲,拇指紧靠食指,手呈背隆掌空状;肩部放松,以手腕力量,从肺底自下而上、由外向内、迅速而有节律地叩击胸壁,叩击力量要适中,以不使病人感到疼痛为宜。叩击时发出一种空而深的拍击音则表明手法正确,若出现拍打实体的声音则说明手法错误。④每一肺叶叩击1~3分钟,每次叩击5~15分钟,每分钟120~180次。⑤叩击部位勿超过胸腔范围。⑥宜在餐后2小时进行,叩击30分钟后方可进食。

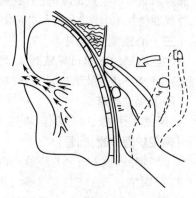

图2-1-1 胸部叩击协助排痰

（2）胸壁震荡:操作者双手掌重叠,将手掌置于欲引流的胸廓部位,吸气时手掌随胸廓扩张慢慢抬起,不施加任何压力,从吸气最高点开始,在整个呼气期手掌紧贴胸壁,施加一定压力并做轻柔的上下抖动,震荡胸壁5~7次,每个部位重复6~7个呼吸周期。应注意:震荡法只在呼气期进行,且紧跟胸部叩击后进行,同时要鼓励病人咳嗽咳痰,并观察排痰情况,避免窒息。

4. 体位引流 适用于肺脓肿、支气管扩张等有大量痰液而排出不畅时。引流体位应根据病人的病灶部位,如湿啰音集中的部位、胸片提示的病灶所在的肺叶或肺段,再结合病人的自身体验(有利于咳痰的姿势)来确定。选择体位的原则是使病变部位处于高处,引流支气管开口向下,使病变部位处于有效的引流位置(图2-1-2)。

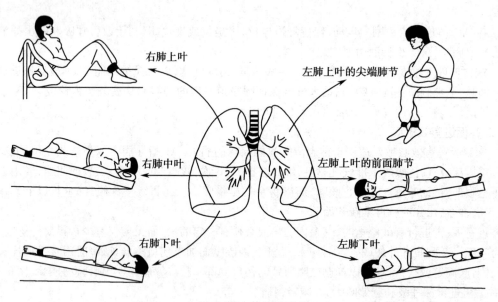

图2-1-2 体位引流

5. 机械吸痰 适用于无力咳嗽而痰液量多黏稠、意识不清或排痰困难者。可经口腔、鼻腔、气管插管或气管切开处进行负压吸痰。吸痰前应对病人或其家属讲解吸痰的意义及过程。

注意事项:①每次吸引时间不超过15秒,两次吸痰的间隔时间应大于3分钟。②在吸痰前、中、后适当提高吸入氧的浓度,避免吸痰引起低氧血症。密切注意外周血氧饱和度的变化,如果低于85%,立即停止吸痰操作。③吸痰管大小合适,抽吸压力要适当。吸痰管前端用生理盐水湿润,插入深度以15~20cm为宜,不宜过深或过浅。④严格执行无菌操作,一次性吸痰管避免重复使用,吸痰包每日更换。⑤及时吸痰,吸痰频率根据分泌物量决定,以防止吸痰不彻底,引起炎症及形成痰痂。⑥吸痰时观察痰液性质和病人反应。

（三）病情观察

1. 密切观察咳嗽、咳痰情况　详细记录痰液的颜色、量、性质；咳嗽是否伴有发热、胸痛、喘息及咯血等。

2. 警惕窒息的发生　对意识障碍、有大咯血倾向、痰量较多但无力排痰者，警惕发生窒息，并备好吸痰物品。如病人突然出现烦躁不安、神志不清、面色苍白或发绀、出冷汗、呼吸急促、咽喉部有明显痰鸣音，应考虑发生窒息，及时采用机械吸痰，并告知医生，做好抢救准备。

3. 警惕自发性气胸的发生　如病人突然出现一侧剧烈胸痛、呼吸困难、发绀、呼吸音消失、叩诊呈鼓音，应考虑发生自发性气胸。立即取半坐位卧床休息，避免用力、屏气、咳嗽等增加胸腔内压的活动，吸氧并做好胸腔抽气或胸腔闭式引流的准备。

（四）用药护理

指导病人遵医嘱正确使用镇咳、祛痰等药物，并观察药物疗效和不良反应。轻度咳嗽不需镇咳治疗；严重咳嗽，如剧烈干咳或频繁咳嗽影响休息和睡眠时，应遵医嘱使用镇咳治疗。但痰多者禁用强力镇咳治疗，老年体弱者慎用强镇咳药。

1. 镇咳药物　临床上常用非依赖性中枢性镇咳药右美沙芬和喷托维林。①右美沙芬：是临床上最常用的镇咳药，作用与可待因相似，无镇痛和催眠作用，治疗剂量对呼吸中枢无抑制作用，亦无成瘾性。多种非处方性复方镇咳药物均含有本品。本品安全范围大，偶有头晕、轻度嗜睡、便秘、恶心和食欲减退等不良反应。妊娠3个月内的妇女禁用。②喷托维林：是一种使用较久的镇咳药，作用强度为可待因的1/3，同时具有抗惊厥和解痉作用。青光眼、前列腺肥大及心功能不全者慎用。此外，外周性镇咳药有那可丁、苯丙哌林、莫吉司坦等。

2. 祛痰药物　能增加分泌物的排出量，降低分泌物黏稠度，增加纤毛的清除功能，提高咳嗽对气道分泌物的清除率。常用药物有氨溴索、溴己新、稀化黏素、乙酰半胱氨酸、羧甲司坦等。

（五）心理护理

咳嗽与咳痰缓解后，病人不良心理状况能够得到一定程度的改善。对于传染性疾病引起的咳嗽，应告知病人疾病传播的途径、预防传染的方法，以避免疾病传播，并使病人对疾病有正确的认识，改善其自卑心理。

（六）健康指导

指导病人避免诱因，养成合理的饮食、饮水习惯；教会病人掌握正确有效的咳嗽、咳痰方法，以及正确使用雾化吸入或蒸汽吸入的技能。

【护理评价】

1. 能否有效咳嗽排痰，保持呼吸道通畅。

2. 睡眠状况是否改善。

3. 是否发生并发症，或并发症能否及时被发现并得到处理。

二、肺源性呼吸困难

肺源性呼吸困难（pulmonary dyspnea）是由于呼吸系统疾病引起的通气、换气功能障碍导致缺氧和（或）二氧化碳潴留，病人主观感觉空气不足、呼吸费力，客观上出现呼吸频率、节律和幅度异常，严重者出现口唇发绀、鼻翼扇动、端坐呼吸、辅助呼吸肌参与呼吸运动等。

【护理评估】

（一）健康史

了解引起肺源性呼吸困难的疾病，如慢性阻塞肺疾病，肺炎，胸壁、胸廓、胸膜疾病，神经肌肉疾病等。

（二）身体状况

1. 肺源性呼吸困难的特点　肺源性呼吸困难分为三种类型。①吸气性呼吸困难：特点为吸气过程显著费力，重者出现"三凹征"，即"吸气时胸骨上窝、两侧锁骨上窝、肋间隙出现明显凹陷"，伴有高调吸气性喉鸣。"三凹征"主要是由于呼吸肌极度用力，胸腔负压增加所致。常见于喉部、气管、大支气管的狭窄与阻塞。②呼气性呼吸困难：特点为呼气费力、呼气时间延长，常伴有哮鸣音。常见于支气管哮喘、慢性阻塞性肺气肿等疾病所致的小支气管痉挛、狭窄。③混合性呼吸困难：特点为吸气、呼气均感费力，常伴有呼吸音减弱或消失。常见于重症肺炎、弥漫性肺间质纤维化、大面积肺不张、大量胸腔积液和气胸等肺部广泛病变使呼吸面积减少、肺换气功能受损。

2. 评估要点　评估呼吸频率、深度和节律；有无异常呼吸音、哮鸣音、湿啰音等；有无表情痛苦、鼻翼扇动、张口呼吸或点头呼吸、缩唇吹气、口唇发绀等严重呼吸困难的表现；若出现烦躁不安、嗜睡、意识模糊，甚至昏迷，说明严重缺氧或二氧化碳潴留。

（三）心理-社会状况

病人由于呼吸困难反复发作，易出现悲观、沮丧、焦虑、恐惧等心理反应，甚至对治疗失去信心。

（四）辅助检查

了解血氧饱和度、动脉血气分析结果，判断缺氧和二氧化碳潴留的程度；肺功能测定可明确肺功能障碍的程度和类型；胸部 X 线、CT 检查等能确定病变的部位和性质等。

【常见护理诊断/问题】

1. 气体交换受损　与呼吸道痉挛、呼吸面积减少、换气功能障碍有关。

2. 活动无耐力　与日常活动时供氧不足、疲乏有关。

3. 睡眠型态紊乱　与呼吸困难影响睡眠有关。

【护理目标】

1. 呼吸困难程度减轻或消失。

2. 日常活动的耐力逐渐提高。

3. 睡眠状况改善。

【护理措施】

（一）一般护理

1. 体位　根据病情取坐位或半卧位，以改善通气。也可抬高床头，使用枕头、靠背垫或跨床小桌等支撑物，以病人自觉舒适为原则。发生自发性气胸者，取半坐位或端坐位；大量胸腔积液者，取患侧卧位。

2. 休息与活动　严重呼吸困难者，尽量减少活动和不必要的谈话，以减少耗氧量和能量消耗；病情许可时，鼓励病人有计划地逐渐增加活动量，以不感到疲劳为度；避免穿紧身衣服或盖过厚的被褥，以免加重胸部压迫感。

3. 饮食护理　保证每日摄入足够的热量，进食富含维生素、易消化的食物。避免刺激性强、易于产气（如红薯、土豆、萝卜）的食物，防止便秘、腹胀，影响呼吸。张口呼吸、痰液黏稠者，补充足够水分，做好口腔护理。进食时应缓慢，以防止食物误吸。

（二）合理氧疗

在保持呼吸道通畅的情况下，根据不同疾病以及呼吸困难的严重程度选择合理氧疗。①给氧方法：鼻导管、鼻塞、面罩、气管内和呼吸机给氧。严重缺氧而无二氧化碳潴留者，用面罩给氧；缺氧伴有二氧化碳潴留者，用鼻导管或鼻塞法给氧。②给氧浓度和流量：根据病情和血气分析结果采取不同的给氧浓度和流量。如重症哮喘，吸入氧浓度一般不超过40%，吸氧流量为 1～3L/min；Ⅱ型呼吸衰竭给予低浓度（<35%）、低流量（1～2L/min）持续吸氧；Ⅰ型呼吸衰竭给予较高浓度（>35%）吸氧。③观察疗效：氧疗实施过程应专人负责监护，根据动脉血气分析结果及时调整吸氧浓度和流量，防止发生氧中毒和二氧化碳麻醉。④注意事项：保持吸入氧气的湿化，以免干燥的氧气对呼吸道刺激；输送氧气的面罩、导管、气管导管等应定时更换消毒，防止交叉感染。

（三）病情观察

观察呼吸道是否通畅，有无心力衰竭和严重心律失常等表现；通过口唇颜面和甲床的颜色，判断缺氧程度；监测呼吸频率和深度、体温、脉搏、出入量及动脉血气分析结果。

（四）心理护理

向病人解释疾病相关知识，使病人尽可能保持安静，必要时陪伴病人，发现异常及时干预与疏导，适时给予安慰，增强其安全感。对语言表达费力者，减少与之谈话，采用书写、手势等方法进行沟通，以减轻焦虑等不良情绪。

（五）健康指导

向病人讲解引起呼吸困难的原因和诱因,使之掌握自身疾病的预防与保健知识;指导病人进行正确、有效的呼吸功能训练;合理安排休息和活动,合理饮食,戒烟戒酒,保持情绪稳定;配合氧疗或机械通气。

【护理评价】

1. 呼吸困难程度是否减轻或消失。

2. 活动耐力能否逐渐提高。

3. 睡眠不佳状况是否改善。

三、咯血

咯血(hemoptysis)是指喉及喉部以下的呼吸道任何部位的出血经口腔咯出。少量咯血可仅表现为痰中带血,大咯血时血液自口鼻涌出,常阻塞呼吸道,造成窒息死亡。

【护理评估】

（一）健康史

了解引起咯血的原因,常见于下列疾病:①呼吸系统疾病,如肺结核、支气管扩张、肺癌、肺血栓栓塞症、肺炎等。②心血管系统疾病,如二尖瓣狭窄、心力衰竭、急性肺水肿等。③其他疾病,如血液病、传染病、风湿性疾病等。

（二）身体状况

1. 咯血的特点

（1）咯血量的估计:一般认为 24 小时咯血量在 100ml 以内为小量,100 ~ 500ml 为中等量,500ml 以上或一次咯血 300ml 以上为大量。在估计咯血量时,应考虑吞咽、呼吸道残留的血液,以及混合的唾液、痰液、盛器内的水分等因素。

（2）颜色和性状:肺结核、支气管扩张、肺脓肿等疾病所致的咯血,其颜色为鲜红色;铁锈色痰见于肺炎球菌肺炎;砖红色胶冻样痰见于肺炎克雷伯杆菌肺炎;二尖瓣狭窄所致的咯血多为暗红色;左心衰竭所致的咯血为浆液性粉红色泡沫样痰。

2. 评估要点　①评估病人的面容与表情、意识状态、呼吸音等,及时发现窒息;观察咯血是否通畅,有无屏气现象。②窒息是咯血直接致死的主要原因,应及时识别和抢救。当出现咯血不畅、情绪紧张、气促、胸闷、面色苍白、大汗、烦躁不安,则为窒息先兆,应紧急处理,避免窒息的发生;若咯血突然减少或停止、表情紧张或惊恐、大汗淋漓、双手乱抓或指喉头(示意吸气困难)、发绀、呼吸音减弱或消失时,提示发生了窒息,进而可出现全身抽搐,甚至呼吸、心搏停止。

（三）心理-社会状况

咯血可引起病人及其家属紧张和恐慌,病人因情绪不平静而咯血不止;若发生大咯血或并发窒息,病人会产生恐惧心理。

（四）辅助检查

了解血液、胸部影像、动脉血气分析、纤维支气管镜等检查结果。

【常见护理诊断/问题】

1. 有窒息的危险　与咯血不畅阻塞气道、喉头痉挛有关。

2. 恐惧　与突然大咯血或反复咯血不止有关。

3. 潜在并发症:失血性休克。

【护理目标】

1. 呼吸平稳,无窒息征象。

2. 自述恐惧感减轻或消除,情绪稳定。

3. 未发生并发症,或并发症能被及时发现并得到及时处理。

【护理措施】

（一）一般护理

小量咯血者可静卧休息,大量咯血者需绝对卧床休息;取患侧卧位,出血部位不明者取仰卧位,头偏向一侧;保持病室安静,避免不必要的交谈,避免搬动病人;大量咯血者暂禁食,小量咯血者或大咯血停止后,宜进少量凉或温的流质饮食,多饮水,多食富含纤维素的食物,以保持大便通畅,避免排便时腹压增大而引起再度咯血。

(二)对症护理

预防窒息是大咯血护理的首要措施,大咯血时首先应保证气道通畅,改善氧合状态。

1. **保持呼吸道通畅** 及时清理病人口、鼻腔的血液,协助漱口,擦净血迹,保持口腔清洁、舒适;鼓励病人轻轻咯出气管内的积血,嘱不能屏气,以免诱发喉头痉挛,血液引流不畅形成血块,导致窒息;安慰病人,消除紧张,以免不良情绪加重呼吸道平滑肌痉挛;遵医嘱吸氧。

2. **窒息的抢救配合** 出现窒息时立即采取头低足高45°俯卧位,轻拍背部,促进气管内的血液排出,清除口、鼻腔内血凝块,或迅速用鼻导管接吸引器插入气管内抽吸,以清除呼吸道内积血。无效时,迅速气管插管,必要时行气管切开。

(三)病情观察

观察咯血的量、颜色、性质及出血速度;监测血压、脉搏、呼吸、心律、瞳孔、意识状态等变化,并详细记录;密切观察,避免窒息的发生。

(四)用药护理

大咯血时,建立静脉通道,遵医嘱及时补充血容量和给予止血药物,并观察疗效及不良反应。床旁备好气管插管、吸痰器等抢救用物。

1. **垂体后叶素** 是治疗大咯血的首选药物,一般静脉注射后3~5分钟起效,维持20~30分钟。常用方法为5~10U加5%葡萄糖注射液20~40ml,稀释后缓慢静脉注射,约15分钟注射完毕,继之以10~20U加生理盐水或5%葡萄糖注射液500ml稀释后静脉输液,遵医嘱控制滴数。在给药期间,密切观察有无恶心、便意、心悸、面色苍白等不良反应。伴有冠状动脉粥样硬化性心脏病、高血压、肺源性心脏病、心力衰竭者及孕妇忌用该药物。

2. **其他药物** 其他常用促凝血药为氨基己酸、氨甲苯酸、酚磺乙胺、血凝酶等。烦躁不安者,遵医嘱给予镇静剂,如地西泮肌内注射,禁用吗啡、哌替啶,以免抑制呼吸;咳嗽剧烈者,遵医嘱予以小剂量止咳剂;年老体弱、肺功能不全者,慎用强镇咳药,以免抑制咳嗽反射,使血块不能咯出而发生窒息。

(五)心理护理

向病人及家属解释咯血的原因,减轻其恐惧心理。及时用清水洗净病人面部及其他部位的血迹,消除一切不良刺激。

(六)健康指导

指导病人及家属在咯血发生时的正确卧位及自我紧急护理措施,及时轻咳出血块,严禁屏气或剧烈咳嗽;指导病人合理饮食,补充营养,大咯血时要禁食;保持大便通畅。

【护理评价】

1. 呼吸是否平稳,有无窒息征象。

2. 自述恐惧感是否减轻或消除,情绪是否稳定。

3. 是否发生并发症,发生并发症能否被及时发现,并得到及时处理。

四、胸痛

胸痛(chest pain)是由于胸内脏器或胸壁组织病变引起的胸部疼痛。胸痛的程度因个体痛阈的差异而不同,与病情轻重不完全一致。

【护理评估】

(一)健康史

了解引起胸痛的原因,常见于下列疾病:①胸壁疾病,如急性皮炎、皮下蜂窝织炎、带状疱疹、肌炎、肋间神经炎、肋骨骨折等。②心血管疾病,如心绞痛、心肌梗死、急性心包炎、主动脉瘤破裂、肺梗死、心脏神经症等。③呼吸系统疾病,如胸膜炎、胸膜肿瘤、自发性气胸、肺炎、肺癌等。④纵隔疾病,如纵隔炎、纵隔肿瘤、纵隔脓肿等。⑤其他疾病,如食管炎、食管癌、肝脓肿。

（二）身体状况

1. 胸痛的特点

（1）发病年龄：青壮年胸痛多因结核性胸膜炎、自发性气胸、心肌炎等引起,40岁以上病人出现的胸痛注意心绞痛、心肌梗死和支气管肺癌等。

（2）胸痛部位：胸壁疾病所致的胸痛常在病变部位,局部有压痛,胸壁皮肤的炎症性病变局部可有红、肿、热、痛等表现；心绞痛及心肌梗死所致的疼痛多在胸骨后方和心前区或剑突下,向左肩和左臂内侧放射；夹层动脉瘤引起的疼痛多位于胸背部,向下放射至下腹、腰部与两侧腹股沟和下肢；胸膜炎引起的疼痛多在胸侧部；食管及纵隔病变引起的胸痛多在胸骨后；肝胆疾病引起的胸痛多在右下胸。

（3）胸痛性质：带状疱疹呈刀割样或灼热样剧痛；食管炎多为烧灼样痛；肋间神经痛为阵发性灼痛或刺痛；心绞痛呈绞榨样痛,并有重压窒息感；心肌梗死所致的疼痛更为剧烈,并有濒死感；气胸在发病初期有撕裂样疼痛；胸膜炎常呈隐痛、钝痛和刺痛；夹层动脉瘤常呈突然发生胸背部撕裂样剧痛或锥痛；肺梗死可突发胸部剧痛或绞痛,伴呼吸困难与发绀。

（4）持续时间：平滑肌痉挛或血管狭窄缺血所致的胸痛多为阵发性；炎症、肿瘤、栓塞或梗死所致的胸痛呈持续性。心绞痛发作时间较短(持续1~5分钟),心肌梗死疼痛持续时间达数小时或更长。

（5）影响因素：心绞痛发作常在劳力或精神紧张时诱发,休息或含服硝酸甘油后缓解；食管疾病多在进食时胸痛发作或加剧,服用抗酸剂和促动力药物可使疼痛减轻或消失；胸膜炎及心包炎所致的胸痛常因咳嗽或用力呼吸而加剧。

2. 评估要点　评估胸壁和胸廓外观的改变,有无压痛,叩诊音和呼吸音的改变,有无胸膜摩擦音和心包摩擦音等。

（三）心理-社会状况

剧烈胸痛影响病人正常的生活、工作、睡眠和休息,从而引起焦虑、恐惧等不良情绪。

（四）辅助检查

了解胸部影像学检查结果、心电图改变、心肌坏死标志物的出现等。

【常见护理诊断/问题】

疼痛：胸痛　与胸壁或胸内脏器病变有关。

【护理目标】

胸痛减轻或消失。

【护理措施】

（一）一般护理

保持环境安静；根据病情采取舒适体位,防止疼痛加重,如胸膜炎病人可取患侧卧位,以减少局部胸壁与肺的活动,缓解疼痛；指导病人保持大便通畅,以免用力排便诱发疼痛。

（二）病情观察

观察胸痛的部位、性质、持续时间、影响胸痛的因素及病人对胸痛的反应；观察胸部体征变化,发现异常及时报告给医生。

（三）对症护理

1. 胸膜炎、肺结核病人取患侧卧位,减少胸部活动幅度,减轻胸痛。

2. 气胸病人因胸部活动而加剧疼痛,在呼气末用15cm宽胶布固定患侧胸廓(胶布长度超过前后正中线),减低呼吸幅度,达到缓解疼痛的目的。

3. 采用局部按摩、针灸、经皮肤电刺激止痛穴位,以及局部冷敷或热敷等疗法,降低疼痛敏感性,延长镇痛药用药的间隔时间,减少对药物的依赖和成瘾。

4. 在咳嗽、深呼吸或活动时,指导病人用手按压疼痛部位制动,以减轻疼痛。

5. 剧烈、持续性胸痛或癌症引起胸痛等,遵医嘱使用镇痛剂和镇静剂,如布桂嗪(强痛定)或哌替啶、地西泮等；或使用注射泵,病人根据自身需要,间歇或连续输注止痛药。

（四）心理护理

鼓励病人说出胸痛的感受,认真倾听病人的诉说,给予支持和引导；指导病人调整情绪和转移注意力的技巧,以减轻疼痛。

（五）健康指导

向病人解释胸痛的原因或诱因,指导其应用减轻和避免胸痛的方法,如采用听音乐、看电视、读报纸、聊天等方法转移注意力,使用缓慢深呼吸或有规律地使用肌肉紧张和松弛的方法,减轻胸痛。

【护理评价】

胸痛是否减轻或消失。

（刘秀梅）

第二节　急性呼吸道感染病人的护理

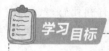

1. 掌握急性呼吸道感染病人护理评估要点及护理措施。
2. 熟悉急性呼吸道感染的常见病因和治疗原则。
3. 学会应用护理程序对急性呼吸道感染病人实施整体护理。
4. 具备能够熟练地为急性呼吸道感染病人进行健康指导的能力。

一、急性上呼吸道感染

急性上呼吸道感染(acute upper respiratory tract infection)简称上感,是外鼻孔至环状软骨下缘包括鼻腔、咽部或喉部急性炎症的概称。急性上呼吸道感染的主要病原体是病毒,少数为细菌。通常病情较轻、病程短、可自愈,预后良好。但是,其发病率高,不仅影响工作和生活,还会出现严重并发症,甚至威胁生命,并具有一定的传染性,应积极防治。本病全年均可发生,冬春季多发。通过含有病毒的飞沫或被污染的手和用具传播,多为散发,在气候突然变化时可引起局部小规模的流行。

【病因及发病机制】

本病约70%~80%由病毒引起,包括鼻病毒、冠状病毒、腺病毒、流感和副流感病毒以及呼吸道合胞病毒、埃可病毒和柯萨奇病毒等。20%~30%为细菌引起,单纯发生或继发于病毒感染之后,以口腔定植菌溶血性链球菌为多见,其次为流感嗜血杆菌、肺炎链球菌和葡萄球菌等。主要通过病人喷嚏和含有病毒的飞沫经空气传播,或经污染的手和用具接触传播。淋雨、受凉、气候突变、过度劳累等多种因素都可降低呼吸道局部防御功能而诱发本病。老幼体弱、免疫功能低下或有慢性呼吸道疾病者更易发病。人体对其感染后产生的免疫力较弱,且短暂,病毒之间也无交叉免疫,故可反复发病。

【护理评估】

（一）健康史

询问病人发病原因和诱因,有无急性上呼吸道感染病人接触史,诊治经过及效果,既往急性上呼吸道感染史,有无基础疾病等。

（二）身体状况

根据病因和临床表现不同,上呼吸道感染分为不同表现类型,严重者可引起并发症。

1. 普通感冒　俗称"伤风",又称急性鼻炎或上呼吸道卡他。起病较急,主要表现为鼻部症状,如打喷嚏、鼻塞、流清水样鼻涕,还会出现咳嗽、咽干、咽痒或烧灼感甚至鼻后滴漏感等症状。2~3天后鼻涕变稠,伴咽痛、头痛、流泪、味觉迟钝、呼吸不畅、声嘶等,咽鼓管炎时有听力减退。严重者有发热、轻度畏寒和头痛等。鼻腔黏膜充血、水肿、有分泌物,咽部为轻度充血。一般5~7天痊愈。

2. 急性病毒性咽炎和喉炎　表现为咽痒和灼热感,咽痛不明显,咳嗽少见。急性喉炎者有明显声嘶、讲话困难、发热、咽痛或咳嗽,咳嗽时咽喉疼痛加重。喉部充血、水肿,局部淋巴结轻度肿大和触痛。

3. 急性疱疹性咽峡炎　表现为明显咽痛、发热,病程约为1周。咽部充血,软腭、腭垂、咽及扁桃体表面有灰白色疱疹及浅表溃疡,周围伴红晕。多发于夏季,儿童多见。

4. 急性咽结膜炎　表现为发热、咽痛、畏光、流泪、咽及结膜明显充血。病程 4～6 天,多发于夏季,由游泳传播,儿童多见。

5. 急性咽扁桃体炎　由细菌感染引起。起病急,咽痛明显,伴发热、畏寒,体温达 39℃ 以上。咽部明显充血,扁桃体肿大、充血,表面有黄色脓性分泌物。

6. 并发症　可并发急性鼻窦炎、中耳炎、气管-支气管炎。以咽炎为表现的上呼吸道感染,部分病人可继发溶血性链球菌引起的风湿热、肾小球肾炎等,少数病人并发病毒性心肌炎。

（三）心理-社会状况

病人因发热、全身酸痛、疲乏而情绪低落,或因发生并发症而焦虑不安;也有少数人对疾病抱无所谓态度,不及时就诊而延误病情,使感染向下呼吸道蔓延,病情加重后又懊悔不已。

（四）辅助检查

病毒感染时,血白细胞总数正常或偏低,淋巴细胞比例增高;细菌感染时,白细胞总数偏高,中性粒细胞增多或核左移。

（五）治疗原则及主要措施

目前尚无特异性治疗药物。一般以对症处理为主,辅以中医治疗,防治继发细菌感染。

1. 病因治疗　普通感冒和单纯的病毒感染不必应用抗菌药物,如并发细菌感染,常用青霉素类、头孢菌素类、大环内酯类抗菌药物口服。广谱抗病毒药利巴韦林、奥司他韦对流感病毒、呼吸道合胞病毒等有较强的抑制作用;吗啉胍对流感病毒、腺病毒和鼻病毒有一定疗效。

2. 对症治疗　伪麻黄碱可减轻鼻部充血引起的症状;抗组胺药可减少分泌物和减轻咳嗽症状;右美沙芬可用于镇咳;氨溴索、溴己新、乙酰半胱氨酸、羧甲司坦等可用于祛痰;解热镇痛药物可缓解发热、疼痛等不适。

3. 中医治疗　常选用具有清热解毒和抗病毒作用的中药,如正柴胡饮、小柴胡冲剂和板蓝根冲剂等。

二、急性气管-支气管炎

急性气管-支气管炎(acute tracheo-bronchitis)是气管-支气管黏膜的急性炎症性疾病。根据 2005 年欧洲呼吸病学会定义,急性气管-支气管炎是在无慢性肺部疾病基础上发生的一种急性病症,其症状包括咳嗽和提示下呼吸道感染(如咳痰、气急、喘息、胸部不适/疼痛)的其他症状或体征,而不能以鼻窦炎或哮喘来解释。

【病因及发病机制】

急性气管-支气管炎主要由生物、物理化学刺激或过敏等因素引起。病毒或细菌感染是本病最常见的病因,由病毒、细菌直接感染,或急性上呼吸道病毒、细菌感染迁延而来,或在病毒感染后继发细菌感染。常见病毒有腺病毒、呼吸道合胞病毒、流感病毒等;细菌以肺炎球菌、流感嗜血杆菌、链球菌和葡萄球菌常见;物理化学刺激因素包括冷空气、粉尘、刺激性气体或烟雾的吸入;常见过敏因素为吸入花粉、有机粉尘、真菌孢子、动物毛皮排泄物等。过度劳累和受凉是常见诱因。

【护理评估】

（一）健康史

询问病人发病原因及诱因,有无上呼吸道感染史,诊治经过及效果,既往病史等。

（二）身体状况

起病较急,全身症状较轻,有发热。初为干咳或少量黏液痰,随后痰量增多,咳嗽加剧,偶伴血痰。咳嗽、咳痰延续 2～3 周,如迁延不愈,可演变成慢性支气管炎。伴支气管痉挛时,出现程度不等的胸闷、气促。一般无明显阳性体征,也可以在两肺听到散在干、湿啰音,部位不固定,咳嗽后减少或消失。

（三）心理-社会状况

病人因咳嗽、咳痰引起胸痛或影响睡眠,有焦虑感;迁延不愈者可能会担心演变成慢性支气管炎。

（四）辅助检查

细菌感染时,白细胞总数和中性粒细胞增高。痰培养可发现致病菌。X 线胸片检查,大多数表现正常或仅有肺纹理增粗。

（五）治疗原则及主要措施

1. 病因治疗 避免吸入粉尘和刺激性气体,及时应用药物控制气管-支气管炎症。细菌感染者,给予青霉素类、头孢菌素类、大环内酯类等药物,或根据细菌培养和药敏试验结果选用敏感抗生素控制感染。给药以口服为主,必要时可注射给药。

2. 对症治疗 剧烈干咳者,可选用喷托维林、氢溴酸右美沙芬等止咳药,有痰者不宜给予可待因等强力镇咳药;痰液不易咳出者,可使用溴己新、复方氯化铵合剂或盐酸氨溴索,或给予雾化治疗帮助祛痰,以及选用复方甘草合剂;喘息时,可加用氨茶碱等止喘药。

【常见护理诊断/问题】

1. 舒适度减弱 与鼻、咽、喉部感染有关。

2. 清理呼吸道无效 与呼吸道感染、痰液黏稠、支气管痉挛有关。

3. 体温过高 与病毒或细菌感染有关。

【护理目标】

1. 不舒适感减轻或消失。

2. 能够有效咳嗽,痰液排出顺利。

3. 体温逐渐降至正常范围。

【护理措施】

（一）一般护理

1. 休息与活动 症状明显时,嘱病人卧床休息,适当限制活动量,避免劳累。

2. 饮食护理 给予清淡、易消化、高热量、低脂肪的流质、半流质饮食以及富含维生素的食物,鼓励病人多饮水,避免刺激性食物,忌烟酒。

3. 预防感染 注意隔离病人,做好消毒,避免交互感染;鼓励病人多漱口,保持口腔湿润和舒适,或协助口腔护理,3次/日,防止因唾液分泌减少、机体抵抗力下降引起口腔黏膜损害或口腔感染。

（二）对症护理

指导病人咳嗽、排痰技巧,必要时给予雾化吸入或蒸汽吸入,以利痰液排出。体温超过39℃时进行物理降温,必要时遵医嘱给予药物降温,降温30分钟后观察降温效果,并记录;出汗后及时更衣和更换床单,防止受凉。

（三）病情观察

密切观察生命体征等变化;观察有无并发症,如有耳痛、耳鸣、听力减退、外耳道流脓等,提示有中耳炎;若发热、头痛加重,伴脓涕,鼻窦有压痛,提示鼻窦炎,应及时通知医生,配合处理。

（四）用药护理

1. 抗菌药物 ①应用青霉素类和头孢菌素类药物前,应详细询问过敏史,凡过敏者,不得使用此类药物。头孢菌素类药物有胃肠道反应、皮疹等不良反应。②红霉素的不良反应为腹痛、恶心、呕吐、腹泻以及注射部位刺激、疼痛或静脉炎,因此静脉输液速度不宜过快、药物浓度不宜过高。③喹诺酮类药物偶有恶心、皮疹、头痛或中枢神经系统兴奋作用,有癫痫史者慎用。

2. 镇咳祛痰药 喷托维林有口干、恶心、腹胀、头痛等不良反应;溴己新偶见恶心、转氨酶升高等不良反应,胃溃疡者慎用。

（五）心理护理

向病人解释上呼吸道感染是自限性疾病,能够自愈,不要有心理负担,但也不要过于轻视本病,以免引起并发症;讲解急性气管-支气管炎的致病因素及防治知识,使病人了解疾病的规律及治疗方案,减轻或消除焦虑情绪。

（六）健康指导

1. 疾病预防指导 积极参加体育锻炼和耐寒锻炼,增强机体抵抗能力,如用冷水洗脸、冷水擦身、冷水浴等;避免受凉和过度疲劳,以降低对疾病的易感性;避免接触流感病人;过敏者避免接触或吸入变应原;注意个人卫生,勤洗手是预防上呼吸道感染的有效方法;咳嗽或打喷嚏时,避免面对他人;餐具、痰盂等用具每日消毒;在感冒流行季节,尽量少去公共场所。

2. 疾病知识指导　患病期间注意休息,避免劳累;饮食清淡,多饮水;遵医嘱用药,不要滥用抗菌药物;症状持续不缓解或出现并发症时,及时就医。

【护理评价】

1. 不舒适感是否减轻或消失。

2. 能否有效咳嗽,痰液是否排出顺利。

3. 体温是否逐渐降至正常范围。

(刘秀梅)

第三节　支气管哮喘病人的护理

学习目标

1. 掌握支气管哮喘病人的身体状况和常见诱因。

2. 熟悉支气管哮喘的辅助检查、诊断要点和治疗原则。

3. 了解支气管哮喘的发病机制。

4. 学会应用护理程序对支气管哮喘病人实施整体护理。

5. 能够熟练地为支气管哮喘病人进行健康指导。

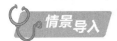

病人,女性,24 岁。今天早晨与同事约定外出赏花,到玫瑰园 2 个多小时后出现了咳嗽、咳痰、呼吸困难。同事立即将其送到医院。身体评估:体温 37.3℃,脉搏 91 次/分,呼吸 27 次/分,血压 115/85mmHg,喘息状态,口唇发绀,两肺可闻及广泛性哮鸣音。

请思考:

1. 该病人发病最可能的诱因是什么?

2. 如何对病人进行健康指导?

支气管哮喘(bronchial asthma)简称哮喘,是由多种炎性细胞(嗜酸性粒细胞、肥大细胞、T 淋巴细胞等)和细胞组分参与的气道慢性炎性性疾病。其特征是慢性炎症导致气道高反应性和广泛的可逆性气流受限,并引起反复发作的呼气性呼吸困难,常在夜间和(或)清晨发作和加重,多数病人可自行缓解或治疗后缓解。如诊治不及时,随病程的延长产生气道不可逆性狭窄和气道重塑。因此,合理防治至关重要。

哮喘是全球性疾病,全球约有 3 亿病人,我国哮喘病人超过 3000 万。哮喘患病率随国家和地区不同而异,从 1% ～30% 不等,我国约为 0.5% ～5%,我国五大城市的资料显示同年龄儿童的哮喘患病率是 3% ～5%,且呈逐年上升趋势。一般认为发达国家患病率高于发展中国家,城市高于农村,儿童高于青壮年,成人男女患病率相近。约 40% 病人有家族史。

【病因及发病机制】

(一) 病因

本病确切病因尚未完全明了。目前认为,哮喘是多基因遗传病,受遗传因素和环境因素双重影响。个体过敏体质及外界环境影响是发病的危险因素。

1. 遗传因素　哮喘具有明显的家族集聚现象,哮喘病人亲属的患病率高于群体患病率,且亲缘关系越近,病情越严重,其亲属患病率也越高。

2. 环境因素　主要是哮喘的激发因素。①吸入性变应原,如尘螨、花粉、真菌、动物毛屑、二氧化硫、氨气等各种特异和非特异性吸入物。②感染,如细菌、病毒、原虫、寄生虫等。③食物,如鱼、虾、蟹、蛋类、牛奶等。④药物,如普萘洛尔(心得安)、阿司匹林等。⑤其他,如气候改变、运动、妊娠等。

（二）发病机制

哮喘的发病机制尚未完全清楚,可概括为免疫-炎症机制、神经机制和气道高反应性及其相互作用（图2-3-1）。

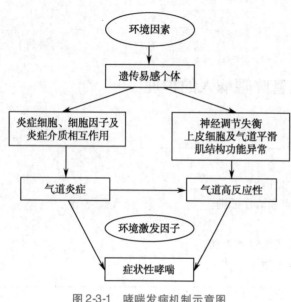

图 2-3-1 哮喘发病机制示意图

1. 免疫-炎症机制 哮喘的炎症反应是由多种炎性细胞、炎症介质（前列腺素、白三烯等）和细胞因子参与相互作用的结果,其中气道炎症是哮喘发病的本质。根据变应原吸入后哮喘发生的时间,分为速发型哮喘反应、迟发型哮喘反应和双相型哮喘反应。速发型在吸入变应原的同时立即发生反应,15～30分钟达高峰,2小时逐渐恢复正常;迟发型在吸入变应原6小时左右发作,持续时间长,症状重,常呈持续性哮喘表现,为气道慢性炎症反应的结果。

2. 神经机制 神经因素也被认为是哮喘发病的重要环节。支气管受胆碱能神经、肾上腺素能神经和非肾上腺素能非胆碱能（NANC）神经等自主神经支配。支气管哮喘与β-肾上腺素能受体功能低下和迷走神经张力增高有关。NANC能释放舒张和收缩支气管平滑肌的神经介质,两者平衡失调,结果导致支气管平滑肌收缩。

3. 气道高反应性（AHR） 表现为气道对各种刺激因子出现的过强或过早的收缩反应,是哮喘的重要特征,也是发病的重要机制之一。

【护理评估】

（一）健康史

询问病人有无接触变应原,室内是否有密封窗户,是否使用地毯、化纤饰品,是否有空调等造成室内空气流通减少的因素存在,有无尘螨滋生、动物皮毛和排泄物、花粉等;有无主动或被动吸烟,吸入污染空气如臭氧、杀虫剂、油漆和工业废气等;有无进食鱼、虾、蟹、牛奶、蛋类等食物;有无服用普萘洛尔、阿司匹林等用药史;有无受凉、气候变化、剧烈运动、妊娠等诱发因素;有无哮喘家族史。

（二）身体状况

1. 典型哮喘

（1）症状:典型表现为发作性呼气性呼吸困难或发作性胸闷或咳嗽,伴哮鸣音。大多有季节性,日轻夜重,常与吸入外源性变应原有关。常表现为突然发作,先有鼻部刺激症状,如鼻痒、打喷嚏、流泪等,随后出现呼吸困难,严重时出现端坐呼吸和发绀。可自行缓解或应用支气管舒张剂后缓解,缓解期无任何症状。有些青少年的哮喘症状表现为运动时出现胸闷、咳嗽和呼吸困难,称为运动性哮喘。

（2）体征:发作时胸部呈过度充气征象,双肺可闻及广泛的哮鸣音,呼气音延长。

2. 重症哮喘 哮喘发作时经治疗不缓解,持续24小时以上称为哮喘持续状态,又称重症哮喘。主要原因是未去除诱因、感染未控制、支气管阻塞、严重脱水和病人极度衰竭。表现为喘息症状频发,气促明显,心率增快,胸腹反常运动,活动和说话受限。重症哮喘发作时,哮鸣音可不出现,称之为寂静胸,病人大汗淋漓、发绀、极度焦虑,甚至嗜睡和意识障碍。

3. 并发症 发作时可并发气胸、纵隔气肿、肺不张;哮喘长期反复发作和感染时,可并发慢性支气管炎、支气管扩张、肺气肿、肺纤维化和慢性肺源性心脏病。

（三）心理-社会状况

因哮喘发作时出现呼吸困难伴濒死感而导致病人焦虑甚至恐惧。若哮喘持续发作,易对家属、医护人员或解痉平喘药产生依赖心理。哮喘缓解后,病人又担心哮喘的反复发作,不能痊愈,影响工作和生活,对治疗失去信心。评估病人的心理状态,如焦虑、悲观等不良情绪;评估病人和家属对疾病的态度和认识程度,以及家庭、社会的支持系统等。

（四）辅助检查

1. 肺功能检查

（1）通气功能检测:发作时呈阻塞性通气功能障碍,呼气流速指标显著下降,第1秒用力呼气容积（FEV_1）、第1秒用力呼气容积占用力肺活量比值（$FEV_1/FVC\%$）、呼气流量峰值（PEF）均减少;肺容量指标可见用力肺活量减少,残气量、功能残气量和肺总量增加。缓解期上述通气指标逐渐恢复。病变迁延、反复发作者,其通气功能可逐渐下降。

（2）支气管激发试验:用以测定气道反应性,常用吸入激发剂为醋甲胆碱、组胺。激发试验只适用于 FEV_1 占正常预计值的70%以上者。使用吸入性激发剂后,如 FEV_1 下降≥20%,则诊断为激发试验阳性。

（3）支气管舒张试验:用以测定气道的可逆性。常用吸入型支气管舒张药,如沙丁胺醇、特布他林等。舒张实验阳性标准:FEV_1 较用药前增加>12%,且其绝对值增加>200ml。

（4）PEF 及其变异率测定:哮喘发作时 PEF 下降。PEF 平均每日昼夜变异率即连续7日测定,每日 PEF 昼夜变异率之和/7>10%;PEF 周变异率>20%。

2. 动脉血气分析 严重发作时 PaO_2 降低。由于过度通气,$PaCO_2$ 下降,pH 上升,表现为呼吸性碱中毒;如气道阻塞严重时,可出现缺氧及 CO_2 潴留,$PaCO_2$ 上升,表现为呼吸性酸中毒;如缺氧明显,合并代谢性酸中毒。

3. 胸部 X 线检查 哮喘发作时双肺透亮度增高,呈过度充气状态。合并感染时,可见肺纹理增加和炎性浸润阴影。

4. 特异性变应原检测 多数病人伴有过敏体质,对众多的变应原和刺激物敏感。测定变应原指标时应结合病史,有助于病因诊断以及避免或减少对该致敏因素的接触。

5. 痰液检查 痰液涂片可见嗜酸性粒细胞增多。

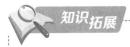

典型哮喘的诊断标准

1. 典型哮喘的临床症状和体征 ①反复发作喘息、气急,伴或不伴胸闷或咳嗽,夜间及晨间多发,常与接触变应原、冷空气、物理或化学性刺激、病毒性上呼吸道感染和运动等有关;②发作时双肺可闻及散在或弥漫性哮鸣音,呼气相延长;③上述症状和体征经过治疗可缓解或自行缓解。

2. 可逆性气流受限的客观检查 ①支气管激发试验或运动试验阳性;②支气管舒张试验阳性;③PEF 平均每日昼夜变异率>10%或 PEF 周变异率>20%。

符合上述症状和体征,同时具备气流受限客观检查中的任何一条,并除外其他疾病所引起的喘息、气急、胸闷及咳嗽,可以诊断为支气管哮喘。

（五）治疗原则及主要措施

目前尚无特效治疗方法。治疗目的是控制症状,防止病情恶化,尽可能保持肺功能正常,维持病人正常活动能力（包括运动）,避免不良反应,防止不可逆气道阻塞。

1. 脱离变应原 找到引起哮喘发作的变应原或其他非特异性刺激因素,使病人迅速脱离变应原是防治哮喘最有效的方法。

2. 药物治疗

（1）糖皮质激素:是控制气道炎症最为有效的药物。①吸入给药:是目前推荐长期抗炎治疗哮喘最常用的方法。常用药物有倍氯米松、氟替卡松、莫米松等,起效慢,通常需规律用药1周以上方能起效。剂型有定量雾化气雾剂（MDI）和干粉吸入装置,干粉吸入装置比 MDI 方便,吸入下呼吸道的药量较多,如二丙酸倍氯米松气雾剂、布地奈德（普米克都保）、沙美特罗替卡松粉吸入剂（舒利迭）等。

②口服给药:用于吸入给药无效或需要短期加强者。常用药物有泼尼松、泼尼松龙等。③静脉给药:重度或严重哮喘发作时,及早静脉给药。常用药物有琥珀酸氢化可的松、甲泼尼龙等。

(2) β₂ 肾上腺素受体激动剂(简称 β₂ 受体激动剂):是控制哮喘急性发作的首选药物。常用方法包括 MDI 吸入、干粉吸入、持续雾化吸入等,或口服、静脉注射,首选 MDI 吸入。常用药物有,短效 β₂ 受体激动剂如沙丁胺醇、特布他林,长效 β₂ 受体激动剂如福莫特罗、沙美特罗及丙卡特罗等。

(3) 茶碱类:是目前治疗哮喘的有效药物,通过抑制磷酸二酯酶,提高平滑肌细胞内的环腺苷酸浓度,拮抗腺苷受体,刺激肾上腺分泌肾上腺素,增强呼吸肌收缩;同时具有气道纤毛清除功能和抗炎作用。与糖皮质激素具有协同作用。①口服给药:氨茶碱或控(缓)释茶碱,控(缓)释茶碱尤其适用于夜间哮喘。②静脉给药:适用于哮喘急性发作且近 24 小时未用过茶碱类药物者,需稀释、缓慢给药,日注射量一般不超过 1.0g。

(4) 抗胆碱药:胆碱能受体(M 受体)拮抗剂有舒张支气管及减少痰液的作用。常用溴化异丙托品和溴化泰乌托品。

(5) 白三烯(LT)拮抗剂:具有抗炎和舒张支气管平滑肌的作用,通常口服给药。常用药物有扎鲁斯特或孟鲁司特。

(6) 其他药物:色甘酸钠是非糖皮质激素抗炎药物,对预防运动或变应原诱发的哮喘最为有效,通常用色甘酸钠雾化吸入;酮替酚和新一代组胺 H₁ 受体拮抗剂,如阿司咪唑、曲尼斯特等,对轻症哮喘和季节性哮喘有效,或与 β₂ 受体激动剂联合用药。

3. 免疫疗法　分为特异性和非特异性两种。前者又称为脱敏疗法,采用特异性变应原(如螨、花粉、猫毛等)做定期反复皮下注射,剂量由低到高,以产生免疫耐受性,使病人脱敏;非特异性免疫疗法,如注射卡介苗、转移因子等生物制品,抑制变应原反应过程。

【常见护理诊断/问题】

1. 低效性呼吸型态　与支气管痉挛、气道炎症、黏液分泌增加、阻力增加有关。

2. 清理呼吸道无效　与支气管痉挛、痰液黏稠及气道黏液栓形成有关。

3. 知识缺乏:缺乏正确使用定量雾化吸入器的相关知识。

【护理目标】

1. 呼吸困难缓解,能进行有效呼吸。

2. 能排出痰液,保持气道通畅。

3. 能正确使用雾化吸入器。

【护理措施】

(一) 一般护理

1. 环境与体位　提供安静、舒适、温湿度适宜的环境,保持室内清洁、空气流通。病室不宜放置花草,避免使用皮毛、羽绒或蚕丝织物。哮喘发作时,协助病人采取舒适的半卧位或坐位,或用床上桌使病人伏桌休息,减轻体力消耗。

2. 饮食护理　大约 20% 成年人和 50% 哮喘患儿因不适当饮食诱发或加重哮喘。应给予清淡、易消化、足够热量的饮食,避免进食硬、冷、油煎食物及刺激性食物,如胡椒、生姜等;若能找出与哮喘发作有关的食物,如鱼、虾、蟹、蛋类、牛奶等,应避免食用。某些食物添加剂,如酒石黄、亚硝酸盐(制作糖果、糕点用于漂白、防腐)等,戒酒戒烟。若病人无心、肾功能不全,鼓励饮水 2000 ~ 3000ml/d,防止痰栓阻塞小支气管。

3. 口腔与皮肤护理　哮喘发作时,病人大量出汗,应每天温水擦浴,勤换衣服和床单,保持皮肤清洁、干燥和舒适。协助并鼓励病人咳嗽后用温水漱口,保持口腔清洁。

4. 氧疗　重症哮喘病人常伴有不同程度的低氧血症,应遵医嘱吸氧,氧流量为 1 ~ 3L/min,吸氧浓度不宜超过 40%。为避免气道干燥和寒冷气流刺激导致气道痉挛,吸入的氧气应温暖、湿润。

(二) 病情观察

观察哮喘发作的前驱症状,如鼻咽痒、打喷嚏、流涕、眼痒等黏膜过敏症状;哮喘发作时,观察意识状态、呼吸频率、节律、深度及辅助呼吸肌是否参与呼吸运动等,监测呼吸音、哮鸣音变化,动脉血气分析和肺功能情况,了解病情和治疗效果,并观察氧疗效果;哮喘发作严重时,做好机械通气准备。加强对急性期病人的监护,严密观察夜间和凌晨有无哮喘发作及病情变化。

（三）用药护理

1. 糖皮质激素 ①吸入给药全身性不良反应少,少数病人出现口腔念珠菌感染、声音嘶哑或呼吸道不适,指导病人吸药后立即用清水含漱口咽部。干粉吸入剂或加用除雾器可减少上述不良反应。②口服用药不良反应为肥胖、糖尿病、高血压、骨质疏松、消化性溃疡等,宜饭后服用,以减少药物对胃肠道黏膜的刺激。③气雾吸入糖皮质激素,可减少其口服量,当吸入剂替代口服剂时,需同时使用2周后逐步减少口服量,病人不得自行减量或停药。

2. β_2受体激动剂 ①指导病人遵医嘱用药,不宜长期、单一、大量使用,否则会引起气道β_2受体功能下降和气道反应性增高,出现耐药性。由于本类药物(特别是短效制剂)无明显抗炎作用,故宜与吸入激素等抗炎药配伍使用。②口服沙丁胺醇或特布他林时,应注意观察有无心悸、肌震颤等不良反应;静脉输入沙丁胺醇时,控制滴速($2\sim4\mu g/min$),并注意观察有无心悸等不良反应。

3. 茶碱类 ①不良反应有恶心、呕吐、心律失常、血压下降和抽搐等毒性反应。②氨茶碱用量过大或静脉注射速度过快,可引起恶心、呕吐、头痛、失眠、心律失常,严重者发生室性心动过速、抽搐乃至死亡。因此,静脉注射浓度不宜过高,速度不宜过快,注射时间宜在10分钟以上,以防中毒的发生;用药时监测血药浓度,其安全浓度为$6\sim15\mu g/ml$。③发热、妊娠、小儿或老年人,有心、肝、肾功能障碍及甲状腺功能亢进者不良反应可能会增加。④合用西咪替丁、喹诺酮类、大环内酯类药物等,影响茶碱代谢,使其排泄减慢,应减少用量。⑤茶碱缓(控)释片有控释材料,不能嚼服,必须整片吞服。

4. 其他药物 ①吸入抗胆碱药,少数病人出现口苦或口干感。②白三烯调节剂主要不良反应是胃肠道症状,以及皮疹、血管性水肿、转氨酶升高,停药后恢复正常。③色甘酸钠,可有咽喉不适、胸闷等不良反应,孕妇慎用。④酮替芬有镇静、口干、嗜睡等不良反应。

（四）心理护理

精神因素在哮喘的发生发展过程中起重要作用,培养良好的情绪和战胜疾病的信心是哮喘治疗及护理的重要内容。因此,应体谅和理解病人的痛苦,对急性期及重症病人,应多巡视,消除紧张情绪;对慢性哮喘治疗效果不佳者更应给予关心,提供心理疏导和教育,指导其养成规律的生活方式,积极参加运动锻炼;鼓励家人或亲友为其身心健康提供支持,提高治疗的信心和依从性。

（五）健康指导

1. 疾病知识指导 向病人和家属解释,哮喘虽不能彻底治愈,但只要坚持正规治疗,完全可以有效地控制哮喘发作,保持正常的工作和学习。同时,指导病人了解病情的严重程度,学会判断哮喘的控制水平(表2-3-1),并做出相应处理。

表 2-3-1 哮喘非急性发作期控制水平的分级

临床特征	控制 (满足下列所有情况)	部分控制(任何1周 出现下列1～2项表现)	未控制 (任何1周内)
日间症状	无(或≤2次/周)	>2次/周	出现≥3项部分控制表现
活动受限	无	任何1次	
夜间症状/憋醒	无	任何1次	
使用缓解药物	无(或≤2次/周)	>2次/周	
肺功能(FEV_1)	正常或≥80%预计值	<80%正常预计值或 本人最佳值	
急性发作	无	≥1次/年	出现1次

2. 避免诱发因素 指导病人:①避免摄入易引起过敏和哮喘的食物。②室内布置力求简洁,经常打扫房间,清洗床上用品。避免使用地毯,不种植花草,不养宠物。③避免接触刺激性气体,预防呼吸道感染。④避免强烈的精神刺激和剧烈运动。⑤避免大笑、大哭、大喊等过度换气动作。⑥慎用或忌用引起哮喘的药物,如阿司匹林或阿司匹林的复方制剂。在缓解期,加强体育锻炼、耐寒锻炼及耐力

训练,增强体质。

3. 自我监测病情　指导病人学会利用峰流速仪监测最大呼气峰流速(PEFR),做好哮喘日记,为疾病预防和治疗提供参考资料。峰流速仪是一种随身携带,能测量 PEFR 的小型仪器。①使用方法:取站立位,尽量深吸一口气,然后用唇齿部分包住口含器,以最快速度,用一次最有力的呼气吹动游标滑动,游标最终停止的刻度,就是此次峰流速值。②意义:峰流速测定是发现早期哮喘发作最简便易行的方法,在未出现症状前,PEFR 下降提示将发生哮喘的急性发作。临床实验证实,将每日测量的 PEFR 与标准的 PEFR 进行比较,不仅能早期发现哮喘发作,还能判断哮喘的控制程度和选择治疗措施。③判断效果:PEFR 保持在80% ~100% 为安全区,说明哮喘控制理想;PEFR 50% ~80% 为警告区,说明哮喘加重,需及时调整治疗方案;PEFR<50% 为危险区,说明哮喘严重,需立即就诊。

4. 用药指导　指导病人遵医嘱正确用药,了解所用药物的名称、用法、注意事项、不良反应的表现及处理措施;教会病人吸入剂的正确使用方法,使用吸入剂时,一般先用 β₂ 受体激动剂,后用糖皮质激素。

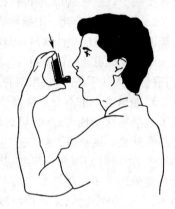

图 2-3-2　定量雾化吸入器

(1) 定量雾化吸入剂(MDI):使用 MDI 需要协调呼吸动作,使用方法正确是保证吸入治疗成功的关键。使用方法:①打开盖子,摇匀药液。②深呼气至不能再呼时,将 MDI 喷嘴置于口中,双唇包住咬口。③以慢而深的方式经口吸气,同时用手指按压喷药,至吸气末屏气 10 秒,使较小的雾粒沉降在气道远端,然后缓慢呼气。④休息 3 分钟后,再重复使用一次。对于儿童或重症病人,可在 MDI 上加储药罐,以简化操作,增加吸入到下呼吸道和肺部的药量,减少雾滴在口咽部沉积引起的刺激,提高雾化吸入的疗效(图 2-3-2)。

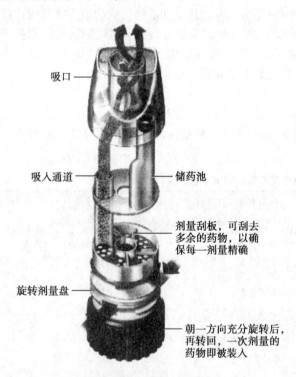

吸口

吸入通道　　储药池

剂量刮板,可刮去多余的药物,以确保每一剂量精确

旋转剂量盘

朝一方向充分旋转后,再转回,一次剂量的药物即被装入

图 2-3-3　都保装置

(2) 干粉吸入剂:常用的是都保装置和准纳器。

1) 都保装置,即储存剂量型涡流式干粉吸入剂,如普米克都保、奥克斯都保、信必可都保(布地奈德福莫特罗粉吸入剂)。使用方法:①旋转并拔出瓶盖,确保红色旋柄在下方。②直立都保,握住底部红色部分和都保中间部分,向一方旋转到底,再向反方向旋转到底,当听到"咔嗒"声,即完成一次装药。③先呼气(勿对吸口呼气),然后含住、双唇包住吸口用力深吸气,最后将吸嘴从口部移开,继续屏气 5 ~10 秒后,恢复正常呼吸(图 2-3-3)。

2) 准纳器:常用的有沙美特罗替卡松粉吸入剂(舒利迭)等。使用方法:①一手握住准纳器外壳,另一手拇指向外推动准纳器的滑动杆,直到发出"咔嗒"声,表明准纳器已做好吸药准备。②握住准纳器并使远离嘴,在保证平稳呼吸的前提下,尽量呼气。③将吸嘴放入口中,深而平稳吸气,将药物吸入口中,屏气约 10秒。④拿下准纳器,缓慢恢复呼气,关闭准纳器(听到"咔嗒"声表示关闭)(图 2-3-4)。

【护理评价】
1. 呼吸困难是否缓解,是否能进行有效呼吸。
2. 能否排出痰液,咳嗽是否减轻,能否保持气道通畅。

笔记

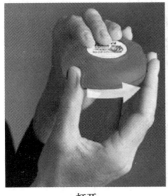
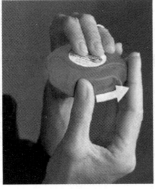
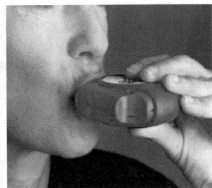

| 打开 | 推进 | 吸入 |

图 2-3-4　准纳器使用方法

3. 能否正确使用雾化吸入器。

（武星君）

第四节　慢性支气管炎和慢性阻塞性肺疾病病人的护理

 学习目标

1. 掌握慢性支气管炎、阻塞性肺气肿和 COPD 的概念、身体状况和护理措施。
2. 熟悉 COPD 的病因、辅助检查和治疗原则。
3. 了解 COPD 的发病机制。
4. 学会应用护理程序对 COPD 病人实施整体护理。
5. 能够熟练地为 COPD 病人进行健康指导。

情景导入

　　病人，男性，68 岁，因反复咳嗽、咳痰 30 年，呼吸困难 6 年，加重伴发热 7 天入院。病人 30 年来反复咳嗽、咳痰，每年发作持续 3 个月。近 6 年来出现呼吸困难。7 天前因受凉后出现发热，咳嗽加重，痰液黏稠不易咳出。身体评估：体温 38.5℃，脉搏 104 次/分，呼吸 25 次/分，血压 130/80mmHg。神志清楚，口唇发绀，桶状胸，呼吸运动减弱，语音震颤减弱，叩诊呈过清音，双肺散在干湿性啰音。血常规：WBC $12.2×10^9$/L。病人吸烟 35 年。初步诊断为慢性支气管炎、慢性阻塞性肺气肿。

　　请思考：

　　1. 病人目前存在哪些主要护理诊断/问题？

　　2. 应该如何缓解病人呼吸困难的症状？

　　慢性支气管炎（chronic bronchitis）简称慢支，是指气管、支气管黏膜及其周围组织的慢性非特异性炎症。临床上以咳嗽、咳痰为主要症状，每年发病持续 3 个月，连续 2 年或 2 年以上。并排除引起上述症状的其他疾病（如肺结核、支气管扩张、支气管肺癌、心脏病、支气管哮喘、间质性肺疾病）时，可做出诊断。阻塞性肺气肿（obstructive pulmonary emphysema）简称肺气肿，是指肺部终末细支气管远端气腔弹性减退，过度充气膨胀，肺容量增加，并伴有气道壁和肺泡壁的破坏。当慢性支气管炎和（或）肺气肿病人肺功能检查出现气流受限，并且不能完全可逆时，则诊断为慢性阻塞性肺疾病（chronic obstructive pulmonary disease，COPD）。COPD 呈进行性发展，是导致慢性呼吸衰竭和慢性肺源性心脏病最常见的病因。

　　COPD 是呼吸系统疾病的常见病和多发病，其患病率、病死率高，社会经济负担重，已成为重要的

23

公共卫生问题。据对我国 7 个地区 20 245 名成人调查的数据显示,40 岁以上人群 COPD 的患病率为 8.2%。在全球死亡原因中,COPD 位居第四位,在我国位居第三位,居农村死因的首位。由于 COPD 引起肺功能进行性减退,严重影响病人的劳动能力和生活质量,给社会和家庭造成巨大的经济负担。据世界银行/世界卫生组织的研究报告,至 2020 年 COPD 将居世界疾病经济负担的第五位,居我国疾病经济负担第二位。

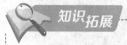

世界慢性阻塞性肺疾病日

据世界卫生组织估计,在世界致死原因排位中,COPD 仅次于心脏病、脑血管病和急性肺部感染,与艾滋病一起并列第 4 位,至 2020 年可能上升为世界第三大致死原因。经多国呼吸病专家的积极倡议,2002 年的 11 月 20 日正式成为首个世界慢性阻塞性肺疾病(简称"慢阻肺")日。为此,全球慢性阻塞性肺疾病创议组织(GOLD)倡议设立世界慢阻肺日,自 2002 年起,将在每年 11 月第三周的周三举行世界慢性阻塞性肺疾病日纪念活动。首个世界慢阻肺日的主题为"提高疾病知晓度",并提出了"为生命呼吸"的口号,目的在于提高公众对慢阻肺作为全球性健康问题的了解和重视程度。2017 年世界慢性阻塞性肺疾病日(11 月 15 日)的主题是"The Many Faces Of COPD",意思是慢性阻塞性肺病的多面性。

【病因及发病机制】

确切的病因及发病机制尚不清楚,可能是多种因素长期相互作用的结果。

(一)病因

1. 吸烟 是导致 COPD 最危险的因素,吸烟者的患病率是非吸烟者的 2~8 倍,吸烟时间越长、量越大,则患病率越高,戒烟后病情减轻。烟草中的焦油、尼古丁等有害成分直接损伤气道上皮细胞,使纤毛脱落、杯状细胞增生、巨噬细胞吞噬功能下降、黏膜充血与水肿。还可使氧自由基增多,释放蛋白酶,破坏弹力纤维,诱发肺气肿。

2. 感染 是 COPD 发生发展的重要因素之一,多为病毒与细菌感染。一般在病毒感染损伤气道黏膜的基础上继发细菌感染。常见病毒为鼻病毒、腺病毒、流感病毒、副流感病毒等,常见细菌有肺炎球菌、流感嗜血杆菌、葡萄球菌、肺炎克雷伯杆菌等。除病毒与细菌感染外,还有支原体感染。

3. 理化因素 长时间接触烟雾、粉尘、变应原、工业废气及大气污染中的有害气体(二氧化硫、二氧化氮、氯气、氨气等),可使纤毛清除功能下降,黏液分泌增多,使气道防御功能下降,为细菌入侵创造条件。

(二)发病机制

1. 蛋白酶-抗蛋白酶失衡 蛋白水解酶对组织有损伤、破坏作用,抗蛋白酶对弹性蛋白酶等多种蛋白酶有抑制功能。蛋白酶与抗蛋白酶维持平衡是保证肺组织正常组织结构免受损伤和破坏的主要因素。蛋白酶增多或抗蛋白酶不足可导致组织结构破坏而产生肺气肿。

2. 氧化应激 研究表明,COPD 病人的氧化应激增加。氧化应激可以破坏细胞外基质,引起蛋白酶-抗蛋白酶失衡,促进炎症反应的发生。

3. 炎症机制 气道、肺实质及肺血管的慢性炎症是 COPD 的特征性改变,中性粒细胞的活化和聚集是 COPD 炎症过程的重要环节。

4. 其他 如自主神经功能失调、营养、气候变化等多种因素都与 COPD 的发生和发展有一定关系(图 2-4-1)。

【护理评估】

(一)健康史

询问病人有无主动吸烟或被动吸烟史,是

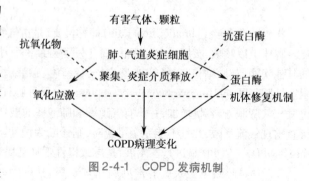

图 2-4-1 COPD 发病机制

否吸入污染空气,有无上呼吸道感染病史。

（二）身体状况

1. 慢性支气管炎 起病缓慢,病程漫长,反复急性发作而病情加重。

（1）症状:主要为慢性咳嗽、咳痰,或伴有喘息,即归纳为"咳、痰、喘、炎"。初期症状轻微,常在寒冷季节、吸烟、劳累、感冒后呈急性发作或症状加重,气候转暖时症状自然缓解。重症者四季发病,冬春季节加重。

1）咳嗽:睡前及晨起时咳嗽较重,有阵咳或排痰,白天较轻。

2）咳痰:痰液为白色黏液或泡沫样痰,合并感染时转为黏液脓性或黄色脓痰,偶见痰中带血。清晨时痰量较多,因起床或体位变动可刺激排痰。

3）喘息:喘息明显者称为喘息型气管炎,部分合并支气管哮喘。

4）反复感染:由于抵抗力差,病人出现反复感染,表现为咳嗽加重,痰量增加,呈脓性,常伴畏寒、发热等。

（2）体征:早期多无异常体征。急性发作期伴明显感染时,在背部或双肺底部可闻及干、湿啰音,咳嗽后减少或消失。喘息型可闻及广泛哮鸣音和呼气延长。

2. 慢性阻塞性肺疾病

（1）症状

1）慢性咳嗽、咳痰:多数病人有慢性咳嗽、咳痰等慢支症状,少数病人没有此症状,直接出现气促等COPD表现。

2）呼吸困难:是COPD的标志性症状,早期在劳动时出现,呈进行性加重,以致在日常活动甚至休息时也感气短。

3）喘息和胸闷:重度病人或急性加重时可出现喘息。

4）全身性症状:晚期常见体重下降、食欲减退、营养不良、抑郁症状等。

（2）体征:早期可无异常。随疾病进展出现阻塞性肺气肿体征,视诊有桶状胸、呼吸运动减弱、呼吸浅快;触诊语颤减弱;叩诊呈过清音、心浊音界缩小或不易叩出、肺下界和肝浊音界下降;听诊两肺呼吸音减低、呼气延长、心音遥远,部分并发肺部感染时可闻及湿啰音和（或）干啰音等。严重低氧血症时,皮肤及黏膜发绀。

3. COPD 分期 COPD 按病程分为急性加重期和稳定期,前者指在短期内咳嗽、咳痰、气短和（或）喘息加重,痰量增多,呈脓性或黏液脓性痰,伴发热等症状;稳定期指病人咳嗽、咳痰、气短等症状稳定或减轻。

4. COPD 并发症 可并发慢性呼吸衰竭、自发性气胸、慢性肺源性心脏病等。

（三）心理-社会状况

因长期患病,社会活动减少、经济收入降低等,病人易产生焦虑和压抑等心理状态,失去自信,躲避生活;由于经济原因,病人可能无法遵医嘱常规治疗,只在病情加重时就医诊治。晚期病人自理能力下降,容易产生悲观厌世、自卑、抑郁等不良情绪。

（四）辅助检查

1. 肺功能检查 是判断气流受限的主要客观指标,对诊断COPD,评价严重程度、疾病进展、预后及治疗效果等有重要意义。①吸入支气管舒张剂后,FEV_1<80% 预计值及 FEV_1/FVC<70% 者,可确定为不能完全可逆的气流受限。②肺总量（TLC）、功能残气量（FRC）及残气量（RV）增高,肺活量（VC）减低,表明肺过度充气,有参考价值。③深吸气量（IC）/肺总量（TLC）是反映肺过度膨胀的指标,在反映COPD呼吸困难程度及COPD生存率方面具有意义。

2. 胸部X线检查 ①慢支早期无异常,反复发作者两肺纹理增粗、紊乱,下肺野较明显。②肺气肿时胸廓扩张、肋间隙增宽、膈肌低平,两肺透亮度增加,肺血管纹理减少,心影狭长。

3. 血气分析 表现为低氧血症,随疾病进展,低氧血症逐渐加重,可出现高碳酸血症。

4. 其他 血常规中血红蛋白及红细胞增高,并发感染时,白细胞增高。痰培养可检出各种病原菌。

（五）治疗原则及主要措施

1. 急性加重期治疗

（1）抗感染治疗:控制感染是治疗的关键。首选β-内酰胺类抗生素,如对此类药物过敏,次选大

呼吸困难分
级量表

笔记

环内酯类抗生素和喹诺酮类抗菌药物。如培养出致病菌,按药敏试验结果选用抗生素。

(2) 祛痰、止咳、平喘:以祛痰为主,选用盐酸氨溴索、溴己新、复方甘草合剂等;以干咳症状为主者,可使用镇咳药物,如右美沙芬、那可丁或其合剂等。有喘息症状者,可加用解痉平喘药,如 β_2 受体激动剂、氨茶碱、糖皮质激素等。

(3) 给氧:对低氧血症者给予吸氧。

2. 稳定期治疗 治疗目的主要是减轻症状,阻止病情发展,缓解肺功能下降,改善 COPD 病人的活动能力,提高其生活质量,降低死亡率。可根据病人病情,给予支气舒张剂、祛痰药、糖皮质激素及长期家庭氧疗(LTOT)。

【常见护理诊断/问题】

1. 气体交换受损 与气道阻塞、通气不足、呼吸肌疲劳、分泌物过多和肺泡呼吸面积减少有关。

2. 清理呼吸道无效 与呼吸道分泌物增多而黏稠、气道湿度减低和无效咳嗽有关。

3. 活动无耐力 与疲劳、呼吸困难、缺氧有关。

4. 营养失调:低于机体需要量 与食欲降低、摄入减少、腹胀、呼吸困难、痰液增多有关。

5. 潜在并发症:自发性气胸、慢性肺源性心脏病等。

【护理目标】

1. 呼吸困难缓解。

2. 能有效咳嗽、咳痰,保持呼吸道通畅。

3. 活动耐力逐渐增加。

4. 进食量逐渐增加。

5. 未发生并发症,或并发症能被及时发现并得到及时处理。

【护理措施】

(一) 一般护理

1. 休息与活动 中度以上 COPD 和急性加重期病人,应卧床休息,协助采取舒适半卧位;极重度者,宜采取坐位、身体前倾,使辅助呼吸肌参与呼吸。疾病稳定期,视病情安排适当活动,以不感到疲劳、不加重症状为宜。室内保持合适的温湿度,冬季注意保暖,避免直接吸入冷空气。

2. 饮食护理 给予高热量、高蛋白、高维生素饮食,为减少呼吸困难,可于饭前休息 30 分钟。安排舒适的就餐环境和喜爱的食物,以促进食欲;每日正餐安排在饥饿、休息最好的时间,餐前和进餐时避免过多饮水,避免过早出现饱胀感;用餐前及咳痰后漱口,保持口腔清洁;餐后避免平卧,有利于消化。腹胀者给予软食,少食多餐,细嚼慢咽,避免进食产气食物,如汽水、啤酒、豆类、马铃薯和胡萝卜等;避免易引起便秘的食物,如油煎食物、干果、坚果等。必要时,遵医嘱给予鼻饲饮食或全胃肠外营养。

3. 氧疗 对呼吸困难伴低氧血症者,采用鼻导管持续低流量、低浓度吸氧,氧流量 $1 \sim 2L/min$,避免因吸入氧浓度过高而引起或加重二氧化碳潴留。

(二) 病情观察

观察咳嗽情况,咳痰是否顺畅,痰液的颜色、量及性状;观察呼吸困难的严重程度,与活动的关系,有无进行性加重;观察病人营养状况、肺部体征及有无并发症,如慢性呼吸衰竭、自发性气胸、慢性肺源性心脏病等;监测动脉血气分析和水、电解质、酸碱平衡情况。

(三) 用药护理

遵医嘱应用抗生素、支气管舒张剂、祛痰药物,注意观察药物的疗效及不良反应。详见本章第三节"支气管哮喘病人的护理"。

(四) 呼吸功能训练

COPD 病人需要增加呼吸频率来代偿呼吸困难,其代偿多依赖于辅助呼吸肌参与呼吸,即胸式呼吸。而胸式呼吸的效能低于腹式呼吸,使病人容易疲劳。因此,在疾病缓解期,应指导病人进行呼吸功能训练,如缩唇呼气、膈式或腹式呼吸,以及使用吸气阻力器等呼吸训练,以加强胸、膈呼吸肌的肌力和耐力,改善呼吸功能。缩唇呼吸和腹式呼吸每天训练 3~4 次,每次重复 8~10 次。

1. 缩唇呼吸 是通过缩唇形成的微弱阻力来延长呼气时间,增加气道压力,延缓气道塌陷。嘱病人闭口经鼻吸气,然后缩唇(吹口哨样)缓慢呼气,同时收缩腹部(图2-4-2)。吸气与呼气时间之比为1:2或1:3;缩唇的程度与呼气流量以能使距口唇15~20cm处、与口唇等高水平的蜡烛火焰随气流倾斜而又不至于熄灭为宜。

2. 膈式或腹式呼吸 病人取立位、平卧位或半卧位,两手分别放于前胸部和上腹部。用鼻缓慢吸气时,使膈肌最大程度下降,腹肌松弛,腹部凸出,手能感到腹部向上抬起;呼气时经口呼出,腹肌收缩,膈肌随腹腔内压增加而上抬,推动肺部气体排出,用手能感到腹部下凹(图2-4-3)。在训练腹式呼吸时,可以在腹部放置小枕头、杂志或书,如果吸气时物体上升,证明是腹式呼吸。腹式呼吸需要增加能量消耗,因此只能在疾病恢复期或出院前进行训练。

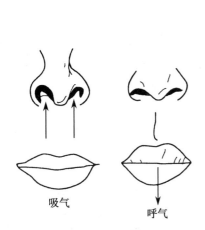

图2-4-2 缩唇呼吸方法

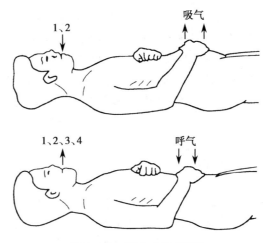

图2-4-3 膈式或腹式呼吸

微课:呼吸功能锻炼

（五）心理护理

详细了解病人对疾病的态度,关心体贴病人,与病人和家属共同制订和实施康复计划,消除诱因,进行呼吸功能锻炼,合理用药,减轻症状,帮助病人树立信心。另外,教会病人采取缓解焦虑的放松方法,如听音乐、下棋、做游戏等娱乐活动,以分散注意力,减轻焦虑。

（六）健康指导

1. 疾病知识指导 指导病人避免病情加重的因素,戒烟是预防COPD的重要措施,应劝导戒烟;呼吸道传染病流行期间,避免到人群密集的公共场所;潮湿、大风、严寒气候时,减少室外活动,避免或减少有害粉尘、烟雾或气体的吸入;根据气候变化及时增减衣物,避免受凉感冒。教会病人和家属依据呼吸困难与活动的关系,判断呼吸困难的严重程度,合理安排工作和生活。制订个体化训练计划,有效地进行腹式呼吸或缩唇呼吸训练,以及步行、慢跑、气功等运动锻炼。

2. 心理指导 指导病人适应慢性疾病,以积极的心态对待疾病,培养生活兴趣,如外出散步、听音乐、养花种草等,分散注意力,缓解焦虑、紧张的精神状态。

3. 家庭氧疗指导

（1）长期家庭氧疗（LTOT）指征:①PaO_2<55mmHg或SaO_2<88%,伴或不伴高碳酸血症;②PaO_2 55~70mmHg或SaO_2<89%,并有肺动脉高压、心力衰竭或红细胞增多症。

（2）LTOT方法:一般用鼻导管吸氧,氧流量为1~2L/min,吸氧持续时间>15小时/天,使病人在海平面水平,静息状态下,达到PaO_2≥60mmHg或SaO_2升至90%。

（3）LTOT有效指标:病人呼吸困难减轻,呼吸频率减慢,发绀减轻,心率减慢,活动耐力增加。

（4）LTOT指导:①了解氧疗目的、必要性及注意事项。②注意安全,供氧装置周围严禁烟火,防止氧气燃烧爆炸。③氧疗装置定期更换、清洁、消毒。

【护理评价】

1. 呼吸功能是否改善。

2. 能否进行有效咳嗽、咳痰,能否保持呼吸道通畅。

3. 活动耐力是否增加。

笔记

4. 营养状况是否改善。

5. 有无并发症发生;发生并发症能否被及时发现,并得到及时处理。

(武星君)

第五节　慢性肺源性心脏病病人的护理

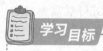

1. 掌握慢性肺源性心脏病病人的身体状况和护理措施。
2. 熟悉慢性肺源性心脏病的病因、辅助检查和治疗原则。
3. 了解慢性肺源性心脏病的发病机制。
4. 学会应用护理程序对慢性肺源性心脏病病人实施整体护理。
5. 能够熟练地为慢性肺源性心脏病病人进行健康指导。

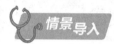

病人,男性,66 岁。因反复咳嗽、咳痰、呼吸困难 23 年,加重伴下肢水肿 1 天入院。23 年来反复咳嗽、咳痰、呼吸困难,1 天前因受凉后,咳嗽、咳痰加重,出现双下肢水肿,尿量减少。今天上午,家属看到病人烦躁不安,口唇发绀,皮肤潮红、多汗,不能平卧,急忙叫救护车送到医院,住院治疗。

身体评估:体温 38.1℃,脉搏 105 次/分,呼吸 26 次/分,血压 135/85mmHg,病人神志清楚,颈静脉充盈明显,肝肋下 3cm。

请思考:

1. 目前病人主要的护理诊断/问题是什么?

2. 病人为什么出现双下肢水肿? 如果使用利尿药,要注意哪些问题?

3. 如何对病人进行饮食指导?

慢性肺源性心脏病(chronic pulmonary heart disease)简称慢性肺心病,指由于肺组织、肺血管或胸廓的慢性病变引起肺组织结构和(或)功能异常,导致肺血管阻力增加,肺动脉压力增高,使右心室扩张或(和)肥厚,伴或不伴右心功能衰竭的心脏病,并排除先天性心脏病和左心病变引起者。

慢性肺心病是我国呼吸系统的常见病,患病年龄多在 40 岁以上,随年龄增长患病率增高。男女无明显差异。存在地区差异,寒冷地区高于温暖地区,高原地区高于平原地区,农村患病率高于城市。吸烟者患病率高于不吸烟者。冬春季节和气候骤变时,易出现急性发作。

【病因及发病机制】

(一)病因

按原发病的部位不同,可将病因分为三类。

1. 支气管、肺疾病　以 COPD 最多见,约占 80%～90%,其次为支气管哮喘、支气管扩张、重症肺结核、特发性肺间质纤维化等。

2. 胸廓运动障碍性疾病　较少见,包括严重脊椎侧后凸、胸膜广泛粘连及胸廓成形术后造成的严重胸廓或脊椎畸形,以及神经肌肉疾患,如脊髓灰质炎等,均引起胸廓活动受限、肺受压,导致肺功能受损。

3. 肺血管疾病　慢性血栓栓塞性肺动脉高压、肺小动脉炎、原发性肺动脉高压等,这些疾病可引起肺血管阻力增加,导致肺动脉高压,右心室负荷加重,发展为慢性肺心病。

4. 其他　原发性肺泡通气不足及先天性口咽畸形、睡眠呼吸暂停低通气综合征等导致低氧血症,引起肺血管收缩,导致肺动脉高压,发展为慢性肺心病。

（二）发病机制

1. 肺动脉高压形成 ①肺血管阻力增加的功能性因素:缺氧、高碳酸血症和呼吸性酸中毒导致肺血管收缩、痉挛,其中缺氧是形成肺动脉高压的最重要因素,缺氧可使肺组织中血管活性物质的含量发生变化,收缩血管物质的作用占优势,使血管收缩。②肺血管阻力增加的解剖学因素:肺气肿反复发作,肺泡壁破坏,导致肺泡毛细血管网毁损、肺血管解剖结构重塑。③慢性缺氧产生继发性红细胞增多,血液黏稠度增加,血流阻力随之增高;缺氧使醛固酮增加,导致水钠潴留,血容量增多,加重肺动脉压升高。

2. 右心功能的改变 肺动脉高压早期,右心的代偿作用使右心肥厚、扩张;随病情进展,肺动脉压持续升高,超过右心代偿能力,右心失代偿而导致右心衰竭。

3. 其他重要器官的损害 缺氧和高碳酸血症可导致重要器官如脑、肝、肾、胃肠及内分泌系统、血液系统的病理改变,引起多器官的功能损害。

【护理评估】

（一）健康史

询问病人有无 COPD、支气管扩张、支气管哮喘、重症肺结核、特发性肺间质纤维化等病史;有无胸廓运动障碍性疾病;是否有慢性血栓栓塞性肺动脉高压、肺小动脉炎,以及原因不明的肺动脉高压等病史;是否有原发性肺泡通气不足及先天性口咽畸形、睡眠呼吸暂停低通气综合征等。

（二）身体状况

病程缓慢,除原有肺、胸疾病的各种症状和体征外,主要是逐渐出现肺、心功能衰竭及其他器官受累的表现。按其功能分为代偿期与失代偿期。

1. 肺、心功能代偿期

（1）症状:咳嗽、咳痰、气促,活动后出现心悸、呼吸困难、乏力和活动耐力下降。急性感染时,上述症状加重。

（2）体征:可有不同程度的发绀和肺气肿体征,偶有干、湿性啰音,心音遥远;肺动脉瓣第二心音亢进,提示肺动脉高压;三尖瓣区闻及收缩期杂音和剑突下心脏搏动,提示右心室肥大。

2. 肺、心功能失代偿期 以呼吸衰竭为主要表现,肺血管疾患引起的肺心病以心力衰竭为主,呼吸衰竭为轻。

（1）呼吸衰竭:表现为呼吸困难加重,夜间加重,常有头痛、失眠、食欲下降,严重者出现表情淡漠、神志恍惚、谵妄等肺性脑病表现。可见明显发绀、球结膜充血水肿,皮肤潮湿、多汗。

（2）心力衰竭:以右心衰竭为主,表现为心悸、气短、食欲减退、腹胀、恶心等。发绀更明显,颈静脉怒张,心率增快,出现心律失常,剑突下闻及收缩期杂音,甚至出现舒张期杂音;肝大并有压痛,颈静脉怒张,肝颈静脉回流征阳性,下肢水肿,重者可有腹水。少数病人出现肺水肿及全心衰竭体征。

3. 并发症 如肺性脑病、酸碱失衡及电解质紊乱、心律失常、休克、消化道出血,弥散性血管内凝血（DIC）等。

（三）心理-社会状况

因肺心病病程长,反复发作,病人劳动能力下降、生活不能自理及多次住院等,病人有很大的精神和经济负担,病人常有焦虑、抑郁、绝望等不良心理反应。还应评估家属对病人的照顾能力及社会支持状况。

（四）辅助检查

1. 胸部 X 线检查 除原有肺、胸部基础疾病及急性肺部感染的特征外,尚有肺动脉高压征和右心室增大等。

2. 心电图检查 电轴右偏、肺性 P 波,也可见右束支传导阻滞及低电压图形,可作为诊断慢性肺心病的参考条件。

图片:球结膜充血水肿

图片:颈静脉怒张

图片:肝颈静脉回流征

图片:下肢水肿

笔记

3. 血气分析 可出现低氧血症或合并高碳酸血症,当呼吸衰竭时,$PaO_2 < 60mmHg$、$PaCO_2 > 50mmHg$。

4. 超声心动图检查 右心室流出道内径≥30mm、右心室内径≥20mm、右心室前壁厚度、左右心室内径比值<2、右肺动脉内径或肺动脉干及右心房增大等指标,可诊断为慢性肺心病。

5. 血液检查 红细胞及血红蛋白升高,全血黏度及血浆黏度增加;若合并感染,白细胞总数增高,中性粒细胞增加。部分病人有肝、肾功能改变,以及电解质紊乱等。

（五）治疗原则及主要措施

1. 急性加重期 积极控制感染,保持呼吸道通畅,改善呼吸功能,纠正缺氧和二氧化碳潴留,控制呼吸衰竭和心力衰竭,积极处理并发症。

（1）控制感染:根据痰培养及药敏试验的结果选择抗菌药物。没有培养结果时,根据感染环境及痰涂片结果选用。院外感染以革兰阳性菌占多数,院内感染以革兰阴性菌为主。常用抗菌药物有青霉素类、氨基糖苷类、喹诺酮类及头孢菌素类等。

（2）控制呼吸衰竭:保持呼吸道通畅,纠正缺氧和二氧化碳潴留,合理氧疗,改善呼吸功能,详见本章第十一节"呼吸衰竭病人的护理"。

（3）控制心力衰竭:慢性肺心病病人一般经积极控制感染,改善呼吸功能后,心衰可缓解。如未缓解,应遵医嘱选用利尿药、正性肌力药或血管扩张药。①利尿药:具有减少血容量、减轻右心负荷、消除水肿的作用。原则上选用作用轻的药物,宜短期、小剂量使用,如氢氯噻嗪、氨苯蝶啶、呋塞米等。②正性肌力药:常用洋地黄类药物,因易发生中毒反应,原则上选用剂量小、作用快、排泄快的药物,一般为常规剂量的1/2或2/3量。③血管扩张剂:可使肺动脉扩张、降低肺动脉高压,减轻右心负荷,但效果不理想。钙离子拮抗剂和前列环素等能降低肺动脉高压,具有一定疗效。

（4）控制心律失常:一般经抗感染、纠正缺氧等治疗后心律失常可自行消失,如果仍存在,根据心律失常的类型选用药物。

（5）抗凝治疗:为防止肺微小动脉原位血栓形成,应使用普通肝素或低分子肝素进行抗凝治疗。

2. 缓解期 采用中西医结合的综合治疗措施,增强免疫功能,积极防治原发疾病,去除诱发因素,长期家庭氧疗,延缓病情发展。

【常见护理诊断/问题】

1. 气体交换受损 与缺氧及二氧化碳潴留、肺血管阻力增加有关。

2. 清理呼吸道无效 与呼吸道感染、痰量增多及黏稠有关。

3. 活动无耐力 与心、肺功能减退有关。

4. 体液过多 与心脏负荷增加、心肌收缩力下降、心排血量减少有关。

5. 潜在并发症:肺性脑病、酸碱失衡及电解质紊乱等。

【护理目标】

1. 呼吸困难减轻或消失。

2. 呼吸道通畅。

3. 活动耐受性增加。

4. 水肿逐渐减轻或消失。

5. 未发生并发症,或并发症能被及时发现并得到及时处理。

【护理措施】

（一）一般护理

1. 休息与活动 保持环境安静和舒适,避免强烈光线刺激和噪声等有助于病人休息。在代偿期,鼓励病人进行适量活动,活动量以不引起疲劳、不加重症状为度,如进行缓慢的肢体肌肉舒缩活动,鼓励病人做腹式呼吸、缩唇呼吸等功能训练,必要时缓慢增加活动量;在心肺功能失代偿期,应绝对卧床休息,协助病人定时翻身、更换舒适体位,如半卧位或坐位,以减少机体耗氧量,减慢心率和缓解呼吸困难,促进心肺功能的恢复;若长期卧床,极易出现压疮。应穿宽松、柔软的衣服;定时更换体位,受压处垫海绵,有条件者使用气垫床。

2. 饮食护理 限制钠、水摄入,钠盐<3g/d,水分<1500ml/d;热量至少54kJ/(kg·d)[30kcal/(kg·d)],蛋白质为1.0~1.5g/(kg·d),碳水化合物≤60%;多进食富含膳食纤维的蔬菜和水果,防止便秘、腹胀而增加呼吸困难;避免含高糖食物,以免引起痰液黏稠;避免饮用咖啡等兴奋性饮料,避免饮酒;少食多餐,以软食为主,减少用餐时的疲劳;进餐前后漱口,保持口腔清洁,促进食欲;必要时,遵医嘱静脉补充营养。

（二）病情观察

观察生命体征及意识状况、咳嗽、咳痰情况,如痰液的性质、颜色、量,呼吸的频率、节律、幅度及其变化特点,评估呼吸困难程度;观察有无发绀、心悸、胸闷,与活动的相关程度;观察尿少、水肿、腹胀等右心衰竭表现,以及水肿出现部位和严重程度;定期监测血气分析的变化,密切观察有无肺性脑病症状。如有异常,及时通知医生配合处理。

（三）合理用氧

持续低流量(1~2L/min)、低浓度吸氧。防止高浓度吸氧抑制呼吸,加重缺氧和二氧化碳潴留,导致肺性脑病。在吸氧过程中,注意观察氧疗效果,监测动脉血气分析结果。

（四）用药护理

1. 重症病人慎用镇静剂、麻醉药、催眠药,以免抑制呼吸功能和咳嗽反射。

2. 使用抗生素时,观察感染症状的控制和改善状况,注意有无继发性真菌感染。

3. 应用利尿药时,要防止低钾、低氯性碱中毒而加重缺氧,避免过度脱水引起血液浓缩、痰液黏稠等不良反应。利尿药尽可能白天给药,避免影响病人夜间睡眠。

4. 应用洋地黄类药物时,注意遵医嘱用药,注意观察中毒反应。

5. 应用血管扩张剂时,注意观察病人的心率及血压。

（五）心理护理

肺心病是一种反复发作性疾病,病人往往过分依赖医护人员或家人的照顾。要多与病人沟通,进行适当引导和安慰,让病人了解疾病过程,提高应对能力,增强自信心,消除顾虑,缓解压力。鼓励家属给予病人适时的关心和支持。

（六）肺性脑病的护理

当病人出现头痛、烦躁不安、表情淡漠、精神错乱、嗜睡等肺性脑病症状时,应通知医生并协助处理。病人绝对卧床休息,呼吸困难者取半卧位,有意识障碍者约束肢体或加床栏进行保护,必要时专人护理;持续低流量、低浓度吸氧;遵医嘱给予呼吸中枢兴奋剂,注意观察药物的疗效和不良反应,若出现心悸、呕吐、震颤等症状,立即通知医生。

（七）健康指导

1. 疾病知识指导 指导病人和家属了解疾病的发生、发展等相关知识,积极防治原发病,避免和治疗各种导致病情急性加重的诱因,以减少反复发作的次数。指导病人坚持家庭氧疗;加强营养,保证机体康复的需要。在病情缓解期,根据心肺功能及体力情况,指导病人进行适当的体育锻炼和呼吸功能训练,如散步、气功、太极拳、腹式呼吸运动、耐寒锻炼等。对并发症高危人群进行宣传教育,劝导其戒烟,积极防治COPD等慢性病,以降低发病率。

2. 病情监测指导 指导病人及家属观察病情变化的征象,如有体温升高、呼吸困难加重、咳嗽剧烈、咳痰不畅、尿量减少、水肿明显,或神志淡漠、嗜睡或兴奋躁动、口唇发绀等表现,均提示病情加重,需及时就诊。

【护理评价】

1. 呼吸困难是否减轻或消失。

2. 能否保持呼吸道通畅。

3. 活动耐力是否增加。

4. 水肿是否逐渐减轻或消失。

5. 有无并发症发生;发生并发症能否被及时发现,并得到及时处理。

（武星君）

第六节　支气管扩张病人的护理

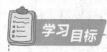

学习目标

1. 掌握支气管扩张病人的身体状况和护理措施。
2. 熟悉支气管扩张的病因、辅助检查和治疗原则。
3. 学会应用护理程序对支气管扩张病人实施整体护理。
4. 具备关心、爱护、尊重病人及团队协作的能力。

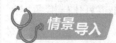

情景导入

病人,女性,30 岁。妊娠 5 个月,患支气管扩张 6 年,现住院进行保胎治疗。今晨起床时,突然从口鼻涌出鲜血,随即烦躁不安,极度呼吸困难,唇指发绀,大汗淋漓,双手乱抓,两眼上翻。

请思考:

1. 病人目前的主要护理诊断/问题是什么?
2. 最关键的抢救措施是什么?
3. 该病人不宜使用的止血药物是什么?

支气管扩张(bronchiectasis)是指支气管及其周围肺组织的慢性炎症所导致的支气管壁肌肉和弹性组织破坏,管腔形成不可逆性扩张、变形。临床表现为慢性咳嗽、咳大量脓性痰、反复咯血和(或)继发感染。病人多有童年麻疹、百日咳或支气管肺炎等病史。近些年来,由于麻疹和百日咳疫苗的预防接种及抗生素的应用等,本病发病率已明显减少。

【病因及发病机制】

1. 支气管-肺组织感染和阻塞　婴幼儿期支气管-肺组织感染是支气管扩张最常见的原因。①由于儿童支气管管腔细、管壁薄、易阻塞,反复感染导致支气管壁各层组织,尤其是平滑肌和弹性纤维破坏,削弱了对管壁的支撑作用。②支气管炎症使支气管黏膜充血、水肿,分泌物阻塞管腔,导致引流不畅而加重感染。③支气管内膜结核引起管腔狭窄、阻塞;肺结核纤维组织增生和收缩牵拉;吸入腐蚀性气体、支气管曲霉菌感染等均可损伤支气管壁,以及反复继发感染也引起支气管扩张。④肿瘤、异物、感染、支气管周围肿大的淋巴结或肺癌的压迫等阻塞支气管,胸腔负压牵拉支气管管壁,导致支气管扩张。

感染引起支气管阻塞,阻塞又加重感染,两者互为因果,促使支气管扩张的发生与发展。左下肺叶支气管细长、与主支气管的夹角大、受心脏及大血管压迫等致引流不畅,因此,继发于支气管-肺组织感染的支气管扩张好发于左下肺。肺结核所致的支气管扩张多位于上肺。

2. 支气管先天性发育障碍和遗传因素　支气管先天发育障碍,如巨大气管-支气管症是先天性结缔组织异常、管壁薄弱导致气管和主支气管扩张。Kartagener 综合征(支气管扩张、鼻窦炎及内脏转位)因软骨发育不全或弹性纤维不足,导致局部管壁薄弱或弹性较差引起支气管扩张。此外,肺囊性纤维化、遗传性 α_1-抗胰蛋白酶缺乏症、先天性免疫缺乏症等与遗传因素有关的疾病也可伴有支气管扩张。

3. 全身性疾病　如类风湿关节炎、溃疡性结肠炎、克罗恩病、系统性红斑狼疮、人免疫缺陷病毒(HIV)感染等疾病可同时伴有支气管扩张;心肺移植术后,因移植物慢性排斥发生支气管扩张;另外,支气管扩张可能与机体免疫功能失调有关。

【护理评估】

(一)健康史

询问病人有无百日咳、童年麻疹、支气管肺炎、支气管内膜结核等病史;有无吸入腐蚀性气体、支气管曲霉菌感染等病史;是否有肿瘤、异物、支气管周围淋巴结肿大或肺癌等病史;是否患有肺囊性纤维化、遗传性 α_1-抗胰蛋白酶缺乏症、先天性免疫缺乏症等疾病;是否患有类风湿关节炎、系统性红斑狼疮、人类免疫缺陷病毒（HIV）感染等全身性疾病。

（二）身体状况

1. 症状

（1）慢性咳嗽、大量咳痰：痰量与体位改变有关,由于分泌物存储于支气管的扩张部位,转动体位时分泌物刺激支气管黏膜引起咳嗽和排痰。其严重度用痰量估计:<10ml/d 为轻度,10~150ml/d 为中度,>150ml/d 为重度;感染急性发作时,黄绿色脓痰量明显增加,每天达数百毫升,痰液静置后分层:上层为泡沫,下悬脓性成分,中层为浑浊黏液,下层为坏死组织沉淀物;厌氧菌感染时痰有臭味。

（2）反复咯血:50%~70%的病人有不同程度的咯血,为痰中带血或大量咯血,咯血量与病情严重程度、病变范围有时不一致。部分病人无咳嗽、咳痰,仅以反复咯血为唯一症状,临床上称为"干性支气管扩张",其病变多位于引流良好的上叶支气管,常见于结核性支气管扩张。

（3）反复感染:肺部感染的特点为同一肺段反复发生感染,并迁延不愈;还可出现发热、乏力、食欲减退、消瘦、贫血等全身中毒症状。

2. 体征　早期或干性支气管扩张,肺部体征无明显异常;重症或继发感染时,在下胸部、背部可闻及固定而持久的局限性粗湿啰音,有时可闻及哮鸣音。部分慢性病人有杵状指(趾)。

（三）心理-社会状况

由于疾病迁延不愈,反复发作,病人极易产生悲观、焦虑等心理反应;大咯血或反复咯血不止时,病人自觉严重威胁到生命,会出现极度恐惧甚至绝望心理。

（四）辅助检查

1. 影像学检查

（1）胸部 X 线检查:早期无异常或仅见患侧肺纹理增多、增粗。典型 X 线表现为:粗乱肺纹理中有多个不规则的蜂窝状透亮阴影或沿支气管分布的卷发状阴影,感染时阴影内出现液平面。

（2）胸部 CT 检查:显示管壁增厚的柱状或成串成簇的囊状扩张。

（3）支气管造影:已逐渐被 CT 取代,主要用于准备进行外科手术的病人。

2. 痰液检查　痰涂片或细菌培养发现致病菌,常见为铜绿假单胞菌、金黄色葡萄球菌、肺炎链球菌、卡他莫拉菌。痰培养结果可用于指导临床应用敏感抗生素。

3. 纤维支气管镜　有助于发现出血部位或阻塞原因;还可通过纤维支气管镜进行局部灌洗,取灌洗液进行细菌学和细胞学检查。

（五）治疗原则及主要措施

治疗原则是保持呼吸道引流通畅,控制感染,处理咯血,必要时手术治疗。

1. 保持呼吸道通畅　应用祛痰药及支气管舒张药,稀释脓痰和促进排痰,或体位引流排痰,减少继发感染及减轻全身中毒症状。

2. 控制感染　是急性感染期的主要治疗措施。轻症者,口服阿莫西林,或第一、二代头孢菌素,喹诺酮类药物、磺胺类药物;重症者,特别是假单胞菌属细菌感染者,常选用抗假单胞菌抗生素静脉给药,如头孢他啶和亚胺培南等;如有厌氧菌混合感染,加用替硝唑或奥硝唑,或克林霉素;雾化吸入庆大霉素或妥布霉素,改善气道分泌和炎症。

3. 手术治疗　经内科治疗仍反复发作且病变为局限性支气管扩张、保守治疗不能缓解的反复大咯血,外科手术切除病变肺段或肺叶。

【常见护理诊断/问题】

1. 清理呼吸道无效　与痰多黏稠、咳嗽无力等痰液排出不畅有关。

2. 营养失调:低于机体需要量　与慢性感染导致机体消耗增加有关。

3. 有窒息的危险　与痰多黏稠、大咯血而不能及时排出有关。

【护理目标】

1. 能有效咳嗽、咳痰,保持气道通畅。

2. 营养状态保持正常。

3. 未发生窒息,或窒息被及时发现并得到及时处理。

【护理措施】

（一）一般护理

1. 休息与活动　休息能减少肺活动度,避免因活动诱发咯血。小量咯血者应静卧休息,大量咯血或病情严重者,应绝对卧床休息。

2. 饮食护理　给予高热量、高蛋白质、富含维生素的饮食;咯血期间,因过冷或过热的食物均易诱发咯血,故食物以温凉为宜,少食多餐;进食前应漱口,以清除痰臭,促进食欲;鼓励病人多饮水,不少于1500～2000ml/d,以稀释痰液,利于排痰。

（二）病情观察

观察痰液的量、颜色、性质、气味,与体位的关系,静置后是否分层,并记录24小时排痰量;观察咯血的颜色、性质及量;若血痰较多,观察病人的缺氧情况,是否有呼吸困难、呼吸急促或费力、面色的改变;密切观察病情变化,如有无发热、消瘦、贫血等全身症状;备好抢救药品和用品,预防窒息。

（三）对症护理

做好体位引流护理。

1. 引流前向病人解释引流目的及配合方法。

2. 依病变部位不同而采取痰液易于流出的体位。

3. 引流时间可从每次5～10分钟逐渐增加到每次15～30分钟,嘱病人间歇做深呼吸后用力咯痰,同时用手轻拍患部以提高引流效果,引流完毕给予漱口。

4. 记录排出的痰量及性质。

5. 注意引流宜在饭前进行;在为痰量较多的病人引流时,应注意将痰液及时排出,以防发生痰量过多涌出而窒息;引流过程中注意观察,若病人出现咯血、发绀、头晕、出汗、疲劳等情况,应及时终止引流;患有高血压、心力衰竭及高龄病人禁止体位引流。

（四）心理护理

多与病人交谈,耐心讲解支气管扩张反复发作的原因及治疗进展,帮助病人树立战胜疾病的信心,减轻焦虑等不安心理。咯血时,陪伴并安慰病人,保持情绪稳定,避免因情绪波动加重出血。

（五）健康指导

1. 疾病知识指导　指导病人正确认识和对待疾病,与病人及家属共同制订长期防治计划。支气管扩张与感染密切相关,向病人和家属宣传预防百日咳、麻疹、支气管肺炎、肺结核等呼吸道感染的重要性;及时治疗上呼吸道慢性病灶,如龋齿、扁桃体炎、鼻窦炎;减少刺激性气体吸入,戒烟;避免受凉,注意保暖,预防感冒。

2. 疾病自我监测　教会病人和家属自我监测病情,一旦发现症状加重,如痰量增多、咯血、呼吸困难加重、发热、寒战和胸痛等,及时就诊;指导病人有效咳嗽、体位引流的方法,教会雾化吸入的方法;观察抗生素的作用和不良反应等。

【护理评价】

1. 能否有效咳嗽、咳痰,呼吸道是否通畅。

2. 营养状态是否正常。

3. 有无发生窒息;发生窒息能否被及时发现,并得到及时处理。

（南桂英）

第七节　肺炎病人的护理

学习目标

1. 掌握肺炎链球菌肺炎的临床特点和护理措施。

2. 熟悉肺炎的分类、各型肺炎的临床特点和辅助检查。

3. 学会应用护理程序对不同类型的肺炎病人实施整体护理。

4. 能熟练为肺炎病人进行健康指导。

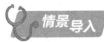

情景导入

病人,男,25岁,建筑公司工程师。昨日下午下班后打篮球时淋雨,今日下午出现高热,体温39.6℃,呼吸急促、咳嗽,口角出现疱疹。自行来医院就诊。

请思考:

1. 应该密切观察该病人的哪些情况?

2. 如何为该病人做健康指导?

一、概述

肺炎(pneumonia)是指发生在终末细支气管、肺泡和肺间质的炎症,由多种病原体、理化因素、免疫损伤和过敏等因素引起。本病是呼吸系统的常见病,发病率及病死率高,尤其是老年、儿童、长期吸烟、伴有基础疾病或机体免疫力低下者。我国每年约有250万社区获得性肺炎病人,超过12万人死于肺炎。

【分类】

（一）按解剖分类

1. 大叶性肺炎(肺泡性肺炎)　此型肺炎以肺炎球菌感染最为多见,流感嗜血杆菌、铜绿假单胞菌、大肠杆菌、葡萄球菌、克雷伯杆菌、结核杆菌也可引起本病。炎症始发于肺泡,然后通过肺泡间孔向其他肺泡扩张蔓延,以致肺段的一部分或整个肺段、肺叶发生炎症。主要表现为肺实质的炎症,多数不累及支气管。

2. 小叶性肺炎(支气管性肺炎)　此型肺炎由细菌、病毒、支原体等引起,比大叶性肺炎更常见。病原体通过支气管入侵,引起细支气管、终末细支气管及其远端小肺泡的炎症。常继发于有基础性疾病或长期卧床的危重病人。

3. 间质性肺炎　此型肺炎由细菌、病毒、支原体、衣原体及卡氏肺囊虫等引起。以肺间质的炎症为主,包括支气管壁、支气管周围组织和肺泡壁。由于病变在间质,呼吸道症状轻,体征也较少。多见于麻疹和慢性支气管炎病人。

（二）按病因分类

1. 细菌性肺炎　包括肺炎链球菌、金黄色葡萄球菌、肺炎克雷伯杆菌、溶血性链球菌、铜绿假单胞菌等引起的肺炎。

2. 病毒性肺炎　如冠状病毒、腺病毒、流感病毒、呼吸道合胞病毒、麻疹病毒等引起的肺炎。

3. 非典型性肺炎　如支原体、衣原体、军团菌等引起的肺炎。

4. 真菌性肺炎　如白色念珠菌、曲霉菌、放线菌等引起的肺炎。

5. 其他病原体肺炎　如立克次体、寄生虫等引起的肺炎。

6. 理化因素所致肺炎　包括毒气、化学物质、药物、放射性物质、液体、食物或呕吐物的吸入等。

（三）按患病环境和宿主状态分类

1. 社区获得性肺炎(community acquired pneumonia,CAP)　也称医院外肺炎,是指病人在医院外罹患的感染性肺实质炎症,包括具有明确潜伏期的病原体感染而在入院后平均潜伏期内发生的肺炎。常见病原体为肺炎链球菌、流感嗜血杆菌和非典型性病原体,耐药菌普遍。传播途径为飞沫、空气或血源传播。

2. 医院获得性肺炎(hospital acquired pneumonia,HAP)　也称医院内肺炎,是指病人入院(包括老人院、护理院和康复院)时不存在,也不处于潜伏期,而于入院48小时后发生的肺炎。常见病原体为肺炎链球菌、流感嗜血杆菌、金黄色葡萄球菌、大肠杆菌、铜绿假单胞菌、肺炎克雷伯杆菌等。其中以呼吸机相关肺炎最为多见,预防和治疗较困难。

【发病机制】

1. 机体防御机制降低　呼吸道防御功能包括上呼吸道局部屏障和清除机制、肺泡吞噬细胞的吞噬功能以及机体的正常免疫功能。各种因素使这些功能受损时,肺炎就容易发生。这些因素通常称为肺炎的易患因素,包括有基础性疾病的病人,老人、婴幼儿,长期使用糖皮质激素、免疫抑制剂或抗肿瘤药物的病人,以及受凉、劳累、酗酒和吸烟等诱发因素。

2. **病原体入侵**　与病原体的数量、毒力有关。病原体可经以下途径侵入下呼吸道:①吸入口腔及咽喉部的分泌物;②直接吸入周围空气中的细菌;③邻近部位的感染直接蔓延到肺。

知识拓展

传染性非典型肺炎

传染性非典型肺炎,又称严重急性呼吸综合征(severe acute respiratory syndromes,SARS),是由冠状病毒引起的传染性疾病。主要通过近距离呼吸道飞沫传播,起病急,出现发热、畏寒、肌肉、关节酸痛、头痛、乏力等症状,之后逐渐出现呼吸困难,甚至呼吸窘迫。自 2002 年 11 月 SARS 在我国广东出现,扩散到我国 24 个省、自治区、直辖市,曾波及全世界 30 多个国家和地区,以东亚、东南亚国家受影响最重。

二、肺炎链球菌肺炎

肺炎链球菌肺炎(streptococcus pneumonia)是由肺炎球菌或称肺炎链球菌引起,约占社区获得性肺炎的半数。本病以冬季与初春为高发季节,常与呼吸道病毒感染并行,男性多见。通常起病急,以高热、寒战、咳嗽、血痰和胸痛为主要特征。抗生素广泛应用后,不典型病例多见,但由于耐药率升高,未能使肺炎的死亡率持续下降。

肺炎球菌是革兰染色阳性球菌,多成双排列或短链排列,有荚膜,其毒力大小与荚膜中的多糖有关。它是寄居在口腔和鼻咽部的正常菌群,随着年龄、季节和机体的免疫功能而改变。当机体免疫功能降低时,有毒力的菌群入侵人体而致病。发病时,细菌在肺泡内繁殖滋长,引起肺泡壁水肿,白细胞和红细胞渗出,渗出液含有细菌,经 Cohn 孔向肺的中央部分蔓延,累及整个肺叶或肺段而致肺炎,因病变始于外周,故叶间分界清楚,病变易累及胸膜而导致渗出性胸膜炎。

【护理评估】

(一)健康史

询问病人有无吸烟、酗酒、受凉、淋雨、疲劳等诱因。

(二)身体状况

1. **症状**

(1)前驱症状或诱因:多数病人在发病前有受凉、淋雨、劳累、醉酒、精神刺激、上呼吸道病毒感染等诱因。部分病例有上呼吸道感染的先驱症状。

(2)全身感染中毒症状:起病急,有寒战、高热,体温在数小时内升到 39～40℃,高峰在下午或傍晚,亦可呈稽留热,与脉率相平行。病人全身肌肉酸痛,口角或鼻周可出现单纯疱疹。

(3)呼吸系统症状:①呼吸困难,如肺实变广泛,因呼吸面积减少致缺氧而引起气急和发绀。②咳嗽,开始痰少,带血丝,24～28 小时后呈铁锈色痰,与肺泡内浆液渗出以及红细胞、白细胞渗出有关。③患侧胸痛,呈针刺样,是炎症波及胸膜所致,咳嗽或深呼吸时加重,迫使病人取患侧卧位,疼痛放射至肩部、腹部,易被误诊为急腹症、心绞痛或心肌梗死。

(4)其他症状:食欲减退,有恶心、呕吐,腹痛、腹泻等。

2. **体征**　典型肺实变体征,患侧呼吸运动减弱,语颤增强,叩诊浊音或实音,听诊呼吸音减低,有湿啰音或支气管呼吸音;并发胸腔积液量较多时,患侧胸廓饱满;病变累及胸膜时,局部胸壁压痛,可闻及胸膜摩擦音。

3. **并发症**　主要为感染性休克,其表现为咳嗽、咳痰,全身不适,体征多不典型。休克常突然发生,表现为血压下降、面色苍白、四肢湿冷、大汗淋漓、脉搏细速、口唇及皮肤发绀、尿少或无尿、表情淡漠、意识模糊、烦躁不安、嗜睡或昏迷等。

(三)心理-社会状况

肺炎起病急骤,短期内病情严重,加之高热和全身中毒症状明显,病人及家属常深感不安。当病

视频:肺炎链球菌肺炎

笔记

人存在基础疾病或出现较严重的并发症时,病人及家属会表现出焦虑和恐惧。

（四）辅助检查

1. 血常规检查 细菌感染时,白细胞计数升高至$(10\sim30)\times10^9/L$,中性粒细胞增至80%以上,有核左移现象,胞浆内有中毒颗粒。休克型肺炎、年老体弱、酗酒、免疫功能低下者白细胞计数常不增高,但中性粒细胞的比例增高。

2. 痰液检查 痰涂片做革兰染色及荚膜染色镜检,如革兰染色阳性、发现带荚膜的双球菌,可做初步诊断。痰培养24~48小时可确定病原体。

3. 胸部X线检查 可见肺叶或肺段密度均匀的阴影,在实变阴影中可见支气管充气征。消散期,炎性浸润逐渐吸收,可有片状区域吸收较快而呈"假空洞"征,一般起病3~4周后完全消散。病变累及胸膜并出现积液时,可见肋膈角变钝征象。

4. 血气分析 出现动脉血氧分压下降和(或)二氧化碳分压增高。休克型肺炎出现呼吸性酸中毒合并代谢性酸中毒。

（五）治疗原则及主要措施

1. 抗菌治疗 首选青霉素G抗生素,用药途径及剂量视病情轻重及有无并发症而定。青霉素过敏者,可用红霉素、头孢菌素等。抗生素疗程一般为5~7天,或在热退后3天停药,或由静脉用药改为口服,维持数日。

2. 对症和支持治疗 降温、维持水电解质平衡、纠正缺氧、清除气道分泌物。

3. 处理并发症 出现感染性休克、呼吸衰竭、急性左心衰等危及生命的并发症时,要及时发现并尽早治疗。

三、葡萄球菌肺炎

葡萄球菌肺炎(staphylococcal pneumonia)是由葡萄球菌引起的急性肺部化脓性感染。病情较重,若治疗不当,病死率较高,常并发肺脓肿、气胸和脓气胸。该类型的肺炎常见于糖尿病、血液病、酒精中毒、肝病、营养不良、艾滋病等免疫功能低下者。皮肤感染灶(痈、疖、伤口感染、毛囊炎、蜂窝织炎)中的葡萄球菌经血液循环到肺部,引起多处肺实变、化脓和组织坏死。

葡萄球菌是革兰染色阳性球菌,分为凝固酶阳性的葡萄球菌(主要为金黄色葡萄球菌,简称金葡菌)及凝固酶阴性的葡萄球菌(如表皮葡萄球菌和腐生葡萄球菌等)。葡萄球菌的致病物质主要是毒素和酶,具有溶血、杀白细胞和致血管痉挛等作用。金葡菌凝固酶为阳性,是化脓性感染的主要原因。随着医院获得性感染的增多,由凝固酶阴性葡萄球菌引起的肺炎也不断增多。在医院获得性肺炎中,葡萄球菌感染占11%~25%,耐甲氧西林金黄色葡萄球菌(MRSA)感染的肺炎治疗更困难,病死率高。

【护理评估】

（一）健康史

询问病人是否患有糖尿病等慢性疾病,是否长期使用糖皮质激素或免疫抑制剂,或接受机械通气及大手术;病人是否年老体弱、长期卧床、意识不清、有吞咽和咳嗽反射障碍等,由于机体防御功能减退而继发肺炎。

（二）身体状况

起病急骤,有寒战、高热、胸痛、咳嗽、咳痰,痰为脓性、量多、带血丝或呈粉红色乳状,伴头痛、全身肌肉酸痛、乏力等。病情严重者,早期即可出现恶心、呕吐、腹泻、腹胀、烦躁不安、神志模糊、谵妄,甚至昏迷等症状。医院内感染者,起病较隐匿,体温逐渐上升,且有脓痰。

（三）辅助检查

葡萄球菌肺炎表现为片状阴影伴空洞及液平面。

（四）治疗原则及主要措施

治疗宜早期选用敏感的抗生素,如青霉素G,用量通常大于常规剂量。近年来,葡萄球菌对青霉素G的耐药率已高达90%左右,因此,可选用耐青霉素酶的半合成青霉素或头孢菌素,加用氨基糖苷类可增强疗效。对青霉素过敏者,可选用红霉素、林可霉素、克林霉素等。

四、肺炎支原体肺炎

肺炎支原体肺炎(mycoplasmal pneumonia)是由肺炎支原体引起的呼吸道和肺部的急性炎症改变，伴有咽炎、支气管炎。全年均可发病，多见于秋冬季节，散发或流行，约占非细菌性肺炎的1/3以上。各年龄均可发病，好发于儿童及青年人。

肺炎支原体是介于细菌和病毒之间，兼性厌氧、能独立生活的最小微生物，经口、鼻分泌物在空气中传播，健康人吸入可发生感染。发病前2~3天至病愈数周，在呼吸道分泌物中发现肺炎支原体，其致病性可能是病人对支原体或其代谢产物的过敏反应所致。

【护理评估】

（一）健康史

询问病人是否接触过呼吸道感染者，近期有无机体抵抗力下降的原因等。

（二）身体状况

潜伏期2~3周。一般起病较为缓慢，起病初有乏力、头痛、咽痛、咳嗽、发热、食欲减退、腹泻、肌肉酸痛等表现。2~3天后出现明显的呼吸道症状，如阵发性刺激性咳嗽，咳少量黏痰或黏液脓性痰，有时痰中带血。发热持续2~3周，多无胸痛。约有1/3病例症状不明显。

（三）辅助检查

1. 血液检查 血白细胞多正常或稍高，以中性粒细胞为主。发病2周后2/3的病人冷凝集反应阳性，滴定效价超过1:32。血支原体IgM抗体的测定有助于诊断。也可直接检测标本中肺炎支原体抗原，适于临床早期快速诊断。

2. 胸部X线检查 呈多种形态的浸润影，节段性分布，以下肺野多见。病变于3~4周后自行消散。

（四）治疗原则及主要措施

首选药物为大环内酯类抗生素，如红霉素，早期使用可减轻症状和缩短病程。因肺炎支原体无细胞壁，青霉素和头孢菌素类抗生素均无效。

五、病毒性肺炎

病毒性肺炎(viral pneumonia)是由上呼吸道病毒感染向下蔓延所致的肺部炎症。多发生于冬春季，散发或暴发流行。婴幼儿、老年人、孕妇或原有慢性心肺疾病者，病情较重，甚至导致死亡。

引起成人肺炎的常见病毒有甲、乙型流感病毒，腺病毒、副流感病毒、呼吸道合胞病毒、冠状病毒等。病毒性肺炎为吸入性感染，病毒通过飞沫和直接接触而传播，传播广泛而迅速。病人通常同时受一种以上病毒感染，并继发细菌感染，免疫抑制宿主还常继发真菌感染。

【护理评估】

（一）健康史

询问病人是否接触过呼吸道感染者，近期有无机体抵抗力下降的原因等。

（二）身体状况

本病起病多较急，发热、头痛、全身酸痛、乏力等症状较为突出，逐渐出现咳嗽、咳少量白色黏液痰、咽痛等呼吸道症状，少有胸痛。婴幼儿及老年人易发生重症病毒性肺炎，表现为呼吸困难、发绀、嗜睡、精神萎靡，甚至发生休克、心力衰竭和呼吸衰竭等合并症，也可发生急性呼吸窘迫综合征。

（三）辅助检查

1. 胸部X线接触 可见肺纹理增多，小片状或广泛浸润，严重时两肺弥漫性结节性浸润。

2. 血清学检查 血清抗体呈阳性，如恢复期血清抗体较急性期滴度增高4倍以上有诊断意义。

（四）治疗原则及主要措施

选用抗病毒药物，如金刚烷胺、利巴韦林（病毒唑）、更昔洛韦、阿糖腺苷等。同时可选用中草药和生物制剂治疗。若继发细菌感染，可选用相应的抗生素。抗感染的同时，辅以对症治疗和支持疗法，如止咳化痰、补充营养和水分等。

不同类型肺炎病人的护理评估各不相同，但护理诊断与护理措施基本相同。

【常见护理诊断/问题】

1. 体温过高 与细菌或病毒感染有关。

2. 清理呼吸道无效 与肺部炎症、大量脓痰、咳嗽无力有关。

3. 气体交换受损 与气道内黏液堆积、肺部感染等因素致呼吸面积减少有关。

4. 潜在并发症:感染性休克。

【护理目标】

1. 病人体温逐渐下降至恢复正常。

2. 病人能进行有效咳嗽,呼吸道保持通畅。

3. 病人呼吸频率、节律恢复正常。

4. 病人未出现休克,或休克能被及时发现并得到及时处理。

【护理措施】

（一）一般护理

1. 休息与体位 急性期要卧床休息,尤其是体温尚未恢复正常的病人。卧床休息可以减少机体组织的耗氧量,利于机体组织修复。尽量将检查、治疗与护理操作集中进行,避开睡眠和进餐时间,确保病人得到充分休息。协助病人取半卧位,增加肺通气量,减轻呼吸困难。胸痛病人宜采取患侧卧位,亦可在呼气状态下用宽胶布固定患侧胸部,通过减小患侧呼吸运动度来减轻局部疼痛。

2. 环境 室内应阳光充足、清洁、安静和舒适,保持空气新鲜,并限制探视人数。室内通风每日 2 次,每次 15～30 分钟,避免病人受凉。室内温湿度适宜,防止因空气过于干燥降低气管纤毛运动功能,导致排痰不畅。

3. 饮食护理 高热时消化吸收能力减低,机体分解代谢增加,营养物质消耗增多,故应给予高热量、高蛋白、维生素丰富、易消化的流质或半流质饮食。鼓励病人饮水 2000ml/d 以上,以利于痰液排出。高热、暂不能进食者,遵医嘱静脉补液,注意控制滴速,以免引起肺水肿。

4. 口腔护理 高热时唾液分泌减少,口腔黏膜干燥,口腔内食物残渣易于发酵,促使细菌繁殖;机体抵抗力降低及维生素缺乏,易引起口唇干裂、口唇疱疹、口腔炎症、口腔溃疡,应加强口腔护理。在清晨、餐后及睡前协助病人漱口,或用漱口液清洁口腔,口唇干裂者涂润滑油。

（二）病情观察

观察病人呼吸频率、节律、深度和型态的改变,有无呼吸困难;皮肤黏膜的颜色和意识状态是否正常;监测白细胞计数和分类;每 4 小时测量体温、脉搏和呼吸,观察有无寒战。重症及老年病人应密切观察神志及尿量变化,注意观察有无血压降低、发绀、尿量减少、四肢湿冷、神志模糊、烦躁等休克征象,并监测动脉血气分析结果。

（三）用药护理

观察药物的疗效和不良反应,注意药物浓度、滴速、用药间隔和配伍禁忌。①使用氨基糖苷类抗生素时,观察药物对肝、肾功能及听神经的损害,如出现尿量减少、管型尿、蛋白尿、尿比重下降或血尿素氮、肌酐升高或耳鸣、眩晕,甚至听觉障碍等,及时通知医生,予以调整药物剂量或改用其他有效的抗生素。②口服红霉素时,进食后过一段时间再服药,避免食物影响吸收效果;服药前后,嘱病人不要饮用酸性饮料(如橘汁),以免降低疗效;静脉输液时,速度不宜过快,浓度不宜过高,以免引起疼痛及静脉炎。

（四）对症护理

指导病人进行有效咳嗽,协助排痰,采取翻身、叩背、雾化吸入等措施。对痰量较多且不易咳出者,遵医嘱应用祛痰剂;呼吸急促伴发绀者,用鼻导管或鼻塞法给氧,流量为 2～4L/min,以迅速提高血氧饱和度,纠正组织缺氧,改善呼吸困难,使病人呼吸渐趋平稳,发绀减轻或消失。

（五）感染性休克护理

1. 加强监护 将病人安置在监护室,设专人护理;取仰卧位,抬高头胸部和下肢约30°,以利于呼吸,增加回心血量;尽量减少搬动,注意保暖。

2. 给氧 迅速采用鼻塞法或鼻导管面罩吸氧,流量为 4～6L/min。如病人发绀明显或抽搐时,使用机械通气辅助呼吸,适当加大吸氧浓度,改善组织的缺氧状态。给氧前清除气道内分泌物,保证呼吸道通畅,达到有效给氧。

3. 用药护理　迅速建立两条静脉输液通道,遵医嘱给予扩容、纠正酸中毒、应用血管活性药物和糖皮质激素等抗休克治疗,以及抗感染治疗,恢复正常组织灌注,改善微循环功能。

（1）扩充血容量:扩容是抗休克的最基本措施。一般先输注低分子右旋糖酐,以迅速扩充血容量,降低血黏稠度,疏通微循环,防止弥散性血管内凝血的发生。继之输入 5% 葡萄糖盐水、复方氯化钠溶液、葡萄糖溶液等。输液速度先快后慢,输液量宜先多后少,可在中心静脉压的监测下决定补液的量和速度。应达到以下治疗目的:收缩压>90mmHg,脉压>30mmHg;中心静脉压不超过 10cmH$_2$O;尿量>30ml/h;脉率<100 次/分;病人口唇红润、肢端温暖。

（2）纠正酸中毒:其目的是增强心肌收缩力,改善微循环。静脉输入 5% 碳酸氢钠溶液。碱性药物配伍禁忌较多,可集中先行输入。

（3）血管活性药物:扩容和纠正酸中毒后,末梢循环仍无改善时应用血管活性药物,如多巴胺、酚妥拉明、间羟胺等。药物应由一条静脉输入,并根据血压调整输液速度。若剂量不足或速度过慢,血压不能很快回升;若速度太快或浓度过高,病人会出现剧烈头痛、头晕、恶心、呕吐及烦躁不安的表现,故应随时观察用药后反应。输入多巴胺时,注意药液不得外溢至周围组织中,以免引起局部组织缺血坏死。

（4）糖皮质激素:病情严重、经以上药物治疗仍不能控制者,使用大剂量糖皮质激素,以解除血管痉挛,改善微循环,稳定溶酶体膜以防止酶的释放,从而达到抗休克的作用。常用氢化可的松、地塞米松加入葡萄糖液中静脉滴注。

（六）心理护理

加强巡视,以通俗易懂的语言耐心讲解疾病相关知识,解释各种检查、治疗和护理的目的,消除病人紧张、焦虑等不良情绪,使之积极主动配合各项操作治疗,促进疾病的迅速康复。

（七）健康指导

1. 疾病知识指导　向病人介绍有关肺炎的基本知识,避免诱因,如受凉、过度劳累、酗酒等。出院后需继续用药者,应做好用药指导。

2. 预防指导　增加营养物质的摄取,保证充足的休息与睡眠时间,以增加机体的抵抗力。平时注意锻炼身体,尤其要加强耐寒锻炼,并协助制订和实施锻炼计划。老年人及久病卧床的慢性病人,根据天气的变化随时增减衣物,积极避免各种诱因,预防呼吸道感染,必要时进行预防接种。

【护理评价】

1. 体温是否逐渐下降至恢复正常。

2. 能否进行有效咳嗽,呼吸道保持通畅。

3. 呼吸频率、节律是否正常。

4. 有无出现休克;发生休克能否被及时发现,并得到及时处理。

（曹文元）

第八节　肺结核病人的护理

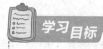

1. 掌握肺结核病人的临床表现、护理诊断、预防措施、化疗药物护理及大咯血的护理。

2. 熟悉肺结核的分型及其特征、结核菌素试验的临床意义。

3. 了解肺结核的病原学特征、发病机制。

4. 学会应用护理程序对肺结核病人实施整体护理,就肺结核疾病知识开展群体健康教育,对肺结核病人进行健康指导。

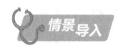

情景导入

病人,17 岁,高三学生。近 1 个月来感低热,乏力,伴轻微咳嗽,间断少量咯血,经检查,门诊医生以"肺结核"收治。入院第二日清晨,突发胸闷,呼吸困难,神情紧张。

请思考:

1. 病人可能发生了什么情况?

2. 作为值班护士,应如何处理?

结核病是结核分枝杆菌侵入人体后引起的传染性疾病,可累及全身多个脏器,分为原发型结核、血行播散型结核、继发型结核、结核性胸膜炎及其他肺外结核等五个类型,但以肺部感染最为多见,占结核病总数的 80% ~ 90% 。肺结核(pulmonary tuberculosis)是由结核分枝杆菌引起的慢性肺部传染性疾病。临床表现为低热、盗汗、消瘦、乏力等全身中毒症状和咳嗽、咳痰伴咯血等呼吸系统症状。

本病是严重危害人类健康的呼吸道传染病。自 20 世纪 60 年代起,结核病化学治疗成为控制结核病的有效方法,使新发结核病治愈率达 95% 以上,但自 20 世纪 80 年代中期以来,结核病出现全球性恶化趋势。我国是全球 22 个结核病流行严重的国家之一,同时也是全球 27 个耐多药结核病流行严重的国家之一,结核病的疫情呈现高感染率、高患病率、高耐药率、死亡人数多及地区患病率差异大的特点。近年来,随着结核病防治工作的大力开展,我国结核病总的疫情虽有明显下降,但流行形势仍然十分严峻。

【病因及发病机制】

(一)结核杆菌

结核菌属分枝杆菌,分为人型、牛型、非洲型和鼠型四类,其中引起人类发病的主要是人型结核分枝杆菌。

结核菌具有以下特点:①抗酸性:结核分枝杆菌耐酸染色呈红色,可抵抗盐酸酒精的脱色作用,故又称抗酸杆菌。②生长缓慢:结核分枝杆菌为需氧菌,生长相当缓慢,一般需培养 4 周才能形成 1mm 左右的菌落。③抵抗力较强:能耐寒、耐干燥、耐潮湿、耐酸碱,在干燥环境中存活数月或数年,在阴暗潮湿处生存数月。但对热、光照、紫外线照射敏感。煮沸 5 分钟、烈日下曝晒 2 ~ 7 小时或 10W 紫外线灯照射 30 分钟均有明显杀菌作用。在常用杀菌剂中,以 70% 酒精为最佳,接触 2 分钟即可杀菌。④菌体结构复杂:结核分枝杆菌菌体主要是类脂质、蛋白质及多糖类。类脂质与结核病的组织坏死、干酪液化、空洞发生及结核变态反应有关;菌体蛋白质是结核菌素的主要成分,诱发皮肤变态反应;多糖类参与血清反应等免疫应答。

(二)肺结核的传播

1. 传染源 传染源主要是痰中带菌的肺结核病人,尤其是未经治疗者,传染性大小取决于痰菌量多少,痰涂片阳性属于大量排菌,传染性强。

2. 传播途径 以经呼吸道传播为最常见。病人在咳嗽、打喷嚏时排出的结核菌悬浮在空气中,易感人群吸入后附着于肺泡上皮引起肺部感染。结核菌量越多,接触时间越长,感染概率越大。其他如经消化道、胎盘或皮肤伤口等途径传播现已少见。

3. 易感人群 婴幼儿、老年人、HIV 感染者、糖尿病、麻疹、长期使用糖皮质激素或免疫抑制剂等免疫力低下者,以及生活贫困、居住拥挤、营养不良者为易感高危人群。此外,来自于偏远地区的进城农民、学生,由于其获得的自然免疫力较低,也成为结核病的易感人群。

(三)结核分枝杆菌感染后的机体反应

人体感染结核分枝杆菌后,机体可发生两种主要反应。

1. 免疫反应 人体对结核菌的免疫反应包括非特异性免疫反应和特异性免疫反应两种,其中,特异性免疫反应所形成的免疫力为感染后的获得性免疫力,是结核菌感染后引起的细胞免疫反应,通常强于机体非特异性免疫力。两者免疫力对机体的保护作用是相对的,与身体状况及营养状态关系密切,当机体免疫力较强,可防止发病或使病变局限,而年老、罹患糖尿病或机体免疫低下则易患结核病或使已趋于稳定的病灶重新活动。

2. 变态反应　变态反应指结核杆菌侵入人体4~8周后,机体组织对结核菌及其代谢产物所产生的反应,属于Ⅳ型(迟发型)变态反应。此时如做结核菌素皮肤试验可呈阳性反应。

（四）原发感染与继发感染

1. 原发感染　原发感染是指机体首次感染结核分枝杆菌。人体初次感染后,若结核杆菌未被吞噬细胞完全清除,并在肺泡巨噬细胞内外生长繁殖,引起炎性病变,称为原发病灶。此时机体缺乏特异性免疫及变态反应,结核菌沿淋巴管播散到肺门淋巴结,引起肺门淋巴结肿大。临床上将原发灶和肿大的气管支气管淋巴结核称为原发综合征。原发灶还可直接或经血液播散至邻近组织器官,引起相应部位的结核感染。随着机体特异性免疫力增强,原发病灶和播散到全身的结核杆菌大部分可被消灭而良性愈合,但也可能有少量结核杆菌没有被消灭,长期处于休眠状态,成为潜在的病灶。

2. 继发感染　继发感染是指初次感染后再次感染结核分枝杆菌,多为原发感染时潜伏下来的结核菌重新生长繁殖所致,即内源性复发,也可是受分枝杆菌的再感染,即外源性重染。此时机体对结核菌已有一定的特异性免疫力,病变多局限,发展较缓慢,较少发生全身播散,但局部病灶有渗出、干酪样坏死乃至空洞形成的倾向。肺结核的发生发展过程见图2-8-1。

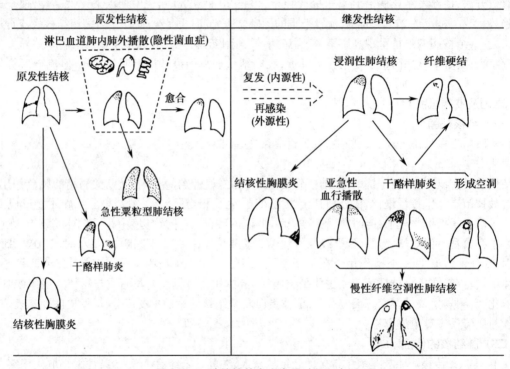

图2-8-1　肺结核的发生发展过程示意图

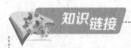

Koch 现象

1890 年 Koch 观察到,将结核分枝杆菌皮下注射到未感染的豚鼠,10~14 日后局部皮肤红肿、溃烂,形成深溃疡,不易愈合,乃至局部淋巴结肿大,最后豚鼠因结核分枝杆菌播散到全身而死亡。而对3~6 周前已受少量结核分枝杆菌感染且结核菌素试验转为阳性的豚鼠给予相同剂量的结核分枝杆菌皮下注射,2~3 日后局部出现红肿,形成浅溃疡,并较快愈合,无局部淋巴结肿大和全身播散,也不致死。这种机体对结核分枝杆菌初次和再次感染的不同反应称为 Koch 现象。Koch 现象表明,机体初次感染结核杆菌后(小儿多见),细菌被吞噬细胞携带至肺门淋巴结,若此时机体免疫力低下,则可发展为原发性肺结核。对于成人,如在儿童时期受到过结核杆菌的轻微感染或接种卡介苗,机体就具备获得性免疫力,若此时再感染结核杆菌,可产生迟发型变态反应。病人多不出现淋巴结肿大,也不发生全身扩散,仅在局部引起反应,出现渗出、干酪样坏死、液化而形成空洞。

（五）基本病理改变

结核病的基本病理改变包括渗出、增生和干酪样坏死。渗出性病变通常出现在炎症早期或病灶恶化时；增生性病变多发生于病变恢复阶段，典型的改变是结核结节形成；干酪样坏死常发生于机体抵抗力降低或菌量过多、变态反应过于强烈时，组织坏死呈奶酪样，甚至液化形成空洞。上述三种基本病变可同时存在，多以某一病变为主，且可相互转变。

【护理评估】

（一）健康史

了解病人是否接种过卡介苗及接种情况；是否存在肺结核病人接触史；是否属于高危易感人群。

（二）身体状况

1. 全身症状 以发热最常见，多为长期午后低热。部分病人有乏力、盗汗、食欲减退和体重减轻等全身毒性症状。育龄女性可有月经失调、心悸、易激惹等自主神经功能紊乱症状。

2. 呼吸系统症状

（1）咳嗽、咳痰：是肺结核最常见症状。早期咳嗽较轻，表现为干咳或仅有少量黏液痰；空洞形成时，痰量增多；合并细菌时，痰呈脓性；合并支气管结核时咳嗽加重，出现刺激性呛咳。

（2）咯血：约1/3～1/2病人有不同程度的咯血。多为痰中带血或少量咯血，少数为大咯血。但咯血量与病变的严重程度不一定成正比。咯血后持续高热，提示结核病灶播散。大咯血者常有胸闷、喉痒和咳嗽等先兆，血块阻塞大气道可引起窒息。严重大咯血可发生失血性休克。

（3）胸痛：炎症波及壁胸膜可引起胸痛，随呼吸运动和咳嗽加重。

（4）呼吸困难：严重全身毒性症状和高热引起呼吸急促。若病变广泛或有大量胸腔积液时，可出现呼吸困难。

3. 体征 与病变的范围、性质、程度、部位有关。病变范围小可无异常体征。渗出性病变范围较大或干酪样坏死可有肺实变体征。慢性纤维空洞型肺结核或胸膜粘连增厚时，可有胸廓塌陷，气管移位。结核性胸膜炎早期可有局限性胸膜摩擦音，渗出明显者可有胸腔积液体征。支气管结核有局限性哮鸣音。

（三）心理-社会状况

由于结核病为传染性疾病，多数病人担心周围人群远离自己，容易形成社会孤立感，影响学习、工作和生活；肺结核病人需要长期规律服药，治疗过程中容易产生焦虑、急躁；部分因出现治疗耐药性或者效果不明显者，容易产生悲观失望情绪。

（四）辅助检查

1. 血液检查 血常规一般无异常。严重病例可有继发性贫血和血沉增快。急性粟粒性肺结核病人出现白细胞总数降低或类白血病反应。

2. 痰结核分枝杆菌检查 是确诊肺结核最可靠的方法。主要包括痰菌直接涂片镜检和痰菌培养法。以直接涂片法最常用，简单、快速。培养法虽敏感性、特异性高，但时间较长，一般为2～6周。痰菌阳性提示病灶是开放性的，具有传染性，应予以隔离。

3. 结核菌素试验 结核菌素试验用于检测结核分枝杆菌的感染，常作为结核感染的流行病学指标，也是卡介苗接种后的验证指标，对婴幼儿的诊断价值较大。目前推荐使用纯蛋白衍化物（PPD）。

通常取0.1ml（5IU）结核菌素，在左前臂屈侧做皮内注射，48～72小时后测量皮肤硬结的横径和纵径，取平均值记录结果。硬结<5mm为阴性（-），5～9mm为弱阳性（+），10～19mm为阳性（++），≥20mm或虽<20mm，但局部皮肤出现水疱、坏死或淋巴管炎为强阳性（+++）。成人结核菌素试验阳性仅表示曾受到结核杆菌感染或接种过卡介苗，并不表示患病。结核菌素试验阴性除提示没有结核菌感染外，还见于变态反应前期（4～8周内）、重症结核、使用糖皮质激素或免疫抑制剂、严重营养不良、淋巴细胞免疫系统缺陷、恶性肿瘤、年老体弱及危重病人。

4. 影像学检查

（1）胸部X线检查：是早期发现肺结核的重要方法，在确定病变部位、范围、性质以及了解其演变、选择治疗方案、评价预后等方面具有重要价值。肺结核病灶一般好发于肺上叶，常有性质不同的病灶混合存在。

（2）胸部 CT 检查：可见微小或隐蔽的病灶，有助于鉴别肺病变。

5. 纤维支气管镜检查 纤维支气管镜检查适用于临床表现不典型、痰菌阴性的病人，特别是 40 岁以上，需与肺癌做鉴别的病人。可收集气道分泌物或冲洗液标本，做涂片抗酸染色检查和结核菌培养，也可为疾病诊断提供病理学依据。

（五）临床类型

1. 原发型肺结核（Ⅰ型） 包括原发综合征及胸内淋巴结结核。多见于儿童或未感染过结核杆菌的成人。症状轻微而短暂，多有结核病接触史，结核菌素试验多为强阳性。X 线胸片表现为"哑铃状"阴影，即原发结核灶、结核性淋巴管炎和肿大的肺门淋巴结，形成典型的原发综合征（图 2-8-2）。原发病灶吸收较快，不遗留任何痕迹。

2. 血行播散型肺结核（Ⅱ型） 包括急性、亚急性和慢性三种类型。急性血行播散型肺结核多见于婴幼儿和青少年，多继发于原发型肺结核。成人多继发于肺或肺外结核，由病灶中的结核杆菌进入血管内而引起；起病急，全身毒性症状重；X 线胸片可见双肺满布粟粒状阴影，分布均匀、大小相等、密度一致（图 2-8-3）。亚急性及慢性者起病缓慢，病程较长，全身毒性症状较轻；X 线胸片出现双肺斑点状阴影，大小不等、密度不一。

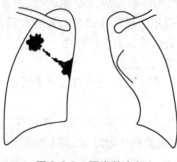

图 2-8-2 原发综合征

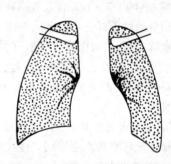

图 2-8-3 急性血行播散型肺结核

3. 继发型肺结核（Ⅲ型） 是成人最常见的类型，病程长，易反复发生，出现多种病理改变。

（1）浸润性肺结核：病变多发生于肺尖和锁骨下。X 线胸片可见点状、片状或絮状阴影，相互融合形成空洞（图 2-8-4）。渗出性病变易吸收，而纤维干酪样病变吸收较慢。

（2）空洞型肺结核：多有支气管播散病变，经常痰中带菌。临床表现为发热、咳嗽、咳痰和咯血。X 线胸片可见由干酪渗出病变融合而形成的单个或多个薄壁空腔。

（3）结核球：多由干酪样病变吸收后被周围纤维组织包裹，或空洞内干酪样物质不能排出，凝结成球形而形成。X 线胸片显示结核球直径<3cm，内见钙化灶或空洞。

（4）干酪样肺炎：多发生于机体免疫力低下、大量结核杆菌感染的病人，或有淋巴支气管瘘，淋巴结内大量干酪样物质经支气管进入肺内。多发生于双肺中下部。X 线胸片显示毛玻璃状、片状或絮状阴影。

（5）纤维空洞性肺结核：由于肺结核未及时发现或治疗不当，使空洞长期不愈合，反复进展恶化，导致空洞壁增厚和纤维广泛增生。X 线胸片显示单侧或双侧出现一个或多个厚壁、空洞和广泛的纤维增生，肺门抬高，肺纹理呈垂柳状，气管和纵隔向患侧移位，出现胸膜粘连和代偿性肺气肿（图 2-8-5）。

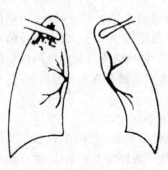

图 2-8-4 浸润性肺结核

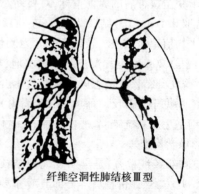

纤维空洞性肺结核Ⅲ型

图 2-8-5 纤维空洞性肺结核

4. 结核性胸膜炎（Ⅳ型） 包括结核性干性胸膜炎、结核性渗出性胸膜炎和结核性脓胸，以结核性渗出性胸膜炎最常见。

5. 其他肺外结核（Ⅴ型） 根据发生部位和脏器命名，如骨关节结核、脊柱结核、肾结核、肠结核等。

（六）治疗原则及主要措施

合理的抗结核化学药物治疗（简称化疗）是治愈结核病的关键。化疗的主要作用在于迅速杀灭病灶中的大量结核分枝杆菌，使病人由传染性转为非传染性，达到治愈目的。

1. 化疗原则 肺结核化疗原则是早期、联合、适量、规律、全程用药。凡是活动性肺结核（有结核毒性症状、痰菌阳性、X 线显示病灶进展或好转阶段）病人，均需遵医嘱进行抗结核药物治疗。

（1）早期：指一旦发现和确诊后均应立即给予化学治疗。早期化疗杀灭效果好，有利于控制病情和减少传染性。

（2）联合：联合应用两种作用机制不同的药物，既有利于提高药物的协同疗效，也可预防和减少耐药菌的发生。

（3）适量：指严格按照适当的药物剂量用药。药物用量过低达不到有效血药浓度，影响疗效，易产生耐药性；剂量过大易发生药物不良反应。

（4）规律：指严格按照化疗方案的规定用药，不可随意更改方案、遗漏或随意中断用药，以免产生耐药。

（5）全程：指必须按照治疗方案，坚持完成规定疗程，这是提高治愈率和减少复发率的重要措施。

2. 常用化疗药物 根据抗结核药物的抗菌作用强弱，分为杀菌剂和抑菌剂。异烟肼和利福平为全杀菌剂，对细胞内、外的结核菌均有杀灭作用。吡嗪酰胺和链霉素为半杀菌剂，吡嗪酰胺能杀灭巨噬细胞内酸性环境中的结核菌，链霉素主要杀灭巨噬细胞外碱性环境中的结核菌。乙胺丁醇为抑菌剂，与其他抗结核药联用可延缓其他药物耐药性的发生。此外，应了解常用抗结核药的剂量、主要不良反应和注意事项（表 2-8-1）

表 2-8-1 常用抗结核药的剂量、主要不良反应和注意事项

药名（缩写）	抗菌特点	每天剂量（g）	主要不良反应	注意事项
异烟肼（H，INH）	全杀菌剂	0.3	周围神经炎、偶有肝功能损害	避免与抗酸药同时服用，注意消化道反应、肢体远端感觉及精神状态
利福平（R，RFP）	全杀菌剂	0.45～0.6*	肝功能损害、过敏反应	体液及分泌物会呈橘黄色，使角膜接触镜永久变色；监测肝毒性及过敏反应；注意药物相互作用：加速口服避孕药、降糖药、茶碱、抗凝血剂等药物的排泄，使药效降低或失败
链霉素（S，SM）	半杀菌剂	0.75～1.0△	听力障碍、眩晕、肾功能损害	注意听力变化及有无平衡失调，用药前和用药后 1～2 个月进行听力检查，了解尿常规及肾功能的变化
吡嗪酰胺（Z，PZA）	半杀菌剂	1.5～2.0	胃肠道不适、肝功能损害、高尿酸血症、关节痛	监测肝功能，尤其是 ALT 水平；注意关节疼痛、皮疹等反应，监测血尿酸浓度
乙胺丁醇（E，EMB）	抑菌剂	0.75～1.0**	视神经炎	检查视觉灵敏度和颜色的鉴别力（用药前、用药后每 1～2 个月 1 次）

注：* 体重<50kg 用 0.45g，>50kg 用 0.6g；S、Z 用量亦按体重调节；** 前 2 个月 25mg/kg，其后减至 15mg/kg；△ 老年人每天 0.75g

3. 化疗方案 整个化疗通常分为强化和巩固两个阶段。第一阶段为强化治疗，目的在于杀灭正在生长繁殖的结核菌，使痰菌转阴，病灶吸收，迅速控制病情。第二阶段为巩固治疗，目的是杀灭生长缓慢的结核菌，以提高治愈率，减少复发。总疗程 6～8 个月，其中初治为强化期 2 个月，巩固期 4 个

月,复治为强化期2个月,巩固期4~6个月。常用化疗方案:①初治涂阳肺结核(含初治涂阴有空洞形成或粟粒型肺结核)常用2HRZE/4HR、$2H_3R_3Z_3E_3/4H_3R_3$等。②复治涂阳肺结核常用2HRZSE/(4~6)HRE、$2H_3R_3Z_3S_3E_3/6H_3R_3E_3$等。③初治涂阴肺结核常用2HRZ/4HR、$2H_3R_3Z_3/4H_3R_3$。

4. 其他 如适当休息、加强营养、保持精神愉快和规律生活等,能起到辅助治疗的作用。

【常见护理诊断/问题】

1. 活动无耐力 与机体消耗增加、食欲减退有关。

2. 营养失调:低于机体需要量 与机体消耗增加、食欲减退有关。

3. 知识缺乏:缺乏结核病治疗的相关知识。

4. 体温过高 与结核菌感染有关。

5. 有孤独的危险 与传染性隔离有关。

【护理目标】

1. 日常活动耐力逐渐恢复正常。

2. 营养状态逐渐恢复和改善。

3. 对结核病知识基本熟悉。

4. 体温恢复正常。

5. 无孤独感。

【护理措施】

(一)一般护理

1. 休息与活动 长期慢性病人或轻症结核病人,可正常工作,避免劳累和重体力劳动,保证充足的睡眠和休息时间,做到劳逸结合;病人症状明显、处于活动期或咯血时,以休息为主,大咯血病人应绝对卧床休息;在恢复期,适当增加户外活动,如散步、做操等,以增强体质,提高机体免疫力;开放性结核病人经治疗痰菌转阴后,可参与正常的家庭与社会生活。保持室内通风和安静。

2. 饮食护理 给予高热量、高蛋白、高维生素饮食,如鸡蛋、鱼、肉、牛奶、豆制品、水果、蔬菜等,以补充机体的消耗及增强修复能力,大量盗汗者注意补充水分。

(二)病情观察

观察病人发热、盗汗、乏力等全身症状;观察咳嗽、咳痰、咯血等呼吸道症状。每周测1次体重并记录,判断病人营养状态是否改善。

(三)用药护理

服用异烟肼注意询问病人有无远端肢体不适。服用利福平应定期监测肝功能;此外,服用利福平可致体液和分泌物(如尿液、泪液)呈现橘黄色,应及时向病人解释。应用链霉素期间应询问病人有无耳鸣、耳聋、眩晕等表现,并定期做肾功能检查。服用吡嗪酰胺应注意观察病人胃肠道反应,有无关节疼痛、皮疹的表现。服用乙胺丁醇注意检查病人视力、视觉、色觉辨别能力状况。服用对氨基水杨酸钠应注意病人胃肠道反应。

(四)咯血护理

见本章第六节"支气管扩张病人的护理"。

(五)心理护理

了解病人学习状况、工作环境和家庭生活等情况,了解病人所处社区的结核病防治情况,了解病人和家属对所患疾病的认知程度,注意观察病人的心理反应和情绪变化。主动向病人及家属进行结核病防治知识教育,增强治疗的依从性,减少病人和家属的焦虑、紧张情绪和病人可能出现的孤独感,树立战胜疾病的信心。

(六)健康指导

1. 疾病知识指导 向病人和家属讲解疾病知识,养成良好的卫生习惯,强调遵守化学药物治疗原则的重要性,提高治疗的依从性;向病人及家属介绍药物的剂量、用法、不良反应及注意事项;告知病人及家属,应定期随诊,定期做胸部X线和肝、肾功能检查,以便及时了解病情变化和治疗情况。

2. 预防指导

(1)控制传染源:早期发现病人并登记管理,必要时予以呼吸道隔离,督导用药,做好长期随访。

（2）切断传播途径:保持室内空气流通,禁止随地吐痰;外出时做好必要的呼吸道防护。病人所用痰纸或敷料应焚烧;容器中的痰液用甲酚皂溶液浸泡 2 小时后弃去;接触痰液后,双手用流水清洗;餐具煮沸 5 分钟后再洗涤;被褥、书籍在强烈日光下曝晒至少 2 小时;医疗器械用酒精浸泡;与他人同桌共餐时使用公筷;病室内每日用紫外线灯照射 1 小时或用 1‰过氧乙酸 1～2ml 加入空气清洁剂溶液内,做空气喷雾消毒。

（3）保护易感人群:对未受过结核菌感染的人群,如新生儿及结核菌素试验阴性的儿童,应及时接种卡介苗,使机体对结核菌产生获得性免疫力;对密切接触者,定期到医院检查,必要时进行预防性治疗;对易发病的高危人群,如 HIV 感染者,应进行预防性化疗。

【护理评价】

1. 日常活动是否恢复正常。

2. 营养状态是否明显改善。

3. 对结核病防治知识是否熟悉。

4. 体温是否恢复正常。

5. 是否存在孤独感。

（杨立明）

第九节　原发性支气管肺癌病人的护理

 学习目标

1. 掌握原发性支气管肺癌病人的身体状况和放疗护理措施。

2. 熟悉原发性支气管肺癌的分类和治疗原则。

3. 学会应用护理程序对原发性支气管肺癌病人实施整体护理。

4. 能够熟练地为原发性支气管肺癌病人进行健康指导。

情景导入

病人,男,62 岁。因肺癌住院接受化疗,但效果不佳,时常独自流泪,言语中流露出轻生的念头。

请思考:

1. 如何询问肺癌病人的健康史?

2. 如何对病人进行心理指导?

3. 如何对病人进行健康指导?

原发性支气管肺癌简称肺癌(lung cancer),是常见的肺部原发性恶性肿瘤,起源于支气管黏膜或腺体。统计数据表明,在男性癌症人群中,无论是发达国家还是欠发达国家,肺癌都是癌症死亡的最主要原因;在女性癌症人群中,肺癌已经超越乳腺癌成为发达国家的首要死亡原因,男性发病率高于女性,约为(3～5):1,但近年来,女性肺癌的发病率明显增加。肺癌的发病率随年龄增加有增长趋势,大多发生在 40 岁以上人群。肺癌预后差,86% 的病人在确诊后 5 年内死亡,只有 15% 的病人在确诊时病变局限,5 年生存率可达到 50%。

【病因及发病机制】

1. 吸烟　是肺癌的重要危险因素,纸烟中含有各种致癌物质,其中苯并芘为致癌的主要物质。吸烟与支气管上皮细胞纤毛脱落、上皮细胞增生、鳞状上皮化生、核异形变密切相关。肺癌的危险性与吸烟年限、开始吸烟的年龄、每日吸烟量、吸入深度、香烟中焦油和尼古丁的含量有关。被动吸烟的危害也已得到证实。

2. 职业致癌因子　导致肺癌的职业因素有石棉、无机砷化合物、二氯甲醚、铬、镍、氡、芥子气、氯乙烯、煤烟、焦油和石油中的多环芳烃、烟草的加热产物等。其中,石棉是导致肺癌最常见的职业因素,吸烟和石棉职业暴露有协同致癌作用。

3. 空气污染　资料显示,城市居民的肺癌死亡率高于乡村,重工业城市高于轻工业城市,提示大气污染在肺癌发病中的作用。空气污染包括燃料燃烧和烹调产生的致癌物质。另外,汽车废气、工业废气、公路沥青等都含有致癌物质。

4. 电离辐射　大剂量电离辐射可引起肺癌。

视频:肺癌的病因

5. 其他　肺癌细胞有多种基因异常。某些肺疾病与肺癌的发生有关,如肺结核,慢性支气管炎,病毒、真菌感染,机体免疫功能低下,内分泌失调,家族遗传因素等。

【分类】

（一）按解剖学部位分类

1. 中央型肺癌　指发生在段支气管以上至主支气管的癌肿。以鳞状细胞癌(鳞癌)和小细胞未分化癌较多见,约占3/4。

2. 周围型肺癌　发生在段和段支气管以下的癌肿,以腺癌较为多见,约占1/4。

（二）按组织病理学分类

1. 非小细胞肺癌(NSCLC)　包括鳞状上皮细胞癌、腺癌、大细胞癌等。①鳞癌易在主要支气管腔发展成息肉或无蒂肿块,早期引起支气管狭窄,导致肺不张或阻塞性肺炎。②腺癌表现为周围型实质肿块,血管丰富,早期即可侵犯血管、淋巴管,转移较鳞癌早,易转移至肝、脑和骨骼,常累及胸膜引起胸腔积液。③大细胞癌较少见,多发生在周围肺实质,易转移到局部淋巴结和远处器官。

2. 小细胞肺癌(SCLC)　包括燕麦细胞癌、中间细胞型、复合细胞型。常浸润大支气管壁造成管腔狭窄,较早出现淋巴转移和血行转移,在各型肺癌中,恶性程度最高。

【护理评估】

（一）健康史

询问肺癌的危险因素,如家族史、吸烟史、职业接触史、是否患有慢性支气管炎或其他呼吸系统慢性疾病等。吸烟史包括开始吸烟的年龄、吸烟年限、吸烟量、烟草种类、有无戒烟、有无被动吸烟等;评估病人的营养状态。

（二）身体状况

肺癌的症状和体征与癌肿的部位、大小、压迫、侵犯邻近器官、转移等情况密切关系。

1. 由原发肿瘤引发的症状和体征

（1）咳嗽:是早期常见症状,为刺激性干咳或少量黏液痰;肿瘤引起远端支气管狭窄,造成持续咳嗽,呈高调金属音或刺激性呛咳,是一种特征性的阻塞性咳嗽。当继发感染时,痰量增多,呈黏液脓性痰。

（2）血痰或咯血:多见于中央型肺癌,肿瘤向管腔内生长,出现间歇或持续痰中带血;如表面糜烂严重侵蚀大血管,则出现大咯血。

（3）喘鸣:肿瘤向支气管内生长引起部分气道阻塞,有呼吸困难、喘息,听诊时出现局限性或单侧喘鸣音。

（4）胸闷、气短:肿瘤导致支气管狭窄,出现肺门淋巴结转移时,肿大的淋巴结压迫主支气管或隆突,转移至胸膜及心包时,引起大量胸腔积液和心包积液,或有上腔静脉阻塞、膈麻痹及肺部广泛受累,均会引起胸闷、气短。

（5）体重下降:肿瘤发展到晚期时,由于肿瘤毒素、长期消耗、感染及疼痛导致食欲减退,病人明显消瘦,表现为恶病质。

（6）发热:肿瘤组织坏死引起发热,多数发热的原因是继发性肺炎所致,抗生素治疗效果不佳。

2. 肿瘤局部扩展引起的症状和体征

（1）胸痛:肿瘤细胞直接侵犯胸膜、肋骨和胸壁,可引起不同程度的胸痛。若肿瘤位于胸膜附近,产生不规则的钝痛或隐痛,于呼吸或咳嗽时加重;如发生肋骨和脊柱的转移,则有压痛点,与呼吸、咳嗽无关;肿瘤压迫肋间神经时,胸痛会累及肋间神经分布区。

（2）呼吸困难：肿瘤压迫大气道时，可引起呼吸困难。

（3）咽下困难：肿瘤侵犯或压迫食管时，可引起咽下困难，亦可引起支气管-食管瘘，继发肺部感染。

（4）声音嘶哑：肿瘤直接压迫或转移至纵隔淋巴结时，压迫喉返神经（多见左侧）引起声音嘶哑。

（5）上腔静脉阻塞综合征：肿瘤侵犯纵隔压迫上腔静脉，使上腔静脉回流受阻，引起头面部和颈部肿胀、颈静脉怒张、上肢水肿，以及前胸部淤血和前胸部静脉曲张。

（6）Horner综合征：位于肺尖部的肺癌称为肺上沟癌（Pancoast瘤），若压迫颈部交感神经，可引起患侧眼睑下垂、瞳孔缩小、眼球内陷，同侧额部与胸壁无汗或少汗；压迫臂丛神经可引起以腋下为主、向上肢内侧放射的火灼样疼痛，夜间尤甚。

3. 肺外转移引起的症状和体征　见于3%～10%的病人，以小细胞肺癌居多。

（1）中枢神经系统转移：可引起颅内压增高，出现头痛、呕吐、眩晕、复视、共济失调、脑神经麻痹、一侧肢体无力，甚至偏瘫等；或出现脑病、外周神经病变、肌无力及神经症状。

（2）骨转移：可引起骨痛和病理性骨折。特别是发生肋骨、脊椎、骨盆转移时，有局部疼痛和压痛；也常见股骨、肱骨和关节转移，甚至引起关节腔积液。

（3）肝转移：表现为厌食、肝区疼痛、肝大、黄疸和腹水等。

（4）淋巴结转移：常见部位是锁骨上淋巴结，可无症状。典型者淋巴结多位于前斜角肌区，固定、坚硬，逐渐增大、增多，可以融合，多无痛感。

4. 肺外表现　见于小细胞肺癌，因其产生内分泌物质，引起非转移性全身症状，包括内分泌、神经肌肉、结缔组织、血液系统和血管的异常改变，又称副癌综合征。病人出现骨关节肥大、重症肌无力、男性乳腺增大、Cushing综合征等；由于分泌抗利尿激素，引起稀释性低钠血症，分泌异生性甲状旁腺样激素，导致高钙血症。

（三）心理-社会状况

由于害怕疼痛、手术、死亡，担心疾病预后以及对未来和家庭的影响等，病人常会出现否认、沮丧、愤怒、接受等心理反应过程，每天都会面对最终失去生命而导致预感性悲哀。部分病人就诊时已是疾病晚期，如果出现明显的呼吸困难、大量咯血或远处转移的征象，会有强烈的恐惧感，产生绝望，甚至自杀等现象。

（四）辅助检查

1. 影像学检查　胸部X线检查是发现和诊断肺癌的重要方法，简便易行、费用少，用于肺癌普查。CT检查可发现早期病变，对中央型肺癌有重要诊断价值，还可显示肿瘤有无侵犯邻近器官，评价肿瘤对化疗和放疗的反应。MRI、正电子发射计算机体层显像（PET）也可为进一步明确诊断提供信息。

2. 脱落细胞检查　40%～60%的病人可通过连续数日重复痰液检查，在晨起痰液中找到癌细胞，或抽取胸腔积液做脱落细胞检查。

3. 纤维支气管镜检查　对中央型肺癌诊断阳性率较高，可在支气管腔内直接看到肿瘤，并可取小块组织做病理切片检查。

（五）治疗原则及主要措施

目前肺癌的治疗以手术治疗为主，辅以放射治疗、化学药物治疗、中医中药治疗及免疫治疗等。

1. 手术治疗　其目的是彻底切除肺部原发癌肿病灶、局部及纵隔淋巴结，尽可能保留健康肺组织。周围型肺癌施行肺叶切除术，中心型肺癌施行肺叶或一侧全肺切除术。

2. 放射治疗　常用于手术后、晚期肺癌病人行姑息性放射治疗以减轻症状。

3. 化学治疗　对分化程度低的肺癌，特别是小细胞癌，疗效较好。也可单独应用于晚期肺癌病人，或与手术治疗、放射治疗等综合应用。

【常见护理诊断/问题】

1. 疼痛　与肿瘤压迫及浸润周围组织、手术创伤等有关。

2. 恐惧　与担心预后有关。

3. 气体交换受损　与肺组织病变、手术切除肺组织引起通气血流/比例失调有关。

4. 清理呼吸道无效　与肿瘤阻塞支气管、术后伤口疼痛、咳嗽无力有关。

5. 潜在并发症:低氧血症、出血、肺部感染、肺不张、支气管胸膜瘘、心律失常。

【护理目标】

1. 疼痛减轻或消失。

2. 呼吸困难逐渐减轻,或呼吸恢复正常。

3. 能有效咳嗽,气道通畅。

4. 未发生并发症,或并发症被及时发现并得到及时处理。

【护理措施】

（一）一般护理

1. 休息与环境　为病人创造舒适、整洁、安静的休息和睡眠环境,必要时遵医嘱应用镇静剂,使病人安静休息。

2. 饮食护理　给予高蛋白、高热量、高维生素、易消化饮食,动、植物蛋白合理搭配,如鱼、蛋、肉、大豆等,食物应色、香、味俱全,以刺激食欲。高纤维膳食可刺激肠蠕动,有助消化、吸收和排泄功能;吞咽困难者,给予流质饮食,进食宜慢,取半卧位,以免发生吸入性肺炎或呛咳;病情危重者,采取喂食、鼻饲,或静脉输入高营养液体,如病人易疲劳或食欲不佳,应少量多餐,进餐前休息片刻,尽量减少餐中疲劳。

（二）病情观察

观察病人咳嗽、咯血、胸痛、呼吸困难等症状的变化;监测体温、呼吸、体重、营养状态、肺部体征的变化;观察化疗、放疗后病人的反应;监测血白细胞和血小板的变化。

（三）放射治疗护理

利用放射线的电离辐射作用杀伤肿瘤细胞的同时,会出现骨髓抑制、消化道反应、免疫功能降低等全身不良反应,以及照射部位的皮肤、黏膜损伤。

1. 全身反应护理　由于放射线杀灭的癌细胞及损害正常组织所释放的毒素被吸收,在照射数小时或 1~2 天开始,病人出现虚弱、乏力、头晕、头痛、厌食、恶心、呕吐等。反应的轻重与照射部位、照射野的大小和照射剂量有关。因此,放射治疗期间应加强营养,补充大量维生素,每次照射前后静卧半小时,且不可进食,以免引起厌食;鼓励病人多饮水,3000ml/d,以利于毒素排出。

2. 皮肤反应护理

（1）皮肤反应:放射治疗引起的皮肤反应分为三度。一度表现为红斑、有烧灼和刺痒感,继续照射,由鲜红渐变为暗红色,以后有脱屑,称为干反应;二度表现为高度充血、水肿,水疱形成,有渗出液、糜烂,称为湿反应;三度表现为溃疡形成或坏死,难以愈合。在放射治疗中,允许出现一、二度反应,但不应该有三度反应。

（2）皮肤护理:①保护皮肤:嘱病人选择宽松、柔软、吸湿性强的内衣;照射部位保持干燥,局部不可粘贴胶布或涂抹酒精及刺激性油膏,清洗时动作轻柔,勿用力擦洗和使用肥皂;避免照射部位冷、热刺激和日光直射。②促进皮肤修复:干反应涂 0.2% 薄荷淀粉或羊毛脂止痒;湿反应涂 2% 甲紫,可用藻酸盐软膏或氢化可的松霜,不必包扎;有水疱时,涂硼酸软膏,包扎 1~2 天,待渗出吸收后改用暴露疗法。

（四）心理护理

当病人得知自己患肺癌时,面临巨大的身心应激,应通过多种途径为病人及家属提供心理与社会支持。鼓励病人及家属积极参与治疗和护理计划的决策过程,了解即将接受的治疗方案;建立有效的社会支持系统,安排家庭成员和亲朋好友定期看望病人,使病人感受到家庭、亲友的关爱,激发其珍惜生命、热爱生活的热情,增强对治疗的信心。帮助病人和家属面对现实,积极应对癌症挑战,讲述成功病例,使病人克服恐惧心理,保持积极、乐观情绪,充分调动机体潜能,与疾病作斗争。

（五）健康指导

1. 普及肺癌知识　建议肺癌高危人群,如中老年人、城市男性、吸烟>400 支/年者、长期接触易致肺癌的职业因素者、长期在大气污染环境下工作的人员、有肺癌或其他恶性肿瘤家族史者、慢性呼吸道疾病病人,应每年做一次胸部低剂量螺旋 CT 检查,若发现有小肿物,每 3 个月到半年动态复查,做到早期发现、早期治疗。戒烟是预防肺癌发病的最好方法,鼓励病人戒烟。

2. 生活指导 维生素 A 及其衍生物 β 胡萝卜素,能够抑制化学致癌物诱发肿瘤;较多食用含 β 胡萝卜素的绿色、黄色和橘黄色的蔬菜和水果,能减少肺癌发生的危险性。指导病人加强营养,劳逸结合,避免感冒;保持口腔卫生,养成良好的刷牙及饭后漱口习惯;指导病人遵医嘱在家庭中安全用药。

3. 定期复查 指导病人定期门诊随访。若出现发热、血痰、胸痛、咽下困难、喘鸣等表现,及时就诊。

【护理评价】

1. 呼吸困难是否逐渐减轻,或呼吸恢复正常。

2. 是否能进行有效咳嗽,气道是否通畅。

3. 疼痛是否减轻或消失。

4. 有无并发症发生;发生并发症能否被及时发现,并得到及时处理。

(曹文元)

第十节 自发性气胸病人的护理

学习目标

1. 掌握胸腔闭式引流的观察和护理措施。
2. 熟悉气胸的分类、各型气胸的临床特点。
3. 学会应用护理程序对自发性气胸病人实施整体护理。
4. 能够熟练地为自发性气胸病人进行健康指导。

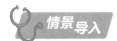

病人,男,70 岁。有慢性阻塞性肺疾病病史,动辄气促,长期氧疗,反复右侧气胸 4 次,此次气胸再发入院,经多次抽气,肺仍未完全复张。

请思考:

1. 需观察病人的哪些病情要点?

2. 如何为病人进行健康指导?

气体进入胸膜腔造成积气,称为气胸(pneumothorax)。气胸分为自发性、外伤性和医源性三类。自发性气胸(spontaneous pneumothorax)是指肺组织及脏胸膜的自发破裂,空气进入胸膜腔造成的胸腔积气和肺压缩。剧烈运动、咳嗽、提重物、上臂高举、用力排便等,是诱发气胸的因素;部分病人无明显诱因,极少数病人在卧床或休息时发作。

【病因及发病机制】

胸膜腔为脏层和壁层之间的密闭腔隙。正常时两层胸膜紧贴,腔内有少量(5～15ml)浆液起润滑作用。胸膜腔内压为负压,其作用是保持肺脏膨胀状态,有利于气血交换;吸引静脉血回心,有利于心脏充盈。

气胸发生后,肺脏被压缩 20% 以上时,胸腔内压变大,失去了负压对肺的牵引作用,肺膨胀受限,表现为肺容量缩小、通气功能降低的限制性通气功能障碍,通气/血流比例变小,动静脉分流,出现低氧血症。大量气胸时,由于失去胸腔负压吸引静脉血回心,甚至胸腔内正压压迫血管和心脏,阻碍静脉血回流到心脏,心搏出量减少,引起心率加快、血压降低,甚至休克;还可引起纵隔移位或摆动,导致心律失常、休克甚至窒息死亡。

【分类】

（一）根据有无原发疾病分类

1. 原发性气胸 又称特发性气胸，是指胸部 X 线检查未能发现明显病变者所发生的气胸，好发于瘦高体型的男性青壮年，可能与肺组织的先天性发育不全、吸烟、非特异性炎症瘢痕等有关。

2. 继发性气胸 发生在肺部疾病的基础上，如慢性阻塞性肺疾病、慢性肺结核、弥漫性肺间质纤维化、肺癌等，引起细支气管炎症、狭窄、扭曲，产生活瓣机制而形成肺大疱。当咳嗽、打喷嚏或肺内压增高时，导致大疱破裂，引起气胸。

3. 特殊类型气胸 ①月经性气胸：指与月经周期相关的反复发作的气胸。多在月经来潮后 24 ~ 72 小时内发生，可能与肺、胸膜的子宫内膜异位有关。②妊娠合并气胸：多见于生育期的年轻女性，因每次妊娠而发生气胸，可能与激素变化和胸廓顺应性的改变有关。

（二）根据脏胸膜破口情况和气胸发生后对胸膜腔内压力的影响分类

1. 闭合性（单纯性）气胸 胸膜破裂口较小，随着肺脏萎缩而自行关闭，空气停止继续进入胸膜腔。胸膜腔内压的正负取决于进入胸膜腔的气体量，抽气后胸膜腔内压下降不复升，病程中气体逐渐被吸收。

2. 开放性（交通性）气胸 胸膜破裂口较大，或因胸膜粘连影响肺脏回缩而使裂口持续开放，气体经裂口随呼吸自由出入胸膜腔。抽气后胸膜腔内压呈负压，很快复升到抽气前水平，压力变化不大。

3. 张力性（高压性）气胸 胸膜破裂口呈单向活瓣或活塞作用，吸气时胸廓扩大，胸膜腔内压变小，活瓣开放，空气进入胸膜腔；呼气时，胸廓变小，胸膜腔内压升高，压迫活瓣使之闭合。气体进入胸膜腔后不能排出，使积气越来越多，胸膜腔内压持续升高，达 0.98 ~ 1.96kPa（10 ~ 20cmH$_2$O），使肺脏受压，纵隔向健侧移位，影响心脏血液回流。抽气后胸膜腔内压下降，但很快又升高。此类型气胸可发生严重呼吸和循环功能障碍，迅速危及生命，应及时处理。

【护理评估】

（一）健康史

详细询问病人出现症状前有无明显的外伤史，是在正常活动还是安静休息时发生，有无剧烈咳嗽、运动、提举重物、用力排便、大笑等；了解胸痛的部位、性质、持续时间，是否伴有呼吸困难、胸闷、心悸、咳嗽；是否首次发病；有无吸烟史，以及慢性支气管炎、肺结核、肺气肿、尘肺等慢性肺部疾病；询问女性病人，气胸发作是否与月经或妊娠相关。

（二）身体状况

1. 症状

（1）胸痛：突感胸痛，常为针刺样或刀割样，持续时间短，随后发生胸闷和呼吸困难。常有剧烈咳嗽、屏气大便、提举重物、大笑等诱因，部分病人在正常活动或安静休息时发病。

（2）呼吸困难：严重程度取决于肺基础疾病及肺功能状态、气胸发生的速度、胸膜腔内的积气量及压力。年轻且无肺部疾病者，发生少量气胸时很少有呼吸困难；积气量大或伴肺部疾病者，则气促明显。肺气肿病人肺压缩不到 10%，即可产生明显的呼吸困难。发生张力性气胸时，胸膜腔内压持续升高使患侧肺受压，纵隔向健侧移位，造成严重呼吸及循环功能障碍，表现为高度紧张、胸闷、气促、窒息感、发绀、出汗、烦躁不安，以及脉速、心律失常、休克、昏迷等。

（3）咳嗽：有刺激性咳嗽，因气体刺激胸膜所致。

2. 体征 少量气胸时体征不明显，气胸量在 30% 以上者，出现呼吸加快，呼吸运动减弱；患侧胸廓饱满，肋间隙膨隆，语音震颤及呼吸音均减弱或消失，叩诊呈鼓音或过清音，心或肝浊音界消失，气管和纵隔向健侧移位。张力性气胸可见患侧胸廓饱满和血压增高。左侧少量气胸，可在左心缘处听到与心跳一致的气泡破裂音，称 Hamman 征。有皮下气肿，皮下出现握雪感，听诊捻发音。液气胸时可闻及胸内振水音。

（三）心理-社会状况

大部分自发性气胸可治愈，但复发率较高，由于胸痛、呼吸困难等，使病人产生紧张、焦虑、恐惧等不良心理反应；评估病人对气胸的认识，以及家庭经济状况、家属的支持照顾情况等。

（四）辅助检查

1. 影像学检查　胸部 X 线检查的典型表现为外凸弧形的细线条阴影,是肺组织和胸膜腔内气体的交界线,线内为压缩的肺组织,线外见不到肺纹理,透亮度增加。少量气体往往局限在肺尖部;大量气胸时,肺被压向肺门,呈圆球形阴影,纵隔和心脏移向健侧;气胸合并胸腔积液时,可见液平面。CT 检查可见胸膜腔内出现极低密度的气体影,伴有不同程度的肺组织压缩改变。

2. 血气分析　根据病情,出现不同程度的低氧血症。

（五）治疗原则及主要措施

其治疗目的是促进肺复张,消除病因及减少复发。

1. 保守治疗　适用于肺萎缩在 20% 以下,不伴呼吸困难的闭合性气胸。病人应严格卧床休息、持续吸入高浓度氧,酌情给予镇静、镇痛、止咳及预防感染等治疗,积极治疗原发病。气体可在 7～10 天内吸收,需密切监测病情变化。

2. 排气治疗　适用于呼吸困难明显、肺压缩程度较重的病人。

（1）紧急排气:张力性气胸病人病情危急,在紧急情况下,将无菌粗针头经患侧肋间隙插入胸膜腔排气,或在粗针头尾部套扎一顶端剪有小裂缝的橡胶指套,使气体排出,待胸腔内压减为负压时,指套塌陷,裂缝关闭,空气不能进入胸腔。

（2）胸膜腔穿刺抽气法:适用于少量气胸、呼吸困难较轻者。皮肤消毒后,在患侧锁骨中线外侧第 2 肋间刺入胸膜腔,连接 50ml 或 100ml 的注射器,每次抽气不宜超过 1000ml,每日或隔日抽气一次。

（3）胸腔闭式引流:适用于不稳定型气胸,呼吸困难明显、肺压缩程度较重、张力性气胸、反复发生气胸的病人。选择锁骨中线外侧第 2 肋间或腋前线第 4～5 肋间插入引流管;局限性气胸或有胸膜粘连者,可通过 X 线定位穿刺;液气胸需排气排液者,多选择上胸部插管引流。

图片:胸腔闭式引流

3. 胸膜粘连术　适用于持续或反复发作的气胸、合并肺大疱、不宜手术的病人。在胸腔内注入粘连剂,如无菌滑石粉、多西环素等,使脏胸膜和壁胸膜粘连,以封闭胸膜腔,避免胸膜腔积存空气。

4. 手术疗法　适用于反复发作的气胸、长期肺不张、张力性气胸引流失败、双侧气胸、血气胸、支气管胸膜瘘者。在胸腔镜直视下封闭破口,或开胸行破口修补术。

【常见护理诊断/问题】

1. 低效性呼吸型态　与胸膜腔内积气,气体限制肺扩张有关。

2. 疼痛:胸痛　与脏胸膜破裂、引流管置入有关。

3. 焦虑　与呼吸困难、胸痛、胸腔穿刺或胸腔闭式引流或气胸复发有关。

4. 潜在并发症:纵隔气肿、皮下气肿、血气胸、脓气胸。

【护理目标】

1. 呼吸平稳,频率、节律正常。

2. 疼痛减轻或消失。

3. 情绪稳定,能积极配合治疗。

4. 未发生并发症,或并发症被及时发现并得到及时处理。

【护理措施】

（一）一般护理

1. 休息与活动　应绝对卧床休息,少讲话,避免用力、屏气、咳嗽等增加胸腔内压的活动。血压平稳者,取半坐位,有利于呼吸、咳嗽排痰及胸腔引流。胸痛时,取舒适(患侧)卧位,减轻压迫、牵拉所致的疼痛。变换体位时应固定引流管,避免其刺激胸膜引起疼痛。协助做好皮肤护理,防止压疮。

2. 保持气道通畅　鼓励和协助病人有效咳痰,痰液黏稠不易咳出时,饮少量温水或雾化吸入稀释痰液,必要时予机械吸痰。咳嗽咳痰、深呼吸时,用手按住胸壁及伤口两侧,避免空气进入胸腔。

3. 饮食护理　给予富含蛋白质、高维生素、高热量、低脂肪、易消化的食物,避免进食刺激性食物,保持大便通畅,避免用力排便引起胸痛和伤口疼痛。

4. 给氧　给予鼻导管或面罩吸氧,调节氧流量使 $SaO_2 > 90\%$。高浓度氧气吸入可加快胸膜腔内气体的吸收,促进肺复张。

（二）病情观察

密切观察呼吸困难和缺氧的程度,监测生命体征、意识状态、呼吸频率和节律;观察胸腔闭式引流的情况及效果等。

（三）胸腔闭式引流护理

1. 操作前准备　①向病人说明排气疗法的目的、基本过程及注意事项,取得配合。②严格检查引流管是否通畅,胸腔闭式引流装置是否密闭,各接口是否牢固。③水封瓶内注入适量无菌蒸馏水或生理盐水,标记液面水平。将连接胸腔引流管的玻璃管一端置于水面下 1~2cm,使胸腔内压力保持在 1~2cmH$_2$O,另一短玻璃管为排气管,其下端应距离液面 5cm 以上;如同时引流液体时,需在水封瓶之前增加贮液瓶,收集、引流胸腔积液,确保水封瓶液面的恒定。④若引流效果不佳,可连接负压引流装置,调节负压在 -20~-10cmH$_2$O 之间。为避免负压过大造成肺损伤,在水封瓶与负压吸引之间增加调压瓶。将调压瓶中的调节管末端保持在水面下 10~20cm 处。当吸引负压过大时,外界空气经压力调节管进入调压瓶内,确保胸腔所承受的吸引负压不会超过设置值。

2. 引流中注意事项　①水封瓶要始终低于病人胸腔,避免被碰撞倒,其液平面应低于引流管出口平面 60cm。搬动病人、更换水封瓶时,用两把血管钳将引流管对夹,以防引流管脱出、漏气或瓶内的液体反流进入胸腔。②妥善固定引流管,长度适宜,以便于病人翻身活动,但要避免过长扭曲、反折或受压。③密切观察引流管内的水柱波动情况,水柱随呼吸波动表明引流通畅;若水柱波动不明显,液面无气体逸出,深呼吸或咳嗽后无改变,病人无胸闷、呼吸困难,可能肺组织已复张;若病人呼吸困难、发绀、胸闷加重,可能是引流管不通畅或部分脱出胸膜腔,应通知医生立即处理。④引流液体时,观察和记录引流液的量、颜色和性状,保持引流通畅,防止引流液或血块堵塞引流管,经常由近心端向远心端方向捏挤引流管。⑤胸腔引流管不慎脱出时,在病人呼气时迅速用凡士林纱布及胶布封闭引流口,立即通知医生进行处理。

3. 预防感染　保持管道密闭,在插管、伤口护理及更换引流瓶时,严格执行无菌操作,双钳夹紧引流管,以防止气体进入胸腔。每 1~2 天更换伤口敷料 1 次,伤口渗液量多或被污染时及时更换。

4. 拔管护理　如果引流管管口无气体逸出,引流液明显减少,24 小时引流液少于 50ml,脓液少于 10ml,夹闭引流管 1~2 天后病人无气急、呼吸困难,X 线胸片显示肺已全部复张,提示可拔除引流管。拔管后,用凡士林覆盖伤口,观察病人有无胸闷、呼吸困难,伤口处漏气、渗出、出血、皮下气肿等症状。

（四）心理护理

向病人介绍气胸的相关知识,解释检查和操作的目的和效果,及时告知病情信息,即使在紧急情况下,也不要忽视病人的心理感受。病人胸痛和呼吸困难严重时,陪伴、安慰病人。

（五）健康指导

1. 疾病知识指导　向病人讲解气胸的病因、诱因、基本治疗方法等,指导病人积极治疗原发病,避免诱发因素,如提举重物、剧烈咳嗽、屏气、大笑、便秘等。

2. 生活指导　保证充足的睡眠,取舒适体位,轻翻身,深呼吸,适当咳嗽有利于肺复张;每日进行数次手臂的全范围活动,防止肩关节粘连;指导病人戒烟,保持良好的心情,多休息,劳逸结合,在气胸痊愈后 1 个月内不要进行剧烈运动;出现气胸复发征象,如胸闷、气急及突发胸痛,应立即就诊。

3. 肺功能锻炼　教会病人呼吸功能锻炼的方法,如腹式呼吸训练、吹气球练习等,鼓励病人每天训练 3~4 次,促进胸腔内气体排出,预防气胸。

【护理评价】

1. 呼吸是否平稳,频率、节律是否正常。

2. 疼痛是否减轻或消失。

3. 情绪是否稳定,是否能够积极配合治疗。

4. 有无并发症发生;发生并发症能否被及时发现,并得到及时处理。

（曹文元）

第十一节 呼吸衰竭病人的护理

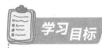

1. 掌握呼吸衰竭病人的给氧方法及护理措施。
2. 熟悉人工气道的护理措施。
3. 学会应用护理程序对呼吸衰竭病人实施整体护理。
4. 能够熟练地对呼吸衰竭病人进行急救护理。

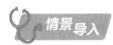

病人,男性,72 岁,农民。慢性咳嗽、咳痰 20 年,间断有喘息、呼吸困难 4 年,冬春季节加重。昨天因天气突然转凉感冒使原有呼吸困难加重,今晨出现口唇发绀、烦躁不安,家人将其送医院进行救治。吸烟 50 余年,"慢性支气管炎"病史 20 年,"慢性阻塞性肺疾病"病史 10 年。

请思考:

1. 应密切观察病人哪些情况?
2. 对病人及家属给予健康指导的内容是什么?

呼吸衰竭(respiratory failure)是各种原因引起的肺通气和(或)换气功能障碍,在静息条件下亦不能维持有效的气体交换,导致缺氧伴(或不伴)二氧化碳潴留,从而引起一系列生理功能障碍和代谢紊乱的临床综合征。在海平面大气压和静息状态下,排除心内解剖分流和原发于心排血量降低等情况后,若动脉血氧分压(PaO_2)低于 60mmHg(8.0kPa),或伴有二氧化碳分压($PaCO_2$)高于 50mmHg(6.7kPa),即为呼吸衰竭。

【分类】

(一)根据动脉血气分析分类

1. Ⅰ型呼吸衰竭 仅存在缺氧而无二氧化碳潴留,即 PaO_2<60mmHg,而 $PaCO_2$ 正常或低于正常。见于换气功能障碍(通气/血流比例失调、弥散功能损害和肺动-静脉分流等)的疾病,如急性呼吸窘迫综合征等。

2. Ⅱ型呼吸衰竭 缺氧伴二氧化碳潴留,即 PaO_2 < 60mmHg(8.0kPa)且 $PaCO_2$ > 50mmHg(6.7kPa),多由于肺泡通气不足所致。若只是存在通气不足,则缺氧和二氧化碳潴留的程度是平行的;若同时伴有换气功能损害,如慢性阻塞性肺疾病,则缺氧更为严重。

(二)根据起病急缓分类

1. 急性呼吸衰竭 指呼吸功能正常,由于某些突发因素,引起通气和(或)换气功能严重损害,在短时间内引起呼吸衰竭。常见原因包括急性气道阻塞、外伤、ARDS、药物中毒、颅脑病变导致的呼吸中枢抑制、呼吸肌麻痹等。因机体在短时间内难以代偿,若不及时采取措施,可危及生命。

2. 慢性呼吸衰竭 多见于慢性疾病,主要在呼吸系统和神经肌肉系统疾病的基础上,导致呼吸功能损害逐渐加重,经过较长时间发展为呼吸衰竭。最常见的病因是慢性阻塞性肺疾病,虽有缺氧或伴二氧化碳潴留,但通过机体代偿,生理功能障碍和代谢紊乱较轻;另一种是在慢性呼吸衰竭的基础上,因合并呼吸系统感染或气道痉挛等,病情加重,短时间内 $PaCO_2$ 明显上升且 PaO_2 明显下降,称为慢性呼吸衰竭急性加重。本节主要介绍慢性呼吸衰竭。

一、慢性呼吸衰竭

【病因及发病机制】

（一）病因

参与呼吸运动的任何环节,包括呼吸中枢、运动神经、肌肉、胸廓、胸膜、肺和气道病变等,都会导致呼吸衰竭。以支气管-肺疾病最为多见,如慢性阻塞性肺部疾病、重症肺结核、肺间质纤维化、尘肺等。

1. **呼吸系统疾病** ①呼吸道疾病,如上呼吸道梗阻、气管-支气管炎、支气管哮喘、肿瘤等引起气道阻塞,导致通气不足或伴有气体分布不匀,引起通气/血流比例失调。②肺组织病变,如肺部感染、重症肺结核、肺气肿、弥漫性肺纤维化、肺水肿、急性呼吸窘迫综合征(ARDS)、硅肺等,导致有效呼吸面积减少,肺顺应性下降。③胸廓病变,如胸廓畸形、外伤、手术创伤、气胸和大量胸腔积液等影响换气功能。④肺血管疾病,如肺血管栓塞、肺毛细血管瘤等,引起通气/血流比例失调等。

2. **神经肌肉病变** ①脑血管病变、脑炎、脑外伤、药物中毒、电击等,直接或间接抑制呼吸中枢。②脊髓灰质炎、多发性神经炎、重症肌无力等,导致呼吸肌无力和疲劳,因呼吸动力下降引起通气不足。

（二）发病机制

发生缺氧和二氧化碳潴留的主要机制为肺泡通气量不足,通气/血流比例失调,以及气体弥散障碍。

1. **肺泡通气不足** 长期慢性阻塞性肺部疾病引起气道阻力增加,呼吸动力减弱,生理死腔增加,最终导致肺泡通气不足,发生缺氧和二氧化碳潴留。肺泡氧分压(PaO_2)和肺泡二氧化碳分压($PaCO_2$)与肺泡通气量的关系见图2-11-1。

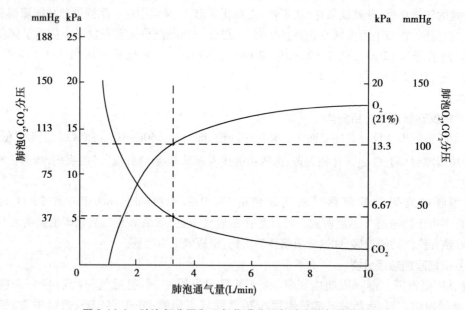

图2-11-1 肺泡氧分压和二氧化碳分压与肺泡通气量的关系

2. **通气/血液比例失调** 是造成低氧血症最常见的原因。正常成人静息条件下,每分钟肺泡通气量为4L,肺毛细血管血流量为5L,通气/血流之比保持在0.8,保证有效的气体交换。若通气/血流<0.8,则静脉血不能充分氧合,形成肺动-静脉分流,主要见于肺泡萎陷、肺不张、肺水肿等通气不足的疾病;若通气/血流>0.8,吸入气体则不能与血液进行有效的气体交换,即生理死腔增多,主要见于肺气肿等阻塞性肺疾病。

3. **弥散障碍** 肺内气体交换是通过弥散过程来实现的,弥散过程受多种因素影响,如弥散面积、肺泡膜厚度、气体弥散能力、气体分压差等。氧的弥散能力仅为二氧化碳的1/20,故弥散障碍主要影响氧的交换而产生缺氧。

（三）缺氧和二氧化碳潴留对机体的影响

1. 对中枢神经系统的影响　脑组织耗氧量大,约占全身耗氧量的20%～25%。在全身各组织器官的细胞中,脑细胞对缺氧最为敏感,完全停止供氧4～5分钟,即导致不可逆的脑损害。若逐渐降低吸氧浓度,则缺氧由于机体代偿而发生得较轻且缓慢。轻度缺氧,即 PaO_2 降至60mmHg（8.0kPa）时,可引起注意力不集中、智力减退、定向障碍;随着缺氧程度加重,导致烦躁不安、神志恍惚、谵妄,甚至昏迷。轻度二氧化碳潴留时,对皮质下层刺激增加,间接兴奋大脑皮质,若 $PaCO_2$ 继续升高,皮质下层受抑制,使中枢神经处于麻醉状态。轻度缺氧和二氧化碳潴留均会使脑血管扩张,脑血流量增加。严重缺氧引起脑间质和脑细胞内水肿,导致颅内压增高,继而加重组织缺氧而造成恶性循环。

2. 对循环系统的影响　缺氧和二氧化碳潴留均刺激心脏,使心率加快、心输出量增加、血压上升,引起肺动脉收缩、肺循环阻力增加,导致肺动脉高压、右心负荷加重;急性严重缺氧或酸中毒可引起严重心律失常或心脏骤停;长期慢性缺氧导致心肌纤维化、心肌硬化。$PaCO_2$ 轻、中度升高时,使浅表毛细血管和小静脉扩张,因此,病人四肢红润、温暖、多汗,也导致部分肌肉、肾和脾血管的收缩。

3. 对呼吸系统的影响　缺氧对呼吸的影响比二氧化碳潴留小。缺氧主要通过颈动脉窦和主动脉体的外周化学感受器的反射作用刺激通气,若缺氧加重缓慢,则这种反射的反应会比较迟钝。二氧化碳是强有力的呼吸中枢兴奋剂,吸入二氧化碳浓度增加时,通气量明显增加。当 $PaCO_2 > 80mmHg$（10.7kPa）时,对呼吸中枢产生抑制和麻醉作用,使通气量反而下降。此时,呼吸运动的维持主要依靠缺氧对外周化学感受器的刺激作用来完成。因此,对伴有二氧化碳潴留的病人进行氧疗时,不应给予高浓度的氧,以免解除了缺氧对呼吸的刺激作用而造成呼吸抑制。

4. 对体液平衡的影响　严重缺氧抑制细胞的能量代谢,产生大量乳酸和无机磷,导致代谢性酸中毒。由于能量不足,引起钠泵功能障碍,使钾离子由细胞内转移到血液和组织间隙,而钠和氢离子进入细胞内,造成细胞内酸中毒和高钾血症。慢性呼吸衰竭因二氧化碳潴留发生缓慢,机体的代偿作用,血 pH 不至于明显降低。

5. 对肝、肾功能的影响　缺氧直接或间接损害肝细胞,使丙氨酸氨基转移酶水平升高,随着缺氧的纠正,肝功能逐渐恢复正常。轻度缺氧和二氧化碳潴留会扩张肾血管,增加肾血流量和肾小球滤过率,尿量增多;当 PaO_2 降至40mmHg（5.3kPa）时,肾血流量减少,肾功能受到抑制;当 $PaCO_2 > 65mmHg$（8.7kPa）时,pH 明显下降,肾血管痉挛,肾血流量减少、尿量减少。

【护理评估】

（一）健康史

询问病人是否存在感染、高浓度吸氧、手术、创伤、使用麻醉药等诱因,尤其是呼吸道感染;是否存在慢性支气管-肺疾病,如 COPD、严重肺结核等慢性病。

（二）身体状况

1. 症状　除原发病症状外,主要是缺氧和二氧化碳潴留引起的呼吸困难和多脏器功能紊乱的表现。

（1）呼吸困难:是呼吸衰竭最早、最突出的症状。病人出现呼吸频率、节律和深度的改变,表现为呼吸浅促、点头呼吸、提肩呼吸,或出现"三凹征";中枢性呼吸衰竭病人出现潮式、间歇或抽泣样呼吸;严重肺心病并发呼吸衰竭引起二氧化碳麻醉时,出现浅慢呼吸。

（2）发绀:是缺氧的典型表现。当动脉血氧饱和度（SaO_2）低于90%时,口唇、甲床等出现发绀。因发绀的程度与还原血红蛋白含量相关,故伴有严重贫血或出血者,发绀不明显,而慢性代偿性呼吸衰竭的病人,由于红细胞数量增多,发绀更明显。

（3）精神神经症状:多表现为智力或定向功能障碍。在缺氧早期,由于脑血管扩张、血流量增加,出现搏动性头痛,继而出现注意力分散、智力或定向力减退。随着缺氧程度的加重,逐渐出现烦躁不安、神志恍惚,进而嗜睡、昏迷。二氧化碳潴留常表现出先兴奋、后抑制,如多汗、烦躁不安、昼睡夜醒等兴奋症状;二氧化碳潴留加重时,表现为抑制作用,出现神志淡漠、肌肉震颤、间歇抽搐、昏睡、昏迷等二氧化碳麻醉现象,称为肺性脑病（pulmonary encephalopathy）。

（4）心血管系统症状：二氧化碳潴留使外周浅表静脉充盈、皮肤充血、温暖多汗。早期由于心输出量增多，病人心率增快、血压升高；后期出现周围循环衰竭、血压下降、心率减慢和心律失常。由于长期的慢性缺氧和二氧化碳潴留引起肺动脉高压，病人出现右心衰竭症状。

2. 体征　除原发病体征外，主要为缺氧和二氧化碳潴留的表现，可见外周浅表静脉充盈，皮肤温暖、红润多汗，面色潮红，球结膜充血、水肿。部分病人可见视乳头水肿、瞳孔缩小、腱反射减弱或消失、锥体束征阳性等。

3. 并发症　严重呼吸衰竭者，出现转氨酶、血尿素氮、血肌酐水平的升高，甚至有黄疸、蛋白尿、氮质血症等表现。胃肠黏膜的充血、水肿、糜烂、渗血，引起上消化道出血、消化性溃疡，少数病人出现休克等。

（三）心理-社会状况

脑细胞缺氧时，意识状态发生改变，对外界环境及自我的认识能力逐渐减弱或消失，病人出现记忆、思维、定向力、性格、行为改变等精神错乱症状；生活自理能力降低或完全丧失，依赖于医护人员的帮助和照顾，病人情绪低落，易出现焦虑、恐惧等心理反应。

（四）辅助检查

1. 血气分析　临床上常以动脉血气分析结果作为诊断呼吸衰竭的重要依据。呼吸衰竭时，$PaO_2<60mmHg（8.0kPa）$、$PaCO_2>50mmHg（6.7kPa）$、动脉血氧饱和度（SaO_2）$<75\%$。代偿性酸中毒或碱中毒时，血 pH 在正常范围。pH<7.35 为失代偿性酸中毒，>7.45 为失代偿性碱中毒。二氧化碳结合力（CO_2CP）是反映体内碱储备（HCO^-）的指标，发生代谢性酸中毒或呼吸性碱中毒时，CO_2CP 降低；代谢性碱中毒或呼吸性酸中毒时，CO_2CP 升高。

2. 血液生化检查　呼吸性酸中毒合并代谢性酸中毒时，伴有高钾血症；呼吸性酸中毒合并代谢性碱中毒时，常有低钾和低氯血症。

3. 其他　尿常规可见红细胞、蛋白尿、管型尿。血清中 BUN、Scr、ALT、AST 可有不同程度的升高。肺功能检查 FEV_1、FVC 低于正常值。根据痰涂片与细菌培养的检查结果，可以指导抗生素的使用。

（五）治疗原则及主要措施

在保持呼吸道通畅的前提下，改善缺氧、纠正二氧化碳潴留及代谢功能紊乱，防治多器官功能损害，为治疗原发病和诱发因素争取时间和创造条件。

1. 保持呼吸道通畅　气道不通畅可加重呼吸肌疲劳，气道分泌物积聚时可加重感染，并导致肺不张，减少呼吸面积，加重呼吸衰竭。因此，保持呼吸道通畅是纠正缺氧和二氧化碳潴留的最重要措施。

2. 缓解支气管痉挛　应用支气管扩张剂，如茶碱类、β_2 受体激动剂等。口服氨茶碱、雾化吸入沙丁胺醇或异丙托溴铵溶液，可松弛支气管平滑肌，减少气道阻力，改善通气功能。

3. 氧疗　任何类型的呼吸衰竭都存在低氧血症，故氧疗是治疗呼吸衰竭的重要措施。不同的呼吸衰竭类型，氧疗的指征和给氧方法也不同。Ⅱ型呼吸衰竭给予低浓度低流量（28%～30%）持续给氧，Ⅰ型呼吸衰竭可给予高浓度（>35%）给氧。

4. 控制感染　在保持呼吸道引流通畅的前提下，根据痰细菌培养和药敏试验的结果，选择有效抗生素，积极控制呼吸道感染。常用广谱高效抗生素，如第三代头孢菌素、氟喹诺酮类等。

5. 呼吸中枢兴奋剂　为改善肺泡通气，促进二氧化碳排出，可使用呼吸兴奋剂，刺激呼吸中枢，增加呼吸频率和潮气量，改善通气。常用尼可刹米（可拉明），可兴奋呼吸中枢、增加通气量，并有一定的促进苏醒作用；阿米三嗪是口服呼吸兴奋剂，通过刺激颈动脉窦和主动脉体的化学感受器来兴奋呼吸中枢，适用于病情较轻的呼吸衰竭病人；烦躁不安、夜间失眠者，禁用麻醉剂，慎用镇静剂，防止引起呼吸抑制。

二、急性呼吸窘迫综合征

急性呼吸窘迫综合征（acute respiratory distress syndrome，ARDS）是急性肺损伤的严重阶段，两者为同一疾病过程的两个阶段。多种急性致病原因可以导致肺等器官的损伤,严重时引起 ARDS 和(或)多器官功能障碍综合征(multiple organ dysfunction syndrome,MODS)。ARDS 是指由心源性以外的各种肺内、外致病因素导致的急性、进行性呼吸衰竭,往往是 MODS 中最先出现的器官功能障碍,在 MODS 的整个发病过程中,居重要的决定性地位。

【病因及发病机制】

(一)病因

1. 直接因素(肺内损伤) 如胃内容物吸入、有毒气体吸入、氧中毒、肺挫伤、严重肺部感染、淹溺等。

2. 间接因素(肺外因素) 如严重休克、脓毒症、重症胰腺炎、弥散性血管内凝血、大面积烧伤、严重非胸部创伤、大量输血、体外循环、脂肪栓塞、药物或麻醉品中毒等。

(二)发病机制

有些致病因素可以对肺泡膜造成直接损伤,多种炎症细胞(如中性粒细胞)及其释放的炎症介质(如氧自由基、花生四烯酸)和细胞因子间接介导的肺炎症反应,造成肺毛细血管内皮细胞与肺泡上皮细胞损伤,导致肺泡膜的损伤、通透性增加和微血栓的形成。肺泡表面活性物质减少或消失,肺泡萎陷、肺不张、肺通气/血流比例失调,从而引起肺的氧合功能障碍,导致顽固性低氧血症。

【护理评估】

(一)健康史

询问病人是否存在感染、中毒等诱因,是否存在慢性病病史。

(二)身体状况

1. 症状 多数病人于原发病后 2~3 天发生 ARDS,最早出现的是呼吸加快、气促,易被误认为是原发病病情加剧,而失去早期诊断的时机。病人出现突发性、进行性呼吸增快和呼吸窘迫,呼吸频率超过 28 次/分,伴明显发绀,不能用通常的吸氧疗法改善。早期咳嗽不明显,后期少量咯血,血水样痰是 ARDS 的典型表现之一。另外,病人表现为神志恍惚或淡漠、烦躁、焦虑、出汗等。

2. 体征 早期无明显的异常,或仅闻及少量细湿啰音;后期可闻及水泡音、管状呼吸音。

(三)心理-社会状况

病人因面临生死考验,特别是进入重症监护病房,使用机械通气辅助呼吸,难于或不能用语言表达其感受和需求,往往会出现烦躁不安、焦虑等心理反应。

(四)辅助检查

动脉血气分析以低 PaO_2、低 $PaCO_2$ 和高 pH 值为典型表现。肺氧合功能中以氧合指数(PaO_2/FiO_2)为最常用的指标,也是诊断 ALI 和 ARDS 的必要条件,正常值为 400~500mmHg,发生 ALI 时,PaO_2/FiO_2≤300;发生 ARDS 时,PaO_2/FiO_2≤200。胸部 X 线检查早期以演变快速多变为特征,早期无明显变化,继而出现斑片状阴影并逐渐融合成大片浸润阴影,阴影中可见支气管充气征,后期出现肺间质纤维化。肺毛细血管楔压(PAWP)≤18mmHg,或临床上能排除心源性肺水肿。

(五)治疗原则

积极治疗原发病,改善肺的氧合功能,调节机体液体平衡,加强营养支持。

【常见护理诊断/问题】

1. 气体交换障碍 与肺顺应性降低、呼吸肌无力、气道分泌物过多等有关。

2. 清理呼吸道无效 与并发肺内感染、分泌物多而黏稠及无效咳嗽等有关。

3. 急性意识障碍 与缺氧和二氧化碳潴留引起的中枢神经系统抑制有关。

4. 潜在并发症:电解质紊乱、消化道出血、心力衰竭、休克等。

【护理目标】

1. 呼吸困难得到改善。

2. 保持呼吸道通畅。

3. 神志逐渐清楚。

4.未发生并发症,或并发症能被及时发现并得到及时处理。

【护理措施】

（一）一般护理

1.体位与环境　协助病人取半卧位,以利于通气,改善氧合功能。室内空气清新、温暖,定时消毒,防止交叉感染。对于烦躁、抽搐、神志恍惚的病人,加强安全措施,防止发生意外伤害。

2.饮食护理　给予高热量、高蛋白、富含维生素、易消化、少产气的食物,避免摄入辛辣、刺激性食物。鼓励清醒病人自行进食,昏迷病人给予鼻饲提供营养,鼻饲期间观察有无腹胀、腹泻或便秘等不适。必要时遵医嘱静脉补充营养。

（二）用药护理

使用呼吸中枢兴奋剂时,密切观察病人的神志、呼吸频率、幅度和节律以及动脉血气的变化,若出现恶心、呕吐、烦躁、颜面潮红、肌肉颤动等现象,提示药物过量,及时通知医生酌情减量或停药。

（三）保持气道通畅

清除口咽部、呼吸道分泌物或胃内反流物,预防呕吐物反流入气管。鼓励病人饮水、咳嗽排痰,或雾化吸入湿化气道;对于咳嗽无力者,定时协助翻身、拍背、排痰,遵医嘱给予口服祛痰剂,如氯化铵、溴己新等,或环甲膜穿刺,保留导管,间歇向气管内滴入祛痰湿润剂,稀释痰液;昏迷后全身状态较差者,定时使用无菌多孔导管吸痰。

（四）合理给氧

1.低流量（1~2L/min）、低浓度（28%~30%）持续给氧　适用于低氧血症伴高碳酸血症者。其原因是:缺氧伴高碳酸血症者,维持呼吸主要依靠缺氧对颈动脉窦和主动脉体化学感受器的兴奋作用。若吸入高浓度氧,PaO_2迅速上升,外周化学感受器失去了低氧血症的刺激,其结果是呼吸变慢、变浅,肺泡通气量下降,$PaCO_2$随即迅速上升,严重时陷入二氧化碳麻醉状态而加重病情。使用呼吸中枢兴奋剂或辅助机械通气时,氧浓度可稍提高。

2.高浓度吸氧（>35%）　适用于低氧血症不伴高碳酸血症者,使PaO_2提高到60mmHg（8.0kPa）或SaO_2在90%以上。其主要病变是氧合障碍,由于通气量正常,吸入高浓度氧后,不会引起二氧化碳潴留。

3.观察疗效　在给氧过程中,若呼吸频率正常、心率减慢、发绀减轻、尿量增多、神志清醒、皮肤转暖,提示组织缺氧改善,氧疗有效。当病人发绀消失、神志清楚、精神好转、PaO_2>60mmHg（8.0kPa）,$PaCO_2$<50mmHg（6.7kPa）时,可考虑终止氧疗。停止吸氧前必须间断吸氧,逐渐完全停止氧疗。

（五）机械通气的护理

1.密切观察病情

（1）监测生命体征:观察有无自主呼吸,自主呼吸是否与呼吸机同步,定时记录呼吸机各项参数变化;观察呼吸的频率、幅度、类型,吸呼时间比、双侧呼吸运动是否对称。通气不足时,病人表现为烦躁不安、呼吸困难、发绀加重、出汗等;通气过度时,出现兴奋、多语、抽搐等呼吸性碱中毒表现;监测有无明显或持续的血压下降、心率加快、体温升高,若发现异常变化,及时通知医生。

（2）观察病情变化:观察皮肤颜色、弹性、温湿度和完整性,皮肤苍白、四肢湿冷等为低血压休克表现,皮肤潮红、多汗和浅表静脉充盈等是二氧化碳潴留的表现。观察病人有无腹胀、肠鸣音减弱等水、电解质、酸碱平衡紊乱的表现;观察大便情况,出现黑便提示有上消化道出血。

（3）准确记录出入量:尿量减少可能存在通气不足、缺氧及二氧化碳潴留、酸中毒、入液量不足、低血压等原因。

2.监测检查结果

（1）血气分析:是监测机械通气治疗效果最重要的指标之一,可以判断血液的氧合状态,为合理调节呼吸机的参数提供重要依据。机械通气病人应在使用呼吸机后20~30分钟检查血气分析,理想指征是:Ⅰ型呼衰的二氧化碳分压保持在正常范围,Ⅱ型呼衰的二氧化碳分压逐渐下降,血pH达到正常范围,氧分压维持在80~100mmHg（10.7~13.3kPa）。

（2）胸部X线检查:床旁胸部X线检查可及时了解气管插管的位置,发现肺部的并发症,如感染、

组图:临床
常用呼吸面
罩

气胸等。

3. 观察呼吸机运转情况

（1）详细记录呼吸机的频率、潮气量、吸呼时间比、气道压力,使用呼吸机前的生命体征指标、动脉血气分析、出入液量等。

（2）观察病人气道和呼吸机管路连接的密闭性,如发现有漏气时,应及时纠正。观察病人的呼吸与呼吸机是否同步协调,发现异常后,及时处理。

4. 维持体液平衡　遵医嘱按时完成补液计划,准确记录出入量,以维持水、电解质平衡,并保证病人的营养需求。机械通气病人一般不能或很少进食,在通气过程中,病人处于高分解状态,而营养低下会降低机体抵抗力,增加感染机会,或因呼吸肌无力而致撤机困难,因此加强营养尤为重要。对不能进食者,可通过鼻饲予以易消化、营养丰富的饮食;待病情好转、神志转清后,拔除胃管,鼓励病人自己进食。

5. 加强气道护理　妥善固定气管插管或气管切开的套管,防止人工气道的移位、脱开和阻塞;气囊定时放气,3~5分钟/次,放气前先吸尽气道和口腔内的分泌物;通过蒸汽加湿、气道内直接滴入生理盐水和蒸馏水的方法,保持气道湿化,保证气道的湿化;保持呼吸道通畅,根据痰液量及时吸痰,每次吸痰不超过15秒,吸痰前后适度增加吸氧流量和通气量。痰液黏稠者,向气道内滴入生理盐水3~5ml,注意无菌操作,上提吸痰管时应注意左右旋转,防止因操作不当造成气道黏膜损伤。

6. 脱机前后护理　撤离呼吸机的时间随病情而异,以下情况可考虑撤离呼吸机:①机械通气治疗的原发病和多种并发症已得到有效控制。②情况稳定,生命体征恢复正常。③吸入空气时,$PaO_2 > 70mmHg(9.3kPa)$或$SaO_2 > 85\%$。脱机前,向病人解释其已具备自主呼吸能力,以消除顾虑;讲解脱机的步骤及其安全性,使其积极配合医护人员;密切观察病人的生命体征,协助医生维持循环稳定;脱机前吸净气管和气管导管内的分泌物;停机后,密切观察呼吸的频率、节律、幅度,血压和心率的变化,指导病人有效地咳嗽、咳痰,当痰液黏稠不易咳出时,行超声雾化吸入。

（六）预防并发症

1. 体液失衡　定期采血进行血气分析和血生化检查,根据血气分析结果判断酸碱失衡的种类和程度。呼吸衰竭中常见的酸碱失衡包括呼吸性酸中毒、呼吸性酸中毒合并代谢性酸中毒、呼吸性酸中毒合并代谢性碱中毒。除通过给氧和改善通气纠正呼吸性酸中毒外,可遵医嘱静脉输入5%碳酸氢钠,治疗代谢性酸中毒;采取适当补氯、补钾等措施,缓解代谢性碱中毒。

2. 上消化道出血　对于严重缺氧和二氧化碳潴留的病人,遵医嘱服用胃黏膜保护剂,如硫糖铝,以预防和控制上消化道出血。观察呕吐物和粪便性质,出现黑便时,给予小量温凉流质饮食;出现呕血时,暂禁食,遵医嘱静脉输入西咪替丁等。

3. 预防感染　加强皮肤护理,定时翻身,防止发生压疮;采取拍背、胸壁震荡、湿化气道和吸痰等措施,促进痰液引流,预防肺部感染;对于神志不清、昏迷的病人,做好口腔护理;对于留置尿管者,保持尿路通畅,每天清洁尿道口,定期进行膀胱冲洗,防止泌尿系感染。

（七）心理护理

机械通气病人普遍存在紧张、恐惧、抑郁、绝望和依赖等心理问题,应主动接触病人,与其交谈,并使病人学会用非语言的交流方式表达其需求;及时向病人家属通报病人的病情,适当安排家人或关系密切者探视,满足双方对安全、爱与归属等方面的需求,缓解焦虑、恐惧等不良心理反应。

（八）健康指导

1. 疾病知识指导　向病人及家属讲解疾病的发病机制、发展和转归,语言力求通俗易懂,必要时应反复讲解;指导病人若咳嗽、咳痰加重,痰量增多,出现脓性痰,气急加重或伴发热,应及时就医;教会病人缩唇、腹式呼吸等呼吸功能训练的方法,促进康复,延缓肺功能的恶化;指导病人有效地咳嗽、咳痰,保持气道通畅。

2. 日常生活及预防指导　增强体质,预防呼吸道感染,避免各种诱发因素,进行洗冷水脸等耐寒锻炼;鼓励病人改善膳食结构,加强营养;避免吸入刺激性气体,劝告吸烟者戒烟;尽量少到公共场所,减少与感冒者的接触。

【护理评价】

1. 呼吸困难是否得到改善。

2. 呼吸道通畅是否得到保障。

3. 神志是否清楚。

4. 有无并发症发生;发生并发症能否被及时发现,并得到及时处理。

（杨 林）

思考题

1. 病人,女性,20 岁。两天前因吸入花粉后开始喘息,不能平卧,全身大汗,烦躁不安,自行服用"氨茶碱"后症状仍无缓解而入院。

身体评估:体温 37.2℃,脉搏 115 次/分,呼吸 30 次/分,血压 90/60mmHg,神志恍惚,不能答话,端坐位,口唇发绀,两肺可闻及广泛哮鸣音,呼气延长。心律齐,腹软,肝、脾未触及,双下肢无水肿。X 线示:两肺透亮度增高。血常规示:白细胞计数 $12×10^9$/L,中性粒细胞 64%,淋巴细胞 26%,嗜酸性粒细胞 10%。血气分析 pH 7.25,$PaCO_2$ 60mmHg,PaO_2 45mmHg。

请思考:

（1）请问病人发生了什么情况?

（2）作为护士,应如何配合医生进行处理?

2. 病人,女性,28 岁。8 年前开始反复咳嗽,咳黄色浓痰,有时伴有咯血。3 天前,前述症状反复加重,痰液黏稠,不易咳出。每次咳血量多,最多 1 天 400ml 以上。急来就医。今晨起床时,突然从口鼻涌出鲜血,随即烦躁不安,极度呼吸困难,唇指发绀,大汗淋漓,双手乱抓,两眼上翻。

请思考:

（1）列出 2 个主要护理诊断/问题。

（2）针对首优护理诊断为病人提供护理措施。

3. 病人,女性,25 岁。间断低热、乏力、咳嗽 1 个月,以"肺结核"收治。1 个月来无诱因出现咳嗽、咳少量白痰,无痰中带血,自觉午后发热,多次自测体温不超过 38.5℃,乏力,盗汗,食欲较差,体重有所下降,口服"消炎药"效果不明显。既往体健,有结核病接触史,无肝炎、肺结核病史,无药物过敏史。

身体评估:T 37.5℃,P 79 次/分,R 22 次/分,BP 120/70mmHg。慢性病容,消瘦,浅表淋巴结未触及肿大。右上肺呼吸音粗,未闻及水泡音,心率 79 次/分,律齐,腹软,肝、脾未触及。

实验室及其他检查:血常规,Hb 125g/L WBC $8×10^9$/L;胸片:右上肺絮状阴影,边缘模糊。

请思考:

（1）依据病人目前的情况,给予相应的护理。

（2）病人住院第 2 天体温突然升高至 39.5℃。依据病人目前的情况,给予相应的护理。

（3）经过治疗,病人的病情得到控制,并准备出院,请给予相应的健康指导。

4. 病人,男性,65 岁。有吸烟史 20 年,慢性咳嗽、咳痰 10 余年,近 5 年来明显加剧,伴有喘息和呼吸困难,且以冬春季更甚。3 天前因受凉感冒,而致发热、剧咳、咳大量黄脓痰、气急、发绀,今晨起更出现神志模糊、躁动不安,故急送医院。身体评估:T 39.2℃,P 122 次/分,R 30 次/分,BP 140/90mmHg。半卧位,意识模糊,唇颊发绀;球结膜充血,皮肤湿润,杵状指(趾),桶状胸,双侧语颤减弱,叩诊过清音,双肺闻及哮鸣音及湿啰音。心尖冲动不明显,心律尚齐,心尖部有 II 级收缩期杂音。肝肋下触及 2cm,质软,脾未触及。实验室检查:血红细胞计数 $5.5×10^{12}$/L,血红蛋白含量 160g/L;白细胞计数 $13×10^9$/L,其中中性粒细胞占 0.92;氧分压 47mmHg,二氧化碳分压 60mmHg。临床诊断为:慢性支气管炎急性发作;阻塞性肺气肿;呼吸衰竭(肺性脑病)。

请思考：
（1）根据目前病人的状况提出至少 3 个护理诊断/问题。
（2）针对该病人的治疗原则有哪些？
（3）目前护士可以为病人提供哪些护理措施？

思路解析

扫一扫,测一测

笔记

第三章　循环系统疾病病人的护理

循环系统疾病包括心脏和血管病变,统称心血管病。在我国城乡居民中,循环系统疾病的发病率和死亡率不断上升。《中国心血管病报告 2017》概要指出,中国心血管病患病率及死亡率仍处于上升阶段。推算心血管病现患人数 2.9 亿,其中脑卒中 1300 万,冠心病 1100 万,肺源性心脏病 500 万,心力衰竭 450 万,风湿性心脏病 250 万,先天性心脏病 200 万,高血压 2.7 亿。心血管病死亡占居民疾病死亡构成 40% 以上,居首位,高于肿瘤及其他疾病。近几年来农村心血管病死亡率持续高于城市水平。2004 年至今,心脑血管病住院费用年均增速远高于国内生产总值增速。中国心血管病负担日渐加重,已成为重大的公共卫生问题,防治心血管病刻不容缓。由于循环系统疾病的发生与病人的心理状态和行为方式密切相关,因此,在临床护理工作中,运用护理程序解决病人的健康问题,帮助病人建立良好的生活方式,对促进病人康复、提高其生活质量具有十分重要的意义。

图片:心脏结构

心脏位于胸腔中纵隔内,1/3 位于正中线右侧,2/3 位于正中线左侧。心尖朝向左前下方。心脏有左、右心房和左、右心室 4 个腔,左心房、左心室之间的瓣膜是二尖瓣,右心房、右心室之间的瓣膜是三尖瓣;左心室与主动脉之间的瓣膜称主动脉瓣,右心室与肺动脉之间的瓣膜称肺动脉瓣。房室间隔结构完整及心脏瓣膜结构与功能正常,才能防止血液反流或分流。

心壁分为 3 层,由内向外依次是心内膜、心肌层、心外膜。心外膜紧贴于心脏表面,与心包壁之间形成一个腔隙,称为心包腔,腔内含有少量浆液,起润滑作用。感染累及心脏时可发生心内膜炎、心肌炎、心包炎,当心包腔内积液量增多达到一定程度时,可产生心脏压塞的症状和体征。

心肌细胞按形态和功能分为普通心肌细胞和特殊心肌细胞。前者构成心房壁和心室壁,主要功能是收缩;后者具有自律性、兴奋性和传导性,主要功能是产生和传导冲动,控制心脏的节律性活动。心脏传导系统由窦房结、结间束、房室结、希氏束、左右束支及其分支和浦肯野纤维等特殊心肌细胞构成。这些细胞均能发出冲动,以窦房结的自律性最高,为正常人心脏的起搏点。当心脏传导系统的自律性和传导性发生异常改变或存在异常传导组织时,可发生各种心律失常。

图片:人体血液循环示意图

人体血液循环分为体循环和肺循环。血液由左心室泵出,经主动脉及其分支到达全身毛细血管,再经过各级静脉回到右心房中,此过程为体循环。血液从右心室泵出,经肺动脉及其分支到达肺泡毛细血管,再经肺静脉进入左心房,此过程为肺循环。心脏的血液供应来自左、右冠状动脉,当冠状动脉的某一支血管发生慢性闭塞时,其他两支血管有可能通过侧支形成来维持其分布区心肌的血供,但侧支形成的能力受自身和外界多种因素的影响,个体差异很大。当冠状动脉的一支或多支发生狭窄甚至阻塞,而侧支循环尚未建立时,则造成相应供血区域的心肌发生缺血性改变或坏死。

血管分为动脉、毛细血管和静脉 3 类。动脉的主要功能为输送血液到器官组织,其管壁含平滑肌和弹性纤维,在各种血管活性物质的作用下收缩和舒张,影响局部血流量,改变血流阻力,故又称"阻力血管"。毛细血管是人体进行物质及气体交换的场所,故称其为"功能血管"。静脉管壁薄、弹性小,主要功能是汇集从毛细血管来的血液,将血液送回心脏,其容量大,又称"容量血管"。阻力血管与容量血管对维持和调节心功能有重要作用。循环系统由心脏、血管和调节血液循环的神经体液组成,其

笔记

64

主要生理功能是为全身组织器官运输血液,通过血液将氧、营养物质和激素等供给组织,并将组织代谢废物运走,保证人体正常新陈代谢的进行。

第一节　循环系统疾病常见症状或体征的护理

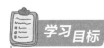

学习目标

1. 掌握循环系统疾病常见症状或体征的概念、特点、护理评估和护理措施。
2. 熟悉循环系统疾病常见症状或体征的主要护理诊断/问题。
3. 能够应用护理程序对心源性水肿、心源性呼吸困难、心悸、心源性晕厥、心前区疼痛的病人实施整体护理。
4. 具备对心源性呼吸困难、心源性晕厥、心前区疼痛等急危重症的判断及配合医生抢救的能力。

情景导入

病人,女性,34岁。5年前,过度劳累时感觉到心悸、气短,休息后缓解,未经任何治疗,能胜任一般日常工作。间断咯血史5年。近1年来,反复出现双下肢水肿,在当地医院使用利尿药治疗后,水肿消退。最近2天由于着凉出现心悸、气短症状,双下肢水肿加重,遂来院就诊。

请思考:
1. 病人目前存在哪些护理问题? 应采取哪些护理措施?
2. 出院时应指导病人避免哪些诱发因素?

一、心源性呼吸困难

心源性呼吸困难(cardiogenic dyspnea)是指由于各种心血管疾病引起病人呼吸时感到呼吸费力,并有呼吸频率、深度与节律的异常。最常见的病因是左心衰竭,亦见于右心衰竭、心包积液、心脏压塞征。

【护理评估】

（一）健康史

询问病人有无高血压、冠心病、心肌炎、心肌病等病史;了解呼吸困难发生与发展的特点,引起呼吸困难的诱因和缓解方式,如体力活动类型、睡眠情况等,与活动和体位的关系;询问是否有咳嗽、咳痰、乏力等伴随症状,以及痰液的颜色、性状、量;评估呼吸困难对日常生活的影响等。

（二）身体状况

1. 心源性呼吸困难的特点

（1）劳力性呼吸困难:为左心衰竭最早出现的症状。其特点是在体力活动时发生或加重,休息后缓解或减轻。引起呼吸困难的活动包括上楼、步行、穿衣、洗漱、吃饭、讲话等。

（2）夜间阵发性呼吸困难:病人在夜间入睡后因胸闷、气急而突然憋醒,惊恐不安,被迫采取坐位,呼吸深快,伴有咳嗽。轻者于端坐休息数分钟至数十分钟后症状逐渐减轻、自行缓解;重者高度气喘、发绀、大汗,伴哮鸣音,咯粉红色泡沫样痰,两肺底有较多湿啰音,心率增快,有奔马律。此种呼吸困难又称为"心源性哮喘"。

（3）端坐呼吸:为严重的心功能不全表现。病人在静息状态下仍自觉呼吸困难,不能平卧,被迫采取高枕卧位、半坐卧位或端坐位,甚至需双下肢下垂。

2. 评估要点　评估呼吸的频率、节律、深度;脉搏、心率、血压;意识状况、面容与表情、营养状况、体位;皮肤黏膜有无水肿、发绀、颈静脉充盈程度;两侧肺底是否闻及湿啰音或哮鸣音;是否有心率、心律、心音的改变及奔马律等。

（三）心理-社会状况

由于病情反复发作而影响日常生活、活动耐力及睡眠质量，病人易产生焦虑、烦躁、痛苦、悲观等心理反应。因此，应评估病人是否有紧张、焦虑和抑郁情绪，家庭情况、经济状况、文化程度以及家庭和社会支持状况等。

（四）辅助检查

血氧饱和度（SaO_2）、血气分析检查，判断缺氧程度及酸碱平衡状况；胸部 X 线及心电图检查，了解疾病的性质和变化。

【常见护理诊断/问题】

1. 气体交换受损　与肺淤血、肺水肿或伴肺部感染有关。

2. 活动无耐力　与呼吸困难所致体力消耗增加、组织供氧不足有关。

【护理目标】

1. 呼吸困难减轻或消失。

2. 活动耐力逐渐增加，活动后无明显不适。

【护理措施】

（一）一般护理

1. 休息与活动　明显呼吸困难者应卧床休息，以减轻心脏负担，利于心功能恢复；劳力性呼吸困难者，减少活动量，其活动以不引起症状为度；夜间阵发性呼吸困难者，应加强夜间巡视，协助病人坐起；端坐呼吸者，加强生活护理，协助大小便，衣服宽松，盖被轻软，减轻憋闷感。

2. 体位　根据呼吸困难的类型和程度采取适当体位，如高枕卧位或端坐位等，使横膈下移，增加肺活量；双腿下垂可减少回心血量，有利于改善呼吸困难。注意病人体位的舒适与安全，必要时加用床栏，防止坠床。

3. 氧疗　遵医嘱给氧，选择合适的氧流量和湿化液。一般氧流量为 2~4L/min；急性左心衰竭病人应高流量（6~8L/min）鼻导管给氧或面罩加压给氧，咯粉红色泡沫样痰时，20%~30% 乙醇湿化给氧；肺心病病人宜低流量（1~2L/min）持续给氧。

（二）病情观察

密切观察生命体征和病情变化，如呼吸困难、皮肤发绀、肺部湿啰音等是否好转；监测血气分析结果，若病情加重，及时通知医生。

（三）增强活动耐力

1. 制订活动计划　按照循序渐进的原则，与病人及家属一起确定活动量，如卧床休息→床边活动→病室内活动→病室外活动→上下楼梯；根据身体状况和活动时反应，确定活动的持续时间和频率。

2. 监测活动过程中的反应　若活动中出现心悸、心前区不适、呼吸困难、头晕、眼花、面色苍白、极度疲乏，应停止活动，就地休息，以此作为限制最大活动量的指征。

3. 协助生活自理　卧床期间，加强床上主动或被动的肢体活动；为病人自理活动提供方便，如抬高床头使病人容易坐起，利用床上小桌，让病人扶桌休息或床上用餐；协助病人使用病房中的辅助设备，如床栏、椅背、走廊、厕所及浴室中的扶手等，将经常使用的物品放在病人容易取放的位置；指导病人保存体力、减少耗氧量的技巧，如在较长的活动中穿插休息等。

（四）心理护理

积极与病人沟通，适时安慰，稳定情绪，为病人提供与已经康复的病友进行交流的机会，鼓励病人采取积极的态度面对疾病；劝慰家属面对现实，了解病人心理状态，掌握缓解病人紧张、焦虑和抑郁状态的技巧，根据家庭经济状况和社会、文化背景，给病人以经济和精神支持，帮助病人战胜疾病。

（五）健康指导

1. 疾病知识指导　指导病人及家属按照循序渐进的原则，根据病情和活动时反应，确定每日活动量、活动持续时间及频次；依据居家条件采取适当的活动方式，鼓励病人在保证安全、不出现任何不适的情况下，自主如厕、进餐，逐步恢复生活自理能力；指导病人按时复诊，如有呼吸困难加重且休息后不缓解时，及时就诊。

2. 角色转换指导　加强对病人及家属的心理支持,引导其树立积极、乐观的生活态度,若对既往承担的职业、家庭、社会角色难以胜任时,根据自身活动耐力进行必要的角色转换,从事力所能及的工作和家务劳动。

【护理评价】

1. 呼吸困难是否减轻或消失。

2. 活动耐力是否增加,活动后有无明显不适。

二、心源性水肿

心源性水肿(cardiogenic edema)是指心血管病引起的水肿,由于心功能不全引起体循环静脉淤血,致使机体组织间隙过多的液体积聚。最常见的病因是右心衰竭或全心衰竭,也见于渗液性心包炎或缩窄性心包炎。

【护理评估】

（一）健康史

询问水肿发生的时间、首发部位及发展顺序、加重或减轻的因素;体重是否发生变化;皮肤有无水疱、溃疡及感染;有无与水肿相关的疾病史或用药史。

（二）身体状况

1. 心源性水肿的特点　表现为下垂性、凹陷性水肿。水肿首先出现在身体下垂部位,如长期卧床时背部、骶尾部、会阴或阴囊部出现,非卧床者的足踝部、胫前。用指端加压水肿部位,局部出现凹陷,称为凹陷性水肿。重者水肿延及全身,出现胸腔积液、腹腔积液。此外,还伴有尿量减少、体重增加等。

2. 评估要点　询问水肿出现的部位、时间、程度、发展速度,水肿与饮食、体位及活动的关系;了解饮水量、摄盐量、尿量、是否使用利尿药等。检查水肿的程度、部位、范围,压之是否凹陷;观察生命体征、体重、颈静脉充盈程度,有无胸腔积液和腹水。

（三）心理-社会状况

病人因水肿久不消退或其形象改变而出现焦虑、烦躁,或因病情反复而失去信心。应评估病人对疾病的认知情况,家庭情况、经济状况、文化程度,以及家庭和社会支持状况等。

（四）辅助检查

血常规、尿常规、血液生化学等检查,了解有无低蛋白血症及电解质紊乱等。

【常见护理诊断/问题】

1. 体液过多　与水钠潴留、低蛋白血症有关。

2. 有皮肤完整性受损的危险　与水肿所致组织细胞营养不良、局部长时间受压有关。

【护理目标】

1. 水肿逐渐减轻或消失。

2. 皮肤完整,无压疮发生。

【护理措施】

（一）一般护理

1. 休息与体位　卧床休息,伴胸腔积液或腹水者采取半卧位;下肢水肿者,如无明显呼吸困难,可抬高下肢,以利于静脉回流,增加回心血量,从而增加肾血流量,提高肾小球滤过率,促进水钠排出。保证病人体位舒适,注意安全,必要时加床栏保护。

2. 饮食护理　给予低盐低钠、高蛋白、清淡易消化饮食,少食多餐,减轻腹胀和胃肠道负担;向病人及家属强调低盐低钠饮食的重要性,钠盐摄入量控制在5g/d以下为宜,限制摄入腌熏制品、香肠、罐头、苏打饼干等含钠高的食物;注意烹饪技巧,通过糖、醋等调味品,增进病人食欲。

3. 皮肤护理　保持床褥柔软、清洁、平整、干燥,加用海绵垫,严重水肿者使用气垫床;嘱病人穿柔软、宽松的衣服和鞋袜;协助病人更换体位,膝部、踝部及足跟等部位垫软枕,以减轻局部压力;会阴部水肿时,保持局部皮肤清洁、干燥,男病人用托带支托阴囊部;使用便器时,动作轻巧,勿强行推、拉,以免损伤皮肤。

（二）病情观察

①严格记录24小时液体出入量,如尿量<30ml/h,及时通知医生。每天于同一时间、同样着装、用同一体重计测量体重,有腹水者每天测腹围1次。②观察水肿部位、范围和程度,用手指按压水肿部位5秒钟后放开,观察凹陷程度。观察水肿部位皮肤有无发红、破溃、感染等现象。

（三）用药护理

遵医嘱使用利尿药,观察用药后尿量、血压、心率、体重变化及水肿消退情况,以及有无电解质紊乱。非紧急情况下,利尿药尽量在白天给药,防止夜间频繁排尿而影响睡眠。

（四）心理护理

讲解疾病的相关知识,帮助病人认识水肿久不消退、病情反复或形象改变等可以通过积极治疗与护理达到缓解和减轻;鼓励家属在心理及生活上帮助和支持病人,提高病人治疗疾病的自信心。

（五）健康指导

根据病人的原发病进行相关知识指导,避免加重水肿的诱因;指导家属给予病人积极支持,帮助病人建立与疾病抗争的信心;指导病人及家属正确用药,每天测量体重,定期随访,发现水肿加重,及时就诊。

【护理评价】

1. 水肿是否逐渐减轻或消失。

2. 皮肤是否完整,有无压疮发生。

三、心悸

心悸(palpitation)是指病人自觉心跳或心慌,伴心前区不适感。常见的病因包括:①心律失常,如心动过速、心动过缓、期前收缩等。②各种器质性心血管疾病的心功能代偿期。③全身性疾病,如甲亢、贫血、发热、低血糖反应等,心脏搏动增强出现心悸。④心血管神经症。

【护理评估】

（一）健康史

询问病人有无心脏病、内分泌系统疾病(如甲状腺功能亢进症、嗜铬细胞瘤)、呼吸系统疾病(如肺气肿)、血液系统疾病(如贫血)、神经症等病史;了解是否使用肾上腺素、麻黄碱、咖啡因、阿托品等药物;询问有无饮浓茶、咖啡、烟酒等嗜好;有无精神病史;了解心悸对病人日常生活、工作有无影响及影响程度。

（二）身体状况

1. **心悸的特点**

（1）生理性心悸:常见于剧烈活动或精神过度紧张,大量饮酒、咖啡、浓茶;应用某些药物,如麻黄碱、氨茶碱、阿托品等。生理性心悸持续时间较短,伴有胸闷等不适,一般不影响正常活动。

（2）病理性心悸:常见于各种原因所致的主动脉瓣关闭不全、高血压性心脏病、心肌病等导致左室肥大的循环系统疾病,也见于引起心排血量增加的其他疾病,如甲状腺功能亢进、发热、贫血、低血糖症等。病理性心悸持续时间长或反复发作,常有胸闷、气急、心前区疼痛、晕厥等表现。

（3）心悸严重程度与病情:心悸的严重程度并不一定与病情成正比。初发、敏感性较强者,夜深人静或注意力集中时心悸明显;久病者,适应后则自感心悸减轻。

2. **评估要点**　了解心悸发作的诱因、频率、持续时间、发作特点;每次发作时有无心前区疼痛、发热、头晕、头痛、晕厥、抽搐、呼吸困难、消瘦、多汗等伴随症状。

（三）心理-社会状况

病人由于心悸的反复发作,容易产生紧张、焦虑等心理反应。应评估每次心悸发作时病人的主观感受和发作后的心理状态。

（四）辅助检查

心电图检查,了解心悸的病因。

【常用护理诊断/问题】

1. **活动无耐力**　与心悸有关。

2. 焦虑　与心悸反复发作、疗效欠佳有关。

【护理目标】

1. 活动耐力逐渐增强。

2. 焦虑减轻,能够配合治疗和护理。

【护理措施】

（一）一般护理

1. 休息与体位　心悸发作时取高枕卧位、半卧位或其他舒适体位,尽量避免左侧卧位,因左侧卧位时病人常能感觉到心脏的搏动而加重不适感。

2. 活动　无器质性心脏病的心悸病人,鼓励其正常工作和生活,建立健康的生活方式,保持心情舒畅,避免过度劳累;逐渐增加活动量,以不引起心悸为宜。

（二）病情观察

密切观察生命体征,同时测量脉率和心率,时间不少于 1 分钟;严密监测心率、心律、心电图、脉搏、呼吸、血氧饱和度的变化,出现异常变化,立即报告医生,及时处理。

（三）心理护理

帮助病人正确面对疾病,提高对疾病的应对能力,缓解紧张和焦虑,积极配合治疗;鼓励家属关心、陪伴病人,稳定病人情绪,保持良好的心理状态。

（四）健康指导

1. 疾病知识指导　向病人及家属介绍心悸的常见病因、诱因及防治知识。指导病人保持乐观、稳定的情绪,分散注意力,不要过分注意心悸。无器质性心脏病者,鼓励其积极参加运动,调整自主神经功能;有器质性心脏病者,根据心功能情况适当活动。教会病人及家属测脉搏的方法,定期到医院随诊。

2. 生活指导　指导病人生活规律,保证充足的休息与睡眠,保持大便通畅。改变不良的饮食习惯,避免摄入刺激性食物和饮料,如咖啡、可乐、浓茶、烈酒等。

【护理评价】

1. 活动耐力是否逐渐增强。

2. 焦虑是否减轻,能否配合治疗和护理。

四、心源性晕厥

心源性晕厥(cardiac syncope)是指心脏疾病引起的心排血量骤减或中断,使脑组织一时性缺血、缺氧而导致的突发短暂意识丧失,常伴有肌张力丧失而跌倒的临床征象。一般认为,心脏供血暂停 2 ~ 4 秒产生黑蒙,5 ~ 10 秒出现昏厥,10 秒以上除意识丧失外,出现抽搐,称阿-斯综合征(Adams-Stokes syndrome),是病情严重而危险的征兆。引起心源性晕厥的常见病因包括严重心律失常(如病窦综合征、房室传导阻滞、室性心动过速)和器质性心脏病(如严重主动脉瓣狭窄、急性心肌梗死、梗阻性肥厚性心肌病)。

【护理评估】

（一）健康史

询问病人有无器质性心脏病、肺栓塞、心力衰竭、慢性阻塞性肺疾病、甲状腺功能减退等病史;向病人及知情者询问晕厥发作前有无诱因及先兆症状;有无情绪激动、烟酒嗜好。

（二）身体状况

1. 心源性晕厥的特点　突出表现为劳累性晕厥,晕厥发作时先兆症状不明显,持续时间甚短。大部分晕厥预后良好,反复发作的晕厥是病情严重和危险的征兆。

2. 评估要点　了解晕厥发作前的情况,如体位、活动情况、诱发因素,有无前驱症状;了解发作时摔倒的方式、皮肤颜色、意识丧失持续时间、伴随症状等;发作结束时有无后遗症状等。

（三）心理-社会状况

由于晕厥反复发作,对疾病感到担心,对下一次晕厥的发生感到恐慌,病人常会紧张、情绪低落,对治疗丧失信心,甚至出现焦虑、恐惧等心理。应评估病人及家属对疾病及其后果的认识,对心律失常预防知识的掌握程度,家庭及社会支持状况等。

（四）辅助检查

了解心电图、动态心电图、运动试验、食管心电图等检查结果,评估引发心源性晕厥的病因。

【常用护理诊断/问题】

1. 有受伤的危险 与晕厥发作有关。

2. 恐惧 与晕厥反复发作、疗效欠佳有关。

【护理目标】

1. 晕厥发作时未发生损伤。

2. 恐惧减轻或消失,对治疗有信心。

【护理措施】

（一）一般护理

1. 休息与活动 有晕厥或跌倒史者,在频繁发作时应卧床休息,协助病人做好生活护理;嘱病人减少外出,以防发生意外;避免剧烈活动、快速变换体位、情绪激动或紧张等;一旦有头晕、黑蒙等先兆表现时,立即平卧,以免跌伤。

2. 饮食护理 给予低热量、低脂、高蛋白、高维生素、易消化饮食,少量多餐,避免过饱;戒烟酒,禁食刺激性食物、浓茶、咖啡。

（二）病情观察

密切观察病情变化,阿-斯综合征病人要做心电监护,监测生命体征及心电图变化,及时发现严重心律失常,并做好抢救准备。

（三）心理护理

向病人及其家属讲解疾病相关知识,介绍病情发展,消除焦虑和恐惧;鼓励病人参与制订护理计划,增强其信心;护理操作前给予解释,操作中保持冷静,增加病人安全感;鼓励家属适当探视,给予病人心理安慰和支持。

（四）健康指导

指导病人避免从事危险性工作,头晕时平卧,以免摔伤;遵医嘱用药,不可随意停用、增减或更换药物;教会病人及家属测脉搏的方法,学会自我监测病情。对反复发生严重心律失常、危及生命者,教会家属心肺复苏术,以备应急。定期到医院随诊,发现异常及时就诊。

【护理评价】

1. 晕厥发作时是否出现损伤。

2. 恐惧是否减轻或消失,对治疗是否有信心。

五、心前区疼痛

心前区疼痛(precordial pain)是由于各种原因引起的心前区的疼痛不适。常见于各类型的心绞痛、急性心肌梗死、急性主动脉夹层、急性心包炎、心血管神经症等。

【护理评估】

（一）健康史

询问病人有无心绞痛、心肌梗死、主动脉夹层、心包炎、心血管神经症等病史;了解病人有无肥胖、高血压、糖尿病等危险因素。

（二）身体状况

1. 心前区疼痛的特点 不同疾病所致的心前区疼痛部位、性质、诱因、持续时间、缓解方式等不同。①典型心绞痛位于胸骨后,呈阵发性压榨样痛,体力活动或情绪激动时诱发,休息后缓解。②急性心肌梗死呈剧烈而持久的胸骨后或心前区压榨性疼痛,伴心律、血压等改变。③急性主动脉夹层动脉瘤出现胸骨后或心前区撕裂性剧痛或烧灼痛,向背部放射。④急性心包炎引起的疼痛,因呼吸或咳嗽而加剧。⑤心血管神经症者也出现心前区疼痛,但与劳累、休息无关,且活动后减轻,常伴神经衰弱症状。

2. 评估要点 评估心前区疼痛的部位、性质、范围、有无放射、持续时间、程度及其对病人的影响;询问有无大汗、恶心、乏力、头晕等伴随症状;疼痛发生的诱因及加重与缓解方式;评估生命体征、心率、心律、心音的变化,有无心脏杂音及肺部湿啰音;对剧烈疼痛者,评估其意识状况、面容及表情,以及有无心律失常、休克、心力衰竭等表现。

（三）心理-社会状况

疼痛反复发作,或疼痛程度剧烈会加重病人心理负担,使病人产生焦虑、恐惧感。评估病人对疼痛的耐受程度,对疾病认知情况,以及家庭、社会对病人的支持情况等。

（四）辅助检查

了解心电图、心肌酶谱、CT或磁共振等检查结果,必要时连续监测心电图的动态变化,以了解疾病的性质和变化。

【常见护理诊断/问题】

疼痛　与心肌缺血、缺氧或心肌坏死有关。

【护理目标】

疼痛减轻或消失。

【护理措施】

（一）一般护理

避免心前区疼痛的诱因,减少发作次数;疼痛发作时停止活动,卧床休息,协助病人采取舒适体位;安慰病人,解除紧张不安情绪,减少心肌耗氧量;保持大便通畅,避免增加腹压,必要时使用轻导泻药。

（二）病情观察

密切观察疼痛发作的时间、性质及伴随症状等;必要时进行心电监护,描记疼痛时心电图;严密监测心率、心律、血压变化,发现异常及时通知医生。

（三）疼痛护理

1. 休息　除了心血管神经症病人外,疼痛发作时应立即卧床休息,以减轻疼痛。

2. 避免诱因　心绞痛病人应避免劳累、情绪激动、寒冷刺激、用力排便等易引起心绞痛的因素;心肌梗死者,避免重体力劳动、饱餐(尤其是进食多量高脂肪餐)、情绪激动等诱发因素。

3. 用药　服用硝酸酯类药物,以改善心肌供血,缓解疼痛。如果含服硝酸酯类药物后胸痛不能缓解,应立即通知医生,遵医嘱给予吗啡或哌替啶止痛,并观察用药后有无呼吸抑制等不良反应。

（四）心理护理

疼痛发作时专人陪伴,安慰病人,指导病人深呼吸等放松技术,解释疾病过程与治疗方法,减轻病人的心理负担,缓解焦虑、恐惧心理;鼓励病人表达内心感受,给予相应的心理支持,使病人树立战胜疾病的信心。

（五）健康指导

指导病人避免各种诱发因素,避免精神紧张和长时间工作;合理膳食,少量多餐,戒烟限酒,忌浓茶、咖啡、辛辣等刺激性饮食;鼓励病人适当参加运动,提高活动耐力。

【护理评价】

疼痛是否减轻或消失。

（史铁英）

第二节　心力衰竭病人的护理

学习目标

1. 掌握慢性心力衰竭的诱因、身体状况、心功能分级、洋地黄毒性反应及护理。

2. 熟悉急性心力衰竭病人的抢救措施和护理。

3. 学会应用护理程序对心力衰竭病人实施整体护理。

4. 能熟练地为心力衰竭病人进行健康指导。

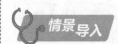

情景导入

病人,男性,65岁,退休工人。主诉:间断呼吸困难2年,加重20天。病人既往有高血压病史7年,血压波动在170~200/100~120mmHg之间,未规律服用降压药物。2年前上5楼时曾出现呼吸困难,其后间断出现,受凉后明显加重,休息后逐渐缓解。半年前开始上2楼后即有呼吸困难发作。1个月前感冒后出现夜间呼吸困难,坐起后症状缓解。同时伴有咳嗽、咳少量白色泡沫样痰、少尿、腹胀。病人平时爱吃腌制品及面食,无吸烟史,无家族遗传史。夫妻关系和睦。

身体评估:T 36.9℃,P 100次/分,BP 180/100mmHg。神志清,口唇发绀,颈静脉怒张,双肺呼吸音清,双肺底闻及少许湿啰音。心率100次/分,各瓣膜听诊区未闻及心脏杂音。双下肢中度凹陷性水肿。

入院诊断:心力衰竭;高血压病。

请思考:

1. 护士需要对病人进行哪些方面的护理评估?

2. 目前病人的护理诊断/问题有哪些?

3. 护士可以采取哪些护理措施缓解病人的症状?

心力衰竭(heart failure)简称心衰,是由各种心脏疾病导致心功能不全的一种综合征,指心脏舒缩功能障碍或负荷过重使心排血量不能满足机体代谢的需要,器官、组织血液灌注不足,同时伴有肺循环和(或)体循环淤血的表现。心力衰竭时通常伴有肺循环和(或)体循环的被动充血,故又称之为充血性心力衰竭(congestive heart failure)。在某些情况下,心肌收缩乏力尚可使射血功能维持正常,但由于心肌舒张功能障碍,左心室充盈压增高,使肺静脉回流受阻,导致肺循环淤血,称为舒张性心力衰竭。舒张性心力衰竭常见于冠心病和高血压性心脏病心功能不全的早期或原发性肥厚型心肌病等。

心力衰竭根据其发生过程,分为急性心力衰竭和慢性心力衰竭两类,以慢性居多;根据发生部位,又分为左心衰竭、右心衰竭和全心衰竭;按生理功能分为收缩性心力衰竭和舒张性心力衰竭。心力衰竭正在成为世界心血管病领域的重要公共卫生问题。

一、慢性心力衰竭

慢性心力衰竭(chronic heart failure,CHF)是所有类型心脏病、大血管疾病的最终归宿,也是最主要的死亡原因。在西方国家,引起慢性心力衰竭的基础病因以高血压和冠心病为主。在我国,近年来冠心病和高血压的比例明显上升,已成为心力衰竭最常见的病因,心脏瓣膜病和心肌病位于其后。北方患病率明显高于南方,女性患病率高于男性,且随着年龄的增长,其患病率迅速增加。

【病因及发病机制】

(一)病因

1. 原发性心肌损害 ①缺血性心肌损伤:冠心病心肌缺血和(或)心肌梗死是引起心力衰竭最常见的原因之一;②心肌炎和心肌病:临床上最常见的是病毒性心肌炎和扩张型心肌病;③心肌代谢障碍性疾病:糖尿病心肌病最常见,其他为维生素 B_1 缺乏、心肌淀粉样变化、糖原贮积症等。

2. 心室压力负荷(后负荷)过重 ①左心室负荷过重,如高血压、主动脉瓣狭窄、梗阻型心肌病等;②右心室负荷过重,如肺动脉瓣狭窄、肺动脉高压、肺栓塞等。

3. 心室容量负荷(前负荷)过重 主动脉瓣关闭不全、二尖瓣关闭不全、左右心或动静脉分流性的各种先天性心血管病等,使心室舒张期容量增加,前负荷加重。此外,伴有慢性贫血、甲状腺功能亢进症等全身血容量增多或循环血量增多的疾病,心脏的容量负荷也必然增加。容量负荷增加超过一定限度,心肌结构和心肌收缩功能便发生改变。

(二)诱因

有基础心脏病的病人,其心力衰竭常由增加心脏负荷的因素所诱发,常见诱因如下。

1. 感染 是最主要的诱因,以呼吸道感染最为常见,其次是感染性心内膜炎、全身感染等。

2. 心律失常 心房颤动时,由于心率增快,心肌耗氧量增加,从而加重心脏负担,是诱发心力衰竭的重要因素。其他各种类型的快速性心律失常以及严重的缓慢性心律失常均可诱发心力衰竭。心律失常引起心排血量减少,加重心肌缺血而诱发心力衰竭。

3. 生理或心理压力过大　如劳累过度、情绪激动、精神过于紧张等。

4. 妊娠和分娩　妊娠和分娩加重心脏负荷,增加心肌耗氧量,从而诱发心力衰竭。

5. 血容量增加　如钠盐摄入过多,输液或输血过快、过多等。

6. 其他　药物使用不当(如不恰当使用洋地黄类药、利尿药或降压药);风湿性心脏瓣膜病出现风湿活动;合并甲状腺功能亢进或贫血;饮食过度;用力排便;水电解质紊乱;环境与气候的突变等。

(三)发病机制

其发病机制十分复杂,当基础病变影响心功能时,机体会启用多种代偿机制,使心功能在一定时间内维持在相对正常的水平,但也有负性效应,久之发生失代偿。

1. 代偿机制　当心肌收缩力减弱时,为了保证正常的心排血量,机体通过 Frank-Starling 机制、神经体液代偿机制和心肌肥厚等进行代偿。

2. 体液因子改变　心力衰竭时,各种体液因子参与了其发生发展过程。①心钠肽和脑钠肽分泌增加,增加的程度与心力衰竭的严重程度呈正相关。②下丘脑分泌血管加压素增多,具有收缩血管、抗利尿、增加血容量的作用。③血浆内皮素水平升高,肺血管阻力增加,导致细胞肥大增生,参与心脏重塑过程。

3. 心肌损害与心室重构　心肌细胞的减少使心肌整体收缩力下降;纤维化的增加又使心室的顺应性下降,重塑更趋明显,心肌收缩力不能发挥其应有的射血效应,如此形成恶性循环,最终导致不可逆转的心肌损害。

【护理评估】

(一)健康史

详细询问病人有无心力衰竭的病因和诱因,如冠心病、高血压、风湿性心瓣膜病、心肌炎、心肌病等病史;有无呼吸道感染、心律失常、劳累过度、妊娠或分娩等诱发因素。

(二)身体状况

临床上左心衰竭最常见,单纯的右心衰竭较少见。

1. 左心衰竭　以肺淤血及心排血量降低为主要表现。

(1)症状

1)呼吸困难:是左心衰竭最主要的症状,主要表现为 3 种类型。①劳力性呼吸困难:在左心衰竭早期,呼吸困难主要发生在体力劳动时,休息后缓解,随着病情进展,呼吸困难出现在较轻微的活动时。②夜间阵发性呼吸困难:是左心衰竭的最典型表现,发作多在夜间熟睡 1～2 小时后,病人因胸闷、气急突然憋醒,被迫坐起,伴阵咳、咳泡沫痰或呈哮喘状态,故又称心源性哮喘,重者发展为急性肺水肿。③端坐呼吸:病人平卧时感到呼吸困难,被迫采取半卧位或坐位以减轻呼吸困难,即称为端坐呼吸。

2)咳嗽、咳痰、咯血:咳嗽、咳痰多于劳动或夜间平卧时为重,主要为肺淤血及支气管黏膜淤血性水肿所致,坐位或立位时咳嗽减轻或消失。痰液为白色浆液性泡沫状,偶见痰中带血丝。长期慢性肺淤血导致肺循环和支气管血液循环之间形成侧支,在支气管黏膜下形成扩张的血管,一旦破裂引起大咯血。

3)乏力、疲倦、头晕、心悸:因心排血量不足,器官、组织灌注不足及代偿性心率加快所致。

4)少尿及肾功能损害症状:严重左心衰竭血液进行再分配时,肾血流量明显减少,病人出现少尿。长期慢性的肾血流量减少出现血尿素氮、肌酐升高,并有肾功能不全的相应症状。

(2)体征

1)心脏体征:除原有心脏病的体征外,出现心脏增大、心尖区闻及舒张期奔马律及肺动脉瓣区第二心音亢进。部分病例出现交替脉,严重者有发绀。

2)肺部湿性啰音:由于肺毛细血管压增高,液体渗出到肺泡,出现湿啰音。随着病情由轻到重,局限于肺底部的湿啰音扩展至全肺。病人如取侧卧位,则下垂一侧湿啰音较多。

2. 右心衰竭　主要为体循环(包括门静脉系统)静脉压增高及淤血而产生的临床表现。

（1）症状：胃肠道淤血及肝淤血引起的食欲减退、恶心、呕吐、上腹饱胀等，是右心衰竭最常见的症状。肝淤血引起右上腹胀痛，严重者有黄疸；肾淤血引起白天尿量减少，而夜尿增多；继发于左心衰竭的右心衰竭可表现为劳力性呼吸困难，单纯性右心衰竭多由分流性先天性心脏病或肺部疾患所致，有明显的疲乏、呼吸困难等症状。

（2）体征

1）心脏体征：除原有心脏病的体征外，右心衰竭时因右心室增大，心浊音界向左、右两侧扩大；如导致三尖瓣相对性关闭不全，在三尖瓣区可听到收缩期吹风样杂音，右心抬举性搏动。

2）颈静脉充盈：为右心衰竭的早期表现，病人取半卧位或坐位，在锁骨上方可见充盈的颈外静脉。

3）肝大、肝颈静脉反流征阳性：右心衰竭早期即出现淤血性肝大，表面光滑，质地较软，有充实饱满感，压痛明显；用手掌压迫右上腹，可见颈静脉充盈更加显著，即为肝颈静脉反流征阳性。

4）水肿：多出现在身体下垂部位，以内踝、外踝及胫前较明显，严重者发展为全身水肿，甚至出现胸水、腹水。

5）发绀：为周围型发绀，由于静脉血氧降低所致，多见于长期右心衰竭病人。

3. 全心衰竭　一般先有左心衰竭，当合并右心衰竭后形成全心衰竭，病人同时有左心衰竭和右心衰竭的临床表现。因发生右心衰竭时右心排血量减少，使左心衰竭所致肺淤血的临床表现减轻或不明显。扩张型心肌病等表现为左、右心室同时衰竭者，肺淤血症状往往不严重，左心衰竭的表现主要为心排血量减少的相关症状和体征。

4. 心功能评估

（1）心功能分级：1928年，美国纽约心脏病协会（NYHA）按诱发心力衰竭症状的活动程度将心功能的受损状况分为4级（表3-2-1），该分级方法在临床上沿用至今。其优点是简单、易行，缺点是根据病人自觉活动能力分级，仅凭病人的主观陈述，其结果与客观检查并非完全一致，病人个体差异也较大。

表 3-2-1　心功能分级（NYHA，1928）

心功能分级	分级依据及特点
Ⅰ级	病人患有心脏病，但日常活动量不受限制。一般活动不引起疲乏、心悸、呼吸困难或心绞痛
Ⅱ级	体力活动轻度受限。休息时无自觉症状，但平时一般活动下可出现上述症状，休息后很快缓解
Ⅲ级	体力活动明显受限。休息时无症状，小于平时一般活动量时即可引起上述症状，休息较长时间后症状方可缓解
Ⅳ级	不能从事任何体力活动。休息状态下也出现心力衰竭症状，体力活动后加重

（2）心力衰竭分期：2001年，美国心脏病学会及美国心脏学会（ACC/AHA）提出，以心力衰竭相关的危险因素、心脏器质性和功能性改变、心力衰竭症状等为依据，将心力衰竭分为2个阶段和4个等级（表3-2-2）。

表 3-2-2　心力衰竭分期（ACC/AHA，2001）

心力衰竭分期		分期依据及特点
心力衰竭高危阶段	A期	无器质性心脏病或心力衰竭症状，但有发生心力衰竭的高危因素，如高血压、心绞痛、代谢综合征等
	B期	已有器质性心脏病变，如左室肥厚、左室射血分数降低，但无心力衰竭症状
心力衰竭阶段	C期	有器质性心脏病，既往或目前有心力衰竭症状
	D期	需要特殊干预治疗的难治性心力衰竭。尽管采用强化药物治疗，但静息状态时病人仍有明显的心力衰竭症状

（3）6分钟步行试验（6 minutes walk test，6MWT）：评估病人的运动耐力和心脏储备能力，常用于心力衰竭治疗的效果评价及预后估计。要求病人在平直走廊里尽可能快地行走，测定6分钟的步行

距离,以此为依据将心力衰竭划分为轻、中、重 3 个等级:>450m 为轻度心力衰竭,150～450m 为中度心力衰竭,<150m 为重度心力衰竭。该试验简单、易行、安全、方便,以主观感受与客观结果相结合作为判断依据。

（三）心理-社会状况

心力衰竭往往是心血管疾病发展至晚期的临床表现。长期的疾病折磨和心力衰竭反复发生、生活不能自理,使病人失去治疗信心,对死亡充满恐惧。家属和亲友往往会因长期照顾病人而忽视病人的心理感受,评估家庭和社会的支持状况。

（四）辅助检查

1. X 线检查　左心衰竭可见左心室增大;肺门阴影增深,肺纹理增强;肺水肿时,肺部有云雾状阴影,近肺门处更显著。右心衰竭可见右房及右室增大,上腔静脉增宽而肺野清晰。

2. 超声心动图　能准确地提供心脏各腔室的大小变化、心脏瓣膜结构等改变情况,并且能反映心室收缩与舒张的功能。

3. 放射性核素检查　有助于判断心室腔大小,以收缩末期和舒张末期的心室影像的差别计算射血分数（EF 值）,同时计算左心室最大充盈速率,反映心脏收缩及舒张功能。

4. 有创性血流动力学检查　对急性重症心力衰竭病人在床边采用漂浮导管检查,经静脉插管直至肺小动脉,测定各部位的压力及血液含氧量,计算心脏指数（CI）及肺小动脉楔压（PCWP,反映肺淤血程度）,直接反映左心功能。正常时 CI>2.5L/（min·m²）,PCWP<12mmHg。心力衰竭时,CI 值降低,PCWP 值升高。

图片:正常心脏与左心室增大 X 线对比

（五）治疗原则及主要措施

慢性心力衰竭应采取综合的治疗措施,提高运动耐量,改善生活质量;阻止或延缓心室重塑,防止心肌损害加重;改善其远期预后和降低死亡率。其治疗原则为防治基本病因及诱因、减轻心脏负荷、增强心肌收缩力。

1. 病因防治　寻找其基本病因,给予有效的根治或控制。

（1）基本病因治疗:做到早发现、早治疗。在尚未造成心脏器质性改变前,早期进行有效的治疗,如控制血压,应用药物治疗、介入治疗或手术治疗改善冠心病心肌缺血,进行慢性心瓣膜病的换瓣手术,以及先天畸形的纠治术等。

（2）控制和消除诱因:及时有效地控制感染,特别是呼吸道感染;纠正心律失常,如心房颤动;控制潜在的甲状腺功能亢进、贫血;避免输液过多、过快等。

2. 药物治疗

（1）利尿药:主要是通过抑制肾小管不同部位对钠的重吸收,减轻肺循环和体循环淤血所致的临床症状。利尿药是慢性心力衰竭治疗中最常用的药物,原则上应长期维持,水肿消失后,以最小剂量无限期使用,但不能将利尿药作单一治疗（表 3-2-3）。

表 3-2-3　常用利尿药的种类、作用及不良反应

种　类	作　用	不良反应
排钾利尿药		
呋塞米（速尿）	作用于 Henle 祥的升支,在排钠的同时也排钾,为强效利尿药	低钾血症
氢氯噻嗪（双氢克尿塞）	作用于肾远曲小管,抑制钠吸收,由于钠-钾交换机制,也使钾的吸收降低	低钾血症、高尿酸血症、胃部不适、呕吐、腹泻、高血糖、干扰糖及胆固醇代谢
保钾利尿药		
螺内酯（安体舒通）	作用于肾远曲小管,干扰醛固酮作用,钾离子吸收增加,排钠利尿	嗜睡、运动失调、男性乳房发育、面部多毛、高钾血症
氨苯蝶啶	作用于肾远曲小管,排钠保钾	胃肠道反应、嗜睡、乏力、皮疹、高钾血症
阿米洛利	与氨苯蝶啶相似,利尿强而保钾弱	高钾血症

75

（2）肾素-血管紧张素-醛固酮系统抑制剂

1）血管紧张素转换酶抑制剂（ACEI）：主要作用是抑制循环及局部组织中血管紧张素Ⅱ的生成，兼有扩张小动脉和静脉的作用，减轻淤血症状。此外，可预防和改善心室重塑。治疗从小剂量开始，待病人耐受后逐渐加量，至适量后长期维持、终身用药。常用药物为卡托普利、贝那普利、培哚普利等。

2）血管紧张素受体拮抗剂（ARB）：当心力衰竭病人因ACEI的不良反应不能耐受时，可改用ARB，如氯沙坦、缬沙坦、坎地沙坦、厄贝沙坦等。

3）醛固酮拮抗剂：小剂量螺内酯可阻断醛固酮效应，对抑制心血管的重构、改善慢性心力衰竭的远期预后有很好的作用。中重度心力衰竭病人可加用小剂量醛固酮受体拮抗剂，但必须监测血钾。

（3）β受体拮抗剂：对抗代偿机制中交感神经激活的效应，抑制心室重塑，长期应用能明显提高运动耐量，降低死亡率，改善心力衰竭预后。不良反应有心动过缓、低血压、心功能恶化等。原则上待心力衰竭情况稳定后，由小剂量开始，逐渐加量，适量维持。常用药物为美托洛尔、比索洛尔、卡维地洛。

（4）正性肌力药物：主要为洋地黄类药物。①主要作用：加强心肌收缩力；抑制心脏传导系统，减慢心率。②适应证：心力衰竭；室上性快速心律失常，如室上性心动过速、心房颤动、心房扑动等。③禁忌证：洋地黄过量或中毒；二度或高度房室传导阻滞；肥厚型梗阻性心肌病。④种类：临床常用药物、用法及适应证见表3-2-4。其他正性肌力药物有肾上腺素能受体兴奋剂，如多巴酚丁胺、多巴胺，磷酸二酯酶抑制剂。

表3-2-4 常用洋地黄类药物的用法及适应证

种类	药名	用法	适应证
速效	毛花苷丙	稀释后静脉注射，每次0.2～0.4mg，总量0.8～1.2mg/d	适用于急性心力衰竭或慢性心力衰竭加重时，特别适用于心力衰竭伴心房颤动者
	毒毛花苷K	稀释后静脉注射，每次0.25mg，总量0.5～0.75mg/d	适用于急性心力衰竭
中效	地高辛	目前采用维持量法给药，每次0.25mg，每日一次，口服	适用于中度心力衰竭的维持治疗，70岁以上或肾功能不良者宜减量

二、急性心力衰竭

急性心力衰竭（acute heart failure，AHF）是指由于各种不同病因，心脏在短期内发生心肌收缩力明显减低或心室负荷明显加重，导致心排血量急骤下降、组织器官灌注不足和急性淤血的综合征。其中以急性左心衰竭最常见，主要表现为肺水肿或心源性休克，是临床上常见的急危重症之一，及时合理抢救与预后密切相关。

【病因及发病机制】

（一）病因

因心脏解剖或功能的突发异常，心排血量急剧降低和肺静脉压突然升高所致。①急性心肌收缩力减退，如急性弥漫性心肌炎、大面积心肌梗死。②急性机械性阻塞，如严重的二尖瓣狭窄或主动脉瓣狭窄、左心室流出道梗阻。③急性容量负荷过重，如急性心肌梗死或感染性心内膜炎引起的乳头肌功能不全、腱索断裂，静脉输血或输液过多、过快等。④急性心室舒张受限，如急性大量心包积液或积血、快速异位心律。

（二）发病机制

心肌收缩力突然严重减弱，或左室瓣膜急性反流，心排血量急剧减少，左室舒张末压迅速升高，肺静脉回流不畅，肺静脉压快速升高，肺毛细血管压随之升高，使血管内液体渗入到肺间质和肺泡内，形成急性肺水肿。肺水肿早期因交感神经激活，血压升高；随着病情持续进展，血压将逐步下降。

【护理评估】

（一）健康史

询问病人有无急性心肌收缩力减退，如急性弥漫性心肌炎、大面积心肌梗死等病史；有无急性容量负荷过重,如静脉输血或输液过多、过快等诱发因素。

（二）身体状况

1. 症状　急性肺水肿为急性左心衰竭的典型表现。病人突然发病,极度呼吸困难,呼吸为 30~40 次/分,端坐呼吸;频繁剧烈咳嗽、咯大量粉红色泡沫痰,痰量多时可从口腔和鼻腔涌出;重者大汗淋漓、面色青灰、口唇发绀、皮肤湿冷,因脑缺氧而神志模糊。严重者由于心排血量降低,导致心源性休克,甚至出现晕厥和心搏骤停。病人因有窒息感而烦躁不安、恐惧。

2. 体征　心率、脉搏增快,血压先升高后降低。两肺满布湿啰音及哮鸣音,心尖区可听到舒张期奔马律,肺动脉瓣第二心音亢进。

（三）心理-社会状况

突发的极度呼吸困难使病人恐惧、焦虑,导致交感神经系统兴奋性增高,加重呼吸困难。

（四）辅助检查

见本节"慢性心力衰竭"。

（五）治疗原则及主要措施

1. 体位　立即协助病人取坐位,两腿下垂,以减少回心血量,增加通气量,改善呼吸功能。

2. 氧疗　在保证呼吸道通畅的状态下,给予高流量（6~8L/min）鼻导管吸氧,湿化瓶中加入 20%~30% 乙醇湿化,使肺泡内泡沫的表面张力降低而破裂,可改善肺泡通气。病情特别严重者应采用面罩呼吸机持续加压（CPAP）或双水平气道正压（BiPAP）给氧。通过氧疗,将血氧饱和度维持在 95%~98% 水平,以防出现脏器功能障碍或多器官功能衰竭。

3. 病情观察　严密观察病情变化,监测生命体征、血氧饱和度、咳痰的性质和量,及时检查血电解质、血气分析等;安置漂浮导管者,监测其血流动力学指标的变化,准确记录 24 小时出入液量;观察病人意识和精神状态、肺部湿啰音、皮肤颜色及温度等变化。

4. 迅速建立静脉通道,遵医嘱正确用药

（1）吗啡:吗啡 3~5mg 静脉注射,不仅可扩张外周血管,减少回心血量,减轻心脏负荷,同时能使病人镇静,减轻烦躁不安所带来的额外的心脏负担。老年病人应减量或皮下注射,观察病人有无呼吸抑制或心动过速。

（2）利尿药:呋塞米 20~40mg 于 2 分钟内静脉注射,4 小时后重复 1 次。利尿药能减少回心血量,减轻心脏前负荷,并可扩张静脉,缓解肺水肿。

（3）血管扩张剂:静脉输液,或用输液泵控制滴速,根据血压调节剂量,维持收缩压在 90~100mmHg。

1）硝普钠:为动、静脉血管扩张剂。静脉注射后 2~5 分钟起效,起始剂量 0.3μg/（kg·min）静脉输液。硝普钠含有氰化物,大剂量长期使用会发生硫氰酸中毒,连续用药不宜超过 24 小时;硝普钠见光易变质分解,应避光滴注;因稀释后的硝普钠溶液不稳定,故应现用现配。

2）硝酸甘油:主要扩张小静脉,减少回心血量。一般从 10μg/min 开始,每 10 分钟调整 1 次,每次增加 5~10μg。

3）酚妥拉明:为 α 受体拮抗剂,以扩张小动脉为主,降低心脏后负荷。以 0.1mg/min 开始,每 5~10 分钟调整一次,最大增至 1.5~2.0mg/min。

（4）洋地黄制剂:毛花苷 C 稀释后静脉给药,首次剂量 0.4~0.8mg,2 小时后酌情再给予 0.2~0.4mg。

（5）氨茶碱:可有效解除支气管痉挛,并有一定的正性肌力、利尿和扩血管作用。0.25g 加入溶液 5% 葡萄糖 40ml 稀释后,缓慢静脉输液。

【常见护理诊断/问题】

1. 气体交换受损　与左心功能不全致肺淤血有关。

2. 体液过多　与右心衰竭致体循环淤血、水钠潴留有关。

3. 活动无耐力　与心排血量下降有关。

4. 潜在并发症:洋地黄中毒。

【护理目标】

1. 呼吸困难减轻或消失,血气分析维持在正常范围。

2. 水肿或腹水减轻或消失。

3. 能适应心功能状态下的生活。

4. 未发生洋地黄中毒,或中毒被及时发现并得到及时处理。

【护理措施】

（一）一般护理

1. 休息与活动　保证身心充分休息,以降低基础代谢率,减少骨骼肌耗氧,增加肾血流量,利于排钠排水,减轻心脏容量负荷。长期卧床者易致静脉血栓形成和肺栓塞、直立性低血压等,同时降低消化功能、肌肉萎缩,因此,应根据心功能分级情况确定活动量,并制订切实可行的活动计划。①Ⅰ级:不限制日常活动,但应避免过重的体力劳动。②Ⅱ级:适当限制体力活动,增加休息时间,但不影响轻体力工作和家务劳动。③Ⅲ级:应限制日常活动,以卧床休息为主。④Ⅳ级:绝对卧床休息,日常生活由他人照顾,可在床上做肢体被动运动,待病情缓解后,尽早做适量的活动。

2. 饮食护理　饮食原则为少食多餐,限制总热量,进食易消化、低钠、高维生素、高纤维素、高蛋白质、不胀气的食物。热量以 5021～6270kJ/d 为宜。根据水肿程度、心力衰竭程度及利尿药治疗情况控制钠盐摄入,轻度心力衰竭病人摄入食盐量限制在 5g/d 以内,中度者限制在 2.5g/d 以内,重度者限制在 1g/d 以内;水肿不十分严重或利尿效果良好时,无须特别严格限盐。钠盐含量较高的食物有腌制品、罐头、味精、海产品、啤酒、碳酸饮料等,限制钠盐时可用糖、醋、蒜等调味品增进食欲。保持大便通畅,必要时使用缓泻剂。

（二）病情观察

密切观察病情变化,监测血氧饱和度、血气分析;观察水肿的消长情况,每日测量体重,准确记录出入量,适当控制液体摄入量;观察心率、心律、血压、尿量等变化。

（三）用药护理

1. 利尿药用药护理　长期使用利尿药容易出现电解质紊乱等不良反应。非紧急情况下,利尿药不应在夜间使用,以免影响睡眠。

（1）排钾利尿药(袢利尿药和噻嗪类):主要不良反应是低钾血症,从而诱发心律失常或洋地黄中毒。低血钾临床表现为乏力、腹胀、肠鸣音减弱等,应多补充富含钾盐的食物,如鲜橙汁、香蕉、枣、无花果、西红柿汁、菠菜等;必要时遵医嘱补钾盐,口服补钾宜在饭后或将水剂与果汁同饮,以减轻胃肠道反应;静脉补钾时应注意钾盐浓度及输液速度。

（2）保钾利尿药(氨苯蝶啶和螺内酯):主要不良反应是高钾血症,故应监测血钾及有无高钾血症的表现。出现高血钾时,遵医嘱停用保钾类利尿药,嘱病人禁食富含钾的食物,严密观察心电图变化。螺内酯的不良反应有嗜睡、面部多毛、男性乳房发育等,肾功能不全及高钾血症者禁用。

2. 洋地黄药物护理

（1）洋地黄中毒的表现:①消化道症状:是洋地黄中毒最早的表现,如食欲减退、恶心、呕吐等,需与心力衰竭本身或其他药物引起的胃肠道反应鉴别。②心律失常:是洋地黄中毒最严重、最主要的反应,最常见的心律失常是室性期前收缩,多呈二联律或三联律,其他如房室传导阻滞、心房颤动、房性期前收缩伴高度房室传导阻滞等,快速房性心律失常伴有传导阻滞是洋地黄中毒的特征性表现。③神经系统症状:如头痛、头昏、嗜睡、精神改变、视物模糊、黄视、绿视等。

（2）预防洋地黄中毒:①洋地黄用量个体差异很大,老年人、心肌缺血缺氧、重度心力衰竭、低钾低镁血症、肾功能减退等情况对洋地黄较敏感,使用时须严密观察病人用药后反应。②与奎尼丁、胺碘酮、维拉帕米、阿司匹林等药物合用可增加中毒机会,在给药前应询问病人有无服用上述药物及洋地黄用药史。③必要时监测血清地高辛浓度。④严格遵医嘱给药,给药前测量脉搏,脉搏<60 次/分或节律不规则者,暂停服药,并告诉医生;如果漏服药物,不能补服。⑤用毛花苷丙或毒毛花苷 K 时,务必稀释、在 10～15 分钟内缓慢静脉输液完,同时监测心率、心律及心电图变化。

（3）洋地黄中毒的护理:遵医嘱立即停用洋地黄类药物;低血钾者补充钾盐,停用排钾利尿药;纠正心律失常,快速性心律失常者用利多卡因或苯妥英钠,传导阻滞及缓慢性心律失常者用阿托品。

3. 血管扩张剂用药护理　使用时严密监测心率及血压,根据心率及血压调节剂量和滴速。硝酸酯类药物容易导致面部潮红、头痛、心动过速、血压下降等,静脉输液时应严格掌握滴速。

（四）对症护理

心源性呼吸困难和水肿的护理详见本章第一节"循环系统疾病常见症状或体征的护理"。

（五）心理护理

给予病人及家属足够的关心,向病人及家属讲解焦虑和恐惧可导致交感神经系统兴奋性增高,加重呼吸困难;鼓励家属安慰并陪伴病人,避免一切不良精神刺激,避免在病人面前讨论病情,保持情绪稳定;医护人员在抢救急性心力衰竭病人的过程中,必须保持镇静,动作稳准快,忙而不乱,给病人以信任与安全感,必要时留家属陪护,以提供情感支持。

（六）健康指导

1. 疾病知识指导　指导病人积极治疗原发病,避免诱发因素。避免诱因对预防心力衰竭尤为重要,如感染(尤其是呼吸道感染)、过劳、情绪激动、输液过多过快等;预防感冒,尽量不去公共场所,避免交叉感染;育龄妇女应在医生指导下决定是否妊娠和自然分娩;鼓励家属给予病人积极支持,保持情绪稳定;嘱病人定期门诊随访,防止病情发展。

2. 饮食指导　饮食宜低盐、清淡、易消化、富含营养,多食蔬菜、水果,防止便秘,戒烟酒。

3. 运动指导　合理安排活动与休息,告知病人即使心功能恢复也应避免重体力劳动,可以做日常家务及轻体力劳动。建议病人进行散步、打太极拳、练气功等运动,活动要以不出现心悸、气急为原则,适当活动有利于提高心脏储备力,提高活动耐力,改善心理状态和生活质量。

4. 用药指导　告知病人及家属药物的名称、剂量、用法及不良反应;严格遵医嘱服药,不能随意增减或撤换药物;教会病人在服用地高辛前自测脉搏,当脉搏<60次/分时暂停服药,及时到医院就诊,如出现中毒反应,立即就诊;发现体重增加或症状恶化时,及时就诊。

【护理评价】

1. 呼吸困难是否减轻或消失,血气分析是否在正常范围。

2. 水肿或腹水是否减轻或消失。

3. 能否适应心功能状态下的生活。

4. 有无发生洋地黄中毒;发生洋地黄中毒能否被及时发现,并得到及时处理。

（杨　林）

第三节　心律失常病人的护理

 学习目标

1. 掌握各种心律失常的概念、病人身体状况及常见心电图特点。
2. 熟悉心律失常的病因、分类、治疗要点及常用药物。
3. 学会应用护理程序对心律失常病人实施整体护理。
4. 能够熟练地为心律失常病人进行健康指导。

情景导入

病人,男性,50岁,干部。主诉:间断心悸1年,加重1小时。病人1年前间断出现心悸,持续数分钟至2小时不等,活动及休息时均有发作,病人未给予重视,未就诊。既往身体健康,无吸烟史,家庭和睦。此次因与别人发生口角,而出现心慌加重,呼吸困难,头晕,遂来医院就诊。

身体评估:T 36.4℃,P 184次/分,BP 130/85mmHg。神志清,口唇发绀,无颈静脉怒张。胸廓无畸形,双肺呼吸音清,心界叩诊不大,各瓣膜未闻及杂音,HR 184次/分。腹部体征无阳性。双下肢中度凹陷性水肿。心电图显示:HR 184次/分,节律规则;QRS波群形态与时限均正常;P波为逆行性,与

QRS波群保持恒定关系,埋藏于QRS波群终末部分。

诊断:室上性心动过速。

请思考:

1. 目前病人的护理诊断/问题有哪些?

2. 为了减轻心悸症状,护士可以采取哪些措施?

3. 对该病人应如何进行健康宣教?

心律失常(cardiac arrhythmia)是指心脏冲动的频率、节律、起源部位、传导速度与激动次序的异常。当心脏传导系统的自律性和传导性发生异常改变或存在异常传导组织时,可发生各种心律失常。

心脏传导系统是由特殊心肌纤维组成的,其心肌细胞具有形成冲动和传导冲动的作用,包括窦房结、结间束、房室结、房室束、希氏束、左右束支及浦肯野纤维等部分(图3-3-1)。

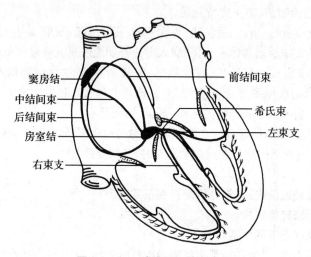

图3-3-1 心脏传导系统示意图

窦房结是心脏的正常起搏点,冲动形成后由结间束和普通心房肌传至房室结和左心房。冲动在房室结内传导的速度缓慢,抵达希氏束后传导加速,经左、右束支传至浦肯野纤维网。浦肯野纤维传导极为敏捷,几乎同时使全部心室肌被激动。

心肌传导系统受交感神经和迷走神经的支配。迷走神经兴奋抑制窦房结的自律性和传导性,延缓窦房结和房室结的传导时间与不应期;交感神经作用与迷走神经作用相反。

一、概述

【病因及发病机制】

（一）病因

1. **非心源性病因** 包括酸中毒、电解质紊乱(如低钾血症、高钾血症)、内分泌代谢失常(甲状腺功能亢进或减退)、药物中毒(强心苷、抗心律失常药过量)、颅内病变及急性感染等。正常人因情绪激动、紧张不安、疲劳、吸烟、饮酒及饮咖啡等,也可发生心律失常。

2. **心脏疾病** 包括冠状动脉粥样硬化性心脏病、心肌炎、风湿性心脏病、高血压心脏病、先天性心脏病、肺源性心脏病等。

（二）发病机制

1. **冲动形成异常**

（1）自律性异常:正常情况下,窦房结自律性最高,处于主导地位,其他部位具有自律性的心肌细胞为潜在的起搏点。自主神经系统的兴奋性改变或心脏传导系统的自身病变,均会导致原有正常自律性的心肌细胞不适当地发放冲动。此外,原来无自律性的心肌细胞(心房肌、心室肌细胞)亦在病理状态下(心肌缺血、药物、电解质紊乱、儿茶酚胺增多等)出现异常自律性。

（2）触发活动：是指心房、心室与希氏束、浦肯野组织在动作电位后产生除极活动，被称为后除极。若后除极振幅增高并抵达阈值，便引起反复激动，亦可导致持续性快速性心律失常。多见于局部儿茶酚胺浓度增高、心肌缺血-再灌注、低血钾、高血钙、洋地黄中毒等。

2. 冲动传导异常

（1）传导阻滞：当冲动传导到某处心肌时，如适逢生理不应期，形成生理性阻滞或干扰现象。传导障碍非生理性不应期所致者，称为病理性传导阻滞。

（2）折返现象：产生折返需要以下基本条件：①心脏两个或多个部位的传导性与不应期各不相同，相互连结形成一个折返环路；②其中一条通道发生单向传导阻滞；③另一通道传导缓慢，使原先发生阻滞的通道有足够时间恢复兴奋性；④原先阻滞的通道恢复激动，从而完成1次折返激动。冲动在环内反复循环，产生持续而快速的心律失常（图3-3-2）。

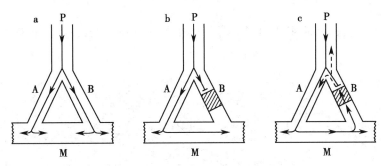

图 3-3-2 典型折返激动示意图

（3）传导紊乱：异常旁路存在时，由心房至心室的冲动有一部分通过旁路过快地传到心室，使部分心室肌提前受到激动，如预激综合征，从而导致传导紊乱。

【分类】

按照心律失常的发病机制，可分为冲动形成异常和冲动传导异常；按照心律失常发生时心率的快慢，将其分为快速性心律失常和缓慢性心律失常。前者包括期前收缩、心动过速、扑动和颤动等，后者包括窦性心动过缓、房室传导阻滞等。

（一）冲动形成异常

1. 窦性心律失常 包括以下几类：①窦性心动过速；②窦性心动过缓；③窦性心律不齐；④窦性停搏。

2. 异位心律

（1）主动性异位心律：①期前收缩（房性、房室交界性、室性）；②阵发性心动过速（房性、室上性、室性）；③心房扑动、心房颤动；④心室扑动、心室颤动。

（2）被动性异位心律：①逸搏（房性、房室交界性、室性）；②逸搏心律（房性、房室交界性、室性）。

（二）冲动传导异常

1. 生理性 干扰及干扰性房室分离。

2. 病理性 包括以下几类：①窦房传导阻滞；②房内传导阻滞；③房室传导阻滞；④束支或分支阻滞（左、右束支及左束支分支传导阻滞）或室内阻滞。

3. 房室间传导途径异常 如预激综合征。

二、窦性心律失常

正常窦性心律的冲动起源于窦房结，成人频率为60～100次/分。其心电图具有以下特征：①窦性 P 波在 Ⅰ、Ⅱ、aVF 导联直立，aVR 导联倒置；②PR 间期 0.12～0.20 秒；③PP 间期相差不超过 0.12 秒（图3-3-3）。窦性心律的频率因年龄、性别、体力活动等不同有显著的差异。窦性心律失常主要包括窦性心动过速、窦性心动过缓、窦性停搏和病态窦房结综合征。

（一）窦性心动过速

成人窦性心律频率>100次/分，称为窦性心动过速（sinus tachycardia）。

1. 病因 ①生理性原因，如情绪激动、剧烈运动、体力劳动、饮酒、喝浓茶、喝咖啡、吸烟等；②病理

心律失常分类

图片：心脏电激动与心电图相应波段

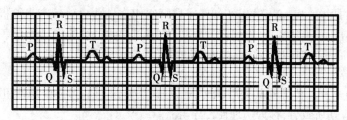

图 3-3-3 正常窦性心律

性原因,如发热、贫血、休克、甲状腺功能亢进、心力衰竭、心肌缺血等疾病,以及麻黄碱、异丙基肾上腺素、肾上腺素、阿托品等药物作用。

2. 身体状况　心率增快时,病人感到心悸、不安。听诊心率多在 100~150 次/分(≤200 次/分),律齐。

3. 心电图特点　窦性 P 波规律出现,成人 P 波频率>100 次/分,每个 P 波后有一个 QRS 波(图 3-3-4)。

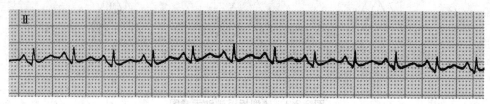

图 3-3-4　窦性心动过速
Ⅱ导联的 P 波正向,PR 间期 0.14 秒,心率 125 次/分

4. 治疗要点　治疗基本病因、去除诱发因素。必要时,用 β 受体拮抗剂、钙通道阻滞剂减慢心率,如美托洛尔、普萘洛尔、地尔硫草等。

(二)窦性心动过缓

成人窦性心律频率<60 次/分,称为窦性心动过缓(sinus bradycardia)。

1. 病因　①生理性原因:生理性窦性心动过缓多见于运动员、重体力劳动者、健康青年人及睡眠状态等。另外,按压眼球或颈动脉窦、诱导恶心等可引起窦性心动过缓。②病理性原因:多见于器质性心脏病、阻塞性黄疸、颅内高压、严重缺氧、甲状腺功能减退等,以及洋地黄、β 受体拮抗剂、胺碘酮、拟胆碱药等药物作用。

2. 身体状况　通常无明显症状。当心率过慢导致心排血量不足时,有头晕、乏力、胸闷等;严重时诱发心力衰竭、心绞痛、低血压等。

3. 心电图特点　窦性 P 波,成人 P 波频率<60 次/分,常伴有窦性心律不齐(即不同 PP 间期之间的差异>0.12 秒)(图 3-3-5)。

4. 治疗要点　无症状的窦性心动过缓者,无须治疗;出现症状者,用阿托品、麻黄碱或异丙肾上腺素等药物,长期应用效果不佳者可安置心脏起搏器。

(三)窦性停搏

窦性停搏(sinus pause)又称窦性静止,是指窦房结在一个不同长短的时间内不能产生冲动,出现心脏搏动的暂时停顿。长时间窦性停搏后,低位潜在起搏点,如房室交界区或心室可发出单个逸搏或出现逸搏心律控制心室。

1. 病因　①生理性原因,如迷走神经张力增高或颈动脉窦过敏;②病理性原因,如急性心肌梗死、窦房结变性与纤维化、脑血管病变等疾病,以及洋地黄、乙酰胆碱等药物作用。

2. 身体状况　出现晕厥取决于窦性静止时间及出现交界性或室性逸搏,一旦窦性停搏时间过长而无逸搏,病人常发生头晕、黑蒙、晕厥,严重者发生阿-斯综合征以至死亡。

3. 心电图特点　正常 PP 间期显著延长的时间内无 P 波或 P 波与 QRS 波均不出现,长的 PP 间期与基本的窦性 PP 间期无倍数关系;长间歇后出现交界性或室性逸搏(图 3-3-5)。

4. 治疗要点　对于生理性因素引起的窦性停搏,去除诱因后可恢复。病理性窦性停搏的治疗参

图片:正常窦性心律与窦性心动过速、窦性心动过缓心电图对比

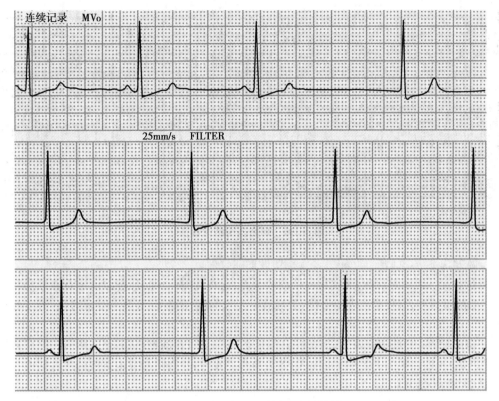

图 3-3-5 窦性心动过缓和窦性停搏

监护导联连续记录,示窦性心动过缓,频率约 43 次/分,第 3 个与第 4 个 P 波之间长达 9.2 秒,出现房室交界区性逸搏心律,频率 35 次/分,第 4 个与第 5 个 P 波之间亦有长达 3.44 秒的间歇,其间可见一次房室交界区性逸搏

照病态窦房结综合征。

(四)病态窦房结综合征

病态窦房结综合征(sick sinus syndrome,SSS)简称病窦综合征,是窦房结及其周围组织病变,导致其起搏和(或)冲动传出障碍,从而引起以心动过缓为主要特征的多种心律失常的综合表现。

1. 病因 涉及多种病变过程,如淀粉样变性、甲状腺功能减退、纤维化与脂肪浸润、硬化与退行性变等均可损害窦房结;窦房结周围神经和心房肌的病变、窦房结动脉供血减少、迷走神经张力增高、某些抗心律失常药物抑制窦房结功能,亦导致其功能障碍。

2. 身体状况 起病隐袭,主要为脑、心、肾等器官供血不足的表现,尤以脑供血不足为主,病人出现乏力、头昏、眼花、失眠、记忆力减退、反应迟钝,以及心悸、胸闷、胸痛等症状,严重者出现阿-斯综合征。

3. 心电图特点 表现为持续性窦性心动过缓;常有窦房阻滞、窦性停搏;窦房传导阻滞与房室传导阻滞并存;心动过缓-心动过速综合征(慢-快综合征),即房性快速性心律失常与心动过缓交替发作,前者通常为心房颤动、心房扑动、房性心动过速(图 3-3-6)。

4. 治疗要点 无症状者密切观察,不必治疗;有症状者选择起搏器治疗。用起搏治疗后,如果病人仍有心动过速发作,可使用抗心律失常药物。

三、房性心律失常

房性心律失常包括房性期前收缩、房性心动过速、心房扑动与心房颤动。

(一)房性期前收缩

房性期前收缩(atrial premature beats)是指激动起源于窦房结以外、心房任何部位的一种主动性异位心律。

1. 病因 各种器质性心脏病病人均可发生房性期前收缩,可能是快速性房性心律失常的先兆。

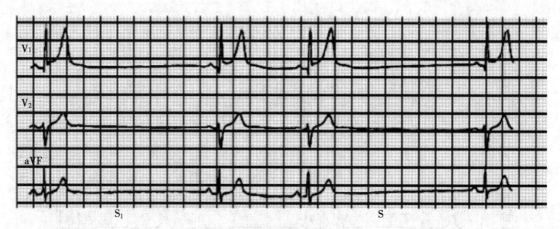

图 3-3-6　病态窦房结综合征

正常成人做 24 小时心电监测,约 60% 者发生房性期前收缩。

2. 身体状况　无明显症状,频发房性期前收缩者,出现胸闷、心悸,甚至加重原有心绞痛和心力衰竭症状。心脏听诊中,有提早出现的心跳,随后有一个长间歇;期前收缩第一心音增强,第二心音相对减弱。

3. 心电图特点　P 波提前发生,与窦性 P 波形态不同,其 PR 间期>0.12 秒;期前收缩后多见不完全性代偿间歇;提前出现的 P 波后下传的 QRS 波群形态正常,少数阻滞或未下传的房性期前收缩后则无 QRS 波群发生(图 3-3-7)。

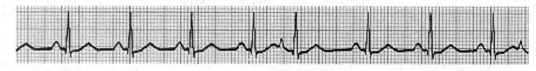

图 3-3-7　房性期前收缩

4. 治疗要点　无须治疗,只需缓解紧张和避免过分疲劳,劝导病人戒烟、限酒。有明显症状或因房性期前收缩触发室上性心动过速时,给予药物治疗,如 β 受体拮抗剂、普罗帕酮(心律平)等。

（二）房性心动过速

房性心动过速(atrial tachycardia)简称房速,是心房某一异位节律突然快速地发出一连串冲动所致。根据发病机制及心电图的表现不同,分为自律性、折返性和紊乱性房性心动过速三种。

1. 病因　常见于心肌梗死、慢性阻塞性肺疾病、大量饮酒、代谢障碍、洋地黄中毒,特别是低血钾时;个别见于无器质性心脏病的儿童或青少年。

2. 身体状况　自律性房速有短暂性、持续性或间歇性发作的胸闷、心悸。当房室传导比率改变时,听诊心律不齐。

3. 心电图特点　①心房率通常为 150~200 次/分;②P 波形态与窦性者不同;③常出现二度 I 型或 II 型房室传导阻滞,2:1 房室传导者常见,但心动过速不受影响;④P 波之间等电位线仍存在;⑤刺激迷走神经不能终止心动过速,仅加重房室传导阻滞;⑥发作开始时心率逐渐加速(图 3-3-8)。

4. 治疗要点　自律性房速合并房室传导阻滞时,若心室率不快,无须紧急处理;若心室率>140次/分、由洋地黄所致,或伴严重心力衰竭、休克征象时,应紧急治疗。洋地黄中毒引起者的紧急处理方法见本章第二节"心力衰竭病人的护理"。非洋地黄引起者,积极治疗原发病;洋地黄、β 受体拮抗剂、钙通道阻滞剂用于减慢心室率;未能恢复窦律者加用 I A、I C 或 III 类抗心律失常药;少数持续发作而药物治疗无效时,可考虑射频消融治疗。

（三）心房扑动

心房扑动(atrialflutter)简称房扑。

1. 病因　多发生于器质性心脏病,如风湿性心脏病、冠心病、高血压性心脏病、心肌病,以及肺栓塞、慢性心力衰竭、房室瓣狭窄与反流导致心房增大者。也可见于无器质性心脏病者。

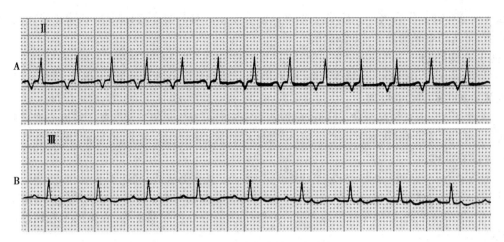

图 3-3-8 自律性房性心动过速

A. Ⅱ 导联每个 QRS 波群之间均有倒置的 P 波,频率 140 次/分,PR 间期 0.12 秒,QRS 波群形态和时限正常;B. 另一位病人Ⅲ导联,P 波频率 200 次/分,P 波与 QRS 波群数目之比为 2∶1,为阵发性房速合并 2∶1 房室传导阻滞

2. 身体状况 其病情有不稳定倾向,可恢复窦性心律或进展为心房颤动,亦可持续数月或数年。房扑心室率不快时,病人无症状;伴极快心室率者,可诱发心绞痛与心力衰竭。体检可见快速颈静脉扑动。

3. 心电图特点 ①呈现规律的锯齿状扑动波,称 F 波。扑动波之间的等电位线消失,在Ⅱ、Ⅲ、aVF 或 V_1 导联最明显。心房率为 250~300 次/分。②心室律规则或不规则取决于房室传导比率的恒定与否,不规则心室率是传导比率发生变化(如 2∶1 或 4∶1)所致。③QRS 波群形态正常,伴室内差异传导、原有束支传导阻滞或经房室旁路下传时,则 QRS 波群增宽、形态异常(图 3-3-9)。

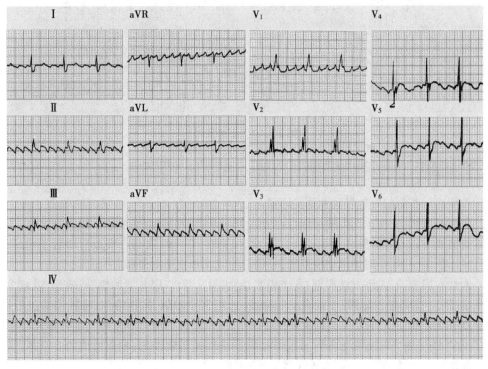

图 3-3-9 心房扑动

图中可见快速而规则的锯齿状扑动波(F 波),频率 300 次/分,RR 间期规则,房室传导比例为 4∶1

4. 治疗要点 治疗原发病。终止心房扑动最有效的方法是同步直流电复律。血流动力学稳定者,使用钙通道阻滞剂(如维拉帕米或地尔硫䓬)、β 受体拮抗剂能有效减慢房扑的心室率。若上述治

疗方法无效或房扑发作频繁,应用洋地黄制剂减慢心室率。对药物疗效有限、症状明显或血流动力学不稳定者,可选用射频消融术,以求根治。

(四)心房颤动

心房颤动(atrial fibrillation)简称房颤,由心房多个异位节律点发放冲动,且各点发放速率不同所致。发病率随年龄增长而增加。

1. 病因 正常人在情绪激动、运动或急性乙醇中毒时可发生房颤。常发生于原有心血管疾病者,如风湿性心脏病、冠心病、高血压性心脏病、甲亢性心脏病、缩窄性心包炎、心肌病、感染性心内膜炎、慢性肺源性心脏病。

2. 身体状况 其症状轻重受心室率快慢的影响。心室率不快者,症状不明显;心室率较快者,有心悸、胸闷、乏力、头晕等症状;心室率>150 次/分可诱发心力衰竭或心绞痛。心脏瓣膜病合并房颤时,血栓脱落引起动脉栓塞,以脑栓塞最为常见。心脏听诊第一心音强弱不等,心律极不规则,心室率快时有脉搏短绌。

3. 心电图特点 ①P 波消失,代之以小而不规则的等电位线波动,形态与振幅均变化不定,称 f 波,频率为 350~600 次/分;②心室率在 100~160 次/分,RR 间期极不规则;③QRS 波群形态正常,当心室率过快伴有室内差异性传导时,QRS 波群增宽变形(图 3-3-10)。

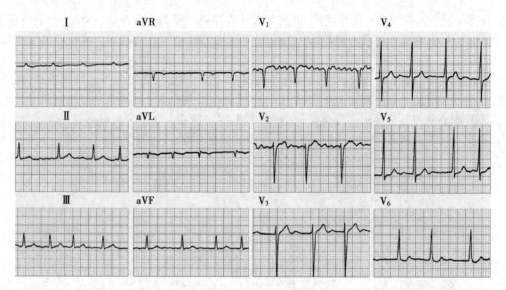

图 3-3-10 心房颤动

图中各导联 P 波消失,代之以大小不等、形态各异的心房颤动波(f 波),心房频率约 428 次/分,QRS 波群形态和时限正常,RR 间期绝对不规则,心室频率约 72 次/分

4. 治疗要点 积极治疗原发病和诱发因素。

(1)急性心房颤动:初次发生的房颤且在 24~48 小时以内,称急性房颤。症状显著者,可静脉滴注 β 受体拮抗剂或钙通道阻滞剂,使安静时的心率保持在 60~80 次/分,轻微活动后不超过 100 次/分。经上述处理,24~48 小时仍未能恢复者,可用药物或同步直流电复律。

(2)慢性心房颤动:①阵发性房颤:发作频繁、症状明显者,口服普罗帕酮、胺碘酮,以减少发作的次数及持续时间。②持续性房颤:不能自动复律者,选用普罗帕酮、索他洛尔、胺碘酮等进行复律;伴有血流动力学障碍者,首选电复律。③永久性房颤:心房率较慢的房颤经复律与维持窦性心律治疗无效者,称为永久性房颤。可选用地高辛、β 受体拮抗剂或钙通道阻滞剂,控制过快的心室率。④其他:药物治疗无效者,施行射频消融术、植入起搏器、外科手术等。

四、房室交界区性心律失常

房室交界区性心律失常(atrioventricular junctional arrhythmia)包括房室交界区性期前收缩、房室交界区性逸搏与心律、与房室交界区相关的折返性心动过速(阵发性室上性心动过速)、预激综合征、非阵发性房室交界区性心动过速等。临床上以阵发性室上性心动过速、预激综合征较常见。

（一）阵发性室上性心动过速

阵发性室上性心动过速（paroxysmal supraventricular tachycardia，PSVT）简称室上速，又称与房室交界区相关的折返性心动过速。房室结内折返性心动过速是最常见的室上速类型。

1. 病因　一般病人无器质性心脏病表现，不同性别与年龄均可发生。

2. 身体状况　发作时常有心悸、胸闷、焦虑不安、头晕，晕厥、心绞痛、心力衰竭与休克者少见。听诊心律规则，心尖部第一心音强度恒定。

3. 心电图特点　①心率150～250次/分，节律规则；②QRS波群形态及时限正常，伴室内差异性传导或原有束支传导阻滞者会出现异常；③P波为逆行性（Ⅱ、Ⅲ、aVF导联倒置），常埋藏于QRS波群内或位于其终末部分，与QRS波群保持恒定关系；④起始突然，通常由一个房性期前收缩触发（图3-3-11）。

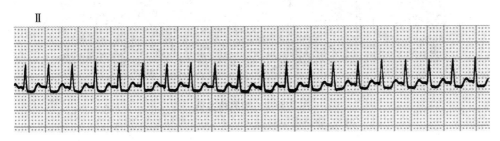

图3-3-11　阵发性室上性心动过速

Ⅱ导联示连续快速规则的QRS波群，其形态和时限均正常，频率212次/分，未见明确P波

4. 治疗要点

（1）急性发作期：①兴奋迷走神经：刺激咽喉壁诱导恶心；Valsalva动作（深吸气后屏气，再用力做呼气动作）；按摩颈动脉窦（病人取仰卧位，先按摩右侧，每次约5～10秒，切勿双侧同时按摩）；将面部浸于冰水内等。②药物治疗：首选药物为腺苷，无效时改为静脉滴注维拉帕米或地尔硫䓬；伴心力衰竭者，首选毛花苷丙；伴低血压者，选用升压药，如去氧肾上腺素、甲氧明、间羟胺等，通过反射性兴奋迷走神经终止心动过速。③电刺激：药物治疗无效者，行射频消融术、食管心房调搏术、电烧灼疗法等。以上治疗无效或病人出现严重心绞痛、低血压、心力衰竭时，可施行同步直流电复律。

（2）预防复发：根据发作频繁程度及发作严重性选择预防性用药，如洋地黄、长效钙通道阻滞剂、β受体拮抗剂或普罗帕酮，以及导管射频消融技术。

（二）预激综合征

预激综合征（preexcitation syndrome）又称Wolf-Parkinson-White综合征（WPW综合征），是指心电图呈预激表现（即心房冲动提前激动心室的一部分或全部），临床出现心动过速发作。

1. 病因　可发生于任何年龄，男性居多，大多数病人无心脏异常征象，常发现于心电图检查或室上速发作时。少数先天性心血管病，如三尖瓣下移畸形、二尖瓣脱垂及心肌病等可并发预激综合征。

2. 身体状况　预激综合征本身不引起症状，心动过速发生率为1.8%，并随年龄增长而增加。频率过快的心动过速可导致心室颤动或心力衰竭、低血压。

3. 心电图特点　①窦性搏动的PR间期<0.12秒；②某些导联的QRS波群>0.12秒；③QRS波群起始部分粗钝，称预激波或δ波，终末部分正常；④ST-T波呈继发性改变，与QRS波群主波方向相反（图3-3-12）。

4. 治疗要点　若病人无心动过速发作或偶尔发作且症状轻微者，无须治疗；发作频繁且症状明显者，应积极治疗，包括药物治疗、射频消融术及外科手术。

五、室性心律失常

室性心律失常包括室性期前收缩、室性心动过速、心室扑动与心室颤动。

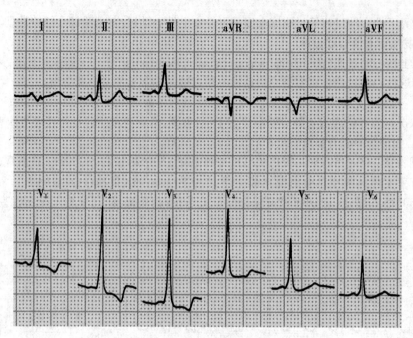

图 3-3-12　预激综合征

PR 间期 0.09 秒,QRS 波时限为 0.12 秒,起始部明显粗钝(δ波)

（一）室性期前收缩

室性期前收缩(ventricular premature beats)又称室性早搏,是最常见的心律失常。

1. 病因　正常人与各种心脏病病人均可发生。①生理性原因:正常人发生的概率随年龄增长而增加,常在情绪激动、精神不安、过量吸烟饮酒、喝咖啡时发生;②病理性原因:常见于冠心病、心肌病、心肌炎、风湿性心脏病等。另外,电解质紊乱、缺血、缺氧、药物中毒、麻醉和手术等亦能诱发。

2. 身体状况　无直接相关症状,或病人感到心悸、失重感或代偿间歇后有力的心脏搏动。听诊时,听到第一心音,其后出现较长的停歇,第二心音强度减弱,桡动脉搏动减弱或消失。

3. 心电图特点　①提前出现的 QRS 波群,宽大畸形,时限通常>0.12 秒;②ST 段和 T 波的方向与 QRS 主波方向相反;③室性期前收缩与其前面的窦性搏动之间期恒定;④其后可见完全性代偿间歇(图 3-3-13)。

4. 治疗要点　无器质性心脏病且无明显症状者,不必药物治疗;有明显症状者,选用 β 受体拮抗剂、美西律、普罗帕酮、莫雷西嗪等;急性心肌梗死并发室性期前收缩者,不主张预防性应用利多卡因等抗心律失常药物;合并窦性心动过速者,早期应用 β 受体拮抗剂,以减少心室颤动的危险。

（二）室性心动过速

室性心动过速(ventricular tachycardia)简称室速,是指连续出现 3 个或 3 个以上的室性期前收缩。

1. 病因　常发生于各种器质性心脏病病人,最常见的是冠心病、曾患心肌梗死者。其次是心肌病、心力衰竭、心瓣膜病等。其他可见于代谢障碍、电解质紊乱、长 QT 综合征等,偶发于无器质性心脏病者。

2. 身体状况　其症状的轻重与心室率、持续时间、基础心脏病变、心功能状态有关。发作持续时间<30 秒、能自行终止者,通常无症状;发作持续时间>30 秒,需药物或电复律终止者,有气促、少尿、低血压、晕厥、心绞痛等症状。听诊心律轻度不规则,第一、二心音分裂。

3. 心电图特点　①3 个或 3 个以上的室性期前收缩突然连续出现;②QRS 波群畸形,时限>0.12 秒,ST-T 波方向与 QRS 波群主波方向相反;③心室率为 100～250 次/分,心律规则或略不规则;④P 波与 QRS 波群无固定关系,形成房室分离;⑤心室夺获或室性融合波是确立室速诊断的重要依据。心室夺获是指室速发作时少数室上性冲动下传心室,表现为正常 QRS 波群,其前有 P 波,PR 间期>0.12 秒;室性融合波的 QRS 波群形态介于窦性与异位心室搏动之间,其意义为部分夺获心室(图 3-3-14)。

4. 治疗要点　无器质性心脏病者出现非持续性短暂室速,如无症状或血流动力学未受影响,无须

88

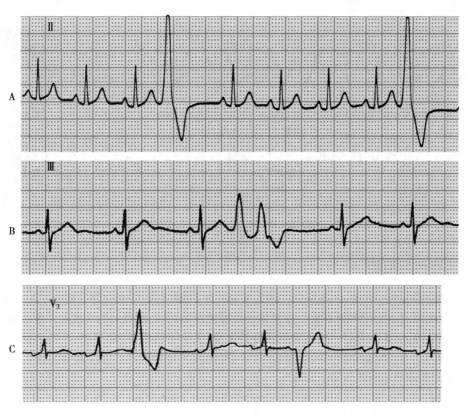

图 3-3-13 室性期前收缩
A. Ⅱ导联第 4、9 个 QRS 波群提前发生，明显增宽畸形，其前无 P 波，其后有完全性代偿间歇；B. Ⅲ导联第 3 个窦性搏动后连续发生两个增宽畸形的 QRS 波群，其前无 P 波；C. V₃ 导联第 3、6 个 QRS 波群提前发生，增宽畸形，形态各异，为多源性室性期前收缩

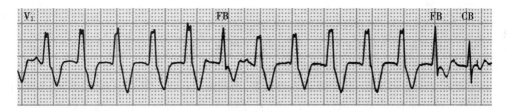

图 3-3-14 室性心动过速
V₁ 导联快速、增宽畸形的心室波群，时限 0.12 秒，频率 136 次/分，RR 间期略不规则，其间有独立的窦性 P 波活动；第 6、12 个 QRS 波群为室性融合波；第 13 个 QRS 波群为心室夺获

治疗；如果持续性室速发作，无论有无器质性心脏病，均应给予治疗；有器质性心脏病或有明确诱因者，选用利多卡因、胺碘酮、普鲁卡因静脉注射，持续静滴以终止室速发作。若药物治疗无效，可采用同步直流电复律。

（三）心室扑动与心室颤动

心室扑动（ventricular flutter）简称室扑，是指心室快而弱的无效性收缩。心室颤动（ventricular fibrillation）简称室颤，是指心室肌各部位不协调的颤动。室扑是室颤的前奏，两者为致命性心律失常。

1. 病因　常见于缺血性心脏病。此外，抗心律失常药物、严重缺氧、缺血、预激综合征合并房颤与极快心室率、电击伤等亦可引起。

2. 身体状况　出现意识丧失、抽搐、呼吸停止，甚至死亡；脉搏触不到，血压测不出，听诊心音消失。

3. 心电图特点　心室扑动呈正弦波图形，波幅大而规则，频率为 150～300 次/分，有时难以与室速鉴别；心室颤动的波形、振幅及频率均极不规则，无法辨认 QRS 波群、ST 段与 T 波（图 3-3-15）。

4. 治疗要点　立即行非同步直流电复律，并配合心脏按压、人工呼吸等心肺复苏术。

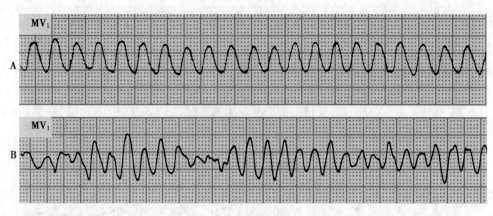

图 3-3-15　心室扑动与心室颤动

六、房室传导阻滞

房室传导阻滞(atrioventricular block, AVB),又称房室阻滞,是指房室交界区脱离了生理不应期后,心房冲动传导延迟或不能传导至心室。按照传导阻滞的严重程度,将其分为 3 度。一度传导阻滞传导时间延长,全部冲动仍能传导。二度传导阻滞分为 I 型(又称文氏阻滞)和 II 型, I 型表现为传导时间进行性延长,直至一次冲动不能传导; II 型表现为间歇出现的传导阻滞。三度传导阻滞又称完全性传导阻滞,此时全部冲动不能被传导。

（一）病因

1. 生理性原因　正常人或运动员可出现文氏型房室阻滞,与迷走神经张力增高有关,常发生在夜间。

2. 病理性原因　如急性心肌梗死、冠状动脉痉挛、病毒性心肌炎、心肌病、急性风湿热、先天性心血管病、原发性高血压、心脏手术、电解质紊乱、药物中毒等。

（二）身体状况

1. 一度房室传导阻滞　无症状,听诊第一心音强度减弱。

2. 二度房室传导阻滞　出现心悸与心搏脱漏, I 型病人第一心音强度逐渐减弱,并有心搏脱漏; II 型亦有间歇性心搏脱漏,但第一心音强度恒定。

3. 三度房室传导阻滞　是一种严重的心律失常,出现疲乏、头晕、晕厥、心绞痛、心力衰竭等症状。若心室率过慢导致脑缺血,出现暂时性意识丧失,甚至抽搐,即阿-斯综合征,严重者猝死。听诊第一心音强度经常变化,间或听到响亮清晰的第一心音(大炮音)。

（三）心电图特点

1. 一度房室传导阻滞　心房冲动都能传至心室,PR 间期>0.20 秒(图 3-3-16)。

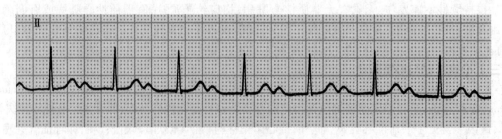

图 3-3-16　一度房室传导阻滞

II 导联每个 P 波后均跟随 QRS 波群,PR 间期 0.39 秒

2. 二度房室传导阻滞(图 3-3-17)

（1） I 型:①PR 间期进行性延长,相邻 RR 间期进行性缩短,直至一个 P 波后 QRS 波群脱落。②包含受阻 P 波在内的 RR 间期小于正常窦性 PP 间期的 2 倍,房室传导比例为 3∶2 或 5∶4。

（2）Ⅱ型：心房冲动传导突然阻滞，但 PR 间期恒定不变，下传搏动的 PR 间期大多正常。当 QRS 波群增宽、形态异常时，阻滞位于希氏束-浦肯野系统；若 QRS 波群正常，阻滞可能位于房室结内。本型易转变为三度房室传导阻滞。

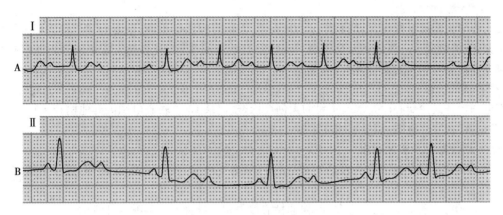

图 3-3-17　二度房室传导阻滞

A. Ⅰ 导联 P 波规律出现，由左起第 3 个 P 波开始，PR 间期逐渐延长，直至第 8 个 P 波后脱漏一个 QRS 波群，出现长间歇，形成 6∶5 房室传导，为二度 Ⅰ 型房室传导阻滞；B. 另一个病人 Ⅱ 导联 P 波规律出现，P 波与 QRS 波群数目之比为 2∶1～3∶2，下传的 PR 间期为 0.14 秒，且恒定不变，为二度 Ⅱ 型房室传导阻滞

3. 三度房室传导阻滞　①心房与心室活动各自独立、互不相关。②心房率快于心室率，心房冲动来自窦房结或异位心房节律。③心室起搏点通常在阻滞部位稍下方，如位于希氏束及其附近，心室率约 40～60 次/分，QRS 波群正常，心律亦较稳定；如位于室内传导系统的远端，心室率<40 次/分，QRS 波群增宽，心室律常不稳定（图 3-3-18）。

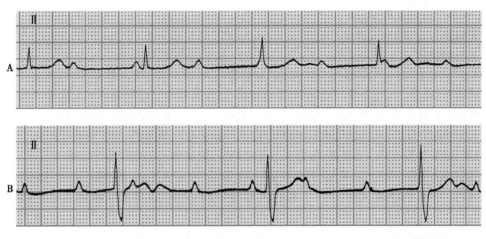

图 3-3-18　三度房室传导阻滞

图中窦性 P 波规则，QRS 波群节律规则，P 波与 QRS 波群互不相关

（四）治疗要点

主要进行病因治疗。一度或二度 Ⅰ 型房室阻滞、心室率不慢者，无须特殊治疗；二度 Ⅱ 型或三度房室阻滞，心室率慢者，用阿托品、异丙肾上腺素等药物进行治疗；伴明显症状或血流动力学障碍、阿-斯综合征发作者，首选临时性或永久性心脏起搏治疗。

【护理评估】

（一）健康史

询问病人有无器质性心脏病、肺栓塞、心力衰竭、慢性阻塞性肺疾病、甲状腺功能减退等病史；了解病人有无情绪激动、烟酒嗜好；是否应用 β 受体拮抗剂、洋地黄等药物；是否存在代谢障碍、电解质紊乱等。

（二）身体状况

评估病人心律失常的类型及临床表现,询问病人心律失常发作时,有无胸闷、心悸、乏力、头晕、晕厥等症状;评估有无意识障碍及血流动力学改变等;心脏听诊有无异常等。

（三）心理-社会状况

由于心律失常反复发作,出现心悸、乏力、头晕、心跳停顿感等不适,缺乏心律失常的相关知识,病人常常紧张、情绪低落。评估病人及家属对疾病及其后果的认识,对心律失常预防知识的掌握程度,以及家庭和社会对病人的支持等。

（四）辅助检查

心电图检查是诊断心律失常最重要的无创性检查,记录12导联心电图。其他检查包括动态心电图、运动试验、食管心电图、信号平均技术等。

（五）治疗原则及主要措施

1. 药物治疗　常用抗心律失常药物有奎尼丁、普鲁卡因胺、利多卡因、美西律、普萘洛尔、胺碘酮、维拉帕米、腺苷等。

2. 介入治疗　行心脏起搏、电复律;快速性心律失常用导管射频消融或外科手术等。

【常见护理诊断/问题】

1. 活动无耐力　与心律失常导致心悸或心排血量减少有关。

2. 有受伤的危险　与心律失常引起的头晕、晕厥有关。

3. 潜在并发症:猝死。

4. 恐惧　与心律失常反复发作、疗效欠佳有关。

【护理目标】

1. 活动耐力增加。

2. 未因头晕、晕厥而受伤。

3. 生命体征平稳,未发生猝死。

4. 恐惧程度减轻或消失。

【护理措施】

（一）一般护理

1. 休息与活动　对于无器质性心脏病的心律失常病人,鼓励其正常工作和生活,建立健康的生活方式,劳逸结合;对于持续性室性心动过速、窦性停搏、二度Ⅱ型或三度房室传导阻滞等严重心律失常病人,应绝对卧床休息,卧床期间协助做好生活护理。当病人心律失常发作导致胸闷、心悸、头晕等不适时,嘱病人采取高枕卧位、半卧位或其他舒适体位,尽量避免左侧卧位,因左侧卧位时病人常能感觉到心脏搏动,加重其不适感。必要时,遵医嘱给予镇静剂,保证病人充分的休息与睡眠。

2. 饮食护理　给予低热量、低脂、高蛋白、高维生素、易消化饮食,少量多餐,避免过饱;戒烟酒,禁食刺激性食物、浓茶、咖啡。心动过缓者保持大便通畅,避免屏气,以免刺激迷走神经而加重心动过缓。

（二）病情观察

密切观察生命体征,同时测量脉率和心率,时间不少于1分钟。注意观察病人有无胸闷、心悸、呼吸困难、晕厥等症状;监测电解质变化,尤其是血钾;严重心律失常者,持续心电监护,严密监测心率、心律、呼吸、脉搏、血压、血氧饱和度以及心电图的变化。发现频发(每分钟>5次)、多源性、成对的或呈R-on-T现象的室性期前收缩、室性心动过速、窦性停搏、二度Ⅱ型或三度房室传导阻滞、室扑、室颤等,立即报告医生,做好抢救准备。

（三）用药护理

遵医嘱给予抗心律失常药物,注意药物的给药途径、剂量、速度、时间。静脉滴注药物尽量使用静脉泵调节滴速;静脉推注药物时速度宜慢(腺苷除外),一般在5～15分钟内推注完。观察药物疗效和不良反应,必要时监测心电图。常见抗心律失常药物的适应证、不良反应及用药护理见表3-3-1。

（四）对症护理

伴有呼吸困难、发绀等缺氧指征时,给予2～4L/min氧气持续吸入。一旦病人出现头晕、黑蒙等先兆表现,立即平卧,以免跌伤。

表 3-3-1　常用抗心律失常药物的不良反应及用药护理

药物	类型与适应证	不良反应	用药护理及禁忌证
奎尼丁	Ⅰa类抗心律失常药物,用于各种快速型心律失常	①心脏方面:窦性停搏、房室传导阻滞、QT间期延长与尖端扭转型室速、晕厥、低血压。②其他:畏食、恶心、呕吐、腹痛、腹泻;视听觉障碍、意识模糊;皮疹、发热、血小板减少、溶血性贫血	每次给药前仔细观察心律和血压改变,避免夜间给药;白天给药量较大时,夜间应注意观察心律及血压
普鲁卡因胺	Ⅰa类抗心律失常药物,属广谱抗快速心律失常药,主要用于室性心律失常	①心脏方面:中毒浓度抑制心肌收缩力,低血压、传导阻滞、QT间期延长与多形性室速。②其他:胃肠道反应较奎尼丁少见,中枢神经系统反应较利多卡因多见;发热、粒细胞减少症;药物性狼疮	静滴使血压下降,发生虚脱,严密观察血压、心率和心律变化;用药期间监测肝功能,定期进行血常规检查和抗核抗体试验
利多卡因	Ⅰb类抗心律失常药物,用于转复和预防室性快速性心律失常用药期间监测血压、心电图及血清电解质	①心脏方面:少数引起窦房结抑制、室内传导阻滞。②其他:眩晕、感觉异常、意识模糊、谵妄、昏迷	过敏、肝肾功能障碍者禁用
普罗帕酮	Ⅰc类抗心律失常药物,适用于各种室性心律失常	①心脏方面:窦房结抑制、房室传导阻滞、加重心力衰竭。②其他:眩晕、口内金属味、视物模糊;胃肠道不适;加重支气管痉挛	老年人用药后引起血压下降,应注意观察;因剂量与血药浓度不成比例增加,增量时要监测血药浓度
β受体拮抗剂	Ⅱ类抗心律失常药物,交感神经亢进、甲亢及嗜铬细胞瘤等所致窦性心动过速者效果好	①心脏方面:低血压、心动过缓、心力衰竭。②其他:乏力;加重哮喘与慢性阻塞性肺疾病;间歇性跛行、雷诺现象;精神抑郁;糖尿病病人可引起低血糖	观察血压、心率变化;普萘洛尔、阿替洛尔通过乳汁分泌,故哺乳期妇女慎用
胺碘酮	Ⅲ类抗心律失常药物,适于房性心律失常	①心脏方面:心动过缓,致心律失常很少发生。②其他:肺纤维化;转氨酶升高,偶致肝硬化;甲亢或甲减;光过敏、角膜色素沉着;胃肠道反应等	静脉给药时选择大血管,浓度不宜过高,严密观察穿刺局部情况;用药期间观察血压、心电图、肝功能、甲状腺功能、肺功能,以及肺部X线片、眼科检查
维拉帕米	Ⅳ类抗心律失常药物,为阵发性室上性心动过速首选药,对急性心肌梗死、心肌缺血及强心苷中毒引起的室早有效	①心脏方面:已应用β受体拮抗剂或有血流动力学障碍者,易引起低血压、心动过缓、房室传导阻滞、心搏停顿。②其他:偶有肝毒性,地高辛血浓度增高	肝、肾功能障碍者慎用
腺苷	其他类抗心律失常药物,用于迅速终止折返性室上性心动过速	①心脏方面:短暂窦性停搏、室早或非持续性室性心动过速。②其他:面部潮红、呼吸困难、胸部压迫感,通常持续短于1分钟	使用时需静脉快速注射给药

（五）心理护理

心律失常频繁发作,影响工作、生活和社交,病人容易产生恐惧或焦虑等心理反应。因此,应向病人介绍病情发展,说明心律失常的可治性,以消除其焦虑和恐惧心理,并鼓励病人参与制订护理计划,增强其治疗信心;护理操作前给予解释,操作中保持沉着冷静,增加病人的安全感。鼓励家属适当探视,减轻或消除病人的不良心理状态。

（六）健康指导

1. 疾病知识指导 向病人及家属介绍心律失常的常见病因、诱因及防治知识。指导病人保持乐观、稳定的情绪,分散注意力。无器质性心脏病者,积极参与运动,调整自主神经功能;有器质性心脏病者,根据心功能情况适当活动;有晕厥史者,避免从事危险性工作,头晕时平卧,以免摔伤。指导病人遵医嘱用药,不可随意停用、增减或更换药物。

2. 生活指导 指导病人应生活规律,保证充足的休息与睡眠;快速性心律失常者戒烟酒,避免劳累、感染,防止诱发心力衰竭;保持大便通畅,心动过缓病人避免排便时过度屏气、用力动作,以免兴奋迷走神经而加重心动过缓;避免精神紧张和情绪激动;改变不良饮食习惯,避免摄入刺激性食物,如咖啡、可乐、浓茶、烈酒等。

3. 安置起搏器或转复除颤器（ICD）指导 指导病人远离电磁辐射物体,如磁铁、微波炉、电视机、手机等,与其距离至少10米;注意电池使用情况并及时更换,定期评估仪器效能;随身携带急救卡片,标明病人姓名、家庭联系电话、安装起搏器或ICD型号、主管医师电话等。

4. 监测病情指导 教会病人及家属测脉搏的方法,学会自我监测病情。对反复发生严重心律失常、危及生命者,教会家属心肺复苏术,以备应急。指导病人定期接受医院随访,复查心电图,发现异常及时就诊。

【护理评价】

1. 活动耐力是否增强。
2. 是否因头晕、晕厥而受伤。
3. 生命体征是否稳定。
4. 恐惧程度是否减轻或消失。

（杨 林）

第四节 原发性高血压病人的护理

1. 掌握原发性高血压的分类和定义,身体状况、心理-社会状况、治疗原则及主要措施。
2. 熟悉原发性高血压的实验室及辅助检查。
3. 了解原发性高血压的病因及发病机制。
4. 学会应用护理程序对原发性高血压病人实施整体护理。
5. 能够熟练地为原发性高血压病人进行健康指导。

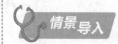

病人,男性,62岁。3年前诊所测血压175/110mmHg,间断服降压药,期间测血压,在（140～165）/（90～110）mmHg之间。吸烟42年,每天20支,偶尔饮少量酒。

请思考:

1. 该病人能否诊断为高血压?其依据是什么?
2. 按照风险水平分层,该病人属于哪一层?

3. 如何为病人进行健康指导?

原发性高血压(primary hypertension)是一种常见的以体循环动脉压升高为主要表现的临床综合征,通常简称为高血压。高血压是最常见的慢性病之一,高血压常与其他心血管病危险因素共存,是心脑血管疾病最重要的危险因素,可损伤心、脑、肾等重要脏器的结构与功能,最终导致这些器官的功能衰竭。在血压升高的病人中,约 5% ~ 10% 为继发性高血压,即由某些确定疾病或病因引起的血压升高。

我国原发性高血压发病率低于西方国家,但却呈明显上升趋势。根据我国 20 世纪 50 年代以来的 3 次成人血压普查结果显示,高血压患病率 1959 年为 5.11%,1979 年为 7.73%,1991 年为 11.88%,截至 2014 年,我国高血压病人数已超过 2.7 亿人。我国高血压患病率、发病率及血压水平随年龄增加而升高,城市高于农村,北方高于南方,沿海高于内地,高原少数民族地区患病率较高。我国高血压病人总体的知晓率、治疗率和控制率较低,分别低于 50%、40% 和 10%。因此,高血压防治工作仍然任重而道远。

【分类和定义】

目前,我国采用的血压分类和标准见表 3-4-1。高血压定义为未使用降压药情况下,非同日 3 次测量,收缩压 ≥140mmHg 和(或)舒张压 ≥90mmHg;既往有高血压史,现在服降压药,虽血压<140/90mmHg,仍可诊断为高血压。根据血压升高水平,又进一步将高血压分为 1、2、3 级。

表 3-4-1　血压水平的分类(中国高血压防治指南,2010)

类　别	收缩压(mmHg)		舒张压(mmHg)
正常血压	<120	和	<80
正常高值	120 ~ 139	和(或)	80 ~ 89
高血压	≥140	和(或)	≥90
1 级高血压(轻度)	140 ~ 159	和(或)	90 ~ 99
2 级高血压(中度)	160 ~ 179	和(或)	100 ~ 109
3 级高血压(重度)	≥180	和(或)	≥110
单纯收缩期高血压	≥140	和	<90

注:以上标准适用于 ≥18 岁成人,当收缩压和舒张压分属于不同分级时,以较高的级别作为标准

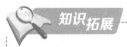

知识拓展

最新高血压诊断标准

目前仍以诊室血压作为高血压的诊断标准,首诊发现收缩压 ≥140mmHg 和(或)舒张压 ≥90mmHg,建议在 4 周内复查两次,非同日 3 次测量均达到上述诊断界值,即可确诊。诊断不确定,有条件的可结合动态血压监测或家庭自测血压辅助诊断。

高血压诊断标准(国家基层高血压防治管理指南,2017)

分　类	收缩压(mmHg)		舒张压(mmHg)
诊室	≥140	和(或)	≥90
动态血压监测			
白天	≥135	和(或)	≥85
夜间	≥120	和(或)	≥70
24 小时	≥130	和(或)	≥80
家庭自测血压	≥135	和(或)	≥85

笔记

【病因及发病机制】

（一）病因

原发性高血压的病因为多因素,尤其是遗传因素和环境因素相互作用的结果。一般认为遗传因素约占40%,环境因素约占60%。

1. 遗传因素　原发性高血压具有明显的家族聚集性,约60%的病人有高血压家族史。父母均为高血压者,其子女患病概率明显高于父母均为正常血压者。其遗传存在主要基因显性遗传和多基因关联遗传两种方式。

2. 环境因素

（1）饮食:大量研究显示,不同地区人群的血压水平及高血压患病率与钠盐平均摄入量呈正相关,摄盐量高的地区患病率明显高于摄盐量低的地区;低钙、低钾、高蛋白摄入、饮食中饱和脂肪酸或饱和脂肪酸/多不饱和脂肪酸的比值较高也属于升压因素。此外,饮酒量与血压水平呈线性相关。

（2）精神应激:脑力劳动者高血压患病率高于体力劳动者,从事精神紧张度高的职业和长期生活在噪声环境中的人患高血压也较多。

3. 其他因素　体重增加是血压升高的重要危险因素,腹型肥胖者容易发生高血压。50%的睡眠呼吸暂停低通气综合征病人易发生高血压,且血压升高程度与疾病病程和严重程度有关。此外,吸烟,服用避孕药、麻黄碱、肾上腺皮质激素等药物也可使血压升高。

（二）发病机制

原发性高血压是在一定的遗传背景下由于多种环境因素的交互作用,使正常血压调节机制失代偿所致。

1. 神经机制　各种原因使大脑皮质下神经中枢功能发生变化,神经递质浓度与活性异常,致使交感神经系统活动亢进,血浆儿茶酚胺浓度升高,外周血管阻力增加而导致血压升高。

2. 肾脏机制　各种原因导致肾性水钠潴留,机体为避免心排血量增高使组织过度灌注,全身阻力小动脉收缩增强,导致外周阻力增高。也可能通过排钠激素分泌释放增加使外周血管阻力增高

3. 激素机制　肾素-血管紧张素-醛固酮系统(RAAS)激活在高血压的发生和发展中占有重要地位。肾小球入球动脉的球旁细胞分泌肾素,激活在肝脏产生的血管紧张素原,生成血管紧张素Ⅰ,经血管紧张素转换酶(ACE)的作用生成血管紧张素Ⅱ。血管紧张素Ⅱ是RAAS的主要效应物质,使小动脉平滑肌收缩,外周血管阻力增高;同时刺激肾上腺皮质球状带分泌醛固酮,使水钠潴留,血容量增加;还可使去甲肾上腺素分泌增加。上述作用均使血压升高。

4. 血管机制　大动脉、小动脉结构和功能的变化在高血压发病中发挥着重要作用。年龄增长及各种心血管危险因素导致血管内皮细胞功能异常,影响动脉弹性;阻力小动脉结构和功能改变,影响外周压力反射点的位置或反射波强度,对脉压增大起重要作用。

5. 胰岛素抵抗　胰岛素抵抗是指必须高于正常的血胰岛素释放水平来维持正常的糖耐量,表示机体组织对胰岛素处理葡萄糖的能力减退。约50%原发性高血压病人存在胰岛素抵抗。胰岛素抵抗所致的高胰岛素血症使肾脏水钠重吸收增强,交感神经系统活性增强,动脉弹性减退,从而使血压升高。

【护理评估】

（一）健康史

询问病人有无明显的高血压家族史及脑卒中、冠心病、糖尿病、高脂血症或肾脏疾患病史;了解病人的饮食习惯(盐和脂类的摄入量),有无烟酒嗜好,有无长期精神紧张、忧郁和心理应激的情况;是否从事注意力高度集中的职业,是否长期受环境噪声及不良视觉刺激;评估病人的身高和体重,判断是否超重等。

（二）身体状况

1. 一般表现

（1）症状:大多数病人起病缓慢,早期常无症状,偶于体检时发现血压升高,少数病人则在发生心、脑、肾等并发症后才被发现。高血压病人可有头痛、头晕、眼花、耳鸣、健忘、失眠、乏力等症状,有时心前区不适,甚至心绞痛、心悸。症状与血压水平不一定成正比。初期血压仅暂时性升高,多在精神紧张或过劳时发生,休息时降至正常。

（2）体征：体检时可闻及主动脉瓣第二心音亢进、主动脉瓣区收缩期杂音或收缩早期喀喇音。

2. 高血压急症和亚急症

（1）高血压急症：指高血压病人在诱因的作用下，血压突然和显著升高（一般可超过 180/120mmHg），同时伴有进行性心、脑、肾等重要靶器官功能不全的表现。高血压急症包括高血压脑病、颅内出血、脑梗死、急性心力衰竭、急性冠状动脉综合征、主动脉夹层动脉瘤、子痫等。如果血压不及时控制在合理范围内，会对脏器功能产生严重影响，甚至危及生命。

（2）高血压亚急症：指血压显著升高但不伴有靶器官损害，病人可有血压明显升高造成的症状，如头痛、胸闷、鼻出血和烦躁不安等。

3. 并发症　①脑血管病：包括脑出血、脑血栓形成、腔隙性脑梗死和短暂性脑缺血发作；②心力衰竭和冠心病；③慢性肾衰竭；④主动脉夹层。各种并发症的临床表现请参阅本书相关章节。

4. 血压测量方法　病人在静息状态、未服用降压药物的情况下，坐位时测量上臂肱动脉的血压值，间隔 2 分钟后重复测量，以 2 次的血压均值为基准，或通过动态血压监测方能确定。

5. 心血管风险分层　根据血压程度分级，结合病人的心血管危险因素和靶器官损害情况进行心血管风险水平分层，标准见表 3-4-2。心血管危险因素包括吸烟、高脂血症、糖尿病、年龄>55 岁（男性）、年龄>65 岁（女性）、男性或绝经后女性、心血管疾病家族史；靶器官损害及合并的临床疾病包括心脏疾病（左心室肥大、心绞痛、心肌梗死、冠状动脉血管重建术、心力衰竭），脑血管疾病（短暂性脑缺血发作、缺血性脑卒中、脑出血），肾脏疾病（蛋白尿、血肌酐升高、糖尿病肾病），血管疾病（周围动脉疾病、重度高血压视网膜病变）和糖尿病等。

视频：血压测量方法

表 3-4-2　高血压病人心血管风险分层（中国高血压防治指南，2010）

其他危险因素和病史	1 级高血压	2 级高血压	3 级高血压
无其他危险因素	低危	中危	高危
有 1~2 个危险因素	中危	中危	很高危
≥3 个危险因素或有靶器官损害	高危	高危	很高危
临床并发症或合并糖尿病	很高危	很高危	很高危

（三）心理-社会状况

高血压是一种慢性病，迁延不愈，需终身用药，且并发症多而严重，给病人带来生活痛苦和精神压力，常有精神紧张、烦躁不安、焦虑、忧郁等不良情绪。尤其是症状加重或伴有心、脑、肾等并发症，治疗不当或疗效不佳时，病人更加烦躁，或出现抑郁、失眠，甚至恐惧。心理压力不利于病人有效地治疗和控制血压。应评估病人及家属对高血压及其后果的心理反应，以及对高血压保健知识的掌握程度，家庭和社会对病人的支持状况等。

（四）实验室及辅助检查

1. 基本项目　包括血生化（血钾、空腹血糖、血胆固醇、血甘油三酯、肾功能、血尿酸等）；全血细胞计数、血红蛋白；尿液分析（尿蛋白、糖和尿沉渣镜检）；心电图。

2. 推荐项目　24 小时动态血压监测、超声心动图、颈动脉超声、餐后 2 小时血糖、尿白蛋白定量、眼底检查、胸片等。

3. 选择项目　对疑似继发性高血压的病人，根据需要可以选择以下检查项目：血浆肾素活性、血和尿醛固酮、血和尿皮质醇、血和尿儿茶酚胺、动脉造影、肾和肾上腺超声、CT 或 MRI、睡眠呼吸监测等。对有并发症的高血压病人，应进行相应的心、脑、肾功能检查。

（五）治疗原则及主要措施

治疗高血压的主要目的是最大限度地降低心脑血管并发症的发生与死亡总体危险。在治疗高血压的同时，应干预所有其他可逆性心血管危险因素、靶器官损害以及各种并存的临床情况。在病人能耐受的情况下，逐步降压达标，一般高血压病人，应将血压降至 140/90mmHg 以下；老年（≥65 岁）高血压病人，血压应降至<150/90mmHg，如果能耐受，可进一步降至<140/90mmHg；一般糖尿病或慢性肾脏病病人的血压目标可以再适当降低。

1. 非药物治疗　主要是指生活方式干预，健康的生活方式能够预防或延缓高血压的发生，降低并发症的风险。适合于各级高血压病人（包括应用降压药物的病人），对轻者单独使用非药物治疗可使血压下降。主要措施包括：①合理饮食：限制钠盐摄入，摄入量不超过 6g/d 为宜；补充钙和钾盐；减少食物中饱和脂肪酸的含量和脂肪总量。②减轻体重：尤其是肥胖病人，限制每日热量摄入。③适当运动：以有氧运动为宜。④其他：戒烟、限酒；减少精神压力，保持心态平和。

2. 药物治疗

（1）药物治疗时机：①高危、很高危病人，应立即开始降压药物治疗。②中危、低危病人可分别随访 1 个月和 3 个月，多次测血压仍 ≥140/90mmHg，推荐或开始启动降压药治疗。

（2）用药原则：①从小剂量开始，逐渐加量，达到降压目的后改用维持量，巩固疗效。②优先选择长效制剂，目的主要是有效控制夜间血压与晨峰血压，有效预防心脑血管并发症的发生。③采用联合用药的方法，增强药物协同作用，减少每一种药物的剂量，提高疗效。联合用药原则为当一种首选药物未能达到满意降压效果时，应更换另一种药物或加用第二种药物。④个体化用药，根据病人具体情况和耐受性及个人意愿或长期承受能力，选择适合病人的降压药物。

（3）药物种类：目前常用降压药物可归纳为五大类，即利尿药、β 受体拮抗剂、钙通道阻滞剂（CCB）、血管紧张素转换酶抑制剂（ACEI）和血管紧张素 Ⅱ 受体拮抗剂（ARB）。除上述五大类主要的降压药物外，在降压药物发展的历史上还有一些药物，包括 α_1 受体拮抗剂、交感神经抑制剂、直接血管扩张剂，曾多年用于临床并有一定的降压疗效，但因副作用多，目前不主张单独使用，可用于复合制剂或联合治疗。常用降压药物及其主要作用、适应证见表3-4-3。

表 3-4-3 常用降压药物的主要作用及适应证

药物分类	常用药物名称	主 要 作 用	适 应 证
利尿药	噻嗪类：氢氯噻嗪、氯噻酮；祥利尿药：呋塞米；保钾利尿药：氨苯蝶啶；醛固酮拮抗剂：螺内酯	使细胞外液容量减低、心排血量减低，并通过利钠作用使血压下降。降压作用缓和，服药 2～3 周后作用达高峰	适用于轻、中度高血压，尤其适用于老年人收缩期高血压及心力衰竭伴高血压的治疗
β 受体拮抗剂	美托洛尔（倍他乐克）；阿替洛尔（氨酰心安）；普萘洛尔；比索洛尔	阻滞 β 受体，使心排血量减低、抑制肾素释放，并通过交感神经突触前膜阻滞使神经递质释放减少，从而使血压降低。降压起效迅速、强力	适用于各种不同程度的高血压病人，尤其是心率较快的中青年病人或合并心绞痛、慢性心力衰竭的高血压病人
钙通道阻滞剂（CCB）		阻滞钙离子 L 型通道，抑制血管平滑肌及心肌钙离子内流，从而使血管平滑肌松弛、心肌收缩力降低，使血压降低。降压起效迅速，降压疗效和降压幅度相对较强，剂量和疗效呈正相关	对老年高血压病人有较好的降压疗效，可用于合并糖尿病、冠心病或外周血管病的病人
二氢吡啶类	硝苯地平、硝苯地平缓释片、硝苯地平控释片、氨氯地平		
非二氢吡啶类	维拉帕米、地尔硫䓬缓释片		
血管紧张素转换酶抑制剂（ACEI）	卡托普利、依那普利、贝那普利	通过抑制血管紧张素转换酶，使血管紧张素生成减少，同时抑制激肽酶，使缓激肽降解减少，两者均有利于血管扩张，使血压降低。降压起效缓慢，逐渐增强	此药对各种程度的高血压均有一定降压作用，对伴有心力衰竭、左室肥大、心肌梗死、糖耐量减低或糖尿病肾病、蛋白尿等合并症的病人尤为适宜
血管紧张素 Ⅱ 受体拮抗剂（ARB）	氯沙坦、厄贝沙坦、替米沙坦	通过阻滞组织的血管紧张素 Ⅱ 受体亚型 AT1，更充分有效地阻断血管紧张素 Ⅱ 的水钠潴留、血管收缩和组织重构。降压起效缓慢，持久而平稳，6～8 周达到最大作用	

3. 高血压急症的治疗 尽快应用降压药物控制血压,并持续监测血压,在短时间内使病情缓解,预防进行性或不可逆性靶器官损害,以降低死亡率。紧急情况下,采用静脉途径给药,在几分钟到1小时内迅速降低血压,血压控制目标为平均动脉压的降低幅度不超过治疗前水平的25%;在随后的2~6小时内,将血压降至160/100mmHg的较安全水平;如果病情稳定,在之后的24~48小时内,逐渐将血压降至正常范围。

(1) 硝普钠:为首选药物,同时扩张动脉和静脉,降低心脏前、后负荷。开始剂量为10~25μg/min,以后根据血压情况仔细调节输液速度。

(2) 硝酸甘油:扩张静脉和选择性扩张冠状动脉与大动脉。降压起效迅速,停药后数分钟作用即消失。开始静脉输液剂量为5~10μg/min,然后每5~10分钟增加一次剂量,逐渐增加至20~50μg/min。

(3) 尼卡地平:二氢吡啶类钙通道阻滞剂,降压的同时还能改善脑血管流量。主要用于高血压急症合并急性脑血管病。

(4) 脱水剂:高血压脑病者宜给予脱水剂,如甘露醇;用快速利尿药,如呋塞米。

(5) 伴烦躁、抽搐者:肌内注射地西泮、巴比妥类药物,或水合氯醛保留灌肠。

4. 高血压亚急症的治疗 高血压亚急症病人,可在24~48小时内将高血压缓慢降至160/100mmHg。大多数高血压亚急症病人可通过口服降压药控制,如口服CCB、ACEI、ARB等,也可根据情况应用袢利尿药。

【常见护理诊断/问题】

1. 疼痛:头痛 与血压升高有关。

2. 知识缺乏:缺乏非药物治疗、药物治疗及自我监控血压的相关知识。

3. 焦虑 与血压控制不满意、已发生并发症有关。

4. 潜在并发症:高血压急症。

【护理目标】

1. 头痛减轻或消失。

2. 能坚持长期用药,血压控制在理想水平。

3. 心态良好,情绪乐观。

4. 未发生高血压急症,或高血压急症能被及时发现并得到及时处理。

【护理措施】

(一) 一般护理

1. 休息与活动 合理安排休息、工作与活动,运动要适量、适度,持之以恒,循序渐进。①指导病人使用放松技术,如心理治疗、音乐治疗、缓慢呼吸等,调节紧张情绪。②根据年龄及身体状况选择运动,如太极拳、气功、散步或慢跑等,一般3~5次/周,30~60分钟/次,不宜剧烈运动,以避免过度兴奋。③高血压初期可适当休息,保证充足的睡眠;若血压较高,病人有头晕、眼花、耳鸣等症状时,应卧床休息;意识改变者,应绝对卧床休息。④出现并发症者,需增加卧床时间,协助做好生活护理。

2. 环境 保持病室安静,光线柔和,尽量减少探视,保证充足的睡眠;治疗和护理操作应相对集中,动作轻巧,防止过多干扰病人;避免劳累、情绪激动、精神紧张、吸烟、酗酒、环境嘈杂、不规律服药等。

3. 饮食护理 饮食原则为低盐、低脂、低胆固醇饮食,限制动物脂肪、内脏、鱼子、软体动物、甲壳类食物的摄入,补充适量蛋白质,多吃新鲜蔬菜、水果。①食盐量不超过6g/d为宜。②膳食中脂肪量控制在总热量的25%以下。③饮用牛奶500ml/d,新鲜蔬菜400~500g/d,补充钙400mg和钾1000mg。④每天饮酒量不可超过相当于50g乙醇的量。⑤肥胖者控制体重,将体重指数(BMI)控制在<24,通过降低每日热量摄入、参加体育活动等方法,达到减轻体重的目的。

(二) 病情观察

1. 监测血压变化 定期监测血压,观察血压变化和用药后的降压反应。每天测量血压2次,必要时进行动态血压监测。

2. 监测并发症征象 观察病人的精神状态、语言能力、头痛性质,有无视力改变、肢体活动障碍等

视频:血压
监测

症状,有无高血压急症和心、脑、肾等靶器官损害的征象,以便及早发现并发症。

3. 监测低血压反应 观察病人有无头晕、乏力、出汗、心悸、恶心、呕吐等低血压反应的表现,在联合用药、服用首剂药物或加量时尤应注意。

（三）高血压急症护理

1. 避免诱因 不良情绪可诱发高血压急症,因而要使病人保持心情愉快,情绪稳定;遵医嘱服用降压药物,避免过度劳累和寒冷刺激。

2. 病情监测 严密监测生命体征、神志、瞳孔、尿量;静滴降压药过程中,每 5～10 分钟测血压 1 次,发现异常及时与医生联系。一旦发生高血压急症,立即卧床休息,抬高床头,避免一切不良刺激和不必要的活动,协助做好生活护理;稳定病人情绪,必要时使用镇静剂;保持呼吸道通畅,给予氧气吸入。

3. 遵医嘱用药 迅速建立静脉通道,遵医嘱准确给药,密切观察药物疗效和不良反应。硝普钠静脉滴注过程中应避光;严密监测血压,避免出现血压骤降。根据血压及时调整给药速度,如出现出汗、不安、头痛、心悸、胸骨后疼痛等血管过度扩张的表现时,立即报告医生,并停止滴注。若出现脑水肿症状,快速静脉滴注脱水剂,并观察病人意识、尿量,监测电解质变化,防止电解质紊乱。

（四）用药护理

视频:高血压用药护理

遵医嘱用药,不可自行增减药量或突然停药。强调"终身治疗、保护靶器官、平稳降压、个体化治疗、联合用药"的治疗原则。

1. 观察药物疗效及不良反应 遵医嘱予以降压药治疗,测量用药后的血压以判断疗效,并观察药物的不良反应。

2. 直立性低血压护理 ①向病人讲解直立性低血压的表现,服药后或体位变化时如有晕厥、恶心、乏力,应立即平卧,取头低足高位,以促进静脉回流,增加脑部血流量。②服药时间可选择在平静休息时,服药后继续休息一段时间再下床活动;如临睡前服药,夜间起床排尿时尤为注意。③指导病人改变体位时动作要缓慢,服药后不要站立太久,防止体位突然改变引起直立性低血压,或长时间站立导致晕厥。④避免用过热的水洗澡或蒸汽浴,更不宜大量饮酒。⑤外出活动时应有人陪伴,防止晕倒致外伤。

（五）心理护理

视频:直立性低血压的预防

了解病人的性格特征及有关社会支持情况,当病人出现情绪变化时,安慰病人,减少或排除引起不适的因素,给病人提供心理援助和心理疏导,消除顾虑。血压得到控制后,根据病人的性格特点和生活方式,解释疾病的相关知识,提出控制不良情绪和改变生活方式的方法,教会病人自我心理调节的方法,使其保持心态平和、情绪稳定。同时,指导家属给予病人理解、支持与宽容。

（六）健康指导

1. 疾病知识指导 向病人及家属解释引起高血压的生物、心理、社会因素及高血压对机体的危害,使病人对疾病有足够的重视;定期进行健康体检,提高对高血压的知晓率、治疗率、控制率;坚持长期的饮食、运动、药物治疗;强调终身治疗的重要性,坚持长期治疗,将血压控制在正常范围,预防或减轻靶器官损害。

2. 生活方式指导

（1）控制体重:告知病人高血压与肥胖密切相关,减轻体重可以改善降压药物的效果及降低心血管事件的风险。最有效的减重措施是控制能量摄入和增加体力活动。衡量超重和肥胖最简便和常用的生理测量指标是体重指数(body mass index,BMI)和腰围。$BMI = 体重（kg）/ [身高（m）]^2$,$18.5 \leqslant BMI < 24.0$ 为正常,$24.0 \leqslant BMI < 28.0$ 为超重,$BMI \geqslant 28.0$ 为肥胖;腰围主要反映中心型肥胖的程度,成年人的正常腰围<90/85cm(男/女),腰围≥90/85cm(男/女)需控制体重,腰围≥95/90cm(男/女)需要减重。

（2）低盐饮食:高钠饮食导致体内钠增加,引起水钠潴留、血容量增加和外周血管阻力增高而致血压升高。高血压病人钠摄入量应控制在 70～120mmol/d 左右,折合食盐为 1.5～3.0g/d。中、重度高血压者限制钠盐在 50～70mmol/d 左右,可明显提高降压效果,减少降压药的剂量,延缓和减少各种并发症的发生。

笔记

（3）限酒戒烟:每天饮酒量超过 40g 酒精者,不仅增加高血压患病率,而且并发脑卒中的概率也大大提高,据统计,重度饮酒者脑卒中死亡人数比不经常饮酒者多 3 倍。吸烟不仅造成血管内皮损伤、血压升高,且增加血浆纤维蛋白原。因此,应向病人及家属讲解限酒戒烟的重要性,指导其限制酒精摄入量,并有计划性地戒烟。

（4）运动疗法:指导病人根据年龄和血压水平选择适宜的运动方式,合理安排运动量。建议每周进行 3~5 次,每次 30 分钟的有氧运动。一般采用慢跑、步行、骑自行车、游泳、做体操、原地踏步等运动方式。运动强度因人而异,常用的运动强度指标为运动时最大心率达到 170 减去年龄。注意劳逸结合,运动强度、时间和频度以不出现不适反应为度,避免竞技性和力量型运动。典型的运动计划包括三个阶段:5~10 分钟的热身活动;20~30 分钟的有氧运动;放松阶段,逐渐减少用力,约 5 分钟。高龄和已有心、脑、肾损害的高血压病人应控制运动量,因为过度剧烈的运动可诱发心衰、心绞痛、心肌梗死、猝死和脑卒中。

（5）其他:我国传统的医疗保健方法,如气功和太极拳,对增进人体健康、防治多种慢性病有一定疗效,若能配合保健按摩和放松的行为疗法,对高血压病的防治也能起到良好作用。

3. 用药指导　应详细告知病人药物的名称、剂量、用法,以及药物疗效和不良反应的观察与应对方法;强调规律服药的重要性,嘱病人遵医嘱服药,不可随意增减药量、漏服或突然停药。

4. 定期复查　定期门诊复查,根据危险度分层决定复诊时间。低危或中危者,每 1~3 个月随诊一次;高危者,至少每月随诊一次。监测血压变化,若血压升高或病情异常时应及时就医。

【护理评价】

1. 头痛是否减轻或消失。

2. 能否坚持长期用药,血压是否控制在理想水平。

3. 能否自我调节心理状态,保持乐观情绪。

4. 是否发生高血压急症;发生高血压急症能否被及时发现,并得到及时处理。

（杨富国）

第五节　冠状动脉粥样硬化性心脏病病人的护理

 学习目标

1. 掌握心绞痛、心肌梗死病人的身体状况及治疗原则。

2. 熟悉冠状动脉粥样硬化性心脏病的病因及心肌梗死的心电图特点。

3. 了解冠状动脉粥样硬化性心脏病的病理变化、临床分型。

4. 学会应用护理程序对心绞痛、心肌梗死病人实施整体护理。

5. 能熟练地为冠心病病人进行健康指导。具有良好的沟通能力;反应敏捷,能配合医生及时处理心肌梗死的并发症。

情景导入

病人,男性,46 岁。今晨 5 时睡眠中发生心前区剧烈疼痛,呈压榨样、向左肩及后背放射,伴胸闷、大汗淋漓,无恶心、呕吐,有濒死感,含服硝酸甘油不能缓解,6 时 20 分由 120 送入急诊科,经吸氧、扩血管、镇痛等治疗后,现入住 CCU 病房。

请思考:

1. 护士应着重观察病人哪些病情变化?

2. 为该病人制订健康指导方案的重点内容是什么?

冠状动脉粥样硬化性心脏病（coronary atherosclerotic heart disease）指冠状动脉粥样硬化使血管腔狭窄或阻塞，导致心肌缺血缺氧或坏死而引起的心脏病，与冠状动脉功能性改变（痉挛）所致者统称冠状动脉性心脏病（coronary heart disease），简称冠心病，亦称缺血性心脏病（ischemic heart disease）。

冠状动脉粥样硬化性心脏病是动脉粥样硬化导致器官病变的最常见类型，也是严重危害人类健康的常见病。本病在欧美发达国家常见，我国的发病率近年来呈增长趋势，世界卫生组织 2011 年资料显示，我国冠心病死亡人数已列世界第二位。

【病因及发病机制】

（一）病因

迄今尚未完全明确，目前认为是多种因素（亦称危险因素）作用于不同环节所致。

1. 年龄和性别　本病多见于 40 岁以上人群，49 岁以后进展较快，近年来，临床发病年龄有年轻化趋势。女性发病率低于男性，但更年期后发病率明显增加。

2. 血脂异常　脂质代谢异常是动脉粥样硬化最重要的危险因素。目前认为，总胆固醇（TC）、甘油三酯（TG）、低密度脂蛋白（LDL）、极低密度脂蛋白（VLDL）及载脂蛋白 B（ApoB）增高，高密度脂蛋白和载脂蛋白 A（ApoA）降低，均为本病的危险因素。

3. 高血压　血压升高与本病关系密切。60%～70% 的冠状动脉粥样硬化病人有高血压，高血压者患病率较血压正常者高 3～4 倍。收缩压和舒张压增高都与本病密切相关。

4. 吸烟　本病的发病率和死亡率吸烟者比不吸烟者高 2～6 倍，且与每日吸烟的数量成正比。被动吸烟也是本病的危险因素。

5. 糖尿病和糖耐量异常　糖尿病病人中不仅本病的发病率较非糖尿病者高出数倍，且病变进展迅速，更易发生心肌梗死。糖耐量减低也常见于本病病人。

6. 其他因素　如肥胖、缺少体力活动、西方饮食方式（常摄入高热量、高动物脂肪、高胆固醇及高糖、高钠食物）、遗传因素、A 型性格等。危险因素还包括血中同型半胱氨酸增高、胰岛素抵抗、血中纤维蛋白原及某些凝血因子增高等。

（二）发病机制

近年来，多数学者支持内皮损伤反应学说，认为本病各种主要危险因素最终都损伤动脉内膜，而粥样硬化病变的形成是动脉对内膜损伤作出的炎症-纤维增生性反应的结果。正常动脉壁由内膜、中膜和外膜构成（图 3-5-1）。动脉粥样硬化时，相继出现脂质点和条纹、粥样和纤维粥样斑块、复合病变（斑块钙化、斑块破裂出血、血栓形成）3 类变化（图 3-5-2）。

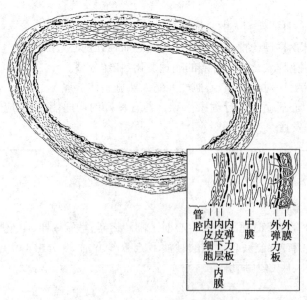

图 3-5-1　动脉壁结构示意图
显示动脉壁内膜、中膜和外膜三层结构，右下角是局部再放大示意

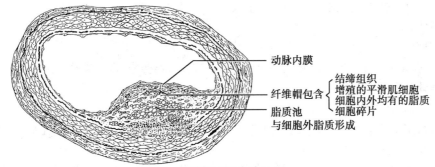

A. 动脉粥样斑块结构示意

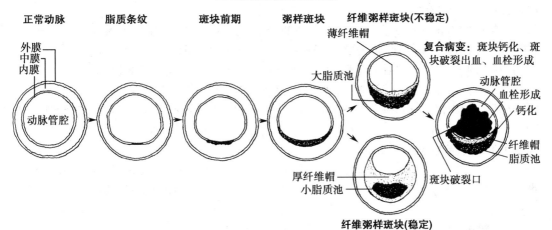

B. 动脉粥样硬化进展过程血管横切面结构示意

图 3-5-2　动脉粥样硬化的 3 类变化

近年来,由于冠脉造影的普及和冠脉内超声成像技术的进展,对冠心病病人的斑块性状有了更清晰的认识。一般认为,动脉粥样硬化的斑块基本上可分为两类:一类是稳定型斑块,即纤维帽较厚而脂质池较小;而另一类是不稳定型(又称为易损型)斑块,其纤维帽较薄,脂质池较大且易于破裂,这种斑块的破裂导致了心血管急性事件的发生。

【分型】

由于病理解剖和病理生理变化的不同,本病有不同的临床表型。1979 年世界卫生组织曾将之分为 5 型。近年来,临床趋于根据发病特点和治疗原则的不同,将本病分为两大类:①急性冠状动脉综合征(acute coronary syndrome,ACS),包括不稳定型心绞痛、非 ST 段抬高性心肌梗死、ST 段抬高性心肌梗死及冠心病猝死。②慢性冠脉病(chronic coronary artery disease,CAD),亦称慢性缺血综合征(chronic ischemic syndrome,CIS),包括稳定型心绞痛、冠脉正常的心绞痛(如 X 综合征)、无症状性心肌缺血和缺血性心力衰竭(缺血性心肌病)。本节重点讨论心绞痛和心肌梗死。

一、心绞痛

稳定型心绞痛(stable angina pectoris)亦称劳力性心绞痛,是在冠状动脉固定性严重狭窄基础上,由于某些诱因使心脏负荷突然增加,导致心肌急剧的、暂时的缺血缺氧,引起以发作性胸痛或胸部不适为主要表现的临床综合征。临床上,将除上述典型的劳力性心绞痛以外的缺血性胸痛统称为不稳定型心绞痛(unstable angina,UA)。不稳定型心绞痛主要是由于冠脉内不稳定的粥样斑块继发斑块内出血、斑块纤维帽出现裂隙、斑块表面有血小板聚集和(或)刺激冠状动脉痉挛等,使局部的心肌供血明显下降,导致缺血性心绞痛,虽然也因劳力负荷诱发,但劳力负荷终止后胸痛并不缓解。

【病因及发病机制】

稳定型心绞痛的发病机制主要是由于冠状动脉存在固定狭窄或部分闭塞,而狭窄或闭塞的冠脉扩张性减弱,血流量减少,心肌的血供相对比较固定,如心肌的血供降低到尚能应付平时的需要时,则休息时可无症状,但在劳累、情绪激动、饱食或受寒等情况下,心脏负荷突然增加,而冠脉的血供却不

图片:动脉粥样硬化

图片:冠状动脉造影

能相应增加,导致心肌产生急剧的、短暂的缺血缺氧,即可发生心绞痛。

【护理评估】

(一)健康史

询问病人有无高血压、糖尿病、吸烟、高脂血症等;有无过度劳累、情绪激动等诱发因素。

(二)身体状况

1. 症状　以发作性胸痛为主要表现。

(1)部位:主要位于胸骨体中、上段,可波及心前区,界限不很清楚,常放射至左肩、左臂内侧达无名指和小指,或至颈、咽或下颌部。

(2)性质:常为压迫感、憋闷感或紧缩感,也可有烧灼感,偶伴濒死感。发作时,病人往往被迫停止原来的活动,直至症状缓解。

(3)诱因:常由体力活动、情绪激动等诱发,饱餐、寒冷、吸烟、心动过速或休克等亦可诱发。疼痛多发生于体力活动或情绪激动的当时,而不是其后,且常在相似的条件下重复发生。

(4)持续时间:疼痛出现后常逐渐加重,持续 3~5 分钟,一般不超过 15 分钟。

(5)缓解方式:休息或含服硝酸甘油可迅速缓解。可数天或数周发作 1 次,亦可 1 天内发作多次。

2. 体征　心绞痛发作时,病人心率加快、血压升高、面色苍白、出冷汗,心尖区听诊时出现奔马律,可闻及短暂收缩期杂音。

(三)心理-社会状况

心绞痛如长期、反复发作,使体力活动受限,影响生活和工作,病人易焦虑、烦躁、抑郁。另外,高昂的医疗费用会加重家庭经济负担,家人因照顾病人时间过长、支持能力有限、易烦躁而忽视病人的心理感受。

(四)辅助检查

1. 心电图检查　是诊断心绞痛最常用的方法。

(1)静息心电图:约有半数病人正常,也可有陈旧性心肌梗死的改变或非特异性 ST 段和 T 波异常。

(2)心绞痛发作时心电图:大多数病人可出现暂时性心肌缺血引起的 ST 段移位。因心内膜下心肌更易缺血,故常见反映心内膜下心肌缺血的 ST 段压低(≥0.1mV),发作缓解后恢复。有时出现 T 波倒置(图 3-5-3)。

(3)心电图负荷试验:常用运动负荷试验。运动可增加心脏负荷,激发心肌缺血。运动方式主要有分级活动平板或踏车,前者较为常用。运动中出现典型心绞痛的心电图改变,主要以 ST 段水平型或下斜型压低≥0.1mV(J 点后 60~80ms)持续 2 分钟为运动试验阳性标准。

(4)心电图连续动态监测(Holter):通过连续记录并自动分析 24 小时的心电图,可提高缺血性心电图的检出率。

2. 放射性核素检查　放射性核素^{201}TI(铊)随冠状动脉血流很快被正常心肌细胞摄取,^{201}TI 心肌显像可显示心肌缺血的部位和范围,对心肌缺血诊断较有价值。

3. 冠状动脉造影　为有创性检查,目前仍是诊断冠心病较准确的方法。选择性冠状动脉造影可显示冠脉狭窄的部位及程度,一般认为,管腔直径减少 70%~75% 以上会严重影响血供。此外,冠脉造影还可用于选择治疗方案、判断预后。

4. 超声心动图检查　二维超声心动图可探测到缺血区或坏死区心室壁的异常运动,亦可测定左心室功能,射血分数降低者预后较差。

(五)治疗原则及主要措施

其治疗原则是避免诱发因素;改善冠状动脉的血供,减少心肌耗氧,以减轻症状、减少发作;治疗动脉粥样硬化,预防心肌梗死和猝死。

1. 发作时治疗

(1)休息与给氧:心绞痛发作时立即停止活动,就地休息,采用鼻导管或鼻塞法吸氧,2~4L/min。

(2)药物治疗:选择作用较快的硝酸酯类制剂,除扩张冠状动脉增加冠脉血流量外,还可扩张外周血管,减轻心脏负荷,缓解心绞痛。①硝酸甘油 0.3~0.6mg 舌下含化,1~2 分钟显效,约 30 分钟后

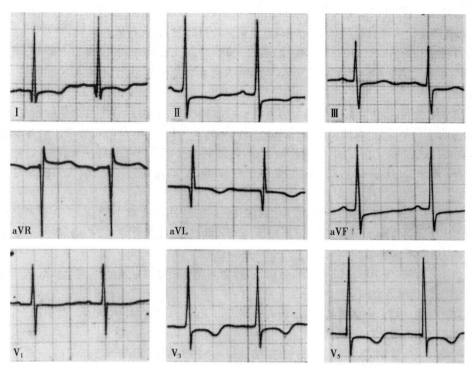

图 3-5-3　心绞痛发作时的心电图

作用消失。②硝酸异山梨酯 5~10mg 舌下含化,2~5 分钟见效,作用维持 2~3 小时。症状如不缓解,可重复使用。必要时加用镇静剂。

2. 缓解期治疗　避免各种诱因,控制各种危险因素;改善心肌供血,预防心肌梗死。

(1) 药物治疗:使用作用持久的抗心绞痛药物,预防发作。①β 受体拮抗剂,常用美托洛尔、阿替洛尔等。②硝酸酯制剂,常用硝酸异山梨酯、硝酸甘油等。③钙通道阻滞剂,常用药物有维拉帕米、硝苯地平缓释剂等。④抗血小板聚积药物,如阿司匹林、氯吡格雷。⑤调节血脂,可选用他汀类药物,如辛伐他汀、阿托伐他汀。⑥血管紧张素转换酶抑制剂(ACEI)或血管紧张素 II 受体拮抗剂(ARB),稳定型心绞痛合并高血压、糖尿病、心力衰竭等,建议使用 ACEI 类药物,如不能耐受,可使用 ARB 类药物。⑦中医中药治疗,如"速效救心丸"亦有一定效果。

(2) 非药物治疗:①合理运动可促进侧支循环建立、提高运动耐量,减轻症状。②血管重建治疗,如经皮冠状动脉介入治疗(PCI)、冠状动脉旁路移植术(CABG)等。③其他治疗,如增强型体外反搏治疗可能增加冠状动脉的血供,可考虑应用。

【常见护理诊断/问题】

1. 急性疼痛:胸痛　与心肌缺血、缺氧有关。

2. 活动无耐力　与心肌氧的供需失调有关。

3. 潜在并发症:心肌梗死。

4. 知识缺乏:缺乏预防心绞痛发作的知识。

【护理目标】

1. 胸痛逐渐减轻或消失。

2. 活动能力和耐力逐渐增强。

3. 未发生并发症或并发症能及时被发现并处理。

4. 能复述预防心绞痛发作的知识。

【护理措施】

1. 一般护理

(1) 休息与活动:心绞痛发作时,立即停止活动,就地休息、给氧。密切观察病情变化。

(2) 吸氧:鼻导管或面罩吸氧,氧流量 2~4L/min,以改善心肌供氧,减轻疼痛。

（3）饮食护理：饮食宜低钠、低脂、低胆固醇、富含维生素 C、清淡、易消化，少量多餐，避免过饱，以免加重心脏负担。多进食新鲜蔬菜、水果，适量摄入粗纤维食物，保持大便通畅。

2. 病情观察　评估心绞痛的部位、性质、程度、持续时间及缓解方式，持续心电监测，描记疼痛发作时心电图，严密监测心率、心律、血压变化，观察病人有无面色苍白、大汗、恶心、呕吐等。

3. 用药护理

（1）硝酸酯制剂：心绞痛发作时给予病人舌下含服硝酸甘油，用药后注意观察胸痛变化，如服药后 3~5 分钟仍不缓解，可重复使用。连续 3 次不缓解者，要警惕 ACS，及时报告医生。对于频繁发作心绞痛者，可遵医嘱静滴硝酸甘油，但应控制滴速，告知病人及家属不可擅自调节滴速，以免发生低血压。部分病人用药后出现面部潮红、头晕、头部胀痛、心悸、心动过速等不适，应告知病人是由于药物的血管扩张作用所致，以解除顾虑。

（2）β 受体拮抗剂：本药与硝酸酯类合用有协同作用，使用时要减小剂量，以免引起直立性低血压；避免突然停药，以免诱发心肌梗死；监测血压、心率，低血压、支气管哮喘、心动过缓、二度或二度以上房室传导阻滞者不宜使用。

（3）他汀类药物：可引起肝脏损害和肌病，用药期间应严密监测血清转氨酶及肌酸激酶等。采用强化降脂治疗时，监测药物的安全性。

4. 减少或避免诱因　疼痛缓解后，与病人一起分析引起心绞痛发作的诱因。避免用力排便、精神紧张、进食过饱，以免诱发心绞痛。

5. 心理护理　安慰病人，解除紧张不安情绪，以减少心肌耗氧。

6. 健康指导

（1）疾病知识指导：指导病人避免各种诱发因素，如情绪激动、过度劳累、饱餐、用力排便、寒冷刺激等，避免精神紧张和长时间工作；对于规律发作的劳力性心绞痛，预防性用药，如就餐、外出、排便等活动前含服硝酸甘油；保持良好心态，保证充足睡眠，积极预防心血管事件。

（2）饮食指导：指导病人进食低脂、低胆固醇、低盐饮食，多食新鲜蔬菜、水果及粗纤维食物，少量多餐，控制总热量，戒烟限酒，忌浓茶、咖啡、辛辣等刺激性饮食，预防肥胖。

（3）用药指导：指导病人遵医嘱服药，不要擅自增减药量，自我监测药物的不良反应。外出时随身携带硝酸甘油，以备急救。硝酸甘油见光易分解，应放在棕色瓶内，存放于干燥处，以免光解或潮解失效；药瓶开封后每 6 个月更换 1 次，确保疗效。

（4）病情监测指导：教会病人及家属心绞痛发作时的缓解方法，胸痛发作时应立即停止活动，舌下含服硝酸甘油；如连续含服硝酸甘油 3 次仍不缓解、心绞痛发作频繁、程度加重、持续时间延长，应立即就医。不典型心绞痛发作时，可表现为牙痛、上腹痛等，应先按心绞痛处理，并及时就医。告知病人定期复查心电图、血压、血糖、血脂、肝功能等。

二、心肌梗死

心肌梗死（myocardial infarction，MI）是心肌的缺血性坏死，是在冠状动脉病变的基础上，发生冠状动脉血供急剧减少或中断，使相应的心肌严重、持久地缺血而导致的心肌坏死。急性心肌梗死（acute myocardial infarction，AMI）临床表现为持久的胸骨后剧烈疼痛、发热、白细胞计数和血清心肌坏死标志物增高及心电图进行性改变，可发生心律失常、休克或心力衰竭。

【病因及发病机制】

心肌梗死的基本病因是冠状动脉粥样硬化（偶因冠脉痉挛、栓塞、炎症、先天性畸形和冠状动脉口阻塞所致），造成一支或多支冠脉管腔狭窄、心肌供血不足，而侧支循环尚未充分建立，在此基础上，不稳定的冠状动脉粥样硬化斑块破溃、出血，管腔内血栓形成，使管腔闭塞；少数为粥样斑块内或其下发生出血或血管持续痉挛，使冠状动脉完全闭塞。一旦血供急剧减少或中断，使相应心肌严重而持久地急性缺血达 20~30 分钟以上，即可发生急性心肌梗死。

促使粥样斑块破裂出血及血栓形成的诱因有：①晨起 6 时至 12 时交感神经活动增加，机体应激反应增强，心肌收缩力增强、心率加快、血压增高、冠状动脉张力增高。②饱餐，特别是进食多量高脂肪餐后，血脂和血黏度增高。③重体力活动、情绪激动、血压剧升或用力排便时，左心室负荷明显加重。

④休克、脱水、出血、外科手术或严重心律失常使心排血量骤降,冠状动脉灌流量锐减。

心肌梗死后,左心室舒张和收缩功能障碍,引起血流动力学变化,其严重度和持续时间取决于梗死的部位、程度和范围。由于心肌收缩力减弱、顺应性减低、心肌收缩不协调,左心室舒张末期压增高,心脏射血分数减低,心搏量和心排血量下降,心率增快或并发心律失常,血压下降。急性大面积心肌梗死者,可发生泵衰竭、心源性休克或急性肺水肿。

【护理评估】

（一）健康史

询问病人有无高血压、糖尿病、高血脂等病史;有无心绞痛等前驱症状;有无过度劳累、情绪激动、饱餐等诱发因素。

（二）身体状况

其疾病的严重程度与梗死的部位、大小、侧支循环情况密切相关。

1. 先兆表现　50%~80%的病人发病前数日有烦躁、乏力、胸部不适、心绞痛等前驱症状,以新发生心绞痛或原有心绞痛加重者最多见。心绞痛发作较以往频繁、程度较剧、持续较久,且硝酸甘油疗效差、诱发因素不明显,心电图显示ST段一过性抬高或明显压低,T波倒置或增高。

2. 症状

（1）疼痛:为最早出现、最突出的表现,多发生于清晨。疼痛的性质和部位与心绞痛相似,但诱因多不明显,程度更剧烈,持续时间较长,达数小时或数天,休息和服用硝酸甘油不能缓解,多伴有大汗、烦躁不安、恐惧或濒死感。少数病人无疼痛,一开始即表现为休克或急性心力衰竭。部分病人疼痛位于上腹部,易被误诊为急腹症;亦可因疼痛放射至下颌、颈部、背部而误诊为其他疾病。

（2）全身症状:多在疼痛发生后24~48小时出现,表现为发热、心动过速、白细胞增高和红细胞沉降率增快等,由坏死物质吸收所致。体温一般在38℃左右,持续约1周。

（3）胃肠道症状:疼痛剧烈时常伴恶心、呕吐和上腹胀痛,与迷走神经受坏死心肌刺激和心排血量降低、组织灌注不足等有关。部分病人有肠胀气,重者发生呃逆。

（4）心律失常:75%~95%者可出现,多发生在起病1~2天,24小时内最多见。以室性心律失常最常见,尤其是室性期前收缩,如室性期前收缩频发（每分钟5次以上）、成对出现或呈短阵室性心动过速、多源性或落在前一心搏易损期（R-on-T）时,常为心室颤动的先兆。室颤是急性心肌梗死早期、特别是入院前主要的死因。房室传导阻滞和束支传导阻滞也比较多见,而室上性心律失常则少见。

（5）低血压和休克:疼痛时常伴血压下降,未必是休克。如疼痛缓解而收缩压仍低于80mmHg,病人烦躁不安、面色苍白、皮肤湿冷、脉搏细速、大汗淋漓、尿少、反应迟钝,甚至晕厥者,则为休克,多在起病后数小时至1周内发生,约20%的病人可出现,主要为心源性休克,因心肌广泛坏死、心排血量急剧下降所致。

（6）心力衰竭:主要为急性左心衰竭,在起病最初几天内发生,亦可在疼痛、休克好转时出现,为心肌梗死后心脏舒缩力显著减弱或不协调所致。发生率约为32%~48%,表现为呼吸困难、咳嗽、发绀、烦躁等,重者出现肺水肿,随后发生颈静脉怒张、肝大、水肿等右心衰竭表现。右心室心肌梗死者,一开始即可发生右心衰竭伴血压下降。

3. 体征　心率多增快,也可减慢;心尖部第一心音减弱,闻及奔马律;10%~20%病人起病第2~3天出现心包摩擦音,为反应性纤维性心包炎所致;心尖区出现收缩期杂音或伴收缩中晚期喀喇音,为二尖瓣乳头肌功能失调或断裂所致。可有各种心律失常。几乎所有病人都出现血压下降。

4. 并发症　部分病人可发生乳头肌功能失调,重者乳头肌功能断裂,左心衰竭明显,迅速发生急性肺水肿,甚至死亡。亦有部分病人出现心肌梗死后综合征,而心脏破裂、栓塞、心室壁瘤等较少见。

（三）心理-社会状况

病人因突发剧烈的胸痛而产生恐惧、濒死感;频繁检查、治疗及陌生的监护环境进一步加重病人的焦虑与恐惧;因对疾病的认识不足、担心预后或忧虑住院治疗费用,病人及其亲属易情绪激动、焦虑不安。

（四）辅助检查

1. 心电图检查　心电图常有进行性的改变。对MI的诊断、定位、定范围、估计病情演变和预后都

图片:急性下壁心肌梗死并室性期前收缩二联律

有帮助。

（1）特征性改变:ST 段抬高性 MI 者,其心电图表现为:①宽而深的 Q 波(病理性 Q 波),在面向透壁心肌坏死区的导联上出现。②ST 段呈弓背向上抬高,在面向坏死区周围心肌损伤区的导联上出现。③T 波倒置,在面向损伤区周围心肌缺血区的导联上出现(图 3-5-4)。

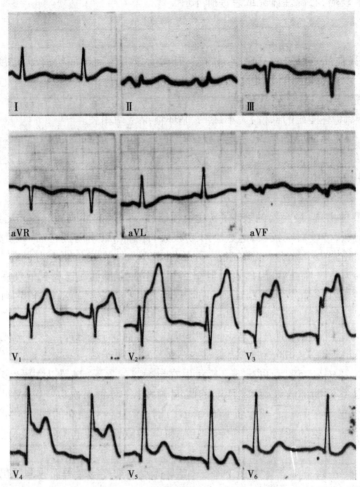

图 3-5-4　急性前壁心肌梗死的心电图

图示 V_3、V_4 导联 QRS 波群呈 qR 型,ST 段明显抬高;V_2 导联 QRS 波群呈 qRs 型,ST 段明显抬高;V_5 导联 QRS 波群呈 qR 型,ST 段抬高;V_1 导联 ST 段亦抬高

（2）动态性改变 ST 段抬高性 MI:①起病数小时内,可无异常或出现异常高大、两肢不对称的 T 波,为超急性期改变。②数小时后,ST 段弓背向上明显抬高,与直立的 T 波形成单相曲线。数小时~2 日内出现病理性 Q 波,同时 R 波减低,为急性期改变。③早期如不进行治疗干预,ST 段抬高持续数日至两周左右,逐渐回到基线水平,T 波则变为平坦或倒置,为亚急性期改变。④数周至数月后,T 波呈 V 形倒置,两肢对称,波谷尖锐,为慢性期改变。T 波可永久倒置,也可在数月至数年内逐渐恢复。

2. 实验室检查

（1）血液检查:起病 24~48 小时后白细胞计数增至(10~20)×10^9/L,中性粒细胞增多;红细胞沉降率增快;C 反应蛋白增高。上述变化均可持续 1~3 周。

（2）血清心肌坏死标志物:心肌损伤标记物增高水平与心肌梗死范围及预后明显相关。对心肌坏死标志物的测定应进行综合评价:①肌红蛋白在急性心肌梗死后出现最早,敏感性很高,但特异性不强。②心肌肌钙蛋白 I(cTnI)或 T(cTnT)出现稍迟,但特异性很强、敏感性较高。③肌酸激酶同工酶(CK-MB)虽不如 cTnI 或 cTnT 敏感,但连续测定 CK-MB 可判断溶栓后的治疗效果。

3. 超声心动图　二维和 M 型超声心动图有助于了解心室壁的运动和左心室功能,判断有无室壁

图片:急性下壁心肌梗死的心电图

瘤和乳头肌功能失调等。

4. 放射性核素检查　目前多用单光子发射计算机化体层显像(SPECT)检查来显示心肌梗死的部位与范围,观察左心室壁的运动和左心室射血分数,有助于判定心室功能、有无室壁运动失调和心室壁瘤。

（五）治疗原则及主要措施

心肌梗死的预后与梗死部位和范围、建立侧支循环和及时治疗有关,应及早发现、及早入院,并加强入院前的就地处理。其治疗原则是尽快恢复心肌的血液再灌注,挽救濒死心肌,防止梗死范围扩大或缩小心肌缺血范围,保护和维持心脏功能,及时处理严重心律失常、心力衰竭、休克等并发症,防止猝死。

1. 一般治疗　急性期卧床休息,保持环境安静;呼吸困难或血氧饱和度降低者给氧;严密监护等。

2. 解除疼痛　①吗啡 2～4mg 静脉注射或哌替啶 50～100mg 肌内注射,必要时重复使用,注意观察有无低血压和呼吸抑制。②硝酸酯类药物:硝酸甘油 0.3mg 或硝酸异山梨酯 5～10mg 舌下含服或静脉滴注,注意有无心率增快和血压降低。③β 受体拮抗剂:可缩小梗死面积,减少复发,防治恶性心律失常,从而降低 MI 急性期病死率。如无禁忌证,应在发病后 24 小时内尽早服用,可选用阿替洛尔、美托洛尔等。

3. 抗血小板治疗　①阿司匹林:如无禁忌证,各种类型的 ACS 均需尽早使用阿司匹林,首次口服非肠溶制剂或嚼服肠溶制剂 300mg,随后每日一次(75～100mg)长期维持。②ADP 受体拮抗剂:与阿司匹林联合应用可提高抗血小板疗效,常用氯吡格雷、普拉格雷、替格瑞洛等。

4. 抗凝治疗　常用普通肝素、低分子肝素等。

5. 心肌再灌注　起病 3～6 小时、最多 12 小时内,使闭塞的冠状动脉再通,心肌得到再灌注,濒临坏死的心肌可得以存活或使坏死范围缩小,减轻梗死后心肌重塑,改善预后。

（1）经皮冠状动脉介入治疗（PCI）:对符合适应证的病人,应尽早实施直接 PCI,获得更好的治疗效果。主要包括经皮冠状动脉腔内成形术（PTCA）、冠状动脉内支架植入术和粥样斑块消蚀技术等。实施 PCI 首先要具备介入治疗条件,并建立急性心肌梗死的急救绿色通道,病人到医院明确诊断之后,既要给予病人常规治疗,又要做好 PCI 术前准备,同时将病人送入心导管室。

（2）溶栓疗法:不能进行介入治疗者,如无禁忌证,应立即进行溶栓治疗。可用纤维溶酶原激活剂,激活血栓中的纤溶酶原而溶解冠状动脉内的血栓,常用药物有尿激酶（UK）、链激酶（SK）及重组组织型纤溶酶原激活剂（rt-PA）等。

（3）紧急主动脉-冠状动脉旁路移植术:介入治疗失败或溶栓治疗无效、有手术指征者,争取 6～8 小时内施行主动脉-冠状动脉旁路移植术。

6. 血管紧张素转换酶抑制剂或血管紧张素受体拮抗剂　ACEI 可改善血流动力学,减轻心肌重塑,减少心力衰竭,降低死亡率。如无禁忌证,应尽量使用,宜从小剂量口服开始,逐渐增加到目标剂量。如病人不能耐受 ACEI,可予 ARB。

7. 调脂治疗　他汀类药物能有效降低 TC 和 LDL-C,延缓斑块进展、稳定斑块和抗炎,应常规给予,并根据目标 LDL-C 水平调整剂量。

8. 抗心律失常　一旦发现室性期前收缩或室性心动过速,立即静脉注射利多卡因,必要时重复或维持使用,室性心律失常反复发作者使用胺碘酮;发生心室颤动者,立即电除颤;缓慢性心律失常者,用阿托品肌内注射或静脉滴注;二度或三度房室传导阻滞者,宜用临时心脏起搏器。

9. 抗休克治疗　发生心源性休克者,应在血流动力学监测下,及时补充血容量,合理使用升压药及血管扩张剂,纠正酸中毒等。

10. 抗心力衰竭治疗　主要是治疗急性左心衰竭,以吗啡和利尿药为主,亦可选用血管扩张剂,以减轻左心室负荷。心肌梗死发病 24 小时内,尽量避免使用洋地黄制剂,右心室梗死者慎用利尿药。

11. 其他治疗

（1）钙通道阻滞剂:地尔硫䓬可能有类似 β 受体拮抗剂的治疗效果,如病人不能使用 β 受体拮抗剂时可考虑使用。

（2）极化液疗法:氯化钾 1.5g、普通胰岛素 10U 加入 10% 葡萄糖溶液 500ml 中静脉滴注,可促进心肌摄取和代谢葡萄糖,使钾离子进入细胞内,恢复心肌细胞膜的极化状态,有利于心肌的正常收缩,减少心律失常。

【常见护理诊断/问题】

1. 急性疼痛:胸痛　与心肌缺血坏死有关。

2. 活动无耐力　与心肌氧的供需失调有关。

3. 恐惧　与发作时的濒死感、监护室陌生环境及担心预后等有关。

4. 潜在并发症:猝死、心力衰竭、心律失常等。

【护理目标】

1. 胸痛逐渐减轻或消失。

2. 活动能力和耐力逐渐增强。

3. 情绪逐渐稳定,能够配合治疗。

4. 未发生并发症,或并发症发生时能被及时发现并处理。

【护理措施】

（一）一般护理

1. 休息与活动　AMI病人发病12小时内绝对卧床休息,保持环境安静,谢绝探视。如无并发症,24小时内鼓励病人进行床上肢体活动;若无低血压,第3天可在病房内走动;第4～5天,逐渐增加活动量。病情严重或有并发症者,适当延长卧床时间。

2. 吸氧　呼吸困难或血氧饱和度降低者,给予鼻导管或面罩吸氧,氧流量2～4L/min。

3. 饮食　发病后4～12小时内,予流质饮食,逐步过渡到半流食、软食、普食;宜低钠、低脂、低胆固醇、富含维生素C、清淡易消化,少量多餐,避免过饱,以免加重心脏负担。多进食新鲜蔬菜、水果,适量摄入粗纤维食物,保持大便通畅。

4. 预防便秘　向病人解释预防便秘的重要性,适量饮水,进行腹部按摩;急性期遵医嘱给予缓泻剂,必要时使用开塞露等辅助排便,严禁用力排便,以防猝死。

（二）病情观察

1. AMI病人立即送入冠心病监护室(CCU),连续监测心电图、血压和呼吸等,严密观察心率、心律和心功能情况,备好急救物品,如除颤仪、体外临时起搏器、抗心律失常药等,保证静脉通路通畅,随时准备抢救。

2. 观察有无并发症,严密观察血压、脉搏、尿量,观察有无呼吸困难、咳嗽、咳痰、少尿、颈静脉怒张、低血压、心率加快等,听诊肺部有无湿啰音等,预防心律失常、心源性休克和心力衰竭;防止电解质紊乱或酸碱平衡失调,以免诱发心律失常。

（三）用药护理

1. 止痛治疗的护理　遵医嘱使用吗啡或哌替啶止痛,注意观察有无呼吸抑制;静滴硝酸酯类药物时,要定时监测血压,维持收缩压在100mmHg以上。

2. 溶栓治疗护理　①溶栓前准备:询问病人有无溶栓禁忌证,协助医生做好溶栓前血常规、出凝血时间和血型等检查。②观察溶栓药物的不良反应:过敏反应,表现为寒战、发热、皮疹等;低血压,收缩压低于90mmHg;出血,皮肤黏膜出血、咯血、血尿、便血、颅内出血等,一旦出血,应紧急处理。③判断溶栓效果:可根据下列指标间接判断溶栓成功。心电图上抬高的ST段2小时内回降>50%;胸痛2小时内基本消失;2小时内出现再灌注性心律失常;cTnI或cTnT峰值提前至发病后12小时内,血清CK-MB峰值提前出现(14小时以内)。

（四）对症护理

进行PCI治疗者,按要求做好术前准备、术中配合和术后护理。

（五）心理护理

向病人介绍CCU的环境,简要解释疾病过程与治疗配合,减轻病人的心理负担,缓解恐惧心理。医护人员应有序工作,避免忙乱,尽量调低监护仪器的报警声。烦躁不安者,遵医嘱使用镇静剂如地西泮。

（六）健康指导

基本内容同"稳定型心绞痛",尚需注意:

1. 疾病知识指导　指导病人积极进行"二级预防",预防再梗死和其他心血管事件。二级预防应全面综合考虑,为便于记忆可归纳为以ABCDE为符号的五个方面。该原则亦适用于心绞痛者,故又称为冠心病二级预防ABCDE原则。

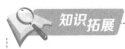

知识拓展

冠心病二级预防 ABCDE 原则

A. 长期服用阿司匹林(aspirin)和血管紧张素转换酶抑制剂(ACEI)

B. 应用 β-肾上腺素能受体拮抗剂(β-blocker)和控制血压(blood pressure)

C. 降低胆固醇(cholesterol)和戒烟(cigarette)

D. 控制饮食(diet)和治疗糖尿病(diabetes)

E. 教育(education)和体育锻炼(exercise)

2. 饮食指导 所有病人均应调节饮食,以减少复发。宜低脂、低胆固醇、低盐饮食,戒烟限酒。

3. 心理指导 心肌梗死后,病人因担心能否胜任工作和生活质量而产生焦虑,应指导病人保持乐观、平和的心态,正确对待病情;合理安排工作与休息,避免过度劳累和情绪紧张。

4. 康复指导 鼓励病人适当参与运动,提高活动耐力。运动以有氧运动为主,循序渐进,运动强度和时间以不引起冠心病发作为度。经过 2~4 个月的康复训练后,可酌情恢复部分工作,避免重体力劳动、高空作业及其他精神紧张的工种。

5. 用药指导 MI 病人因用药多、药品贵、用药久,用药依从性较低。告知病人坚持用药的重要性,指导病人遵医嘱服药,熟悉药物的用法、疗效和不良反应。

6. 病情监测指导 心肌梗死是心脏性猝死的高危因素,教会家属心肺复苏的基本技术,以备急用。

【护理评价】

1. 胸痛是否减轻或消失。

2. 活动能力和耐力是否逐渐增强。

3. 情绪是否逐渐稳定,能否配合治疗。

4. 有无并发症发生;发生并发症能否被及时发现,并得到及时处理。

知识拓展

冠心病的三级预防

一级预防针对未发生冠心病的高危人群和健康人群,即对多种危险因素(吸烟、高血压、血脂异常、糖尿病、肥胖、静息生活方式)在源头的综合控制,重点是干预血糖、干预血脂、干预血压。最基本的措施是改变不健康的生活方式,提倡健康饮食与戒烟,鼓励公众参加体育活动,提倡有氧代谢运动。二级预防是指对患有冠心病者采取药物或非药物措施以预防病情复发或加重。三级预防是指积极防治冠心病慢性并发症,进行合理、适当的康复治疗,降低死亡率,延长病人寿命。

(余红梅)

第六节 心脏瓣膜病病人的护理

学习目标

1. 掌握风心病病人的身体状况及治疗原则。

2. 熟悉风心病的病因、病理生理改变及辅助检查结果。

3. 学会应用护理程序对风心病病人实施整体护理。

4. 能熟练地为风心病病人进行健康指导。

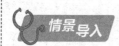

病人,女性,53 岁,反复发作活动后心慌、气短 5 年余,加重 1 周。病人 20 年前曾患风湿性关节炎,未正规治疗。5 年前出现劳累后心慌、气短,1 周前受凉后出现咳嗽,咳少量白色泡沫痰,痰中带血丝,动则心慌、胸闷、乏力,夜间不能平卧。身体评估:T 38.7℃,P 68 次/分,R 26 次/分,BP 92/60mmHg,神志清楚,口唇发绀,心率 126 次/分,律不齐,心尖部闻及舒张期隆隆样杂音,双下肢凹陷性水肿。

请思考:

1. 护士应着重观察病人哪些病情变化?

2. 为该病人制订健康指导方案的重点内容是什么?

心脏瓣膜病(valvular heart disease)是由炎症、缺血性坏死、退行性改变、创伤、黏液样变性、先天性畸形等原因引起的单个或多个瓣膜的功能或结构异常,导致瓣口狭窄和(或)关闭不全。二尖瓣最常受累,其次为主动脉瓣,三尖瓣和肺动脉瓣病变者少见。瓣膜损害多为单个,如二尖瓣狭窄、主动脉瓣关闭不全等;亦可表现为多瓣膜病变,如二尖瓣狭窄伴主动脉关闭不全、二尖瓣狭窄伴主动脉瓣狭窄等。

心脏瓣膜病是临床上常见的心脏病之一。风湿性心脏病(rheumatic valvular heart disease),简称风心病,是风湿热引起的风湿性心脏炎症所致的心瓣膜损害,主要累及 40 岁以下人群,2/3 者为女性。我国风心病的人群患病率虽然近年来有所下降,但仍是最常见的心脏瓣膜病。本节重点介绍风心病。

【病理生理改变】

由于慢性、反复发作的风湿性心瓣膜炎症和结缔组织增生,使瓣叶增厚、变形,瓣叶间粘连,导致瓣膜口狭窄,早期呈隔膜型;晚期瓣叶明显增厚、纤维化、钙化,腱索及乳头肌粘连、缩短,整个瓣膜口呈漏斗形,常伴有关闭不全。瓣膜口的狭窄和(或)关闭不全引起血流动力学和心脏负荷的变化。

1. 二尖瓣狭窄 二尖瓣狭窄的病理解剖改变可表现为瓣膜交界处粘连、瓣叶游离缘粘连、腱索粘连融合等,从而导致二尖瓣开放受限,瓣膜口面积减少,狭窄的瓣膜呈漏斗状,瓣口呈鱼口状。瓣叶钙化沉积可累及瓣环,使瓣环显著增大。正常成人二尖瓣口面积为 4~6cm²,当瓣口面积减少至 2cm² 以下时,左心房压力升高,左心房代偿性扩大、肥厚。此时病人多无症状,心脏为代偿期表现;当瓣口面积<1.5cm² 时,左心房压力升高,导致肺循环淤血、肺循环压力增高,即左房失代偿期,临床上出现劳力性呼吸困难等表现。长期肺循环压力增高,右心室压力负荷过重,引起右心肥厚、扩大,最终导致右心衰竭。

2. 二尖瓣关闭不全 常与二尖瓣狭窄同时存在,亦可单独存在。风湿性炎症引起瓣叶僵硬、变性,瓣缘卷缩、连接处融合及腱索融合缩短,导致心室收缩时两瓣叶不能紧密闭合。由于二尖瓣关闭不全,左心室收缩时血液从左心室返回左心房,左心房容量负荷增加,左心房内增多的血液在心室舒张期又流入左心室,使左心室容量负荷过重,引起左心室扩大、肥厚,最终发生左心衰竭。此时,左心房压和左心室舒张末压明显上升,导致肺淤血、肺动脉高压和右心衰竭。

3. 主动脉瓣狭窄 风湿性炎症引起瓣膜交界处粘连融合,瓣叶纤维化、僵硬、钙化和挛缩畸形,引起瓣膜狭窄。正常成人主动脉瓣口面积≥3.0cm²,当瓣膜口面积减少一半时,收缩期可仍无明显跨瓣压差;当瓣膜口面积≤1.0cm² 时,左心室收缩压明显升高,跨瓣压差显著。主动脉瓣狭窄使左心室射血阻力增加,左心室代偿性肥厚;失代偿时,左心室射血减少,而心肌耗氧增加,引起心肌缺血、纤维化,导致左心衰竭。

4. 主动脉瓣关闭不全 约 2/3 的主动脉瓣关闭不全为风心病所致。由于风湿性炎症,使瓣叶纤维化、增厚、缩短、变形,影响了舒张期瓣叶边缘对合,从而造成关闭不全。主动脉瓣关闭不全时,由于血液反流,左心室舒张末期容量负荷增加,使左心室扩大、肥厚,每搏容量增加、主动脉收缩压增高,而有效每搏输出量降低;同时由于舒张期主动脉内压降低,冠状动脉灌注减少,导致心肌缺血,最终可引起左心衰竭。

【护理评估】

(一)健康史

询问病人有无风湿热、慢性咽炎、扁桃体炎等链球菌感染史;有无风湿活动、呼吸道感染、心律失常、过度劳累、情绪激动等诱发因素。

（二）身体状况

1. 二尖瓣狭窄

（1）症状

1）呼吸困难：是最常见的早期症状，常因为精神紧张、劳累、感染或心房颤动等诱发或加重。早期表现为劳力性呼吸困难，随着病情进展，出现夜间阵发性呼吸困难和端坐呼吸，甚至发生急性肺水肿，表现为突发剧烈咳嗽，咯大量粉红色泡沫痰。

2）咯血：表现为血痰、血丝痰，亦可咯鲜血。如病人突然咯大量鲜血，常见于严重二尖瓣狭窄，常为首发症状，可能与肺静脉曲张出血有关。如伴有突发剧烈胸痛，要警惕肺梗死。

3）咳嗽：较常见，冬季尤其明显。多在夜间睡眠时及劳动后出现，伴白色黏痰或泡沫样痰。可能与支气管黏膜淤血、水肿有关，亦可因左心房增大压迫左主支气管所致。

4）声音嘶哑：较少见，由于扩大的左心房和肺动脉压迫左喉返神经所致。

（2）体征：①"二尖瓣面容"，口唇轻度发绀，双颧绀红，见于重度二尖瓣狭窄者。②心尖区局限性舒张期隆隆样杂音是二尖瓣狭窄的特征性体征，常伴舒张期震颤。③心尖区闻及第一心音亢进和开瓣音，提示瓣膜弹性尚好。④肺动脉瓣区第二心音亢进或伴分裂，提示肺动脉高压、右心受累。⑤右心室扩大伴三尖瓣关闭不全时，在三尖瓣听诊区可闻及全收缩期吹风样杂音。

（3）并发症

1）右心衰竭：是风心病晚期常见并发症，也是主要的死亡原因。与继发性肺动脉高压有关，出现体循环淤血的症状和体征。

2）心律失常：以心房颤动最多见。突发快速房颤常为左心衰竭、右心衰竭甚至急性肺水肿的常见诱因。

3）急性肺水肿：是重度二尖瓣狭窄的严重并发症，如不及时救治可致死。

4）血栓栓塞：常见于二尖瓣狭窄伴心房颤动时，可发生体循环动脉栓塞，以脑栓塞最多见，外周动脉和内脏动脉亦可栓塞。

5）肺部感染：较为常见，是诱发或加重心力衰竭的常见原因。

6）感染性心内膜炎：较少见。

2. 二尖瓣关闭不全

（1）症状：轻度关闭不全者终身无症状，严重反流时心排血量减少，伴有疲乏无力、心悸、胸闷；晚期因肺淤血可导致呼吸困难等症状。

（2）体征：心尖搏动向左下移位，第一心音减弱，心尖区可闻及全收缩期高调吹风样杂音，向左腋下和左肩胛下区传导，伴震颤。

（3）并发症：与二尖瓣狭窄相似，但感染性心内膜炎较多见，而体循环栓塞较少见。

3. 主动脉瓣狭窄

（1）症状：劳力性呼吸困难、心绞痛和晕厥是主动脉瓣狭窄典型的三联征。心绞痛常由活动引起，休息可缓解。劳力性呼吸困难为晚期肺淤血的首发症状，逐渐发生夜间阵发性呼吸困难、端坐呼吸，甚至急性肺水肿。晕厥多发生于直立、运动中或运动后即刻。

（2）体征：胸骨右缘第2肋间可闻及粗糙而响亮的收缩期吹风样杂音，向颈动脉传导，是主动脉瓣狭窄最重要的体征。尚可在主动脉瓣区触及收缩期震颤。

（3）并发症：常见心房颤动、房室传导阻滞、室性心律失常、左心衰竭等。

4. 主动脉瓣关闭不全

（1）症状：早期无症状，重者可有心悸、心前区不适、头部强烈搏动感，常有体位性头晕等，反流量较大时，主动脉舒张压显著降低，可引起冠状动脉灌注不足，出现心绞痛。晚期因持续容量负荷增加导致左心衰竭，可出现不同程度的心源性呼吸困难。

（2）体征：心尖搏动向左下移位，呈抬举性搏动。特征性体征为胸骨左缘第3、4肋间可闻及高调叹气样舒张期杂音，坐位前倾和深呼气时易听到。重度反流者，常在心尖区听到舒张中晚期隆隆样杂音（Austin-Flint杂音）。脉压增大，出现周围血管征，包括水冲脉、点头征、毛细血管搏动征、股动脉枪击音等。

（3）并发症：感染性心内膜炎、室性心律失常和心力衰竭较常见，心脏性猝死少见。

5. 联合瓣膜病 同时有两个或两个以上瓣膜受损时，称为联合瓣膜病。风湿性心脏瓣膜病以二尖瓣狭窄伴主动脉关闭不全最常见。

（三）心理-社会状况

风湿性心脏病受环境因素和社会因素影响明显，好发于低收入群体、女性和寒冷潮湿季节。病人因病程长、反复发作、并发症困扰、社会支持差等出现焦虑、压抑、敏感、多疑等心理问题。

（四）辅助检查

1. X线检查 中、重度二尖瓣狭窄时，左心房显著增大，心影呈梨形，为肺动脉总干、左心耳和右心室扩大所致。重度二尖瓣关闭不全时，左心房、左心室增大。单纯主动脉瓣狭窄时，心影正常或轻度增大，常见主动脉根部狭窄后扩张。主动脉瓣关闭不全时，左心室增大，升主动脉扩张明显。

2. 心电图检查 二尖瓣狭窄时，左心房扩大，出现"二尖瓣型P波"（P波>0.12秒，伴切迹）。二尖瓣关闭不全时，部分有左心室肥厚及继发性ST-T改变。主动脉瓣狭窄和关闭不全时，出现左心室肥厚，伴继发性ST-T改变。

3. 超声心动图 ①二尖瓣狭窄：M型超声显示二尖瓣前叶活动曲线EF斜率降低，双峰消失，前后叶同向运动，呈"城墙样"改变。二维超声心动图可显示狭窄瓣膜的形态和活动度，并可测量瓣口面积。②二尖瓣关闭不全：二维超声心动图可显示狭窄瓣膜的形态特征，有助于明确病因；而脉冲多普勒超声和彩色多普勒血流显像明确诊断的敏感性较高，且可判断反流程度。③主动脉瓣狭窄：为明确诊断和判断狭窄程度的重要方法。二维超声心动图可显示瓣膜结构，多普勒超声可测出主动脉瓣口面积及跨瓣压差。④主动脉瓣关闭不全：超声心动图可显示瓣膜和主动脉根部的形态改变，判断其严重程度。

4. 其他 放射性核素检查有助于判断心腔大小、心脏各腔室的舒张功能，评估反流程度；心导管检查可同步测定左心室与主动脉内压力，并计算压差。

（五）治疗原则及主要措施

早期主要为内科治疗，治疗原则是预防风湿活动，控制病情进展，改善心功能，减轻症状，防治并发症。外科手术是治疗本病的根本方法，如二尖瓣分离术、瓣膜修补术和人工瓣膜置换术等。对于中、重度单纯二尖瓣狭窄、瓣叶无钙化、瓣下组织无病变、左房无血栓者，亦可应用经皮瓣膜球囊扩张成形术介入治疗。

1. 一般治疗

（1）有风湿活动者，给予抗风湿治疗。预防风湿复发至关重要，一般应坚持至病人40岁甚至终生应用苄星青霉素120万U，每4周肌注1次。

（2）预防感染性心内膜炎。

（3）无症状者避免剧烈体力活动，定期（6～12个月）复查。

（4）如有呼吸困难、心慌等，应减少体力活动，注意休息，限制钠盐摄入，必要时遵医嘱口服利尿药。

（5）避免和控制诱发急性肺水肿的因素，如急性感染、贫血等。

2. 防治并发症

（1）右心衰竭：限制钠盐摄入，应用利尿药等。

（2）大量咯血：应取坐位，用镇静剂，静脉注射利尿药以降低肺静脉压。

（3）急性肺水肿：处理原则与急性左心衰竭所致的肺水肿相似。但应注意：①应选用扩张静脉系统、减轻心脏前负荷为主的硝酸酯类药物，避免使用以扩张小动脉为主、减轻心脏后负荷的血管扩张剂。②正性肌力药物对二尖瓣狭窄所致的肺水肿无益，仅在心房颤动伴快速心室率时可静注毛花苷C，以减慢心室率。

（4）心律失常：心房颤动者应控制心室率，争取恢复和维持窦性心律，预防血栓栓塞；如行电复律或药物转复，恢复窦性心律后需长期口服抗心律失常药物，以避免或减少复发。复律前3周和复律成功后4周，需口服抗凝药，如华法林或新型抗凝药物，以预防栓塞。如病人不宜复律或复律失败、心室率过快，遵医嘱口服β受体拮抗剂，如美托洛尔、阿替洛尔，以减慢心室率，使心室率控制在静息时70

次/分、日常活动时 90 次/分左右,必要时加用地高辛 0.125 ~ 0.25mg/d。

(5) 预防栓塞:慢性心房颤动者,如无禁忌证,应长期服用华法林。

【常见护理诊断/问题】

1. 活动无耐力　与心排血量减少有关。

2. 体温过高　与风湿活动、并发感染有关。

3. 潜在并发症:心力衰竭、心律失常、血栓栓塞、感染性心内膜炎等。

4. 知识缺乏:缺乏风心病的预防保健知识。

【护理目标】

1. 活动耐力逐渐增加。

2. 风湿活动与感染能得到控制,体温逐渐降至正常。

3. 未发生并发症,或并发症能被及时发现并得到及时处理。

4. 能复述本病的预防保健知识。

【护理措施】

(一) 一般护理

1. 休息与活动　保持室内清洁、舒适,风湿活动期卧床休息,限制活动量,协助做好生活护理,病情好转后逐渐增加活动量。有血栓者,应绝对卧床休息,以防脱落造成栓塞;病情允许时,鼓励并协助病人翻身、活动下肢、按摩、用温水泡脚或下床活动,防止下肢深静脉血栓形成。活动时出现不适,应立即停止活动并给予吸氧 3 ~ 4L/min。

2. 饮食护理　给予病人高热量、高蛋白、高维生素、清淡易消化饮食,少食多餐,避免过饱,有心衰者予低盐饮食;多食新鲜蔬菜、水果,保持大便通畅。

(二) 病情观察

1. 监测生命体征　定时测量体温并观察热型,以协助诊断。体温超过 38.5℃时,给予物理降温或遵医嘱药物降温,半小时后测量体温并记录其效果。注意观察心率、心律、呼吸,警惕心房颤动、心力衰竭等并发症。

2. 观察并发症　观察有无风湿活动的表现,如皮肤环形红斑、皮下结节、关节红肿及疼痛不适等。风湿活动时应注意休息,病变关节应制动、保暖,避免受压和碰撞,可局部热敷、按摩,以增加血液循环、减轻疼痛,必要时遵医嘱使用止痛剂,口服非甾体抗炎药如阿司匹林等。观察有无呼吸困难、乏力、食欲减退、少尿等症状,检查有无肺部湿啰音、肝大、下肢水肿等心衰体征。积极预防和控制感染,纠正心律失常,避免劳累和情绪激动,以免诱发或加重心力衰竭。密切观察心房颤动者有无栓塞征象,防止和及时发现血栓栓塞,脑栓塞者言语不清、肢体活动受限、偏瘫,四肢动脉栓塞可引起肢体剧烈疼痛、皮肤颜色温度改变,肾动脉栓塞者剧烈腰痛,肺动脉栓塞者突然剧烈胸痛、呼吸困难、咯血、发绀甚至休克。

(三) 用药护理

风湿活动者应用苄星青霉素时,每次注射前均应常规皮试。合并房颤者遵医嘱口服阿司匹林,防止附壁血栓形成,同时密切观察药物疗效及不良反应。阿司匹林的主要不良反应有胃肠道反应;在使用阿司匹林和华法林过程中,密切观察有无出血倾向,如皮肤黏膜出血、牙龈出血、血尿、柏油样便等,定期检查凝血酶原时间,必要时遵医嘱给予维生素 K。

(四) 心理护理

向病人解释风心病的原因、诱因及预后,消除病人的疑虑;告诉病人情绪稳定、积极配合治疗、加强自我保健可控制病情进展,提高生活质量;鼓励家属与病人多交流、多陪伴,为病人提供心理支持。

(五) 健康指导

1. 疾病知识指导　向病人及家属介绍本病的基本知识,鼓励病人树立信心。告诉病人坚持遵医嘱用药,定期门诊复查。有手术适应证者,尽早择期手术,以提高生活质量。

2. 预防感染　改善居住环境,避免潮湿、阴暗,保持室内空气流通、温暖干燥、阳光充足;适当进行锻炼,加强营养,提高机体抵抗力;防寒保暖,预防感冒,避免与上呼吸道感染病人接触,一旦发生感染立即用药;在拔牙、内镜检查、导尿术、分娩、人工流产等手术操作前,告诉医生自己有风心病史,预防性使用抗生素;扁桃体炎反复发作者,在风湿活动控制后 2~4 个月手术摘除扁桃体。

3. 避免诱因 避免重体力劳动、剧烈运动或情绪激动。遵医嘱长期坚持使用青霉素能控制链球菌感染、预防风湿活动。育龄妇女根据心功能状况,在医生指导下,选择妊娠与分娩的时机,做好孕期监护;病情较重不能妊娠与分娩者,做好病人及家属的思想工作。

4. 日常活动指导 注意休息,劳逸结合,在心功能允许的情况下,进行适量的轻体力活动或工作。与病人及家属讨论、制订活动计划,鼓励病人积极活动,增强自信。病情稳定时,酌情进行体育锻炼,提高机体抵抗力。

【护理评价】

1. 活动耐力是否逐渐增加。

2. 风湿活动与感染是否得到控制,体温是否逐渐降至正常。

3. 有无并发症发生;发生并发症能否被及时发现,并得到及时处理。

4. 能否复述本病的预防保健知识。

（余红梅）

第七节　感染性心内膜炎病人的护理

1. 掌握感染性心内膜炎病人的身体状况及护理措施。
2. 熟悉感染性心内膜炎的病因及治疗原则。
3. 学会应用护理程序对感染性心内膜炎病人实施整体护理。
4. 能够熟练地为感染性心内膜炎病人进行健康指导。

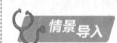

病人,女性,34 岁。因发热、乏力、咳嗽 1 个月,左眼突然失明 1 天来院,既往有心脏杂音。查体:T 38.3℃,P 96 次/分,BP 128/75mmHg,左眼视力消失,双肺(-),心界不大,心尖部 3/6 级收缩期吹风样杂音,肝未及,脾肋下可及。实验室检查:Hb 96g/L,WBC $12.8×10^9/L$。

请思考:

1. 该病人可能发生哪些并发症?

2. 护士应着重观察病人哪些病情变化?

感染性心内膜炎(infective endocarditis,IE)是微生物感染所致的心内膜和邻近的大动脉内膜炎症,其特征是心瓣膜上赘生物形成,赘生物为大小不等、形状不一的血小板和纤维素团块,内含大量微生物和少量炎性细胞。

根据临床病程分为急性感染性心内膜炎和亚急性感染性心内膜炎两类,临床常见后者。亚急性感染性心内膜炎的特征为:①中毒症状轻。②病程数周至数月。③感染迁移少见。④病原体以草绿色链球菌多见,其次为肠球菌。急性感染性心内膜炎的特征为:①中毒症状明显。②病程进展迅速,数天至数周引起瓣膜破坏。③感染迁移多见。④病原体主要为金黄色葡萄球菌。根据受累瓣膜类型,分为自体瓣膜 IE、人工瓣膜 IE 和静脉药瘾者 IE。本节主要介绍自体瓣膜心内膜炎。

【病因及发病机制】

（一）亚急性感染性心内膜炎

主要发生于器质性心脏病,最常见于心脏瓣膜病,尤以二尖瓣狭窄和主动脉瓣关闭不全者最多见;其次是先天性心血管病,如室间隔缺损、动脉导管未闭、法洛四联症者。最常见的致病菌是草绿色链球菌,其次为 D 族链球菌和表皮葡萄球菌。细菌在上呼吸道感染、扁桃体摘除术、泌尿系器械检查或心脏手术时侵入血流,黏附于心脏或血管损害部位,继之血小板聚集,形成血小板微血栓和纤维蛋白沉着,成为结节样无菌性赘生物,也是细菌定居瓣膜表面的重要因素。

（二）急性感染性心内膜炎

其发病机制不清楚,主要累及正常心瓣膜,见于主动脉瓣。致病菌多见金黄色葡萄球菌,少数由肺炎球菌、淋球菌、A 族链球菌和流感杆菌所致。病原菌来自皮肤、肌肉、骨骼或肺等部位的活动性感染灶,细菌数量大、毒力强,具有高度侵袭性和黏附能力。

【护理评估】

（一）健康史

评估病人有无心脏瓣膜病、先天性心脏病等病史;有无上呼吸道及其他部位的感染,如咽峡炎、喉炎、扁桃体炎等;有无静脉药瘾史;近期是否经历过拔牙或扁桃体切除术、心脏手术、器械检查等。

（二）身体状况

从短暂性菌血症的发生至症状出现之间的时间间隔长短不一,多在 2 周以内,但不少病人无明确的细菌进入途径可寻。

1. 症状

（1）发热:发热是感染性心内膜炎最常见的症状,除部分老年或心、肾功能不全者,几乎所有病人均有发热,常伴有头痛、背痛和肌肉关节痛。亚急性感染性心内膜炎起病隐匿,可有全身不适、乏力、食欲减退和体重减轻,多表现为弛张性低热,一般不超过 39℃。急性者常有急性化脓性感染,高热、寒战,突发心力衰竭较为常见。

（2）非特异性症状:约15%～50% 亚急性感染者可出现脾大,而急性感染性心内膜炎少见。贫血较为常见,尤其是亚急性感染性心内膜炎,伴苍白无力、多汗,多为轻、中度贫血,晚期也可重度贫血。部分病人可见杵状指(趾)。

（3）动脉栓塞:为1/3 病人的首发症状,可发生于机体任何部位,常见于脑、心、脾、肺、肾、肠系膜和四肢。脑栓塞表现为意识和精神的改变、视野缺失、吞咽困难、失语、偏瘫等;肾栓塞出现腰痛、血尿、肾功能不全等;肺栓塞表现为突发胸痛、气急、发绀、咳血等;脾栓塞时病人左上腹剧痛,呼吸或体位改变时疼痛加剧。

2. 体征

（1）心脏杂音:绝大多数病人有病理性杂音,由基础心脏病和(或)心内膜炎导致瓣膜损害所致。

（2）周围体征:多为非特异性,近年已不多见。①瘀点:出现在任何部位,以锁骨上皮肤、口腔黏膜和睑结膜多见。②指(趾)甲下线状出血。③Osler 结节:为指和趾垫出现豌豆大的红色或紫色痛性结节,常见于亚急性感染性心内膜炎。④Roth 斑:多见于亚急性感染性心内膜炎,为视网膜的卵圆形出血斑,其中心呈白色。⑤Janeway 损害:为手掌和足底直径 1～4mm 的无痛性出血红斑,主要见于急性感染性心内膜炎。

3. 并发症

（1）心脏并发症:①心力衰竭为最常见并发症,主要由瓣膜关闭不全所致,主动脉瓣受损者最常发生,其次为二尖瓣和三尖瓣。瓣膜穿孔或腱索断裂导致急性瓣膜关闭不全时,可诱发急性左心衰竭。②心肌脓肿常见于急性感染性心内膜炎,可发生于心脏任何部位,以瓣膜周围特别在主动脉瓣环多见,可致房室和室内传导阻滞,偶可见心肌脓肿穿破导致化脓性心包炎。③急性心肌梗死多因主动脉瓣感染导致冠状动脉栓塞,引起急性心肌梗死。④化脓性心包炎主要发生于急性感染性心内膜炎,但不多见。⑤心肌炎。

（2）细菌性动脉瘤:多见于亚急性心内膜炎病人,受累动脉依次为近端主动脉、脑、内脏和四肢,一般见于病程晚期,多无自觉症状,为可扪及的搏动性肿块,发生于周围血管时易诊断,如发生在脑、肠系膜动脉或其他深部组织的动脉时,往往直至动脉瘤破裂出血时,方可确诊。

（3）迁移性脓肿:多见于急性心内膜炎病人,亚急性者少见,多发生于肝、脾、骨髓和神经系统。

（4）神经系统:约1/3 病人有神经系统受累的表现,脑栓塞占其中1/2,大脑中动脉及其分支最常受累;脑细菌性动脉瘤,除非破裂出血,多无症状;脑出血,由脑栓塞或细菌性动脉瘤破裂所致;中毒性脑病,可有脑膜刺激征;脑脓肿;化脓性脑膜炎,不常见。后三种情况主要见于急性感染性心内膜炎病人,尤其是金黄色葡萄球菌性心内膜炎。

(5)肾脏:大多数病人有肾损害,包括:①肾动脉栓塞和肾梗死,多见于急性者。②免疫复合物所致局灶性和弥漫性肾小球肾炎(后者可致肾衰竭),常见于亚急性病人。③肾脓肿,少见。

(三)心理-社会状况

本病病情严重,由于发热、感染不易控制,病程长且易复发,并发症多见,病人往往情绪低落,易产生焦虑、烦躁、恐惧等心理问题。

(四)辅助检查

1. 常规检查　尿液检查可见镜下血尿和轻度蛋白尿;血常规检查进行性贫血较常见,白细胞计数正常或轻度升高,红细胞沉降率增快。

2. 血培养　是诊断菌血症和感染性心内膜炎最有价值的方法,近期未接受过抗生素治疗的病人阳性率高达95%以上,2周内用过抗生素或采血、培养技术不当,常降低血培养的阳性率。

3. 免疫学检查　80%的病人出现循环免疫复合物,25%的病人有高丙种球蛋白血症。亚急性感染性心内膜炎、病程6周以上者,50%类风湿因子试验阳性。并发弥漫性肾小球肾炎的病人,血清补体可降低。上述免疫学异常在感染治愈后可消失。

4. 超声心动图　超声心动图检查如发现赘生物、瓣周并发症等支持心内膜炎的证据,可帮助明确IE诊断。经胸壁超声可检出50%~75%的赘生物,经食管超声可检出<5mm的赘生物,其敏感性高达95%以上。

5. 其他　X线检查了解心脏外形、肺部表现等;心电图可发现心律失常。

(五)治疗原则及主要措施

1. 抗微生物药物治疗　是治疗本病最重要的措施。

用药原则:①早期应用,在连续送3~5次血培养后即可开始治疗。②充分用药,选用杀菌性抗微生物药物,大剂量和长疗程,以彻底消灭藏于赘生物内的致病菌。③静脉用药为主,保持高而稳定的血药浓度。④病原微生物不明时,急性者应选用针对金黄色葡萄球菌、链球菌和革兰阴性杆菌均有效的广谱抗生素,如萘夫西林、氨苄西林和庆大霉素,静脉滴注或静脉注射;亚急性者选用针对大多数链球菌的抗生素,静滴青霉素为主或加庆大霉素。⑤培养出病原微生物时,应根据致病微生物对药物的敏感程度选择抗微生物药物。

2. 外科治疗　有严重心脏并发症、抗生素治疗无效者,及早手术治疗;部分病人赘生物过大,应尽早手术、预防栓塞。

【常见护理诊断/问题】

1. 体温过高　与感染有关。

2. 营养失调:低于机体需要量　与感染致机体代谢率增高、食欲下降有关。

3. 焦虑　与病情反复、病程长及发热等有关。

4. 潜在并发症:动脉栓塞、心力衰竭等。

【护理目标】

1. 体温逐渐降至正常。

2. 进食量逐渐增加。

3. 情绪稳定,能积极主动配合治疗。

4. 未发生并发症,或并发症能被及时发现并得到及时处理。

【护理措施】

(一)一般护理

1. 休息与活动　急性病人应卧床休息,病室保持空气新鲜,温湿度适宜,保持安静,减少探视;亚急性者可适当活动,但避免剧烈运动及情绪激动;心脏瓣膜有巨大赘生物者,应绝对卧床休息,防止赘生物脱落。

2. 饮食护理　给予高热量、高蛋白、高维生素、低胆固醇、清淡、易消化的半流质或软食,做好口腔护理,增进病人食欲。发热者,补充水和电解质;心力衰竭者,少食多餐,避免过饱,低盐饮食;贫血者,多食含铁丰富的食物,必要时遵医嘱口服铁剂。

(二)病情观察

1. 观察体温及皮肤黏膜变化 及时测量体温并准确绘制体温曲线,以判断病情进展及治疗效果;高热者卧床休息,每4小时测体温一次,若体温超过38.5℃,给予物理降温或温水擦浴,准确记录体温变化;观察病人有无皮肤瘀点、指(趾)甲下线状出血、Osler 结节和 Janeways 损害等。

2. 观察栓塞征象 病人出现神志和精神改变、失语、吞咽困难、肢体活动受限、瞳孔大小不对称、抽搐或昏迷时,应警惕脑动脉栓塞;肢体突发剧烈疼痛,局部皮肤温度下降,动脉搏动减弱或消失,应考虑外周动脉栓塞;突发胸痛、气急、发绀和咯血等,应警惕肺栓塞;出现腰痛、血尿等,应考虑肾栓塞。

(三)用药护理

遵医嘱准确、按时间使用抗生素,确保维持有效的血药浓度,并观察药物疗效及不良反应;告知病人抗生素是治疗本病的关键,需坚持大剂量、长疗程的抗生素治疗才能杀灭病原菌;保护静脉,使用静脉留置针或经外周静脉穿刺中心静脉置管(PICC),避免多次穿刺增加病人痛苦。

(四)正确采集血培养标本

告知病人正确采集血培养标本对本病的诊断与治疗至关重要,采血需反复多次,以取得病人的理解与合作。①对于未经治疗的亚急性病人,应在第一日间隔1小时采血1次,共3次。如次日未见细菌生长,重复采血3次后,开始抗生素治疗。②已用过抗生素者,停药2~7天后采血。③急性病人应在入院后3小时内,每隔1小时1次,共取3个血标本后开始治疗。④本病的菌血症为持续性,无须在体温升高时采血。每次取静脉血10~20ml做需氧和厌氧菌培养,至少应培养3周。必要时培养基需补充特殊营养或采用特殊培养技术。⑤采血时严格执行无菌技术操作原则。必要时在血培养的同时加做药物敏感试验,以指导临床用药。

(五)心理护理

加强与病人的沟通,告知病人本病的基本知识,耐心向病人解释各种治疗与护理措施的意义,安慰和鼓励病人,给予心理支持,使其积极配合治疗。

(六)健康指导

1. 疾病知识指导 向病人和家属介绍本病的相关知识,告知病人坚持足够剂量和足够疗程抗生素治疗的重要性;在施行口腔手术及泌尿、生殖、消化道侵入性诊治或其他外科手术治疗前,应预防性使用抗生素;教会病人自我监测体温变化,观察栓塞表现,定期门诊随访。

2. 生活指导 嘱病人注意防寒保暖,加强营养,增强机体抵抗力;保持口腔和皮肤清洁,少去公共场所,减少病原体入侵的机会;指导家属照顾病人,给病人提供心理支持,鼓励病人积极治疗。

【护理评价】

1. 体温是否逐渐降至正常。

2. 营养状况是否得到改善。

3. 情绪是否稳定,是否能积极主动配合治疗。

4. 有无并发症发生;发生并发症能否被及时发现,并得到及时处理。

(余红梅)

第八节 心肌病病人的护理

 学习目标

1. 熟悉心肌病的定义、身体状况、心理-社会状况、治疗原则及主要措施。

2. 了解心肌病的分类、病因、辅助检查。

3. 学会应用护理程序对心肌病病人实施整体护理。

4. 能够熟练地为心肌病病人进行健康指导。

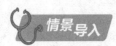

情景导入

病人,男性,70岁。诊断为"扩张型心肌病",长期服用美托洛尔、贝那普利和呋塞米等药物。2周前无明显诱因出现胸闷、气喘加重,伴咳嗽、咳白痰,痰量较多。

身体评估:T 36.7℃,P 75次/分,BP 105/60mmHg,神志清,精神差。口唇发绀,双侧颈静脉怒张,双肺呼吸音减弱,双肺底可闻及细湿啰音。心率85次/分,律不齐,第一心音强弱不等。腹部膨隆,移动性浊音(+)。双下肢凹陷性水肿,四肢末梢温度低。心电图:心房颤动。

请思考:

1. 该病人是左心衰竭、右心衰竭还是全心衰竭?

2. 应如何进一步做好病人的护理评估?

3. 病人目前主要的护理诊断/问题有哪些? 应采取哪些护理措施?

一、概述

心肌病(cardiomyopathy)是一组异质性心肌疾病,由不同病因(遗传性疾病较多见)引起的心肌病变导致心肌机械和(或)心电功能障碍,常表现为心室肥厚或扩张。该病变可局限于心脏本身,亦可为系统性疾病的部分表现,最终可导致心脏性死亡或进行性心力衰竭。由其他心血管疾病继发的心肌病理性改变不属于心肌病范畴,如心脏瓣膜病、高血压心脏病、先天性心脏病、冠心病等所致的心肌病变。目前心肌病的分类具体如下:

遗传性心肌病:肥厚型心肌病、右心室发育不良心肌病、左心室致密化不全、离子通道病(长QT综合征、Brugada综合征、短QT综合征、儿茶酚胺敏感性室速等)。

混合型心肌病:扩张型心肌病、限制型心肌病。

获得性心肌病:感染性心肌病、心动过速性心肌病、心脏气球样变、围生期心肌病。

本节重点阐述扩张型心肌病和肥厚型心肌病。

二、扩张型心肌病

扩张型心肌病(dilated cardiomyopathy,DCM)是一类以左心室或双心室扩大伴收缩功能障碍为特征的心肌病。临床表现为心脏扩大、心力衰竭、心律失常、血管栓塞及猝死。我国发病率约为13/10万~84/10万,是临床心肌病最常见的一种类型。本病预后差,确诊后5年存活率约50%。

【病因及发病机制】

多数DCM病例病因与发病机制未明,可能与遗传、感染、非感染性炎症、中毒、内分泌和代谢紊乱、精神创伤等因素有关。

1. 遗传　25%～50%的DCM病例有基因突变或家族遗传性。

2. 感染　以病毒最常见,常见的病毒有柯萨奇病毒B、ECHO病毒、腺病毒、人类免疫缺陷病毒等。病毒除直接引起心肌细胞损伤外,还通过免疫反应损伤心肌细胞。

3. 炎症　多种结缔组织病及血管炎引起获得性DCM。

4. 其他　嗜酒是我国DCM的常见原因之一。此外,化疗药物和某些心肌毒性药物、淀粉样变性等因素亦可引起DCM。

【护理评估】

(一)健康史

询问病人有无造成心肌损害的因素,如是否患过病毒性心肌炎;有无使用对心肌损害的药物,如化疗药物、抗精神病类药物、不明成分的中成药等;询问病人家族中有无类似的疾病。

(二)身体状况

1. 心力衰竭的表现

(1)症状:①劳力性呼吸困难、端坐呼吸或夜间阵发性呼吸困难。②咳嗽、咳痰。③咯血。④乏力、消瘦、头昏、心慌。⑤少尿、水肿及肾功损害症状。⑥右心衰竭时出现腹胀、食欲减退。

(2)体征:①心脏明显扩大,心音减弱,心率增快,出现奔马律。②颈静脉怒张及肝颈静脉反流征

图片:扩张型心肌病的病理改变

阳性。③肝脏因淤血而肿大,有压痛,伴肝功损害。④水肿,严重者出现胸水和腹水。

2. 心律失常　出现各种快速或缓慢型心律失常及传导阻滞,以室内传导阻滞较常见。

3. 猝死　合并心律失常时可表现心悸、头晕、黑蒙甚至猝死。

4. 栓塞　以肺栓塞多见,病人表现为少量咯血或痰中带血、肺动脉高压等。

（三）心理-社会状况

病人反复出现心力衰竭症状,活动受到限制,影响正常生活,或由于家庭经济条件限制,不能得到及时有效的治疗,而产生抑郁、焦虑等不良情绪。

（四）辅助检查

1. 胸部 X 线检查　心影增大,心胸比例>0.50,伴有心力衰竭者常有肺淤血和胸腔积液。

2. 心电图　QRS 表现为电压正常、增高(心室大)和降低,有室内传导阻滞者 QRS 增宽;可见病理性 Q 波、ST 段压低,T 波平坦或双相或倒置。常见的心律失常有室性期前收缩、室性心动过速、房室传导阻滞、室内传导阻滞、心房颤动等。

3. 超声心动图　是诊断和评估 DCM 最常用的检查手段。早期仅左心室轻度扩大,后期各心腔均扩大,以左心室扩大为著,室壁运动普遍减弱;可伴二尖瓣和三尖瓣功能性反流;左心室心尖部附壁血栓等。

4. 其他　放射性核素、心导管、心内膜心肌活检等检查均有助于诊断或鉴别诊断。近年来发展的基因检测和免疫学检查对明确病因有一定的意义。

（五）治疗原则及主要措施

治疗旨在阻止基础病因介导的心肌损害,阻断造成心力衰竭加重的神经体液机制,控制心律失常,预防栓塞和猝死,提高生活质量和延长生存。

1. 病因治疗　应积极寻找病因,给予相应治疗,如控制感染、严格限酒或戒酒、改善营养失衡等。

2. 防治心力衰竭　在疾病早期虽已出现心脏扩大但尚未出现心衰症状的阶段即开始积极的药物干预治疗,包括 β 受体拮抗剂、ACEI、ARB,延缓病变发展。随病程进展,病人出现心衰临床表现,应按慢性心衰治疗指南进行治疗。

3. 抗凝治疗　对已有心房颤动、已有附壁血栓或有血栓栓塞病史的病人须长期口服华法林抗凝治疗。

4. 心律失常和心脏性猝死的防治　对于房颤的治疗可参考心律失常病人的护理章节。严重心律失常,药物不能控制者,可考虑植入心脏复律除颤器(ICD)预防心脏性猝死。

三、肥厚型心肌病

肥厚型心肌病(hypertrophic cardiomyopathy, HCM)是一种遗传性心肌病,以心室非对称性肥厚为特征。根据有无左心室流出道梗阻分为梗阻性和非梗阻性 HCM。我国 HCM 的患病率为 180/10 万,好发于男性。

【病因及发病机制】

HCM 为常染色体显性遗传,具有遗传异质性。目前已发现至少 18 个疾病基因和 500 种以上变异,约占 HCM 病例的一半,其中最常见的基因突变是 β 肌球蛋白重链与肌球蛋白结合蛋白 C 的编码基因。肥厚型心肌病的表现型不仅与基因突变有关,还与修饰基因和环境因素有关。研究认为,儿茶酚胺代谢异常、高血压和高强度体力活动可能是本病的促进因素。

图片:肥厚型心肌病的病理改变

【护理评估】

（一）健康史

询问病人家庭中是否有人被确诊为肥厚型心肌病,是否有猝死的先例;评估病人本身的疾病情况,是否有猝死的危险及有无并发症出现。

（二）身体状况

不同类型病人的临床表现差异较大,半数病人可无症状或体征,尤其是非梗阻病人。临床上以梗阻性病人的表现较为突出。

1. 症状　HCM 最常见的症状是劳力性呼吸困难和乏力,1/3 病人有劳力性胸痛,部分病人有猝死,常于运动时出现。该病是青少年和运动员猝死的主要原因。

2. 体征　心界轻度扩大,晚期由于心房扩大,发生心房颤动,少数病人演变为扩张型心肌病,并出现相应的体征。梗阻性肥厚型心肌病病人在胸骨左缘3、4肋间可闻及喷射性收缩期杂音,心尖部也常可闻及收缩期杂音。凡增加心肌收缩力、减少左心室容量和增加外周血管阻力的因素均使杂音增强,反之则减弱。如含服硝酸甘油片、体力活动、Valsava动作(深吸气后屏气,再用力做呼气动作)、静脉滴注异丙基肾上腺素使左心室容量减少或增加心肌收缩力,可使杂音增强;使用β受体拮抗剂、取下蹲位使心肌收缩力减弱或左心室容量增加,则可使杂音减弱。

（三）心理-社会状况

病人起病多缓慢,多有家族史,且有猝死的危险,一旦确诊,医生会建议病人的其他直系亲属进行筛检,由此给病人及其家人带来很大的心理压力,病人担心自己的疾病,同时也担心自己的亲人患上此病。

（四）辅助检查

1. 胸部X线检查 心影正常或左心室增大。

2. 心电图 主要表现为左心室高电压、ST段压低、倒置T波和异常Q波。室内传导阻滞和室性心律失常亦常见。

3. 超声心动图 是临床最主要的诊断手段。主要表现:①室间隔显著肥厚≥1.5cm,梗阻性肥厚型心肌病室间隔厚度与左心室后壁之比≥1.3。②室间隔肥厚部分向左心室流出道突出,二尖瓣前叶在收缩期前向运动。主动脉瓣在收缩期呈半开放状态。③左心室腔缩小,流出道狭窄。④左心室舒张功能障碍,包括顺应性减低、快速充盈时间延长、等容舒张时间延长。

4. 其他 通过心导管检查、心血管造影、心内膜心肌活检等可进一步明确诊断;采用基因检测可对常见致病基因突变进行筛查。

（五）治疗原则及主要措施

基本治疗原则为改善舒张功能,防止心律失常的发生。

1. 药物治疗 药物治疗是基础。最常用的药物是β受体拮抗剂及非二氢吡啶类钙拮抗剂,用以减慢心率,降低心肌收缩力,减少流出道梗阻。应避免使用增强心肌收缩力的药物(如洋地黄)及减轻心脏负荷的药物(如硝酸甘油),以免加重左室流出道梗阻。

2. 非药物治疗 室间隔部分心肌切除术适用于药物治疗无效、心功能Ⅲ~Ⅳ级、存在严重流出道梗阻的病人。无水乙醇化学消融术是经冠状动脉间隔支注入无水乙醇造成该供血区域心室间隔坏死,从而减轻左心室流出道梗阻。放置右心室心尖部起搏可减轻左心室流出道梗阻。植入型心律转复除颤器(ICD)能有效预防猝死。

【常见护理诊断/问题】

1. 疼痛:胸痛 与劳力负荷下肥厚的心肌耗氧增加和供血供氧下降有关。

2. 有受伤的危险 与梗阻性肥厚型心肌病所致头晕及晕厥有关。

3. 活动无耐力 与劳力负荷下肥厚的心肌对氧的供需失调有关。

4. 恐惧 与疾病本身预后较差,且有猝死的危险有关。

5. 潜在并发症:心力衰竭、栓塞、心律失常、猝死。

【护理目标】

1. 胸痛减轻或消失。

2. 未因晕厥而受伤。

3. 能主动参与制订活动计划并按要求进行活动,活动后无不适反应。

4. 恐惧程度减轻或消失。

5. 未发生并发症,或并发症能被及时发现并得到及时处理。

【护理措施】

（一）一般护理

1. 休息与活动 依据病人心功能情况安排休息与活动,无明显呼吸困难者,可在护士指导下适量活动,活动量以不加重呼吸困难为宜;有呼吸困难、咳嗽、咳痰的病人,给予坐位或半坐位休息,减少回心血量,减轻肺淤血。卧床期间,让病人定时变换体位,活动四肢,以防压疮、深静脉血栓及肺部感染的发生。

图片:肥厚型心肌病的心电图改变

图片:肥厚型心肌病心脏超声图改变

2. 吸氧 一般给予低流量氧气吸入,1~2L/min;严重呼吸困难或有胸痛者,给予高流量氧气吸入。

3. 饮食护理 给予低盐、低脂、高维生素、清淡易消化饮食,少量多餐。盐的摄入量不超过5g/d为宜,避免进食含钠高的食物,如咸菜、罐头、半成品食物等。饮食中含适量粗纤维素,保持大便通畅。

（二）病情观察

密切观察病人的症状、精神状态变化,观察有无脑、肺和肾等内脏及周围动脉栓塞的症状;监测血压、心率、心律及心电图变化,及时发现各类型的心律失常;水肿严重者,观察尿量变化及水肿消退情况;胸痛病人注意评估疼痛的部位、性质、程度、持续时间、诱因及缓解方式。

（三）用药护理

①使用强心剂(HCM应避免使用),如洋地黄类药物,注意观察病人有无恶心、呕吐、黄疸、心律失常等中毒表现。②使用利尿药时,注意有无低血钾的表现,如疲乏无力、恶心、呕吐、腹胀、心律失常等。③使用血管扩张剂,如硝酸甘油、硝普钠,注意输液速度不宜过快,嘱病人不能自行调整速度,观察病人有无头痛、头晕、面红及血压变化等。④使用血管紧张素转换酶抑制剂时,观察病人有无低血压、咳嗽等不良反应,监测血钾水平和肾功能。⑤使用抗凝制剂,如阿司匹林、华法林等药物时,观察病人有无牙龈、皮下等部位的出血表现。

（四）心理护理

了解病人的心理状态、性格特征及家庭支持情况,给予病人关心和支持;发生病情变化时,尽量陪伴病人,给予安慰,稳定病人的情绪;根据病人对疾病知识的了解情况给予相应的指导,使其能充分认识疾病,消除思想顾虑和紧张,积极配合治疗。

（五）健康指导

1. 疾病知识指导 根据心功能情况参加适宜的活动,避免劳累;保持居住环境空气流通、阳光充足,防寒保暖,预防呼吸道感染;避免情绪激动、持重、屏气用力、剧烈运动等,减少晕厥和猝死的危险;有晕厥史及家族史的病人,应避免独自外出,以免发生意外。

2. 用药指导 指导病人坚持遵医嘱服药,不能私自增减药量,并告知药物名称、剂量、用法、作用及不良反应。

3. 定期复诊 嘱病人定期门诊随访,一般出院后每月复诊1次,之后根据病情复诊;症状加重时应立即就诊,防止延误病情。

【护理评价】

1. 胸痛是否减轻或消失。

2. 是否因头晕或晕厥而受伤。

3. 恐惧程度是否减轻或消失。

4. 有无并发症发生;发生并发症能否被及时发现,并得到及时处理。

（杨富国）

第九节 心包疾病病人的护理

学习目标

1. 熟悉心包疾病病人的身体状况、心理-社会状况、治疗原则及主要措施。
2. 了解心包疾病的病因、发病机制及辅助检查。
3. 学会应用护理程序对心包疾病病人实施整体护理。
4. 能够熟练地为心包疾病病人进行健康指导。

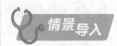

病人,男性,55岁。因"发热、胸痛6天,胸闷、憋气1天"入院。6天前无明显诱因出现发热,测体温38℃,胸痛呈持续性剧痛,咳嗽时加重。就诊于当地社区诊所,诊断不明,给予抗生素治疗,体温降至36.8℃,胸痛减轻。1天前出现胸闷、憋气,进行性加重,遂就诊于医院急诊科,以"急性心包炎"收入院进一步治疗。

身体评估:T 36.9℃,P 115次/分,BP 80/60mmHg。端坐体位,精神差,面色苍白,口唇发绀。双侧颈静脉怒张,左肩胛下角可闻及支气管呼吸音,心界向两侧扩大,心率115次/分,心音低而遥远。腹部膨隆,移动性浊音(+)。双下肢凹陷性水肿。急诊B超:心包大量积液。

诊断:急性心包炎。

请思考:

1. 该病人的心电图特点有哪些?

2. 针对该病人应采取的主要治疗措施是什么?

3. 病人目前主要的护理诊断/问题有哪些?应采取哪些护理措施?

心包疾病是由感染、病毒、代谢性疾病、尿毒症、自身免疫病、外伤等引起的心包病理性改变。临床上可按病程分为急性(病程<6周)、亚急性(病程6周~6个月)及慢性(病程>6个月),按病因分为感染性、非感染性、过敏性或免疫性。

一、急性心包炎

急性心包炎(acute pericarditis)是心包脏层和壁层的急性炎症性疾病。可以单独存在,也可以是某种全身疾病累及心包的表现。

【病因及发病机制】

1. 病因 最常见病因为病毒感染,其他包括细菌、自身免疫病、肿瘤侵犯心包、尿毒症、急性心肌梗死后心包炎、主动脉夹层、胸壁外伤及心脏手术后。有些病人无法明确病因,称为特发性急性心包炎或急性非特异性心包炎。约1/4病人可复发,少数甚至反复发作。

2. 发病机制 急性心包炎分为纤维蛋白性和渗出性两种。①纤维蛋白性心包炎:急性期心包壁层和脏层之间出现纤维蛋白、白细胞及少许内皮细胞渗出,此时无明显液体积聚,为纤维蛋白性心包炎,也称急性"干性"心包炎。②渗出性心包炎:随着渗出液体增加,逐渐变为渗出性心包炎。常为浆液纤维蛋白性,液体量由100ml至2000~3000ml不等,多呈黄色清亮,偶可浑浊不清或呈血性。积液一般在数周至数月内吸收,部分病人积液吸收后心包腔内可残存纤维蛋白性粘连、局灶性瘢痕,心包增厚。若渗液短时间内大量增多,心包腔内压力迅速上升,可引起心脏受压,导致心室舒张期充盈受限,并使周围静脉压升高,最终使心排血量降低,血压下降,构成心脏压塞的临床表现。

【护理评估】

(一)健康史

评估病人近期有无各种原因引起的全身感染,以前是否患过结核;有无风湿性疾病、系统性红斑狼疮、类风湿关节炎等免疫系统疾病;有无心肌梗死、尿毒症、肿瘤以及创伤、过敏、邻近器官疾病等病史。

(二)身体状况

1. 纤维蛋白性心包炎

(1)症状:心前区疼痛为纤维蛋白性心包炎的主要症状,多见于急性非特异性心包炎和感染性心包炎。疼痛常位于心前区,呈尖锐性,与呼吸运动有关,因咳嗽、深呼吸或变换体位而加重,坐位前倾时减轻。心前区疼痛也可为压榨性,且伴有ST段抬高(aVR导联除外),应注意与急性心肌梗死鉴别。病程缓慢的结核性、尿毒症性及肿瘤性心包炎疼痛多不明显。部分病人伴有其他非特异症状,如发热、全身不适、呼吸浅快、咳嗽、乏力等。

（2）体征：典型体征为心包摩擦音，呈抓刮样、粗糙、刺耳的高频音。心包摩擦音多位于心前区，以胸骨左缘第3、4肋间最为明显；坐位前倾、深吸气或将听诊器胸件加压更易听到。心包摩擦音可持续数小时或持续数天、数周，当积液增多将两层心包分开时，摩擦音即消失。

2. 渗出性心包炎　其临床表现取决于积液对心脏的压塞程度，轻者血流动力学改变不明显，重者则出现循环障碍或衰竭。

（1）症状：主要表现为呼吸困难，与支气管、肺受压及肺淤血有关。严重时可为端坐呼吸，伴身躯前倾、呼吸浅快、面色苍白、发绀等。当喉返神经受压时出现声音嘶哑，食管受压时出现吞咽困难及膈神经受牵拉出现的呃逆等。部分病人可有发热、乏力、烦躁、上腹部饱胀等不适。

（2）体征：心尖搏动减弱或消失，心脏绝对浊音界向两侧扩大，心率加快，心音低而遥远。大量心包积液时，心包压迫左肺底，在左肩胛下角可出现浊音及支气管呼吸音，称心包积液征（Ewart征）。大量心包积液时收缩压降低，而舒张压变化不大，故脉压变小；同时可累及静脉回流，表现为颈静脉怒张、肝大、下肢水肿及腹水等。

3. 渗出性心包炎并心脏压塞　当炎性渗出快速增加或有大量心包积液时，出现急性心脏压塞征象，表现为心率加快、血压下降、脉压变小和静脉压明显上升，若心排血量显著下降，可导致急性循环衰竭、休克等；若积液积聚较慢，出现亚急性或慢性心脏压塞，产生体循环淤血征象，表现为颈静脉怒张、Kussmaul征（吸气时颈静脉充盈更明显）、奇脉等。

（三）心理-社会状况

病人因心前区疼痛、呼吸困难而出现精神紧张、烦躁不安；因急性心脏压塞出现晕厥而感到恐慌；尤其是诊断不明、病情重、病程长时，病人担心急性心包炎转为慢性，而产生焦虑、消极悲观等心理反应。

（四）辅助检查

1. 实验室检查　取决于原发病，由感染引起者，常有白细胞计数增加、血沉增快、C反应蛋白增高等炎症反应。

2. 胸部X线检查　心包少量渗出时无明显异常，当心包内积液量超过300ml时，可见心影向两侧扩大呈烧瓶样，心脏搏动减弱或消失；肺部无明显充血现象，心影显著增大是心包积液的有力证据。

3. 心电图　具有典型的动态变化过程。胸痛时可见aVR导联ST段压低，其他常规导联ST段弓背向下型抬高；数日后，ST段回到基线，并伴T波低平及倒置；持续数周至数月后，T波由倒置恢复至正常，应与急性心肌梗死鉴别。积液量较大时可出现QRS波群低电压及电交替。

4. 超声心动图　是诊断心包积液最简单、可靠的方法，并可进行定量测量及定位穿刺点。M型或二维超声心动图中可见液性暗区。

5. 心包穿刺　具有诊断和治疗双重价值。对穿刺液进行生物学（细菌、真菌等）、生化、细胞分类、病理等检查有助于明确病因；同时抽取一定量的积液也可快速解除心脏压塞症状，必要时可置管引流，并可进行心包腔内药物治疗。

图片：大量心包积液超声心动图

（五）治疗原则及主要措施

1. 病因治疗　对不同病因所采取的治疗方法也不同。①结核性心包炎：应早期、适量、联合、长期抗结核治疗，糖皮质激素可预防心包积液再发，预防进展成缩窄性心包炎。②化脓性心包炎：根据致病菌的病原给予大剂量抗生素，必要时向心包腔内注射抗生素，使用大的导管向心包腔内注射尿激酶、链激酶，溶解化脓性渗液，然后引流。③急性非特异性心包炎和心脏损伤后综合征：在初次发作后，有心包炎症状反复发作者称为复发性心包炎，发生率大约是20%～30%，一般只需休息及对症治疗，必要时用糖皮质激素或非甾体抗炎药（non-steroidal anti-inflammatory drugs，NSAIDs）。④尿毒症性心包炎：需强化透析治疗，无效时选用NSAIDs和糖皮质激素全身治疗。

2. 心包穿刺引流　解除心脏压塞和减轻大量渗液引起的压迫症状，必要时可经穿刺在心包腔内注入抗菌药物或化疗药物等。

3. 手术治疗　如化脓性心包炎病人经内科治疗效果不佳时，应及早施行心包切开引流术。

笔记

二、缩窄性心包炎

缩窄性心包炎(constrictive pericarditis)是指心脏被致密厚实的纤维化或钙化心包所包围,使心室舒张期充盈受限而产生一系列循环障碍的疾病,多为慢性。

【病因及发病机制】

我国缩窄性心包炎的病因以结核性最常见,其次为急性非特异性心包炎、化脓性或创伤性心包炎演变而来。近年来放射性心包炎和心脏手术后引起者逐渐增多;少数与肿瘤、自身免疫性疾病、尿毒症等有关。炎症后随渗出液逐渐吸收可有纤维组织增生,心包增厚粘连、钙化,最终形成坚厚的瘢痕,使心包失去伸缩性,心脏舒张期扩张受阻、充盈减少,心搏量下降而产生血液循环障碍。

【护理评估】

(一)健康史

询问病人既往有无心包炎病史。

(二)身体状况

1. 症状　心包缩窄多于急性心包炎后1年内形成,少数长达数年。常见症状为劳力性呼吸困难,主要与心排血量降低有关。可伴有疲乏、活动耐力下降、上腹胀满或疼痛等症状。

2. 体征　颈静脉怒张、肝大、腹水、下肢水肿、Kussmaul征;心尖搏动不明显,心浊音界正常或轻度增大,心音减低,心率增快,可闻及心包叩击音,胸骨左缘3~4肋间最明显,是由于心包缩窄导致心室在舒张期血流充盈受阻而引起的心室壁振动所产生。可出现奇脉。

(三)心理-社会状况

病人患病后由于病程长,病情重,导致生活不能完全自理且由于需要做心包切开等治疗,产生焦虑不安甚至恐惧等心理反应。

(四)辅助检查

1. 胸部X线检查　心影偏小、正常或轻度增大,左右心缘变直,主动脉弓小或难以辨认,上腔静脉扩张,多数病人可见心包钙化。

2. 心电图检查　表现为QRS低电压、T波低平或倒置。

3. 超声心动图　诊断价值较心包积液低,可见心包增厚、室壁活动减弱、室间隔矛盾运动等。

4. 右心导管检查　血流动力学有相应改变,如肺毛细血管压力、肺动脉舒张压力、右心室舒张末期压力、右心房压力均升高且都在同一高水平;右心房压力曲线呈M或W波形,右心室收缩压轻度升高,舒张早期下降及中晚期高原波。

(五)治疗原则及主要措施

早期施行心包切除术,是治疗慢性缩窄性心包炎的唯一治疗措施。切开指征取决于临床症状、超声心动图、右心导管检查等。

【常见护理诊断/问题】

1. 气体交换受损　与心包积液致心脏受压、肺淤血有关。

2. 疼痛:胸痛　与心包炎性渗出有关。

3. 体液过多　与渗出性心包炎有关。

4. 体温过高　与心包炎症有关。

5. 活动无耐力　与心排血量减少有关。

【护理目标】

1. 呼吸困难减轻或消失。

2. 胸痛减轻或消失。

3. 水肿逐渐减轻或消失。

4. 体温逐渐下降至正常。

5. 活动耐力增加。

【护理措施】

(一)一般护理

1. 休息与活动　协助病人取舒适卧位,如半坐卧位或坐位,出现心脏压塞时,病人往往被迫采取前倾位;胸痛时指导病人卧床休息,勿用力咳嗽、深呼吸或突然改变体位,以免引起疼痛加重。

2. 饮食护理　给予高热量、高蛋白、高维生素饮食。水肿时予低盐饮食。

3. 其他　输液时控制输液速度,防止加重心脏负荷;病人衣着应宽松,以免妨碍胸廓运动;根据缺氧程度给予氧气吸入;发热病人应做好口腔护理。

（二）病情观察

1. 观察病人呼吸困难的程度,有无呼吸浅快、发绀等;监测血气分析结果;观察疼痛的部位、性质及其变化情况;评估是否可闻及心包摩擦音。

2. 记录出入液量,定期测量体重、腹围、下肢周径,观察利尿效果,并评估营养状况。

3. 定时测量体温并记录,观察热型。由结核引起的心包炎多为稽留热,常在午后或劳动后出现体温升高,伴有盗汗;由化脓感染引起的心包炎为弛张热,有白细胞计数增加及血沉增快等炎性反应。

（三）用药护理

1. 镇痛剂　遵医嘱给予非甾体类解热镇痛剂,观察病人有无胃肠道反应、出血等不良反应。若疼痛加重,可应用吗啡类药物,但应注意药物的量及给药途径。

2. 利尿药　除观察利尿效果外,应观察有无低钠、低钾的表现,如恶心、呕吐、乏力、腹胀、痉挛性肌痛等,必要时监测血钠、血钾水平。

3. 强心剂　一般不用洋地黄制剂;若病人合并心房颤动,心室率明显增快,可使用洋地黄制剂,用药期间注意观察洋地黄药物的效应;若静脉用药,速度宜慢,且注意监测心率变化。

4. 其他　应用抗生素、抗病毒或抗肿瘤等药物治疗时,做好相应的观察与护理。

（四）心包穿刺术护理

1. 术前护理　备齐物品,向病人说明手术的意义和必要性,进行心理护理;询问病人是否咳嗽,必要时给予镇咳治疗;保护病人隐私,并注意保暖;操作前开放静脉通路,准备好急救药品;进行心电、血压监测;术前需行超声检查,以确定积液量和穿刺部位,并在最佳穿刺点做好标记。

2. 术中护理　嘱病人勿剧烈咳嗽或深呼吸;严格无菌操作,抽液过程中随时夹闭胶管,防止空气进入心包腔;抽液要缓慢,每次抽液量不超过 1000ml,以防急性右心室扩张,一般第 1 次抽液量不宜超过 200～300ml;若抽出新鲜血液,应立即停止抽吸,密切观察有无心脏压塞症状;术中密切观察病人的反应,如病人有心率加快、出冷汗、头晕等异常情况,应立即停止操作,及时协助医生处理。

3. 术后护理　穿刺部位覆盖无菌纱布并固定;穿刺后 2 小时内继续心电、血压监测,嘱病人休息,并密切观察生命体征变化;心包引流者需做好引流管的护理,待每天心包抽液量<25ml 时拔除引流管;记录抽液量、颜色、性质,按要求及时送检。

（五）心理护理

多与病人沟通,了解病人的心理状态,向其介绍疾病相关知识,如血培养、心包穿刺的目的,以及抗结核治疗用药的特点和注意事项;告诉病人急性心包炎经积极治疗,大多数可以痊愈,仅少数会演变成慢性缩窄性心包炎,解除病人的思想顾虑,使其积极配合治疗。

（六）健康指导

1. 疾病知识指导　嘱病人注意休息,防寒保暖,防止呼吸道感染。心包炎病人机体抵抗力下降,应给予高热量、高蛋白、高维生素、易消化饮食,限制钠盐摄入。对缩窄性心包炎病人,讲解心包切除术的重要性,解除思想顾虑,尽早接受手术治疗。

2. 用药指导　告知病人坚持按疗程服药的重要性,不可私自减量或停药,防止复发;观察药物不良反应,定期检查肝、肾功能及随访。

【护理评价】

1. 呼吸困难是否减轻或消失。

2. 胸痛是否减轻或消失。

3. 水肿是否逐渐减轻或消失。

4. 体温是否逐渐下降或恢复正常。

5. 活动耐力是否增加。

（杨富国）

思考题

1. 病人,女性,40 岁。胸闷、心悸半年,1 个月前晕厥两次,住院时病人主诉头晕。心电图显示:P 波与 QRS 波各自独立、互不相关;心率 48 次/分;QRS 波群形态正常。

请思考:

(1) 该病人可能属于哪种心律失常?

(2) 首选治疗措施是什么?

(3) 试述主要护理诊断/问题与护理措施。

2. 病人,男性,56 岁。"高血压"病史 10 年,间断服用降压药物。近来停服降压药 4 天后,突感头痛、眩晕,伴恶心、胸闷。身体评估:T 36.8℃,P 110 次/分,BP 200/125mmHg。烦躁不安,心率 110 次/分,节律规整,无杂音,双肺呼吸音清,未闻及干湿性啰音。腹软,无压痛、反跳痛。四肢肌力正常,无感觉异常。余无异常。入院诊断为"高血压急症"。

请思考:

(1) 根据现有资料,该病人目前主要的护理诊断/问题是什么?

(2) 针对该病人的治疗原则及主要措施有哪些?

(3) 如何护理该病人?

3. 病人,男性,50 岁。突发心前区剧烈疼痛 1 小时,伴冷汗、恐惧,有精神紧张和濒死感。既往有高血压病史 10 余年。入院时检查:神志模糊,烦躁不安,血压 110/70mmHg,心率 66 次/分。心电图显示:Ⅱ、Ⅲ、aVF 导联出现宽而深的 Q 波,ST 段抬高呈弓背向上的单向曲线。

请思考:

(1) 给出目前主要护理诊断/问题。

(2) 根据目前的护理诊断/问题,提出首先采取的护理措施和病情观察的要点。

4. 病人,女性,26 岁。近半年无明显诱因反复发作心慌、气短、乏力,食欲减退、腹胀,双下肢水肿,近 10 天来上述症状加重,不能平卧,轻微活动后即感呼吸困难。身体评估:T 36.2℃,P 89 次/分,R 18 次/分,BP 130/86mmHg。神志清楚,颈静脉充盈,双肺底可闻及少许湿啰音,心界扩大,心律不齐,心尖可闻及收缩期隆隆样杂音,双下肢凹陷性水肿。实验室检查:心电图示心房颤动,抗"O"阳性,X 线胸片示双肺淤血、心影增大。既往有"风湿性关节炎"病史 20 余年。

请思考:

(1) 给出目前主要的护理诊断/问题。

(2) 就现在的护理诊断/问题,提出首先应采取的护理措施和病情观察的要点。

思路解析

扫一扫,测一测

04章 PPT

消化系统疾病是临床常见疾病,食管、胃、肠、肝、胆、胰腺等脏器都可以发生病变,可为器质性或功能性疾病,病变可局限于消化系统或累及其他系统,而其他系统疾病或全身性疾病也可引起消化系统的症状和体征。多数消化系统疾病呈慢性过程,易导致严重的消化吸收障碍,在某些诱因作用下,容易发生出血、穿孔甚至器官功能衰竭等而危及生命。临床资料显示,40 岁以上中老年人消化系统疾病发病率高于青年人,以慢性胃炎、消化性溃疡、肝硬化等器质性疾病占绝大多数,而功能性消化不良等生理、心理性疾病则以女性病人为主,且有逐年增多的趋势。

消化系统由消化道和消化腺两部分组成。消化道包括口腔、咽、食管、胃、小肠(十二指肠、空肠、回肠)和大肠(盲肠、结肠、直肠),以十二指肠屈氏韧带为界分为上、下消化道;消化腺包括消化道内散在的腺体、肝和胰腺。

胃分为贲门、胃底、胃体、幽门。胃具有运动和分泌功能,胃黏膜下层腺体分泌胃酸、胃蛋白酶原、黏液和碳酸氢盐。

肝脏是人体最大的消化腺,参与蛋白质、脂类、糖类和维生素类等物质的合成、转化与分解,以及参与激素、药物等物质的转化和解毒,还具有分泌胆汁的功能。代谢酶缺乏、肝细胞损害、血供不足等因素均可引起各种肝病。

胰腺具有内、外分泌功能。胰腺的内分泌功能是胰岛 B 细胞产生胰岛素,A 细胞产生胰高血糖素,G 细胞产生胃泌素;胰腺的外分泌功能主要产生胰液,胰液中的各种消化酶在消化过程中起重要作用,由于炎症、肿瘤引起的胰腺外分泌功能障碍将引起食物的消化和吸收障碍。

消化系统最重要的生理功能是将人体摄取的食物进行消化,分解为小分子物体,并吸收营养成分,经肝脏加工,成为体内自身物质供全身组织利用。消化道直接开口于体外,接触病原体、致癌物质、毒性物质的机会较多,容易发生感染、炎症和损伤等。正常的胃肠道结构和功能对维持人体健康状况、抵御外来微生物侵害具有重要意义。

第一节　消化系统疾病常见症状或体征的护理

1. 掌握消化系统疾病常见症状或体征的概念、护理评估和护理措施。
2. 熟悉消化系统疾病常见症状或体征的常见护理诊断/问题。
3. 了解消化系统疾病常见症状或体征的护理目标和护理评价。
4. 能应用护理程序对恶心、呕吐、腹痛、便秘、腹泻、黄疸病人实施整体护理。
5. 具备对窒息、消化道大出血等危急重症的判断及配合医生抢救的能力。

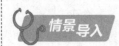

病人,男性,58 岁。晚餐饮酒后大约 1 小时自觉上腹部疼痛,呕吐,伴出冷汗,急诊入院。体格检查:病人神志清楚,面色苍白,皮肤湿冷,血压 80/60mmHg,心率 128 次/分。既往"溃疡"病史 20 多年。

请思考:

1. 护士对病人腹痛症状的评估要点包括哪些?

2. 根据此次发病的情况,护士应该给予病人哪些健康指导?

一、恶心与呕吐

恶心(nausea)为上腹部不适、紧迫欲吐的感觉,伴有迷走神经兴奋的症状,如皮肤苍白、出汗、流涎、血压降低、心动过缓等。呕吐(vomit)是通过胃的强烈收缩,迫使胃或部分小肠的内容物经食管、口腔而排出体外的现象。

【护理评估】

(一)健康史

询问病人是否有消化系统疾病,如胃炎、消化性溃疡并发幽门梗阻、胃癌、胰腺炎、肝炎、胃肠道功能紊乱等;了解病人是否存在消化系统以外的脑部疾病(如脑出血、脑炎、脑部肿瘤)、全身代谢性疾病(如甲状腺功能亢进症、尿毒症、糖尿病酮症酸中毒)、前庭神经病(如梅尼埃病)、中毒(如乙醇、一氧化碳、有机磷农药)、胃肠神经症等。

(二)身体状况

1. 恶心与呕吐的特点　呕吐的时间、频率,呕吐物的量与性状因病种而异。上消化道出血时,呕吐物呈咖啡色,甚至鲜红色;消化性溃疡并发幽门梗阻时,呕吐常在餐后发生,呕吐量大,呕吐物为酸性宿食;低位肠梗阻时,呕吐物有粪臭味;急性胰腺炎出现频繁剧烈的呕吐,胃内容物有胆汁。呕吐频繁且量大者,可引起水和电解质紊乱、代谢性碱中毒。长期呕吐伴厌食者,可致营养不良。

2. 评估要点　询问恶心与呕吐发生的时间、频率、诱因、与进食的关系;评估病人的生命体征、神志和营养状况;观察有无失水表现;评估有无腹胀、腹肌紧张、压痛、反跳痛,以及压痛、反跳痛的部位和程度;肠鸣音是否正常。

(三)心理-社会状况

一般疾病引起的恶心与呕吐,病人不会表现出明显的心理反应,可能仅出现紧张;病情严重,尤其是长期反复恶心与呕吐,病人往往出现烦躁不安、焦虑和恐惧等心理反应;癌症病人化疗期间,由于化疗药物对胃肠道的刺激作用,出现不同程度的恶心与呕吐,病人要承受疾病和治疗双重痛苦,常常会出现焦虑,恐惧、抑郁和悲观等心理反应。

(四)辅助检查

了解呕吐物毒物分析、细菌培养和机体水、电解质、酸碱平衡等各项检查结果有无异常。

【常见护理诊断/问题】

1. 有体液不足的危险　与大量呕吐导致失水有关。

2. 潜在并发症:窒息。

【护理目标】

1. 呕吐减轻或停止。

2. 未发生窒息或窒息被及时发现并得到有效处理。

【护理措施】

(一)一般护理

1. 休息与体位　呕吐时协助病人坐起或取侧卧位,头偏向一侧,呕吐后协助病人漱口。对于意识障碍的病人,尽可能清除干净口腔内的呕吐物,避免误吸而发生窒息。病人突然起身可出现头晕和心悸等不适,坐起时动作应缓慢,以免发生直立性低血压。

2. 环境　保持室内整洁、安静、空气清新,为病人营造舒适而轻松的病室环境;为病人安排单独的房间或小房间,避免相互影响而加重病情。

3. **饮食护理** 呕吐会引起电解质、水分和营养丢失,因此,鼓励病人进食高热量、高蛋白、富含维生素、清淡易消化的流质或半流质饮食,避免油腻及辛辣食物,少量多餐,并注意补充水分,保持水、电解质及酸碱平衡。如果营养严重失调且不能经口进食者,酌情给予肠内或肠外营养支持。

(二)病情观察

1. 密切观察并记录呕吐的时间、次数、方式;呕吐物的量、颜色、气味及成分等;病人有无软弱无力、口渴、皮肤黏膜干燥、弹性减低等失水征象。

2. 定时监测并记录生命体征,血容量不足时,可发生心动过速、呼吸急促、血压下降;监测每日的出入液体量、尿比重、体重、血清电解质和酸碱平衡状态。

(三)心理护理

与病人及家属及时沟通和交流,了解其心理状态;耐心解答病人及家属提出的问题,以热情、关心和支持的态度认真倾听病人及家属的主诉和要求;向病人说明紧张、焦虑不利于呕吐的缓解,还会影响食欲和消化功能,而战胜疾病的信心和情绪稳定有利于症状的缓解。

(四)健康指导

指导病人深呼吸、转移注意力等放松技术,如深呼吸法:用鼻吸气,然后张口慢慢呼气,反复进行;通过与病友交谈、听音乐、阅读喜爱的书籍和文章等方法转移注意力。

【护理评价】

1. 呕吐是否减轻或停止。

2. 有无窒息;出现窒息时能否被及时发现,并得到有效处理。

二、腹痛

腹痛(abdominal pain)是腹部的感觉神经纤维受到炎症、缺血、损伤及理化因子等因素刺激后,产生冲动传至痛觉中枢所产生的疼痛感。多由腹部脏器疾病引起,但腹腔外疾病及全身性疾病也可引起。一般按起病急缓和病程长短,将腹痛分为急性腹痛(acute abdominal pain)和慢性腹痛(chronic abdominal pain)两种。

【护理评估】

(一)健康史

询问病人有无消化系统疾病,如胃炎、胰腺炎及胃、十二指肠溃疡、胆道蛔虫症、胃癌、肝癌等;了解是否存在腹外脏器疾病,如急性心肌梗死、下叶肺炎及泌尿系统结石梗阻等;有无全身性疾病,如糖尿病酮症酸中毒、腹型过敏性紫癜、尿毒症等。

(二)身体状况

1. **腹痛的特点** 腹痛可表现为隐痛、钝痛、灼痛、胀痛、刀割样痛、钻痛或绞痛等,为持续性或阵发性疼痛,其部位、性质和程度常与疾病有关。胃、十二指肠疾病引起的腹痛多为中上腹部隐痛、灼痛或不适感,伴厌食、恶心、呕吐、嗳气、反酸等;小肠疾病所致的腹痛多在脐部或脐周,并有腹泻、腹胀等表现;大肠病变所致的腹痛为下腹部一侧或双侧疼痛;急性胰腺炎常出现上腹部剧烈疼痛,为持续性钝痛、钻痛或绞痛,并向腰背部呈带状放射;急性腹膜炎时,疼痛弥漫全腹,腹肌紧张,有压痛、反跳痛。

2. **评估要点** 评估腹痛的部位、程度、性质及其与体位和进食的关系;评估病人的生命体征、神志、神态、体位和营养状况;评估腹痛的伴随症状及相关疾病,如腹痛伴黄疸提示胰腺、胆道系统疾病,腹痛伴休克与腹腔脏器破裂、急性胃肠穿孔、急性出血坏死性胰腺炎、急性心肌梗死等有关。

(三)心理-社会状况

疼痛是一种主观感受,急性腹痛起病急、病情重,病人缺乏心理准备,会出现紧张、焦虑和恐惧,而紧张、焦虑和恐惧又会加重腹痛;慢性腹痛疼痛时间长,病人对疼痛有一定耐受性,但是由于担心疾病的治疗效果和预后,病人往往出现焦虑、抑郁、悲观等心理问题。

(四)辅助检查

了解血、尿、便常规检查;了解血液生化、腹腔穿刺液、X线、CT、超声、内镜等检查有无异常,有助于病因判断。

【常见护理诊断/问题】

1. 疼痛:腹痛　与胃肠道炎症、溃疡及肿瘤等病变累及脏器包膜、腹膜壁层或内脏的感觉神经有关。

2. 焦虑　与剧烈腹痛、反复或持续腹痛不易缓解有关。

【护理目标】

1. 疼痛逐渐减轻或消失。

2. 焦虑程度减轻。

【护理措施】

（一）一般护理

1. 休息与体位　卧床休息,协助病人采取有利于减轻腹痛的体位,如急性胰腺炎病人取弯腰屈膝侧卧位;胃炎和消化性溃疡病人取屈曲位;急腹症病人应取半卧位,减少对腹壁的刺激。对于腹痛伴烦躁不安的病人,应加强安全防护,防止坠床,加强巡视,了解和满足病人的需求。

2. 饮食护理　急性腹痛未明确诊断前应禁食,必要时遵医嘱胃肠减压。根据病情指导病人合理饮食,如消化性溃疡病人应禁食辛辣刺激性食物,胆石症病人禁食油腻食物等。

（二）病情观察

密切观察并记录病人腹痛的部位、性质及程度,发作的时间、频率和持续时间,如腹痛性质突然发生改变,经一般对症处理,腹痛反而加重,应警惕出现并发症,立即报告并配合医生处理;监测病人的生命体征、意识状态、病情变化及并发症表现。

（三）用药护理

必要时遵医嘱应用解痉止痛药物,因药物种类较多,应根据病情、疼痛性质和程度选择性给药。用药过程中密切观察药物的不良反应,如出现口干、恶心、呕吐、便秘等,应报告医生及时处理。在病情未明确之前,严禁使用任何镇痛药物,以免掩盖症状。

（四）疼痛护理

1. 急性腹痛　卧床休息,协助病人取屈曲位,使腹肌松弛,以减轻疼痛;用放松疗法、音乐疗法等转移病人注意力,缓解疼痛;必要时遵医嘱用药。

2. 慢性腹痛　采用非药物性止痛法,减轻病人的焦虑、紧张,提高疼痛阈值。常用方法有:①转移注意力:让病人回忆有趣的往事、谈话、深呼吸或腹式呼吸、听音乐、自我暗示、沐浴、运动等。②局部热疗法:除急腹症外,局部用热水袋热敷,解除痉挛。③行为疗法,如放松技术、冥想、生物反馈等。④针灸止痛:根据不同疾病和疼痛部位,选择针灸穴位,如内关、足三里、中脘等穴位。

3. 癌性疼痛　多为逐渐加重,且持续时间长,易对病人的生理、心理和神经功能造成严重影响,应积极采取措施缓解疼痛。

（1）三阶梯药物止痛法:是根据病人疼痛程度不同而分别使用不同等级的止痛药物为治疗原则的止痛方法,广泛应用于治疗各种慢性疼痛。

1）疼痛分级:使用三阶梯止痛法的前提是对癌痛等级的评估,癌痛可分为轻、中、重度 3 级,最常用的评估方法是使用 0~10 级疼痛评价量表,1~4 级为轻度,5~6 级为中度,7~10 级为重度。

2）止痛方案:WHO 推荐的三阶梯止痛疗法控制癌痛的方案,选用止痛药物由弱到强,逐渐递增（表 4-1-1）。常用的止痛药包括:①非甾体类抗炎药物,代表药物为阿司匹林、吲哚美辛、对乙酰氨基酚、萘普生。②弱阿片类药物,代表药物为可待因、曲马多、氧可酮、右丙氧酚。③强阿片类药物,代表药物为吗啡、芬太尼、美沙酮、氢吗啡酮。

表 4-1-1　三阶梯药物止痛法

疼痛程度	治疗药物
轻度疼痛	非阿片类止痛药±辅助药物
中度疼痛	弱阿片类药物±非阿片类止痛药±辅助药物
重度疼痛	强阿片类药物±非阿片类止痛药±辅助药物

（2）使用原则：口服给药；按时给药；按三阶梯方案给药；用药个体化；严格观察用药后变化，及时处理各种药物的不良反应；观察疗效，及时调整药物剂量。

（3）病人自控镇痛（patient-controlled analgesia，PCA）：该方法是用计算机化的注射泵，经由静脉、皮下或椎管内连续性输注止痛药。晚期癌症病人疼痛严重而持续、常规给药方法不能控制时，有条件者可采用 PCA，并指导病人掌握操作方法。

（五）心理护理

加强急性腹痛病人的心理护理，稳定情绪，有针对性地进行心理疏导，使其减轻紧张、恐惧的心理，精神放松，有利于增强对疼痛的耐受性；对慢性腹痛病人，鼓励病人树立战胜疾病的决心和信心，通过自我暗示、听音乐、读书、肌肉松弛训练等方法，分散病人对疼痛的注意力。

【护理评价】

1. 疼痛是否逐渐减轻或消失。

2. 焦虑程度是否减轻。

三、便秘与腹泻

便秘（constipation）是指排便次数少或排便困难、不畅，粪便干结、粪质硬、量少，是一种常见的症状，严重者影响病人的生活质量。腹泻（diarrhea）是指排便次数多于平日习惯的频率，且粪质稀薄。

【护理评估】

（一）健康史

询问病人是否存在器质性疾病，如慢性结肠梗阻、大肠肿瘤、肠麻痹等；是否存在变态反应性肠炎、溃疡性结肠炎、胰腺疾病及肝胆疾病；是否伴有全身性疾病，如甲状腺功能亢进、糖尿病性肠病、尿毒症及神经功能性腹泻；了解病人的排便习惯、饮食习惯；评估病人有无情绪紧张或焦虑；询问是否存在引起腹泻的病因，如细菌性痢疾、病毒性肠炎、阿米巴痢疾和急性中毒；是否服用某些药物，如利血平、新斯的明或洋地黄类药物；有无不洁饮食史。

（二）身体状况

1. 便秘与腹泻的特点　①便秘：排便次数<3 次/周，严重者长达 2~4 周排便一次。表现为排便困难、排便时间长，粪质硬、量少。②急性感染性腹泻：每天排便次数可多达 10 次以上。

细菌性痢疾呈黏液血便或脓血便；阿米巴痢疾的粪便呈暗红色或果酱样；小肠病变引起的腹泻粪便呈糊状或水样；结肠病变引起的腹泻粪便量少、黏液多。

2. 评估要点　详细询问腹泻发生的时间、起病原因或诱因、病程长短；了解粪便的性状、次数、量、气味和颜色；询问便秘的症状、病程及特点、排便时间、粪便的性状和量；了解病人是否有里急后重、恶心、呕吐、发热等伴随症状；有无口渴、疲乏无力等脱水表现。

（三）心理-社会状况

频繁腹泻会影响正常的工作和社会活动，使病人产生自卑心理；慢性便秘或腹泻治疗效果不明显时，病人往往对预后感到担忧；因此，应评估病人有无自卑、忧虑、紧张等心理反应，便秘与腹泻是否与其心理精神状态有关。

（四）辅助检查

做粪便、细菌学、血生化检查等；了解水、血清电解质、酸碱平衡紊乱；了解 X 线检查、消化道内镜检查结果有无异常。

【常见护理诊断/问题】

1. 便秘　与肠蠕动减慢或药物不良反应引起排便不畅有关。

2. 腹泻　与肠道疾病或全身性疾病有关。

3. 有体液不足的危险　与大量腹泻引起失水有关。

【护理目标】

1. 便秘改善，病人排便次数恢复正常。

2. 腹泻次数减少，不适感减轻或消失。

3. 体液容量恢复,尿量正常。

【护理措施】

（一）一般护理

1. **休息与活动**　急性腹泻或全身症状明显者应卧床休息,用热水袋热敷腹部,减少排便次数;慢性或症状较轻的腹泻病人可以适当活动。全身状况欠佳或体质衰弱的便秘病人,应鼓励其适量活动,身体状况允许的病人应适当参与运动锻炼。

2. **饮食护理**　鼓励便秘病人多饮水,多进食富含粗纤维的食物,如芹菜、白菜等,多进食蔬菜、水果。腹泻病人以少渣、易消化食物为主,避免生冷、多纤维、刺激性强的食物;急性腹泻病人根据病情和医嘱,给予禁食、流质、半流质或软食。

（二）病情观察

观察伴随症状、肛周皮肤、身体活动情况、意识状态等;监测排便情况、血生化指标、生命体征变化、尿量、皮肤颜色及弹性等。

（三）用药护理

使用止泻药时,观察病人的排便情况,腹泻控制后及时停药;使用解痉剂,如阿托品时,注意观察药物不良反应,如口干、视力模糊、心动过速等;便秘病人应严格遵医嘱用药,不得随意使用泻药,有发热、恶心或腹痛时,禁用止泻药,以防肠蠕动变慢;肠道炎症病人,给予生理盐水灌肠。

（四）心理护理

鼓励病人积极参加社会活动和运动锻炼,消除紧张、焦虑心理状态,使其情绪稳定、精神放松,积极配合检查和治疗。

（五）健康指导

1. **预防便秘**　①避免进食过少或过于精细、无残渣食物,每天至少饮水 1500ml。②避免排便习惯受到干扰,紧张等精神因素、改变生活规律、长途旅行过度疲劳等易引起便秘;养成良好的排便习惯,每日定时排便。③避免滥用泻药,泻药使肠道的敏感性减弱,形成对药物的依赖性,导致便秘。④合理安排生活和工作,做到劳逸结合,根据身体状况做不同强度的锻炼,特别是腹肌训练有利于改善胃肠功能。⑤及时治疗肛裂、肛周感染等疾病,不宜用洗肠等强烈刺激方法排便。

2. **肛周护理**　腹泻病人排便频繁时,因粪便刺激,肛周皮肤容易损伤,引起糜烂及感染。因此,排便后用温水清洗肛周,保持清洁干燥,必要时涂无菌凡士林或抗生素软膏,保护肛周皮肤。

【护理评价】

1. 便秘是否改善。

2. 腹泻是否减轻或消失。

3. 尿量是否正常。

四、黄疸

黄疸(jaundice)是由于血清中胆红素浓度增高,巩膜、皮肤、黏膜以及其他组织和体液发生黄染的现象。正常血清中胆红素浓度为 $1.7 \sim 17.1 \mu mol/L$,其中结合胆红素(CB)小于 $3.42 \mu mol/L$,非结合胆红素(UCB)为 $1.70 \sim 13.68 \mu mol/L$。胆红素在 $17.1 \sim 34.2 \mu mol/L$ 时,临床上不易察觉黄疸,称为隐性黄疸;胆红素值超过 $34.2 \mu mol/L$ 时出现的黄疸,称为显性黄疸。黄疸按病因常分为肝细胞性黄疸、胆汁淤积性黄疸和溶血性黄疸。

【护理评估】

（一）健康史

询问病人是否患有消化系统疾病,如肝炎、肝硬化、胆道阻塞;是否存在溶血性疾病、不同血型输血导致溶血等;了解有无家族性遗传疾病。

（二）身体状况

1. **黄疸特点**　①溶血性黄疸:一般为轻度黄疸,呈浅柠檬色,不伴皮肤瘙痒。主要症状为原发病表现,如急性溶血时,出现寒战、高热、头痛及腰背痛,伴有明显贫血和血红蛋白尿,尿液呈酱油色或茶色,严重者出现急性肾衰竭。②肝细胞性黄疸:皮肤、黏膜浅黄至深金黄色,有轻度皮肤瘙痒。伴有肝脏原发病表现,如乏力、食欲减退、肝区不适或疼痛等症状,重者有出血倾向。③梗阻性黄疸:黄疸较严重,皮肤呈暗黄色,完全梗阻者颜色更深,呈黄绿色或黄褐色,并有皮肤瘙痒和心动过缓。尿液呈浓茶色,粪便颜色变浅,典型表现为白陶土色,伴有出血倾向。

2. 评估要点 评估病人生命体征、意识状态以及相关疾病;评估病人皮肤、黏膜和巩膜有无黄染,以及黄染的程度和范围、尿液和粪便的颜色;了解病人是否有皮肤瘙痒。

（三）心理-社会状况

黄疸严重时,影响病人正常的工作和社会活动,其外貌易使病人产生自卑感、忧虑、紧张等心理反应;由于溶血或肝脏疾病引起黄疸,病人担心治疗效果和预后,往往会出现焦虑、抑郁、恐惧等心理问题。

（四）辅助检查

了解血清总胆红素和直接胆红素,以及尿胆红素、尿胆原、肝功能、腹部 B 超等检查结果及有关溶血性疾病的各种血液学检查,如红细胞脆性试验、自身溶血试验、抗人球蛋白试验等。

【常见护理诊断/问题】

1. 有皮肤完整性受损的危险 与胆汁淤积性黄疸致皮肤瘙痒有关。

2. 身体意象紊乱 与黄疸所致外形改变有关。

【护理目标】

1. 皮肤瘙痒感减轻或消失,皮肤完整性良好。

2. 积极参与工作和社会活动。

【护理措施】

（一）一般护理

1. 休息与活动 肝炎所致黄疸者,卧床休息是保护肝细胞和促进肝细胞修复的主要措施之一,应卧床休息直至黄疸消退。对于躁动不安的病人,应设床栏,遵医嘱准确及时地给予镇静剂,减少各种环境刺激,增加舒适感。

2. 饮食护理 针对不同病因给予合理饮食。

（1）肝病病人,除肝性脑病限制蛋白质外,原则上给予高蛋白、高热量、高维生素、低脂肪饮食。蛋白质以含必需氨基酸丰富的优质蛋白,如蛋、乳、鱼、瘦肉类为主;多食富含维生素 C 与维生素 B 族的水果和蔬菜;避免进食过多脂肪,禁烟酒;伴有腹水者,限制钠盐和水的摄入。

（2）胆道疾病病人,给予低脂饮食,防止因进食脂肪后,胆囊收缩引起腹痛或因脂肪消化不良导致腹胀、腹泻。

（二）病情观察

密切观察黄疸的分布、深浅,以及尿液颜色、粪便颜色、皮肤瘙痒程度等;观察病人的伴随症状及其程度变化;动态监测实验室检查结果,如血清总胆红素和血清直接胆红素。

（三）心理护理

向病人及家属说明黄疸形成的原因,告知随着疾病逐渐康复,肤色也会逐渐恢复,鼓励病人树立战胜疾病的信心。以关心、接纳的态度照顾病人,倾听病人主诉,分散病人的注意力,指导病人皮肤美容的方法。

（四）健康指导

阻塞性黄疸常伴皮肤瘙痒,常常难以忍受。瘙痒部位多见于手掌及跖部,以夜间及温暖时为重。每天可用温水洗浴或擦浴,选择清洁、柔软、吸水性强的棉质衣裤,剪短指甲,必要时戴手套,预防搔抓引起继发感染;严重瘙痒者,可用 2% ~3% 碳酸氢钠溶液外涂,或遵医嘱口服抗胆胺类止痒药物。

【护理评价】

1. 皮肤瘙痒感是否减轻或消失;皮肤完整性是否良好。

2. 心理状态是否得到良好的调整。

（邹春杰）

第二节 胃炎病人的护理

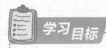

1. 掌握慢性胃炎的主要病因、辅助检查和护理措施。
2. 熟悉急、慢性胃炎的身体状况及其异同点。
3. 了解引起急性胃炎的主要病因和治疗原则。
4. 应用护理程序对急、慢性胃炎病人实施整体护理。
5. 具备为急、慢性胃炎病人进行编制健康指导方案和组织实施的能力。

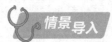

病人,男性,29 岁。同事聚餐后 2 小时出现上腹部剧痛,呕吐咖啡样胃内容物约 250ml,伴头晕、乏力就诊。两天前曾因"感冒"发热服用阿司匹林,既往无"胃溃疡"病史。

请思考:

1. 护士应着重观察病人哪些变化?
2. 为该病人制订健康指导方案的重点内容是什么?

胃炎(gastritis)指任何病因引起的胃黏膜炎症,常伴有上皮损伤和细胞再生,是最常见的消化道疾病之一。按临床发病缓急和病程长短,一般将其分为急性胃炎和慢性胃炎;根据病变范围分为胃窦胃炎、胃体胃炎和全胃炎;根据病因不同分为幽门螺杆菌相关性胃炎、自身免疫性胃炎、应激性胃炎、特殊类型胃炎;根据病理改变分为浅表性胃炎、萎缩性胃炎。本节主要介绍急性胃炎和慢性胃炎。

一、急性胃炎

急性胃炎(acute gastritis)是由多种病因引起的急性胃黏膜炎症。临床上急性发病,主要表现为上腹部症状。内镜检查可见胃黏膜充血、水肿、出血、糜烂及浅表溃疡等一过性病变。急性胃炎包括 3 种:①幽门螺杆菌感染引起的急性胃炎。②除幽门螺杆菌之外的病原体感染引起的急性胃炎。③急性糜烂性出血性胃炎。

【病因及发病机制】

(一)药物

最常引起胃黏膜炎症的药物是非甾体类抗炎药(NSAIDs),如阿司匹林、吲哚美辛等,可能是这些药物通过抑制前列腺素的合成,削弱了前列腺素对胃黏膜的保护作用。此外,抗肿瘤药、铁剂和氯化钾等,破坏黏膜屏障,可引起胃黏膜糜烂。

(二)急性应激状态

包括各种严重的脏器疾病、严重创伤、大面积烧伤、大手术、颅脑病变、休克以及精神心理因素等。如烧伤所致者,称 Curling 溃疡。应激的生理性代偿功能不足以维持胃黏膜微循环的正常运行,造成黏膜缺血、缺氧、黏液分泌减少和局部前列腺素合成不足,导致胃黏膜屏障破坏和 H^+ 弥散进入黏膜,引起胃黏膜糜烂和出血。

(三)其他

急性感染、长期大量饮酒、胆汁和胰液反流、胃内异物以及肿瘤放疗后的物理性损伤,均可导致胃炎。某些细菌、病毒或其毒素、胰液和胆汁中的胆盐等,造成胃黏膜损伤;由于乙醇的亲脂和溶脂性能,破坏胃黏膜屏障,引起上皮细胞损害、黏膜出血和糜烂。

【护理评估】

（一）健康史

询问病人是否服用过非甾体类抗炎药（如阿司匹林、吲哚美辛等），是否使用抗肿瘤药、铁剂和氯化钾口服液等；是否有严重的脏器病变、严重创伤、大面积烧伤、大手术、颅脑病变、休克及不良精神刺激等；有无大量饮酒等致病因素。

（二）身体状况

1. 症状　轻者无明显症状；有症状者，表现为上腹痛、饱胀不适、恶心、呕吐、食欲减退等。急性糜烂出血性胃炎者，表现为突发呕血和（或）黑便，是上消化道出血常见病因之一。持续少量出血可导致贫血，大出血可引起晕厥或休克。

2. 体征　上腹部可有不同程度的压痛。

（三）心理-社会状况

因起病急，上腹部不适，或有呕血和黑粪，易使病人紧张不安，尤其是急性应激出血，病人及家属常出现焦虑、恐惧等心理反应。

（四）辅助检查

1. 粪便检查　粪便隐血试验呈阳性。

2. 胃镜检查　是诊断的主要依据。一般在大出血后 24～48 小时内进行，镜下可见胃黏膜多发性糜烂、出血灶和浅表溃疡，表面附有黏液和炎性渗出物。

（五）治疗原则及主要措施

针对病因和原发疾病采取防治措施。药物引起者，立即停药，遵医嘱服用 H_2 受体拮抗剂、质子泵抑制剂等抑制胃酸分泌；服用硫糖铝和米索前列醇等保护胃黏膜。急性应激者，在积极治疗原发病的同时，给予抑制胃酸分泌的药物；上消化道大出血时，采取综合性抢救治疗措施。

二、慢性胃炎

慢性胃炎（chronic gastritis）是由各种病因引起的胃黏膜慢性炎症。其发病率随年龄增长而升高，在各种胃病中居首位。目前我国采用国际上新悉尼系统的分类方法，将慢性胃炎分为浅表性、萎缩性和特殊类型 3 类。本节重点介绍慢性浅表性胃炎和慢性萎缩性胃炎。

【病因及发病机制】

（一）病因

1. 幽门螺杆菌（Helicobacter pylori，Hp）感染　目前认为 Hp（图 4-2-1，见文末彩插）感染是慢性胃炎最主要病因。长期幽门螺杆菌感染，部分病人可发展为慢性多灶萎缩性胃炎。Hp 感染本身可能不足以导致慢性浅表性胃炎发展为慢性萎缩性胃炎，但却增加了胃黏膜对环境因素的易感性。临床常见胃窦胃炎。

2. 饮食　流行病学资料显示，长期进食高盐食物，饮浓茶、酒、咖啡，食用过热、过冷、过于粗糙的食物，缺少新鲜蔬菜、水果等均与慢性胃炎的发生密切相关。

3. 自身免疫　自身免疫性胃炎病人血液中存在壁细胞抗体和内因子抗体。壁细胞抗体可破坏壁细胞，使胃酸分泌减少乃至缺失。内因子抗体破坏内因子，影响维生素 B_{12} 的吸收而导致恶性贫血，临床常见胃体胃炎。

4. 理化因素　服用大量 NSAIDs 以及各种原因引起的十二指肠液反流等，均会削弱胃黏膜的屏障功能而损伤胃黏膜。

（二）发病机制

1. Hp 感染引起慢性胃炎的机制　①Hp 具有鞭毛结构，依靠其黏附在胃黏膜上皮细胞，直接侵袭胃黏膜。②Hp 分泌尿素酶，分解尿素产生氨而中和胃酸，即形成了利于 Hp 生存的中性环境，损伤了上皮细胞。③Hp 分泌空泡毒素蛋白，在损伤上皮细胞的同时，引起强烈的炎症反应。④Hp 菌体胞壁作为抗原，产生免疫反应。

2. 其他　不良的饮食习惯、大量服用 NSAIDs 及十二指肠液反流等，均会削弱胃黏膜的屏障功能，使其容易受胃酸-胃蛋白酶的损害。

【护理评估】

（一）健康史

询问病人是否长期饮浓茶、烈酒、咖啡，食用过热、过冷及过于粗糙的食物，是否高盐饮食；是否经常服用非甾体类抗炎药；有无其他自身免疫病，如桥本甲状腺炎、白癜风等；有无慢性右心衰竭、肝硬化门静脉高压症等引起胃黏膜淤血缺氧的疾病。

（二）身体状况

1. 症状　其病程迁延，进展缓慢。70%～80%的病人无任何症状，部分病人表现为非特异性的消化不良症状，如上腹痛或不适、食欲减退、饱胀、嗳气、反酸、恶心等，症状与进食或食物种类有关。胃黏膜有糜烂者，可出现上消化道出血；自身免疫性胃炎病人，出现明显畏食、贫血和体重减轻；极少数慢性多灶萎缩性胃炎，经长期演变发展为胃癌，可出现食欲减退、体重减轻及上腹痛等症状。

2. 体征　多不明显，有时上腹部轻压痛。

（三）心理-社会状况

病人因病程迁延，症状不明显，又持续存在，易使病人产生烦躁、焦虑等不良情绪；部分病人因出现明显畏食、贫血、体重减轻及害怕"癌变"而存在抑郁、恐惧心理。

（四）辅助检查

1. 胃镜及胃黏膜活组织检查　是诊断慢性胃炎最可靠的方法。慢性浅表性胃炎，内镜下可见红斑，黏膜粗糙不平，出血点、出血斑；慢性萎缩性胃炎，黏膜呈颗粒状，黏膜血管显露，色泽灰暗，皱襞细小。

2. 幽门螺杆菌检测^{13}C或^{14}C呼气试验。

3. 血清学检查　自身免疫性胃炎，抗壁细胞抗体和抗内因子抗体呈阳性，血清促胃液素水平明显升高；多灶萎缩性胃炎，血清促胃液素水平正常或偏低。

4. 胃液分析　自身免疫性胃炎，胃酸缺乏；多灶萎缩性胃炎，胃酸分泌正常或偏低。

（五）治疗原则及主要措施

治疗原则是消除病因、缓解症状、控制感染、防治癌前病变。幽门螺杆菌感染引起的慢性胃炎，其治疗方案见消化性溃疡；非甾体类抗炎药引起者，应停药，并给予抗酸药；胆汁反流者，服用氢氧化铝凝胶来吸附，或服用硫糖铝及胃动力药物以中和胆盐，防止反流；自身免疫性胃炎伴有恶性贫血者，遵医嘱应用维生素B_{12}。

【常见护理诊断/问题】

1. 疼痛：腹痛　与胃黏膜炎性病变有关。

2. 营养失调：低于机体需要量　与畏食和消化吸收不良等有关。

【护理目标】

1. 疼痛减轻或消失。

2. 养成规律的饮食习惯，体重恢复正常。

【护理措施】

（一）一般护理

1. 休息与活动　胃炎急性发作或伴有消化道出血者，应卧床休息，病情缓解后进行适当运动和锻炼，避免过度劳累，增强机体抵抗力。

2. 饮食护理　原则为高热量、高蛋白、高维生素、易消化的饮食，定时定量，少量多餐，细嚼慢咽，避免摄入过咸、过甜、过冷、过热及辛辣刺激性食物。胃酸低者，酌情食用浓肉汤、鸡汤、山楂及食醋等，以刺激胃酸分泌；高胃酸者，可食用牛奶、面包及菜泥等中和胃酸。

（二）病情观察

观察病人腹痛的部位、性质，呕吐物和粪便的颜色、量及性状，以及用药前后其症状是否改善；监测上消化道出血的征象，如呕血和（或）黑便等；监测便隐血检查，及时发现病情变化。

（三）腹痛护理

腹部疼痛或不适者，避免精神紧张，采取转移注意力、深呼吸等方法缓解疼痛；或用热水袋热敷胃部，解除痉挛，减轻腹痛。

（四）用药护理

禁用或慎用阿司匹林、吲哚美辛等对胃黏膜有刺激的药物。遵医嘱应用根除幽门螺杆菌感染的药物、抑酸剂及胃黏膜保护剂时,注意观察药物疗效及不良反应。

（五）心理护理

应主动安慰病人,解释疾病的相关知识及正规治疗方法,使其树立治疗信心,积极配合治疗,消除焦虑、恐惧心理。

（六）健康指导

向病人及家属介绍本病的病因和预后,指导病人避免诱发因素,保持良好的心理状态;养成良好的生活方式,饮食规律,注意饮食卫生和营养;劳逸结合,合理安排工作和休息时间;向病人介绍常用药物的名称、作用、服用剂量、用法、不良反应及注意事项,遵医嘱服药,坚持定期门诊复查。

【护理评价】

1. 疼痛是否减轻或消失。

2. 是否养成规律的饮食习惯,体重是否恢复正常。

（邹春杰）

第三节　消化性溃疡病人的护理

学习目标

1. 掌握消化性溃疡的病因、身体状况和护理措施。
2. 熟悉消化性溃疡的发病机制和常用药物。
3. 了解消化性溃疡发病机制和健康指导。
4. 能应用护理程序对消化性溃疡病人实施整体护理。
5. 具备熟练地为消化性溃疡病人进行健康指导的能力。

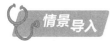

情景导入

病人,男性,68 岁。在家陪客人吃晚饭时喝白酒后自觉胃部疼痛、出冷汗,随即出现呕血。家人立即拨打 120 送往医院。入院时病人面色苍白、皮肤湿冷、神志清楚,血压 80/60mmHg、心率 118 次/分。家人说病人有"胃溃疡"病史 20 多年。

请思考:

1. 病人目前主要的护理诊断/问题有哪些?

2. 应该为病人实施哪些护理措施?

消化性溃疡(peptic ulcer)主要指发生在胃和十二指肠的慢性溃疡,即胃溃疡(gastric ulcer,GU)和十二指肠溃疡(duodenal ulcer,DU),因溃疡形成与胃酸/胃蛋白酶的消化作用有关,故称为消化性溃疡。临床特点为慢性过程、周期性发作、节律性上腹部疼痛,其发作有明显的季节性,秋冬和冬春之交发病较常见。临床上十二指肠溃疡比胃溃疡多见。

消化性溃疡是人类的常见病,呈世界性分布,大约 10% 的人一生中患过此病。消化性溃疡在 19 世纪时比较少见,进入 20 世纪后,发病率逐渐上升,50 年代达到高峰,主要是男性十二指肠溃疡增多,70 年代以后又有所下降。据胃镜检查发现,我国南方发病率高于北方,城市高于农村。

【病因及发病机制】

（一）病因

消化性溃疡是一种多因素疾病,溃疡发生的基本原理是由于黏膜自身防御/修复因素与黏膜侵袭因素之间失去平衡的结果。

1. 幽门螺杆菌感染(Hp)　大量研究表明 Hp 感染是消化性溃疡的主要病因。

2. 胃酸和胃蛋白酶　是胃液的主要成分,消化性溃疡的最终形成是由于胃酸和胃蛋白酶的自身消化所致,而胃酸在其中起主要作用。

3. 药物因素　NSAIDs、抗癌药物等对胃、十二指肠黏膜具有损伤作用,其中以 NSAIDs 最常见。溃疡发生的危险性与 NSAIDs 的种类、剂量大小及疗程长短有关。

4. 胃、十二指肠运动异常　胃排空延缓,引起十二指肠液反流入胃而损伤胃黏膜;胃排空增快,使十二指肠酸负荷增加。此病因可加重 Hp 感染或 NSAIDs 对胃黏膜的损伤。

5. 遗传因素　流行病学调查显示,Hp 感染有家族聚集现象。另外,O 型血的人发生十二指肠溃疡的危险性较其他血型的人高,曾视为间接遗传标志。

6. 应激和心理因素　长期精神紧张、焦虑或过度劳累,易患消化性溃疡。溃疡愈合后再遭受精神应激时,容易复发或发生并发症。

7. 其他　烟、酒、浓茶、咖啡等刺激胃酸分泌,增加发生溃疡的危险;高盐饮食损伤胃黏膜,增加胃溃疡发生的危险。

（二）发病机制

1. Hp 感染的作用机制　①Hp 感染通过直接或间接作用于 G、D 细胞和壁细胞,增加胃酸分泌,导致十二指肠的酸负荷增加。②十二指肠胃上皮化生,为幽门螺杆菌在十二指肠定植提供了条件,Hp 感染导致十二指肠炎症,黏膜屏障破坏而发生十二指肠溃疡。③Hp 感染减少十二指肠碳酸氢盐分泌,导致黏膜屏障削弱而发生 DU。④Hp 感染引起的胃黏膜炎症,削弱了胃黏膜的屏障功能,导致胃溃疡。

2. 胃酸和胃蛋白酶的作用机制　胃蛋白酶是胃黏膜主细胞分泌的胃蛋白酶原经盐酸激活后转变而来,它能降解蛋白质分子,对黏膜有侵袭作用。胃蛋白酶的活性取决于胃液 pH,当胃液 pH 上升到 4 以上时,胃蛋白酶失去活性。因此,胃酸的存在是发生溃疡的决定因素。

3. 其他　NSAIDs 损伤胃、十二指肠黏膜的原因除药物直接作用外,主要通过抑制前列腺素合成,削弱其对黏膜的保护作用;应激和心理因素影响神经,干扰胃、十二指肠的分泌、运动和黏膜血流;吸烟能增加胃酸分泌、降低幽门括约肌张力和影响胃黏膜前列腺素合成。

【护理评估】

（一）健康史

询问病人有无长期服用阿司匹林、吲哚美辛等用药史;是否遭受严重的创伤、烧伤、颅内疾病及不良精神刺激;有无长期饮浓茶、咖啡,食用过冷、过热及过于粗糙的食物;是否嗜烟酒;有无家庭聚集现象。

（二）身体状况

1. 症状　消化性溃疡具有慢性过程、周期性发作和节律性上腹部疼痛的特点,胃溃疡和十二指肠溃疡上腹痛的特点比较（表 4-3-1）。多数病人上腹部疼痛长期反复发作,可达数年至数十年,多在秋冬或冬春之交发病。此外,常伴反酸、嗳气、上腹胀、食欲减退等消化不良症状,以及失眠、缓脉、多汗等自主神经功能失调的表现。

表 4-3-1　胃溃疡和十二指肠溃疡上腹痛特点的比较

	GU	DU
疼痛部位	中上腹或剑突下偏左	中上腹或中上腹偏右
疼痛时间	常在餐后约 1 小时内发生,经 1～2 小时后缓解,称"饭后痛"	常在两餐之间,至下次进餐后缓解,称"空腹痛"或"夜间痛"
疼痛性质	多呈灼痛、胀痛或饥饿样不适感	多呈灼痛、胀痛或饥饿样不适感
疼痛节律	进食—疼痛—缓解	疼痛—进食—缓解

2. 体征 溃疡活动期上腹部有局限性轻压痛,缓解期无明显体征。

3. 并发症

(1)出血:是消化性溃疡最常见的并发症,也是上消化道出血最常见的病因。胃溃疡比十二指肠溃疡容易发生,常因服用 NSAIDS 而诱发。出血引起的表现取决于出血的速度和量,出血量取决于被侵蚀血管的大小,毛细血管破裂出血量少,表现为呕血、黑便;动脉破裂出血量大而急,出现眩晕、出汗、血压下降等周围循环衰竭的症状,甚至发生低血容量性休克。

(2)穿孔:临床上分为急性、亚急性和慢性 3 种类型,以急性穿孔最常见,是消化性溃疡最严重的并发症,常发生于十二指肠前壁或胃前壁。饮酒、劳累、服用 NSAIDS 等可诱发急性穿孔,主要表现为突发的剧烈腹痛、大汗淋漓、烦躁不安,疼痛多自上腹开始迅速蔓延至全腹,腹肌强直,有明显压痛和反跳痛,肝浊音界缩小或消失,肠鸣音减弱或消失,部分病人出现休克。

(3)幽门梗阻:主要由十二指肠溃疡或幽门管溃疡引起。溃疡急性发作时,引起幽门部痉挛和炎性水肿,形成暂时性幽门梗阻;溃疡多次复发,愈合后瘢痕收缩形成持久性幽门梗阻。表现为上腹饱胀不适,餐后加重,反复大量呕吐,呕吐物为酸性宿食,呕吐后症状可以缓解。严重频繁呕吐可致脱水和低钾低氯性碱中毒,常继发营养不良。上腹部空腹振水音、胃蠕动波及空腹抽出胃液量>200ml 是幽门梗阻的特征性表现。

(4)癌变:胃溃疡病人可发生癌变,十二指肠溃疡则极少见。对有长期慢性胃溃疡病史、年龄在45 岁以上、溃疡顽固不愈、腹痛节律性消失、粪便隐血试验持续阳性者,应警惕癌变,需进一步检查和定期随访。

(三)心理-社会状况

消化性溃疡有周期性发作和节律性疼痛的特点,易使病人产生焦虑、急躁情绪;当合并上消化道出血、癌变等并发症时,病人表现为紧张、恐惧;慢性过程、反复发作及担心溃疡癌变,使病人产生焦虑、抑郁、恐惧等心理反应。

(四)辅助检查

1. 胃镜和胃黏膜活组织检查 是确诊消化性溃疡的首选检查方法。胃镜检查可直视溃疡的部位、病变大小、性质,并取黏膜组织做病理学检查和幽门螺杆菌检测(图 4-3-1 和图 4-3-2,见文末彩插)。

2. X 线钡餐检查 溃疡的 X 线直接征象为龛影,对溃疡有确诊价值。

3. 幽门螺杆菌检测 是消化性溃疡的常规检测项目,其结果可作为选择性根除幽门螺杆菌治疗方案的依据。

4. 粪便隐血试验 隐血试验阳性提示溃疡有活动性,如胃溃疡病人持续阳性,提示有癌变可能。

(五)治疗原则及主要措施

治疗原则是消除病因、缓解症状、愈合溃疡、防止复发和防治并发症。针对不同病因和发病机制,给予相应处理。

1. 药物治疗 消化性溃疡的常用药物及药物作用(表 4-3-2)。

表 4-3-2 消化性溃疡常用药物及药物作用

药物种类	常用药物	药物作用
碱性抗酸剂	氢氧化钠、铝碳酸镁及其复方制剂	中和胃酸
H_2 受体拮抗剂(H_2RA)	法莫替丁、雷尼替丁、西咪替丁	阻止组胺与壁细胞膜上 H_2 受体结合
质子泵抑制剂(PPI)	奥美拉唑、泮托拉唑	抑制 H^+-K^+ATP 酶,阻止胃酸分泌
胃黏膜保护剂	枸橼酸铋钾、硫糖铝、前列腺素	覆盖溃疡表面形成一层保护膜

(1)降低胃酸的药物:溃疡愈合与抑酸治疗的强度和时间成正比。①碱性抗酸剂:中和胃酸,迅速缓解疼痛症状;但促进溃疡愈合需长期、大量应用,不良反应较大,故很少单一用药。②抑制胃酸分泌的药物:有 H_2 受体拮抗剂(H_2-RA)和质子泵抑制剂(PPI)两类。H_2-RA 抑制壁细胞分泌胃酸,PPI

是壁细胞分泌胃酸的关键酶,即 H^+-K^+ATP 酶不可逆失活,从而抑制胃酸分泌,且作用比 H_2-RA 更强、更持久,是抑制胃酸分泌作用最强的药物。

（2）保护胃黏膜的药物:常用胃黏膜保护剂有硫糖铝、枸橼酸铋钾和前列腺素类药物。①硫糖铝和枸橼酸铋钾:黏附覆盖在溃疡面上形成一层保护膜,阻止胃酸/胃蛋白酶侵袭溃疡面,促进内源性前列腺素合成和刺激表皮生长因子分泌。②前列腺素类药物,如米索前列醇,具有增强胃黏膜防御能力的作用。

（3）根除 Hp 三联疗法:促进溃疡愈合,预防溃疡复发,从而彻底治愈溃疡。联合用药采用胶体铋剂或一种 PPI 加两种抗生素的三联治疗方案,或采用 PPI、胶体铋剂合用两种抗生素的四联疗法。

2. 并发症治疗 上消化道大量出血经内科紧急处理无效、急性穿孔、瘢痕性幽门梗阻、内科治疗无效的顽固性溃疡以及胃溃疡疑有癌变者,可考虑手术治疗。

妊娠期消化性溃疡的治疗

有些治疗消化性溃疡的药物对胎儿有潜在的致畸作用,不可用于妊娠期妇女消化性溃疡的治疗,如西咪替丁、雷尼替丁、法莫替丁、甲氧氯普胺、多潘立酮、米索前列醇等。临床上可选用氧化酶、三硅酸镁、胃膜素、蒙脱石散、谷维素、胃蛋白酶及多酶片等。

【常见护理诊断/问题】

1. 疼痛:腹痛 与胃酸刺激溃疡面引起化学性炎症反应有关。

2. 营养失调:低于机体需要量 与疼痛致摄入量减少及消化吸收障碍有关。

3. 潜在并发症:上消化道出血、穿孔、幽门梗阻、癌变。

【护理目标】

1. 上腹部疼痛减轻或消失。

2. 能够养成良好饮食习惯,体重恢复正常。

3. 未发生并发症,或并发症能被及时发现并得到及时处理。

【护理措施】

（一）一般护理

1. 休息与活动 溃疡活动期、症状较重或有并发症者,应卧床休息,以缓解疼痛。溃疡缓解期,鼓励病人适当活动,劳逸结合,以不感到劳累和诱发疼痛为原则,避免餐后剧烈活动;避免劳累、情绪激动、精神紧张、吸烟、饮酒等诱发因素。夜间疼痛者,遵医嘱夜间加服 1 次抑酸剂,以保证睡眠。

2. 饮食护理 指导病人规律进食,溃疡活动期应少食多餐、定时定量、细嚼慢咽,避免餐间零食和睡前进食。选择营养丰富、清淡、易于消化的食物,以面食为主;避免食用刺激性较强的生、冷、硬食物及粗纤维食物,忌用刺激胃酸分泌的食品和调味品。

（二）病情观察

观察上腹部疼痛的规律及特点;观察有无呕血、黑便的发生;对突发性腹部剧痛者,考虑是否并发穿孔;监测生命体征、意识状态及腹部体征,及时发现和处理并发症。

（三）并发症护理

出现急性穿孔和持久性幽门梗阻时,立即遵医嘱做好术前准备;发生急性幽门梗阻时,做好呕吐物的观察与处理,嘱病人禁食禁水,给予胃肠减压,并遵医嘱静脉补液;并发上消化道大量出血和溃疡癌变时,护理措施详见本章相关内容。

（四）用药护理

遵医嘱用药,并观察药物疗效及不良反应。各类药物的不良反应及护理措施见表 4-3-3、和表 4-3-4。

表 4-3-3　保护胃黏膜的药物

药物种类	常用药物	不良反应	护理措施
胃黏膜保护剂	硫糖铝	便秘、口干、皮疹、眩晕、嗜睡	宜在进餐前 1 小时服用;不能与多酶片同服,以免降低两者效价
前列腺素类药物	米索前列醇	腹泻、子宫收缩	孕妇忌用
胶体铋	枸橼酸铋钾	舌苔发黑、便秘、粪便呈黑色、神经毒性	餐前半小时口服,吸管直接吸入;不宜长期使用

表 4-3-4　根除 Hp 的药物

常用药物	不良反应	护理措施
克拉霉素	周围神经炎和溶血性贫血	观察下肢皮肤的颜色、温度和尿色
阿莫西林	皮疹	用药前询问有无青霉素过敏史
甲硝唑	恶心、呕吐等胃肠道反应	餐后半小时服用

（五）心理护理

采取转移注意力、听音乐等放松技术,使病人保持良好的心态,减轻疼痛;积极进行健康宣教,向担心预后不良的病人说明,经过正规治疗和积极预防,溃疡可以痊愈,帮助病人树立治疗信心;为病人争取家庭和社会的支持,帮助其缓解焦虑情绪。

（六）健康指导

1. 疾病知识指导　向病人及家属讲解消化性溃疡病的病因及诱发因素,指导病人养成良好的生活方式,规律生活,劳逸结合,避免过度紧张和劳累,选择合适的锻炼方式,提高机体抵抗力;指导病人了解消化性溃疡及其并发症的临床表现,若上腹部节律性疼痛发生变化或加剧,或出现呕血、黑便时,立即就诊。

2. 生活方式指导　指导病人建立良好的饮食习惯和饮食结构,戒烟酒,避免摄入刺激性食物。避免食用洋葱、芹菜、韭菜等粗纤维食物和油炸食物;避免浓咖啡、浓茶等饮料;忌食生姜、生蒜、生萝卜及辣椒等辛辣食物;饮食不宜过酸、过甜、过咸,烹调方法以蒸、煮、炖、烩为主。

3. 用药指导　指导病人遵医嘱服药,并学会观察药物疗效和不良反应,不要随意停药或减量,避免复发。慎用阿司匹林、泼尼松、咖啡因及利血平等药物,定期复诊。

【护理评价】

1. 腹部疼痛是否减轻或消失。

2. 是否养成良好饮食习惯,营养状态是否良好。

3. 有无并发症发生;发生并发症能否被及时发现,并得到及时处理。

（邹春杰）

第四节　胃癌病人的护理

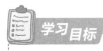

1. 掌握胃癌病人的身体状况和护理措施。

2. 熟悉胃癌的病因和辅助检查。

3. 了解胃癌的发病机制。

4. 能应用护理程序对胃癌病人实施整体护理。

5. 具备熟练地为胃癌病人进行健康指导的能力。

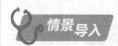

情景导入

病人,男性,68岁。6年来餐后1小时左右剑突下隐痛,常感上腹部饱胀、嗳气,多于秋季复发,服用抑酸药后症状缓解。近2个月来上腹部疼痛加重,节律性消失,且服药无效,食欲减退,明显消瘦,四肢无力,便隐血试验持续阳性。入院时病人神志清楚,贫血貌,血压110/75mmHg、心率78次/分,上腹部轻度压痛,无肌紧张及反跳痛,未触及包块,移动性浊音阴性。

请思考:

1. 消化性溃疡病人一旦节律性疼痛消失,应考虑并发了什么问题?

2. 应该为病人实施哪些护理措施?

胃癌(gastric cancer)是起源于胃上皮的恶性肿瘤,是人类最常见的恶性肿瘤之一,发病率居消化道肿瘤的首位,在所有肿瘤中居第二位。世界上不同国家与地区胃癌的发病率有明显差别。日本、智利、哥斯达黎加等为高发区,北美、澳大利亚、新西兰为低发区。我国属胃癌较高发病区,各地也有较大差异,以青海、宁夏、甘肃高发;男性胃癌的发病率与死亡率均高于女性,男女之比约为2:1。发病年龄以中老年居多,高发年龄为55~70岁;全国平均年死亡率约为16/10万。近30年,我国部分地区胃癌发病率亦有逐年下降之势。

【病因及发病机制】

(一)病因

正常情况下,胃黏膜上皮细胞的增殖和凋亡之间保持动态平衡,这种平衡的维持有赖于癌基因、抑癌基因及一些生长因子的共同调控。多种因素共同影响上述平衡,参与胃癌的发生。

1. 饮食因素 流行病学研究结果表明,长期食用霉变粮食、咸菜、烟熏和腌制食品及过多摄入食盐,能增加患胃癌的危险性。

2. 幽门螺杆菌感染 1994年WHO宣布Hp是人类胃癌发病的主要危险因素。

3. 遗传因素 其发病有明显的家族聚集倾向,家族发病率高于人群2~3倍。一般认为,遗传素质使致癌物质对易感者更敏感。

4. 癌前状态 胃癌的癌前状态分为癌前疾病和癌前病变。癌前疾病指与癌症相关的胃良性疾病,有发生胃癌的危险性,如慢性萎缩性胃炎、胃息肉、残胃癌、胃溃疡;癌前病变指较容易转变为癌组织的病理学变化,如肠型化生和异型增生。

(二)发病机制

1. 饮食因素的致病机制 长期食用含硝酸盐较高的食物,硝酸盐可在胃内受细菌硝酸盐还原酶的作用形成亚硝酸盐,再与胺结合形成致癌的亚硝胺。高盐饮食致胃癌危险性增加的机制尚不清楚,可能与高浓度盐导致胃黏膜损伤,使黏膜易感性增加而协同致癌作用有关。

2. Hp感染的致病机制 Hp导致的慢性炎症有可能成为一种内源性致突变原;Hp是一种硝酸盐还原剂,具有催化亚硝化作用而起致癌作用;Hp分泌毒素促使上皮细胞变异。

【护理评估】

(一)健康史

询问病人有无长期食用霉变粮食、咸菜、烟熏腌制食品,以及高盐饮食习惯;有无慢性萎缩性胃炎、胃息肉、残胃炎、胃溃疡等病史;有无家族聚集倾向。

(二)身体状况

1. 症状 多数早期胃癌无症状,随着病情发展出现上腹不适、反酸、嗳气等非特异性消化不良症状,时隐时现,长期存在。进展期胃癌最早出现的症状是上腹痛,伴有食欲缺乏、厌食、进行性体重下降。腹痛可急可缓,开始仅有上腹饱胀不适,餐后加重,继之隐痛不适,偶呈节律性溃疡样疼痛,但进食和服药不能缓解。

2. 体征 早期无明显体征。进展期胃癌有腹部肿块,多位于上腹部偏右,有压痛;肝脏转移时出现肝大,可扪及坚硬结节,常伴黄疸,甚至出现腹水;腹膜转移发生腹水,移动性浊音阳性;远处淋巴结转移可在左锁骨上内侧触到质硬而固定的淋巴结,称为Virchow淋巴结。直肠指诊时,在直肠膀胱间凹陷可触及肿块。

3. 并发症　可并发出血、贲门或幽门梗阻、穿孔等。当发生并发症或转移时,出现特殊症状,如贲门癌累及食管下段出现吞咽困难;幽门梗阻出现严重的恶心、呕吐;溃疡型胃癌出血时引起呕血或(和)黑便,继之发生贫血;肝脏转移引起右上腹痛、黄疸和(或)发热;侵及胰腺则会出现背部放射性疼痛等。

（三）心理-社会状况

一旦确诊,病人易产生焦虑和恐惧情绪;出现上消化道出血等并发症时,容易加剧病人的紧张和恐惧;晚期病人疼痛明显,以及放疗、化疗的不良反应,病人表现悲观,甚至有轻生念头。

（四）辅助检查

1. 血液检查　常见缺铁性贫血的检查指标结果。

2. 粪便隐血试验　呈持续阳性,有辅助诊断的意义。

3. 内镜检查　内镜直视下可见病变部位及性质,取黏膜做活组织检查是目前最可靠的诊断手段。

4. X线钡餐检查　主要表现为充盈缺损、边缘欠规则或腔内龛影、胃壁僵直失去蠕动等。

（五）治疗原则及主要措施

1. 手术治疗　手术切除及区域淋巴结清扫,是目前根治胃癌的方法。

2. 胃镜下治疗　早期胃癌可在胃镜下行高频电凝切除术、激光或微波凝固及光动力治疗等。如有淋巴结转移,胃镜下治疗不如手术治疗可靠。

3. 化疗　有淋巴结转移的早期及进展期胃癌可在术前、术中及术后辅以化疗,可使癌灶局限、消灭残存癌灶及防止复发和转移。晚期胃癌的化疗主要是缓解症状,改善生存质量及延长生存期。常用药物有氟尿嘧啶(5-FU)、丝裂霉素(MMC)、替加氟(FT-207)、阿霉素(ADM)等。

4. 支持治疗　应用高能量静脉营养疗法,增强病人体质,使其耐受手术和化疗;使用生物制剂,如香菇多糖、沙培林等,提高病人免疫力。

【常见护理诊断/问题】

1. 疼痛　与癌细胞浸润有关。

2. 营养失调:低于机体需要量　与吞咽困难、消化吸收障碍等有关。

3. 预感性悲哀　与病人预感疾病的预后不良有关。

【护理目标】

1. 疼痛程度减轻或缓解。

2. 能够保证营养摄入,减缓体重下降。

3. 能够复述疾病相关知识,并积极配合治疗。

【护理措施】

（一）一般护理

1. 休息与活动　病情轻者,适当参加日常活动,进行身体锻炼,以不感到劳累、不适为原则;重者应卧床休息,采取舒适体位,避免诱发疼痛。

2. 饮食护理　给予蛋白质、碳水化合物和维生素丰富的饮食,保证足够热量,改善病人的营养状况。能进食者,鼓励其进食易消化、营养丰富的软食或半流质饮食;食欲不佳者,为病人提供良好的进食环境,避免不良刺激,选择适合病人口味的食品和烹调方法,变换食物的色、香、味,以增进食欲。定期测量体重,检查血清白蛋白和血红蛋白等,监测病人的营养状态。

3. 静脉营养支持　有吞咽困难者和中、晚期胃癌病人,遵医嘱静脉输入高营养物质,以维持机体代谢需要,提高免疫力。发生幽门梗阻时,立即禁食,行胃肠减压,遵医嘱静脉输液。

（二）病情观察

密切观察病人疼痛的性质、部位,有无咽痛、尿痛等不适,是否伴有严重的恶心和呕吐、吞咽困难、呕血及黑便等症状;监测病人的生命体征及血液等检查。

（三）用药护理

遵医嘱化疗,用药过程中观察药物的疗效及不良反应,如骨髓抑制、胃肠道反应,如恶心、呕吐等,肝功能异常等。遵医嘱给予止痛药,遵循三阶梯止痛法,从弱到强,先以非麻醉药为主,不能控制疼痛时加用弱麻醉及强麻醉镇痛药。

（四）心理护理

与病人建立良好的护患关系，运用倾听、解释、安慰等技巧与病人沟通，关心与体贴病人；取得家属配合，稳定病人情绪，避免发生意外。化疗所致脱发及晚期病人，应尊重、维护病人尊严，认真听取病人叙述自身感受，并给予支持和鼓励；介绍胃癌治疗进展等信息，取得家庭和社会的支持，树立战胜疾病的信心，用积极的心态面对疾病。

（五）健康指导

1. 疾病知识指导 指导病人多食富含维生素 C 的新鲜水果、蔬菜，多食鱼类、豆制品和乳制品；避免高盐饮食，少食咸菜、烟熏和腌制食品；科学贮存食品，不食霉变食物。有癌前状态者，定期检查，以便早期诊断、早期治疗。指导病人定期复诊，监测病情变化，及时调整治疗方案。

2. 生活方式指导 指导病人有规律生活，保证充足睡眠，根据病情和体力适量活动，增强机体抵抗力；注意个人卫生，特别是体质衰弱者，做好口腔、皮肤黏膜的护理，防止继发性感染。

【护理评价】

1. 疼痛程度是否减轻或缓解。

2. 保证营养摄入是否得到保障，机体消耗是否减缓。

3. 是否能复述疾病相关知识，能否配合治疗。

（邹春杰）

第五节 炎症性肠病病人的护理

1. 掌握炎症性肠病病人的身体状况和护理措施。
2. 熟悉炎症性肠病的健康指导和治疗方法。
3. 了解炎症性肠病的病因及发病机制。
4. 能应用护理程序对炎症性肠病病人实施整体护理。
5. 具备熟练地为炎症性肠病病人进行健康指导的能力。

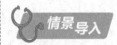

病人，男性，38 岁。3 年来反复发作腹泻、腹痛，每天 3 ~ 6 次不等，大便质软、不成形。近半年来稍进凉食或饮酒后腹泻即加重，到医院做肠镜检查诊断为"溃疡性结肠炎"。

请思考：

1. 病人目前主要的护理诊断/问题有哪些？

2. 护士为病人实施的饮食护理包括哪些？

炎症性肠病（inflammatory bowel disease，IBD）指病因未明的发生于结肠和直肠黏膜层的慢性非特异性炎症性病变。包括溃疡性结肠炎（ulcerative colitis，UC）和克罗恩病（Crohn disease，CD）。IBD 的发病率有明显的地域差异及种族差异。近年来 IBD 的发病率在世界范围有持续增高的趋势。我国 UC 较 CD 多，且病情较轻，IBD 发病高峰年龄为 15 ~ 25 岁，亦见于儿童或老年人，男女发病率无明显差异。

【病因及发病机制】

（一）病因

IBD 病因及发病机制尚不明确，与环境、遗传、感染、免疫等多种因素相互作用有关。

1. 感染因素 目前多认为 IBD 可能与痢疾杆菌或溶组织阿米巴感染有关。

2. **免疫因素** 肠道黏膜免疫系统在 IBD 肠道炎症的发生、发展、转归过程中发挥着重要作用。肠道黏膜 T 细胞功能异常、非免疫细胞亦参与炎症反应而发挥免疫作用,最终导致免疫反应和炎症过程。

3. **遗传因素** 病人一级亲属的发病率显著高于普通人群,而配偶的发病率不增加。其发病可能与种族、人群遗传背景有关。

4. **其他** 发病率有地域差别,可能与饮食、吸烟等环境因素有关;生活中的应激事件或遭受重大精神创伤均可发病。

（二）发病机制

目前认为,IBD 发病为环境因素作用于遗传易感者,在肠道菌丛的参与下,启动了肠道免疫及非免疫系统,最终导致免疫反应和炎症过程。UC 和 CD 被认为是 IBD 的不同亚类,组织损伤的基本过程相似,由于致病因素、发病环节不同,导致组织损害的不同表现,但其治疗原则相似。

【护理评估】

（一）健康史

询问病人有无长期不良的饮食习惯;是否吸烟;有无肠道炎症性病史;有无家族聚集倾向。

（二）身体状况

1. **症状** 多数起病缓慢,病程长,呈慢性经过,表现为发作期与缓解期交替。部分病人因饮食失调、劳累、精神刺激、感染等诱发或加重症状。

（1）消化道症状:①腹泻:为最主要症状,典型表现呈黏液或黏液脓血便,黏液脓血便是 UC 活动期的重要表现。轻者排便 2 ~ 4 次/日,多呈糊状,混有黏液、脓血;重者达 10 次/日以上,为脓血便,或呈血水样。病变限于乙状结肠和直肠的病人,偶有腹泻与便秘交替现象。②腹痛:轻者或缓解期病人无腹痛或仅有腹部不适;IBD 活动期病人有轻度或中度腹痛。腹痛多局限于左下腹或下腹,亦可涉及全腹。临床有"疼痛-便意-便后缓解"的规律,常伴里急后重感。③其他症状:如上腹部不适、腹胀,严重者食欲减退、恶心、呕吐等。

（2）全身表现:轻者不明显。中、重型病人活动期有低热或中等度发热,重症者出现高热、脉速、低蛋白血症、水和电解质平衡紊乱等表现。

（3）肠外表现:常见口腔黏膜溃疡、结节性红斑、关节炎、眼脉络膜炎等表现。少数病人出现情绪不稳、抑郁、失眠及自主神经功能失调等精神神经症状。

2. **体征** 轻者仅有左下腹部轻度压痛,重者有明显的鼓肠、腹部压痛、反跳痛及肌紧张等。

3. **并发症** 中毒性巨结肠、出血、癌变、急性肠穿孔、肠梗阻等。

（三）心理-社会状况

由于病因不明,容易反复发作,易使病人产生焦虑和紧张情绪;当病情严重或出现并发症时,尤其是排便次数增加,给日常生活带来很多困扰,病人容易产生自卑、忧虑,甚至恐惧等心理反应。

（四）辅助检查

1. **粪便检查** 肉眼检查可见黏液、脓、血;显微镜检可见红细胞、白细胞或脓细胞;急性期可见巨噬细胞。为排除感染性结肠炎,可做粪便病原学检查。

2. **纤维结肠镜和黏膜活组织检查** 是诊断的重要手段之一。镜检可直视病变肠黏膜状况,并取组织活检。

3. **X 线钡剂灌肠检查** 黏膜皱襞粗乱或有细颗粒变化;也可呈多发性小龛影或充盈缺损;结肠袋消失,肠管缩短、变细,呈管状。重者不宜做此项检查,防止加重病情或诱发中毒性巨结肠。

（五）治疗原则及主要措施

治疗目的是控制急性发作,缓解病情,减少复发,防治并发症。

1. **药物治疗**

（1）氨基水杨酸制剂:首选药物为柳氮磺吡啶（SASP）,适用于轻型、中型或重型经糖皮质激素治疗已缓解者;也可选用磺胺类药,如美沙拉秦、奥沙拉秦。

（2）糖皮质激素:适用于对氨基水杨酸制剂疗效不佳的轻型、中型病人,对急性活动期病人有较好的疗效。一般给予泼尼松口服,重症病人常用氢化可的松、地塞米松静脉滴注,病情好转后,改为泼

视频:肠镜检查的护理

尼松口服,之后逐渐减量,直至停药。

(3) 免疫抑制剂:硫唑嘌呤或硫嘌呤适用于对激素治疗效果不佳或对激素依赖的慢性活动性病人。

2. 手术治疗　发生结肠大出血、肠梗阻、肠穿孔、癌变及中毒性巨结肠等并发症,或经内科积极治疗无效者,需手术治疗。

【常见护理诊断/问题】

1. 腹泻　与结肠炎症有关。

2. 疼痛　与肠道炎症、溃疡有关。

3. 营养失调:低于机体需要量　与机体营养丢失及吸收障碍有关。

【护理目标】

1. 腹泻减轻或消失。

2. 腹痛减轻或缓解。

3. 体重恢复正常。

【护理措施】

(一) 一般护理

1. 休息与活动　轻症者注意休息,减少活动量,防止劳累;重症者应卧床休息,保证睡眠,以减少肠蠕动,减轻腹泻和腹痛症状。

2. 环境　为病人提供相对私密的空间,尽量安排病人在有卫生间的单人病室,并保持病室舒适、安静、整洁。

3. 饮食护理　给予质软、易消化、少纤维素、富含营养、高热量的食物,以维持机体代谢所需;为病人提供良好的进餐环境,增进食欲;避免食用冷、辣、硬等刺激性食物,禁食牛奶和乳制品;急性发作期病人进流质或半流质饮食;病情严重者禁食,遵医嘱给予静脉高营养,改善全身症状。

(二) 病情观察

观察腹痛的性质、部位及生命体征的变化,了解病情进展情况,如腹痛性质突然改变,警惕是否发生出血、肠梗阻、肠穿孔等并发症,应及时报告并配合医生抢救;观察病人每日排便的次数,粪便的量和性状,监测血红蛋白及电解质的变化;定期监测病人的营养状况,了解营养改善状况。

(三) 对症护理

腹痛和腹泻护理详见本章第一节"消化系统疾病常见症状或体征的护理"。

(四) 用药护理

服用柳氮磺吡啶时,应嘱病人餐后服药,注意观察病人有无恶心、呕吐、皮疹、白细胞减少及关节痛等不良反应;应用5-氨基水杨酸灌肠时,应现用现配,防止降低药效;应用糖皮质激素者,注意激素用量,病情缓解后逐渐减量至停药,减药速度不要太快,防止反跳现象。

(五) 心理护理

引导病人放松心情,稳定情绪,鼓励病人树立战胜疾病的自信心,使病人以平和的心态应对疾病,促进自觉不懈地配合治疗的积极性,缓解焦虑、恐惧心理。

(六) 健康指导

1. 生活方式指导　指导病人合理休息,注意劳逸结合;合理饮食,摄入足够的营养,避免多纤维、刺激性食物,忌生、冷、硬、辛辣食品。

2. 用药指导　指导病人坚持治疗,向病人讲解药物的不良反应,强调不要随意更换药物或停药,服药期间需大量饮水;一旦出现异常情况,如疲乏、头痛、发热、手脚发麻、排尿不畅等症状,应及时就诊,以免耽误病情。

【护理评价】

1. 腹泻是否减轻或消失。

2. 腹痛是否减轻或缓解。

3. 营养状况是否得到改善,体重是否恢复正常。

(邹春杰)

第六节 肝硬化病人的护理

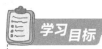

1. 掌握肝硬化病人失代偿期的身体状况、饮食和腹水的护理措施。
2. 熟悉肝硬化的概念、病因和治疗原则。
3. 了解肝硬化的发病机制、相关检查的临床意义。
4. 应用护理程序对肝硬化病人实施整体护理。
5. 具备为肝硬化病人进行健康指导的能力。

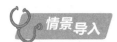

病人,男性,48 岁,小学文化。既往有乙型肝炎病史 8 年,喜欢饮酒。因"半小时前晚餐进食排骨时突然呕出鲜红色血液约 1000ml,伴头晕、乏力"急诊入院。

身体评估:T 37.2℃,P 110 次/分,R 25 次/分,BP 84/52mmHg。病人消瘦,一般状况差,神志清楚,面色晦暗,皮肤、黏膜黄染,面部和颈部可见蜘蛛痣 3 个。腹软,隆起,移动性浊音(+),肝脏右侧肋弓及剑突下未触及,脾脏左侧肋弓下 3cm,质韧,无触痛。实验室检查:肝功能 ALT 80U/L,AST 64U/L。初步诊断为"肝硬化、上消化道出血"。给予止血、输血、补液等治疗,生命体征基本稳定,期间又呕血一次,量不多,暗红色,有血凝块,未现黑便。为进一步明确诊治,收入病房。

请思考:

1. 该病人目前主要的护理诊断/问题是什么?应采取哪些护理措施?
2. 如何对该病人进行健康指导?

肝硬化(hepatic cirrhosis)是一种由不同病因引起的慢性进行性弥漫性肝病,病理特点为广泛的肝细胞变性坏死,再生结节形成,纤维组织增生,正常肝小叶结构破坏和假小叶形成。临床早期症状不明显,后期可出现多系统受累,以肝功能损害和门静脉高压为主要表现,晚期常出现上消化道出血、肝性脑病、继发感染等并发症。肝硬化是一种全球性的常见病,世界各国的年发病率在(25~400)/10万,好发年龄为 35~50 岁,多见于男性青壮年,出现并发症时死亡率高。

【病因及发病机制】

(一)病因

1. 病毒性肝炎 是我国引起肝硬化最常见的病因,约占 60%~80%。主要是乙型肝炎,其次是丙型和丁型肝炎,经过慢性肝炎阶段发展成肝硬化,或是急性或亚急性肝炎有大量肝细胞坏死和肝纤维化时直接演变为肝硬化。乙型和丙型或丁型肝炎病毒的重叠感染可加速病情进展。

2. 慢性酒精中毒 是西方国家引起肝硬化的主要原因,我国慢性酒精中毒引起的肝硬化约占总数的15%。长期大量饮酒,乙醇及其中间代谢产物(乙醛)直接引起肝脏损害,先引起脂肪性肝炎,继而发展成酒精性肝炎、肝纤维化,最后形成酒精性肝硬化。另外,酗酒引起的长期营养失调也对肝脏有损害作用。

3. 药物或化学毒物 长期接触磷、砷、四氯化碳等化学毒物;或长期使用双醋酚丁、巴比妥类、盐酸氯丙嗪、磺胺嘧啶、氯霉素、甲基多巴、异烟肼等药物,可引起中毒性肝炎,最终导致肝硬化。

4. 营养障碍 长期食物中营养摄入不足或不均衡、慢性疾病导致消化不良、肥胖或糖尿病等导致的脂肪肝都可发展为肝硬化。

5. 胆汁淤积 各种原因引起的持续的肝外胆管阻塞或肝内胆汁淤积时,高浓度的胆汁酸和胆红素的毒性作用损害肝脏,导致胆汁性肝硬化。

6. 寄生虫感染 长期或反复感染血吸虫,其虫卵及毒性产物沉积于肝脏汇管区,刺激纤维组织增生,最终导致肝纤维化和门静脉高压。此外,华支睾吸虫寄生于肝内、外胆管内,可引起胆道梗阻及炎症,发展为肝硬化。

7. 其他　循环障碍,如慢性充血性心力衰竭、缩窄性心包炎等,导致淤血性肝硬化;自身免疫性肝炎可进展为肝硬化;遗传性或代谢性疾病,如肝豆状核变性、血色病、半乳糖血症等,也可导致肝硬化;此外,尚有原因不明的隐源性肝硬化,约占5%~10%。

（二）发病机制

各种病因引起肝硬化的病理变化和发展演变过程基本一致。肝脏在长期或反复的生物、物理、化学或免疫损伤等作用下,发生广泛的肝细胞变性坏死,正常肝小叶结构被破坏,残存肝细胞形成再生结节,纤维组织弥漫性增生,假小叶形成。上述病理变化造成肝内血管扭曲、受压、闭塞而致血管床缩小,肝内门静脉、肝静脉和肝动脉小分支之间发生异常吻合而形成短路,导致肝血循环紊乱,假小叶因无正常的血液循环供应系统,可发生缺血缺氧,进一步导致肝细胞变性坏死和纤维组织增生,陷入恶性循环。严重的肝内血循环障碍是形成门静脉高压的病理基础,促使肝硬化病变进一步发展。肝脏受损时,肝星状细胞转化成纤维细胞,合成过多的胶原,细胞外基质过度沉积,是肝纤维化的基础。早期纤维化是可逆的,再生结节形成时则为不可逆。

【护理评估】

（一）健康史

询问病人有无肝炎、输血史、是否嗜酒;有无长期接触砷、磷、四氯化碳等化学毒物和使用损害肝脏药物;有无胆道疾病、寄生虫病、充血性心力衰竭、缩窄性心包炎等病史;有无家族遗传性疾病病史、免疫紊乱、消化不良等。

（二）身体状况

肝硬化起病隐匿,病程进展缓慢,可隐伏3~5年或更长时间。临床上根据有无出现腹水、上消化道出血、肝性脑病等并发症,将肝硬化分为代偿期和失代偿期肝硬化,但两期界限并不明显。

1. 肝硬化代偿期　早期无症状或症状较轻,主要表现为乏力、食欲减退,低热,可伴腹胀、恶心、厌油腻、上腹隐痛或轻度腹泻等。常呈间歇性,在劳累或伴发其他疾病时出现,经休息或治疗后缓解。病人营养状态一般或消瘦,肝轻度增大,质地偏硬,可有轻压痛,脾轻度到中度肿大。肝功能正常或轻度异常。

2. 肝硬化失代偿期

（1）肝功能减退症

1）全身症状:一般状况及营养状态较差,表现为消瘦、乏力、精神不振、肝病面容、皮肤巩膜黄染、舌炎、口角炎、皮肤干枯粗糙、水肿,部分病人有低热等症状。

2）消化道症状:食欲减退为最常见的症状,进食后上腹饱胀、恶心、呕吐,进食油腻食物易出现腹泻。与肝硬化门静脉高压时胃肠道淤血水肿致消化吸收障碍、肠道菌群失调、腹水、肝脾肿大、胃肠积气、低钾血症等有关。半数以上病人有轻度黄疸,少数有中度或重度黄疸,提示肝细胞有进行性或广泛坏死,是肝功能严重减退的表现,预后不良。

3）出血倾向及贫血:常有皮肤紫癜、鼻出血、牙龈出血、胃肠道出血及女性病人月经过多等症状,主要与肝脏合成凝血因子减少、脾功能亢进和毛细血管脆性增加导致凝血功能障碍有关。病人可有不同程度的贫血,与营养不良、肠道吸收障碍、胃肠失血和脾功能亢进、红细胞膜改变及脆性增加等有关。贫血与白细胞或血小板减少同时存在。

4）内分泌失调:由于雄激素转化为雌激素增加、肝对雌激素的灭活功能减退,导致体内雌激素增加,雄激素减少,男性病人常有女性化表现,如性功能减退、不育、乳房发育及毛发脱落;女性病人可出现月经失调、闭经和不孕等症状。在病人的上腔静脉引流区域可出现蜘蛛痣和（或）血管扩张。在手掌大小鱼际和指端腹侧部位出现皮肤发红称为肝掌。此外,由于肾上腺皮质功能减退,病人面部和其他暴露部位可出现皮肤色素沉着。

（2）门静脉高压症:门静脉压正常值为13~24cmH$_2$O,肝硬化时门静脉血流量增多,门静脉阻力增高,导致门静脉压力增高。门静脉高压症的三大临床表现是脾大、侧支循环的建立和开放、腹水。

1）脾大、脾功能亢进:门静脉高压可引起脾静脉压力增高,导致脾脏淤血、肿胀,一般为轻度或中度肿大,有时可为巨脾。晚期可伴有脾功能亢进,脾对血细胞破坏增加,使外周血中白细胞、红细胞和血小板减少。

2）侧支循环的建立和开放：正常情况下，门静脉系与腔静脉系之间的交通支很细小，血流量很少。当门静脉压力增高时，消化器官和脾脏的回心血液流经肝脏受阻，导致门腔静脉交通支开放并扩张，血流量增加，建立了许多侧支循环（图4-6-1）。其中重要的侧支循环有：①食管下段、胃底静脉曲张：主要是门静脉系的胃冠状静脉和腔静脉系的食管静脉、奇静脉等通道开放，曲张静脉破裂出血时表现为呕血、黑便、休克等。②腹壁静脉曲张：由于脐静脉重新开放，与附脐静脉、腹壁静脉等连接，在脐周和腹壁可见弯曲的静脉，以脐为中心向上及下腹壁延伸。曲张明显者，外观可呈水母头状。③痔静脉曲张：门静脉系的直肠上静脉与下腔静脉系的直肠中、下静脉吻合扩张，破裂时引起便血。

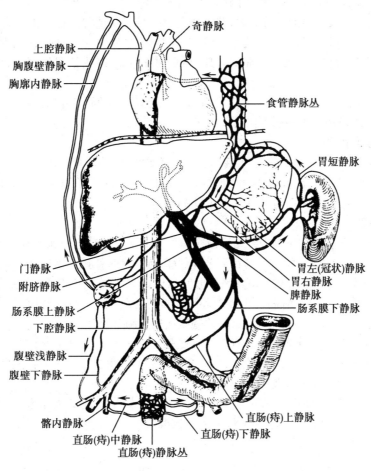

图4-6-1 门静脉回流受阻时，侧支循环血流方向示意图

3）腹水：是肝硬化失代偿期最突出的临床表现。大量腹水时腹部膨隆，腹壁紧张发亮，病人可出现脐疝、呼吸困难、心悸、行动困难。病人常伴有腹胀，饭后尤甚，部分病人伴有胸腔积液。

（3）肝脏情况：早期肝脏增大，表面尚平滑，质中等硬，肝大累及包膜时可出现肝区隐痛，腹痛；晚期肝脏缩小，质地坚硬，可触及结节，一般无压痛，但在肝细胞进行性坏死或并发肝炎和肝周围炎时，可有压痛、叩击痛。

3. 并发症

（1）上消化道出血：是肝硬化最常见的并发症，一次出血量可达1000~2000ml。常由食管下段、胃底静脉曲张破裂所致。常因恶心、呕吐、咳嗽、负重致腹内压突然升高，或粗糙、坚硬的食物机械损伤、胃酸侵袭诱发，突然出现大量呕血或黑便，可引起出血性休克或诱发肝性脑病。由于肝功能损害引起凝血功能障碍及脾功能亢进导致血小板计数减少，出血难以自行停止。

（2）肝性脑病：为晚期肝硬化最严重的并发症和最常见的死亡原因，常因摄入大量含蛋白质的食物、上消化道出血、感染、放腹水、使用大量排钾利尿药、贫血诱发。详见本章第八节"肝性脑病病人的护理"。

视频：腹水的形成机制

微课：肝硬化门脉高压时食管下段、胃底静脉曲张破裂出血

笔记

（3）感染：由于病人抵抗力低、门静脉侧支循环开放等，病人常易并发感染，如自发性细菌性腹膜炎、肺炎、胆道感染、尿路感染等。自发性细菌性腹膜炎多为革兰阴性杆菌感染，是在腹腔内局部无感染源的情况下发生，主要表现为发热、腹痛、腹胀、腹膜刺激征、腹水迅速增长，严重者有低血压、中毒性休克、进行性肝衰竭等。

（4）电解质和酸碱平衡紊乱：常见低钠血症、低钾低氯性碱中毒等。低钠血症与长期低钠饮食、长期利尿和大量放腹水等因素有关；低钾低氯性碱中毒与呕吐、腹泻、进食少、长期使用排钾利尿药、继发性醛固酮增多等因素有关。

（5）原发性肝癌：若肝硬化病人短期内病情迅速恶化、肝区持续性疼痛、肝脏进行性肿大、不明原因发热、血性腹水等，应考虑并发原发性肝癌。

（6）肝肾综合征：又称功能性肾衰竭，是肝硬化终末期常见的并发症。由于大量腹水形成致有效循环血量减少，肾血管收缩，肾内血流重新分布引起肾皮质缺血，肾小球滤过率降低，发生肝肾综合征。临床主要表现为少尿或无尿、氮质血症、稀释性低钠血症或低尿钠，但肾脏无明显器质性损害。

（7）肝肺综合征：晚期肝硬化病人发生率为13%～47%，为严重的肝病、肺血管扩张和低氧血症的"三联征"。表现为呼吸困难和顽固性低氧血症。

（三）心理-社会状况

肝硬化病程漫长，随着病情加重，病人逐渐丧失劳动能力，住院治疗造成经济负担加重、家庭生活受影响等，病人及照顾者会出现各种心理问题和应对能力不足。特别在并发急性大出血时，病人容易出现焦虑、惊慌、恐惧的心理反应，甚至失去战胜疾病的信心。

（四）辅助检查

1. 实验室检查　失代偿期可出现红细胞或全血细胞减少，清/球蛋白比例降低或倒置，转氨酶多增高，一般丙氨酸氨基转移酶（ALT）增高较显著，但肝细胞坏死时，门冬氨酸氨基转移酶（AST）常高于ALT，血清结合胆红素、总胆红素增高，凝血酶原时间延长、胆固醇酯低于正常，水、电解质、酸碱平衡紊乱，血氨升高等，血清IGG显著增高，T淋巴细胞数常低于正常，尿常规检查可有蛋白尿、血尿和管型尿，有黄疸时尿中出现胆红素，尿胆原增加，腹水检查一般为漏出液。

2. 影像学检查　X线食管钡餐检查有食管胃底静脉曲张现象，食管静脉曲张显示虫蚀样或蚯蚓状充盈缺损，胃底静脉曲张显示菊花样充盈缺损；B超检查显示肝脾大、门静脉高压、腹水等；CT、MRI检查显示肝、脾、肝内门静脉、肝静脉、腹水等。

3. 内镜检查　上消化道内镜检查可直视食管和胃底静脉曲张的程度及范围，上消化道出血时，可判断出血部位和原因，并可通过内镜进行止血治疗；腹腔镜检查可直接显示肝、脾情况。

4. 肝活组织检查　B超引导下行活检，若有假小叶形成者即可确诊为肝硬化，是代偿期肝硬化诊断的金标准。

（五）治疗原则及主要措施

目前尚无特效治疗，关键在于早期诊断，针对病因治疗，注重一般治疗和支持疗法，保护肝细胞，延长代偿期，预防肝癌。失代偿期，主要是对症治疗，改善肝功能和防治并发症。

1. 病因治疗和支持疗法

（1）去除或减轻病因：乙型肝炎引起的肝硬化应长期口服阿德福韦、恩替卡韦、拉米夫定等核苷类药物抗HBV治疗（失代偿期不宜使用干扰素）。丙型肝炎引起的肝功能代偿期的肝硬化应在密切观察下使用聚乙二醇干扰素α联合利巴韦林或普通干扰素联合利巴韦林方案抗HCV治疗，失代偿期不宜使用干扰素。酒精性肝硬化应戒酒，胆汁淤积性肝硬化应解除胆道梗阻等。避免滥用疗效不明确的药物，包括护肝药物，以减轻肝脏负担。

（2）支持疗法：肝硬化病人应进食易消化的食物，以碳水化合物为主，蛋白质摄入量以病人耐受为宜，辅以多种维生素。失代偿期病人消化道反应严重、营养摄入不足，宜静脉输入葡萄糖-胰岛素-钾（GIK）溶液（极化液），同时加入维生素B、维生素C等，以补充热量，促进肝细胞营养储备；注意水、电解质及酸碱平衡；营养不良、低蛋白血症、水肿及腹水长期不消退者，可给予支链氨基酸、血浆和人体白蛋白；贫血及凝血机制障碍者，输入新鲜血和维生素K。

（3）抗肝纤维化治疗：代偿期病人可服用具有抗炎和抗肝纤维化作用的药物,如秋水仙碱、S-腺苷蛋氨酸、还原型谷胱甘肽、肌苷及辅酶 A 等。某些中药,如虫草,也有抗纤维化的作用。

2. 腹水治疗

（1）限制水钠摄入：应摄入低盐饮食,以促进腹水消退。每天入水量在 1000ml 左右,当血钠<125mmol/L时,需限制水在 500ml 以内。TIPS 术后病人可不必限盐限水。

（2）利尿药：目前临床应用最广泛的治疗腹水的方法。常联合使用保钾利尿药（如螺内酯、氨苯蝶啶）和排钾利尿药（如呋塞米、氢氯噻嗪）以预防血钾紊乱。

（3）放腹水、输白蛋白：为减轻症状,可腹腔穿刺放腹水,肝硬化病人一次放腹水一般不超过 3000ml,一般每放腹水 1000ml,输注白蛋白 8～10g,以提高胶体渗透压。定期少量、多次输入新鲜血、血浆或人体白蛋白,对改善一般情况,恢复肝功能,提高血浆渗透压,促进腹水消退均有帮助。

（4）腹水浓缩静脉回输：是治疗顽固性腹水较为有效的方法,腹水通过超滤或透析浓缩后,再静脉回输至病人体内。此方法易并发感染、出血、电解质紊乱等。已感染的腹水或癌性腹水不能回输。

（5）经颈静脉肝内门体分流术（transjugular intrahepatic portosystemic shunt,TIPS）：通过介入手段,经颈静脉放置导管,建立肝静脉与肝内门静脉分支间的分流通道,降低门静脉系统压力,减少腹水形成。该方法具有微创、精准、有效的优点,适用于难治性腹水,但易发生肝性脑病。

3. 并发症治疗

（1）食管胃底静脉曲张破裂出血治疗：详见本章第十节"上消化道大量出血病人的护理"。

（2）继发感染：加强全身支持疗法和应用肝毒性小的有效抗生素,首选第三代头孢菌素,可与喹诺酮类药物联用,以提高疗效。治疗自发性腹膜炎时还应注意保持大便通畅,控制腹水,维持肠道菌群平衡。

（3）肝性脑病：详见本章第八节"肝性脑病病人的护理"。

（4）肝肾综合征：在积极改善肝功能的同时,采取以下措施：①避免使用损害肝、肾功能的药物。②积极防治电解质紊乱、过度利尿、上消化道出血、感染等诱因。③静脉补充白蛋白、血浆等扩充有效血容量,改善肾灌注量。④在扩容的基础上,使用血管活性药物。⑤外科治疗：TIPS 及肝移植。

（5）肝肺综合征：轻型或早期病人可给予吸氧及高压氧舱治疗。肝移植可明显改善症状。

4. 手术疗法　包括治疗门静脉高压的断流术、分流术、限流术和消除脾功能亢进的脾切除术等。肝移植术是治疗晚期肝硬化的最佳方法。

【常见护理诊断/问题】

1. 营养失调：低于机体需要量　与肝功能减退、门静脉高压引起食欲减退、营养物质摄入减少、消化和吸收障碍有关。

2. 体液过多　与肝功能减退、门静脉高压引起水钠潴留有关。

3. 焦虑　与担心疾病预后、经济负担等有关。

4. 有感染的危险　与机体抵抗力低下、门静脉侧支循环开放等因素有关。

5. 潜在并发症：上消化道出血、肝性脑病、肝肾综合征、继发感染。

【护理目标】

1. 营养状况得到改善。

2. 腹水和水肿程度减轻或消失。

3. 焦虑程度减轻,能配合治疗和护理。

4. 能积极配合采取措施预防或减少感染的发生。

5. 未发生并发症,或并发症能及时发现并得到及时处理。

【护理措施】

（一）一般护理

1. 休息与活动　休息可减少能量消耗,减轻肝脏代谢的负担,增加肝脏的血流量,有助于肝细胞修复。肝硬化病人应根据病情适当安排休息和活动,代偿期病人可参加轻工作;失代偿期应以卧床休息为主。为了避免长时间卧床引起消化不良,应适当活动,活动量以不加重疲劳或其他症状为宜。肝硬化并发感染时,应绝对卧床休息。

2. 饮食护理 为改善肝功能、延缓病情进展,肝硬化病人的饮食既要保证营养,又要进行必要的限制。其饮食治疗的原则是:高热量、高蛋白、高维生素、易消化、产气少的饮食,适量脂肪,富含维生素、禁酒。要多食新鲜蔬菜、水果,减少动物脂肪的摄入,少喝浓茶、咖啡。血氨正常时,可适当进食豆制品、鸡蛋、乳类、鱼、猪肉等,保证蛋白质摄入量,以促进肝细胞修复和维持血浆白蛋白水平正常。血氨增高时,限制或禁食蛋白质,待病情好转后再逐渐增加摄入量,并应选择植物蛋白,如豆制品。有静脉曲张者应进食菜泥、肉末、软食等,避免进食粗糙、坚硬的食物,避免带骨或刺、油炸或辛辣食物,进食时应细嚼慢咽,以免诱发上消化道出血。如进食量不足以维持病人的营养,可遵医嘱静脉补充高渗葡萄糖液、氨基酸、白蛋白等。

(二)病情观察

观察生命体征、精神状态,有无腹痛、腹胀、腹膜刺激征,注意有无感染、休克、肝性脑病的发生;观察呕吐和排便情况,注意有无上消化道出血发生;观察有无肝脏进行性肿大、持续性肝区疼痛及腹水的增多等情况,注意有无并发肝癌;观察有无尿量、尿色异常,注意有无肝肾综合征;观察有无顽固性低氧血症和呼吸困难,注意有无肝肺综合征;动态监测血常规、肝肾功能、电解质、血氨等。

(三)腹水护理

1. 体位 取平卧位,以增加肝、肾血流灌注,改善肝细胞营养;抬高下肢,以减轻水肿。阴囊水肿者用托带托起阴囊,有利于水肿消退。大量腹水者取半卧位,使膈肌下降,减少对胸腔压迫,有利于呼吸运动,减轻呼吸困难。

2. 限制水钠摄入 食盐宜控制在 1.2～2.0g/d,少食咸肉、酱菜等;每天入水量在 1000ml 内,当血钠<125mmol/L 时,每天需限制水在 500ml 以内。

3. 避免腹内压骤增的因素 如剧烈咳嗽、打喷嚏、用力排便等。

4. 观察腹水和下肢水肿的消长情况 监测腹围、体重,记录 24 小时出入液量,并注意监测水、电解质和酸碱度的变化。

5. 用药护理 使用利尿药时,利尿速度不宜过快,以免诱发肝肾综合征或肝性脑病等,以每天体重减轻不超过 0.5kg 为宜,有下肢水肿者每天体重减轻不超过 1kg 并注意维持水、电解质和酸碱平衡。遵医嘱小量多次静脉输注血浆或清蛋白,促进腹水消退;协助医生进行腹腔放液或腹水浓缩回输。

6. 皮肤护理 保持床铺清洁、平整、干燥,防止水肿部位皮肤受压和破损,定时翻身,按摩骨突部位,以免发生压疮。

(四)用药护理

1. 遵医嘱给予还原型谷胱甘肽、甘草酸二铵等保肝药物,避免使用红霉素、巴比妥类等损害肝脏的药物。

2. 上消化道出血应用垂体后叶素时,注意滴速,观察有无恶心、心悸、面色苍白等不良反应;防止药液漏出血管外,造成组织坏死;高血压、冠心病及孕妇不宜使用。

3. 遵医嘱使用秋水仙碱进行抗肝纤维化治疗时,由于需长期服用,应注意观察有无胃肠道反应及粒细胞减少等副作用。

(五)心理护理

多与病人交谈,鼓励病人倾诉,给予病人安慰和支持;向病人解释情绪稳定的重要性,保持情绪稳定,减轻心理压力;向病人讲述成功病例,提高病人治疗的信心和依从性;及时向家属介绍病情,指导家属发挥支持系统的作用,给予病人生理和心理上的支持;当病人发生急性大出血时,医护人员要有条不紊地抢救,给予病人心理安慰,稳定病人情绪。

(六)健康指导

1. 疾病知识指导 肝硬化为慢性病,应向病人及家属讲解肝硬化的有关知识和自我护理方法;指

154

导病人树立治病信心,配合治疗和护理,延缓疾病发展,提高生活质量。

2. 生活方式指导

(1) 休息与活动指导:向病人说明身心休息对疾病康复的重要性,指导病人合理安排工作与生活,保持充足的睡眠,规律生活,不宜进行重体力劳动及高强度体育锻炼。代偿期病人无明显不适,可参加轻体力劳动或工作,注意劳逸结合,避免过度劳累,午后尽量卧床休息1~2小时;失代偿期病人,以卧床休息为主,并酌情进行适量活动,如散步、练太极拳、气功等,活动量以活动后不加重疲劳感为度。

(2) 饮食指导:指导病人遵循饮食治疗原则和计划,以高热量、高蛋白、维生素丰富、易消化的食物为宜,做到定时、定量、有节制。早期多吃豆制品、水果、新鲜蔬菜,适当进食糖类、鸡蛋、鱼类、瘦肉;血氨偏高者,限制蛋白质摄入;食管静脉曲张者,进食不宜过多、过快,避免辛辣、粗糙、坚硬、生冷食物,亦不宜进食过热食物,应细嚼慢咽,禁烟酒、浓茶、咖啡;保持大便通畅,注意补充富含维生素的水果与蔬菜,以减少肠道毒素吸收。

(3) 皮肤护理指导:病人因黄疸、皮肤干燥、水肿易出现皮肤瘙痒;因长期卧床,皮肤受压,易发生皮肤受损。指导病人及家属防止水肿部位受压,保持床单位清洁、干燥、整齐,必要时可用气垫床;沐浴时避免水温过高或使用有刺激性的皂液和沐浴液;皮肤瘙痒处给予止痒处理,叮嘱病人勿搔抓,以免皮肤破损。

(4) 预防感染:居室要通风,注意良好的个人卫生,避免受凉和进食不洁饮食引起感染。

3. 用药指导　指导病人严格遵医嘱用药,禁忌盲目和滥用药物,以免加重肝脏负担;向病人及家属详细介绍所用药物的名称、剂量、给药时间和方法、药物疗效以及不良反应的观察和预防措施等。定期门诊随访。

4. 照顾者指导　指导照顾者理解和关心病人,告知上消化道出血等并发症的表现,如肝性脑病的前驱症状是性格、行为改变,以便发现病情变化,及时就诊。

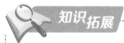

知识拓展

肝硬化病人 Child-Pugh 分级标准

肝硬化病人的预后与肝硬化 Child-Pugh 分级(Child-Pugh classification)密切相关,总分越高(C级),预后越差(表 4-6-1)。

表 4-6-1　肝硬化病人 Child-Pugh 分级标准

临床或生化指标	1 分	2 分	3 分
肝性脑病(期)	无	1 ~ 2	3 ~ 4
腹水	无	轻度	中重度
总胆红素(μmol/L)	<34	34 ~ 51	>51
清蛋白(g/L)	>35	28 ~ 35	<28
凝血酶原时间延长(秒)	<4	4 ~ 6	>6

注:总分:Child-Pugh A 级<7 分,B 级 7 ~ 9 分,C 级>9 分

【护理评价】

1. 能否保证每天所需营养物质的摄入,营养状况是否得到改善。

2. 腹水和水肿程度是否减轻或消失。

3. 情绪是否平稳,能否积极配合治疗及护理。

4. 能否积极配合采取措施预防或减少感染的发生。

5. 有无并发症发生;发生并发症能否被及时发现,并得到及时处理。

(张俊玲)

第七节 原发性肝癌病人的护理

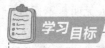

1. 掌握原发性肝癌的病因和身体状况。
2. 熟悉原发性肝癌的相关检查和治疗原则。
3. 了解原发性肝癌的病理分型和转移途径。
4. 应用护理程序对原发性肝癌病人实施整体护理。
5. 具备为原发性肝癌病人进行健康指导的能力。

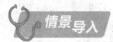

病人,女性,71岁。半年前无明显诱因出现右上腹持续性钝痛,有时向右肩背部放射,无恶心、呕吐。近1个月来,右上腹疼痛加重,自觉右上腹饱满,有包块,伴腹胀、食欲缺乏、恶心。既往有乙型肝炎病史多年。

查体:体温36.8℃,脉搏76次/分,呼吸20次/分,血压120/80mmHg,体型消瘦,神志清楚,查体合作,巩膜轻度黄染。右上腹饱满,右上腹压痛明显,肝脏肿大肋下5cm,边缘钝,质韧,有触痛,脾未触及,腹部叩诊鼓音,无移动性浊音,肝区有叩击痛,听诊肠鸣音9次/分。辅助检查:Hb 86g/L,RBC 3.4×10^{12}/L,WBC 5.4×10^9/L,PLT 92×10^9/L,ALT 20U/L,AST 38U/L,GGT 106U/L,AFP>1000μg/L。彩色超声:肝右叶实质性占位性病变。

请思考:

1. 病人目前主要有哪些护理诊断/问题?
2. 作为护士对病人应如何护理?

原发性肝癌(primary carcinoma of the liver)简称为肝癌,指发生自肝细胞或肝内胆管上皮细胞等肝组织细胞的恶性肿瘤。是我国最常见的恶性肿瘤之一,其死亡率在恶性肿瘤中位居第二位,在城市仅次于肺癌,在农村仅次于胃癌。世界各地的发病率不等,东南亚及非洲撒哈拉沙漠以南地区发病率最高,欧美、大洋洲较低,但目前均呈上升趋势。我国沿海高于内地,东南和东北地区高于西南和西北地区。江苏启东、广西扶绥、浙江嵊泗、福建同安的发病率最高。本病多见于中年男性,以40~49岁多见,男女之比约为5:1。

【病因及发病机制】

原发性肝癌的病因及发病机制迄今尚未完全阐明,其发生可能与肿瘤基因的激活和肿瘤抑制基因的失活有关,是多种因素综合作用的结果。

1. 病毒性肝炎 在我国,乙型病毒性肝炎(HBV)是肝癌的重要致病因子,肝癌病人中HBsAg阳性率可达90%。近年来研究发现,在欧洲及日本,肝癌病人中丙型肝炎病毒(HCV)感染率显著高于普通人群。由此可见,乙型肝炎和丙型肝炎均为肝癌的促发因素。肝癌病人常有急性病毒性肝炎→慢性肝炎→肝硬化→肝癌的病史。

2. 肝硬化 肝癌常与肝硬化并存(约50%~90%),每年约3%的肝硬化病人发展成肝癌,肝硬化在肝癌的发生中起促进作用。在我国,肝癌常发生在HBV、HCV感染后的肝硬化。在欧美国家,肝癌常发生在酒精性肝硬化的基础上。

3. 饮食饮水因素 黄曲霉菌在自然界广泛存在,其代谢产生的黄曲霉毒素B$_1$,有强烈的致癌作用。粮食受黄曲霉毒素B$_1$污染严重的地区,肝癌发病率较高,如热带及亚热带地区。我国饮用水污染是部分地区诱发肝癌的重要危险因素之一,池塘中生长的淡水藻所产生的毒素有明显的促肝癌作用。此外,长期饮酒、进食含有亚硝胺的食物、食物中缺乏微量元素等,均与肝癌发生有密切的关系。

4. 其他 遗传因素、有机氯类农药、寄生虫感染等可能是发生肝癌的危险因素。

【护理评估】

（一）健康史

询问有无肝炎、肝硬化及寄生虫感染病史；有无长期食用含黄曲霉菌、亚硝胺类的食品；有无长期饮用污染水；有无长期酗酒；有无长期接触有机氯类农药；有无家族史等。

（二）身体状况

原发性肝癌起病隐匿，早期缺乏典型表现，或在慢性肝病随访、体检、普查时偶尔发现。经 AFP 普查出的早期病例无任何症状、体征，称为亚临床肝癌。因出现症状而就诊者，大多数已进入中晚期。

1. 症状

（1）肝区疼痛：是最常见、最早出现的症状，半数以上的病人有肝区疼痛，呈持续性胀痛或钝痛，疼痛由癌肿生长过快、肝包膜被牵拉或肿瘤坏死刺激被膜所致。若肿瘤生长缓慢，通常无痛或仅有轻微钝痛；病变侵犯横膈时，右肩或右背部有牵涉痛；肝表面的癌结节破裂时，可突然引起剧烈肝区疼痛或腹痛，如出血量大可引起晕厥和休克。

（2）消化道症状：如食欲减退、消化不良、恶心、呕吐、腹胀、腹泻等。

（3）全身症状：如发热、乏力、进行性消瘦，甚至恶病质等。发热为低热或中度热，与肿瘤坏死产物、代谢产物的吸收或合并感染有关。

（4）转移灶症状：肺转移和骨转移等多见。肺转移出现咳嗽和咯血；胸腔转移以右侧多见，出现胸痛和血性胸腔积液；骨转移出现局部压痛或神经受压、椎体破坏引起截瘫等。

2. 体征

（1）肝脏肿大：进行性肝脏肿大，为肝癌最常见的特征性体征之一。肝脏质地坚硬，表面凹凸不平，可触及大小不等的结节或巨块，边缘钝而不整齐，有不同程度的压痛。癌肿突出于右肋弓下或剑突下时，上腹呈现局部隆起或饱满；癌肿位于膈面，表现为膈抬高而肝下缘不下移。

（2）黄疸：肝癌晚期，可出现黄疸。多数是由于癌肿压迫或侵犯胆管或肝门转移性淋巴结肿大后压迫胆管而引起阻塞性黄疸，少数是因合并慢性肝炎、肝硬化或癌组织肝内广泛浸润引起为肝细胞性黄疸。

（3）肝硬化征象：在肝硬化基础上发生肝癌者，有脾大、静脉侧支循环形成、腹水等原有肝硬化的临床表现。原有腹水者，表现为腹水增加迅速且难治，腹水为漏出液或血性腹水。

3. 伴癌综合征 是由于癌肿本身代谢异常、癌组织对机体影响而引起内分泌代谢异常的一组综合征，以自发性低血糖症、红细胞增多症较常见。其他还有高钙血症、高脂血症、类癌综合征、异常纤维蛋白原血症等。

4. 分型和转移途径

（1）分型：按大体形态可分为：①块状型：癌肿直径在 5cm 以上。②结节型：最常见，直径一般不超过 5cm。③弥漫型：最少见，癌结节米粒或黄豆大小，与肝硬化不易区分。按组织学可分为：①肝细胞型：占 90% 以上，癌细胞由肝细胞发展而来。②胆管细胞型：少见，癌细胞由胆管细胞发展而来。

（2）转移途径：肝癌主要转移方式为血行转移、淋巴转移、种植转移。其中最早、最常见的转移方式是肝内血行转移，也是肝癌切除术后早期复发的主要原因。也可发生肝外血行转移，最常见的是转移至肺脏，也可转移至胸、肾、肾上腺、骨等部位。

5. 并发症

（1）肝性脑病：提示预后不良，是原发性肝癌终末期最严重的并发症，约 1/3 的病人死亡。

（2）上消化道出血：约占肝癌死亡原因的 15%。常因肝硬化或门静脉、肝静脉癌栓导致门静脉高压，引起食管胃底静脉曲张破裂出血；晚期肝癌可因胃肠道黏膜糜烂及凝血功能障碍引起出血。

（3）肝癌结节破裂出血：约 10% 的肝癌病人因肝癌结节破裂出血致死。破裂局限于肝包膜下，可产生局部疼痛或压痛性血肿，如破入腹腔可引起急性腹痛和腹膜刺激征，甚至引起休克或死亡。

（4）继发感染：因长期肿瘤消耗、化疗或放疗后白细胞下降，导致抵抗力减弱，容易并发肺炎、肠道感染、泌尿系感染、压疮等，甚至引起败血症。

（三）心理-社会状况

肝癌病人与其他癌症病人一样，常常出现否认、愤怒、磋商、抑郁、接受等几个心理反应阶段。评估病人疾病未确诊时,有无怀疑否认而存在焦虑心理;确诊后有无恐惧、暴躁易怒或情绪低落、悲观失望,甚至因绝望而轻生。评估病人及家属对疾病的认识,以及家庭和工作单位能否提供足够的生理、心理和经济支持。

(四)辅助检查

1. 肿瘤标志物检查 ①甲胎蛋白(AFP):是原发性肝癌的血清标志物,有助于发现无症状的早期肝癌,是目前诊断原发性肝癌最常用、最重要的方法。现已广泛用于普查,也是反映病情、判断疗效、预测复发的最敏感指标。AFP 大于 $400\mu g/L$ 为诊断肝癌的条件之一。②其他:γ-谷氨酰转移酶同工酶Ⅱ(GGT_2)、异常凝血酶原、血清岩藻糖苷酶等,有助于 AFP 阴性肝癌的诊断和鉴别诊断。

2. 影像学检查 ①B 超检查:是肝癌筛查的最常用、最有效的首选检查方法。可发现直径为 1cm以上的肿瘤。AFP 结合 B 超检查是早期诊断肝癌的主要方法。②增强 CT 检查/MRI 检查:是诊断和确定治疗方案的重要手段,可发现直径 1cm 左右的肿瘤。③选择性肝动脉造影:用于怀疑肝癌而普通的影像学检查未能发现病灶者。

3. 肝活组织检查 是确诊肝癌最可靠的方法。在 B 超、CT 引导下行细针穿刺活组织学检查,但有出血、癌肿针道转移或全身扩散等危险。

(五)治疗原则及主要措施

早发现、早治疗是改善肝癌预后的主要措施,也是提高肝癌生存率的关键。早期肝癌采取手术切除,不能切除者采取综合治疗措施。

1. 手术治疗 手术切除是目前根治原发性肝癌的首选方法。对诊断明确,有手术指征者应及早手术。

2. 局部治疗

(1)肝动脉化疗栓塞治疗(TACE):是原发性肝癌非手术治疗的首选方案。TACE 是在 X 线透视下,将导管插至固有动脉或其分支后将抗肿瘤药物和碘化油等栓塞剂混合后注入肝动脉,发挥持久的抗癌作用。当癌肿明显缩小时,再行手术治疗。

(2)经皮无水酒精注射疗法(PEI):PEI 是在 B 超或 CT 引导下,将适量的无水酒精直接注入肿瘤内,使肿瘤坏死。主要适用于肿瘤直径小于 3cm、结节数在 3 个以下,伴有肝硬化而不能手术治疗者。

(3)射频消融术(RF):是在 B 超引导下或开腹条件下,将电极插入肝癌组织内,通过电流热效应,使肿瘤坏死。

3. 放射治疗 主要适用于肝门区肝癌的治疗。

4. 全身化疗 常采用联合化疗方案,常用化疗药物有顺铂(DDP)、5-氟尿嘧啶(5-FU)、丝裂霉素 C(MMC)、阿霉素(ADM)等。

5. 生物和免疫治疗 手术切除或放疗、化疗杀灭大量癌细胞后,使用生物和免疫治疗可巩固和增强疗效。目前单克隆抗体(MAbs)和酪氨酸激酶抑制剂(TKI)类的各种靶向治疗药物等已相继应用于临床。

6. 综合治疗 综合治疗目前已成为中晚期肝癌主要的治疗方法,可改善预后,提高生存率。中医可调整机体的抗肿瘤能力,与手术、化疗、放疗合用,可起到改善症状、减少不良反应、提高疗效的作用。

7. 肝移植 是一种有效的治疗方法,主要适用于肝癌合并肝硬化,且未侵犯血管及发生远处转移者。

【常见护理诊断/问题】

1. 慢性疼痛 与肿瘤迅速增大引起肝包膜张力增高或手术、肝动脉栓塞术后产生栓塞综合征等有关。

2. 营养失调:低于机体需要量 与恶性肿瘤对机体造成的慢性消耗、食欲下降、化疗所致的胃肠道反应等有关。

3. 焦虑 与担忧疾病预后不良有关。

4. 潜在并发症:肝性脑病、上消化道出血、肝癌结节破裂出血、感染等。

【护理目标】

1. 疼痛减轻。

2. 营养状况改善,体重未再继续下降。

3. 情绪稳定,焦虑减轻,能配合治疗和护理。

4. 未发生并发症,或发生后能被及时发现并得到及时处理。

【护理措施】

（一）一般护理

1. **休息与活动**　根据体力情况,合理安排生活,注意休息,体力允许时可适当活动或参加部分工作,保证充足的睡眠,避免劳累。

2. **饮食护理**　给予高蛋白、高维生素、适当热量、清淡易消化食物,避免高脂、高热量、刺激性食物,戒烟、酒;鼓励病人进食肉类、鱼、蛋、乳类等优质蛋白,以及富含维生素的蔬菜、水果等;如有食欲减退、恶心、呕吐者,加强口腔护理,遵医嘱给予止吐剂,呕吐后30分钟内勿进食。保持就餐环境安静、舒适,提供病人喜爱的食物,促进其食欲;若无法进食或进食量少,遵医嘱静脉补充营养。腹水严重者应限制水的摄入量,给予低钠饮食。伴有肝衰竭或肝性脑病的病人应限制蛋白质的摄入量,甚至禁食。

3. **疼痛护理**　轻度疼痛者,保持环境安静、舒适,减少不良刺激,缓解心理压力;根据病人的年龄、职业、兴趣、爱好等,教会病人放松和转移注意力的技巧,如深呼吸、与人聊天、听音乐等。中、重度疼痛者,根据WHO癌症三阶梯止痛法,遵医嘱使用镇静、止痛药,或使用PCA法止痛。

（二）病情观察

观察肝区疼痛的部位、性质、程度、持续时间、伴随症状,以及有无腹水、发热、黄疸、恶心、呕吐等;观察肝脏的大小变化;有无肿瘤转移表现,如咳嗽、咯血、胸痛、血性胸腔积液、局部压痛、截瘫等;观察有无并发症征象,如意识状态的变化等肝性脑病征象,呕血、便血等上消化道出血征象。突发剧烈腹痛、急性腹膜炎和内出血表现应考虑癌结节破裂出血。

（三）肝动脉化疗栓塞治疗的护理

1. **化疗前护理**　①向病人及家属解释肝动脉栓塞化疗的必要性、方法和效果,使其配合治疗。②做好术前准备,如生命体征、血常规、出凝血试验、肝肾功能、心电图、B超等检查;做碘过敏试验,如碘过敏试验阳性可用非离子型造影剂;备皮。③术前1天给易消化饮食,术前6小时禁食禁水,术前半小时遵医嘱给予镇静剂。④病人离开病房后,调节室内温、湿度,铺好麻醉床,备好心电监护仪。

2. **化疗中护理**　①询问病人的感受,给予心理支持,使其放松。②监测生命体征、血氧分压等;注射造影剂时,密切观察有无恶心、呕吐、心慌、胸闷、皮疹等过敏症状,出现异常及时报告医生。③注射化疗药物后,观察有无恶心、呕吐,一旦出现,立即帮助病人将头偏向一侧,做深呼吸,如胃肠道反应明显,遵医嘱给予止吐药;观察上腹部腹痛,如出现轻微腹痛,安慰病人,转移注意力;如疼痛较剧,病人不能耐受,遵医嘱给予对症处理。

3. **化疗后护理**　术后由于肝动脉血供突然减少,可产生腹痛、发热、恶心、呕吐、血清白蛋白降低、肝功能异常等栓塞后综合征。

（1）压迫止血:穿刺部位压迫止血15分钟再加压包扎,沙袋压迫6~8小时,穿刺侧肢体保持伸直24小时。注意观察穿刺部位有无血肿及渗血,以及被压迫肢体远端皮肤的颜色、温度、动脉搏动及肢体活动情况等,防止包扎过紧,压迫过重引起缺血、缺氧。

（2）监测病情及对症护理:观察并记录生命体征,注意有无发热、呕吐、腹痛、肝性脑病等表现,发现异常及时报告医生并配合处理。多数病人由于机体对坏死肿瘤组织重吸收,手术后4~8小时体温升高,持续1周左右。高热者采取降温措施,避免机体大量消耗。做好防寒保暖措施,预防肺部感染。肝动脉栓塞后48小时内常因肝脏水肿、肝包膜张力增大出现腹痛,腹痛剧烈者可遵医嘱使用止痛药物。

（3）饮食及补液:术后禁食2~3日,从流质饮食开始,摄入清淡易消化的饮食并少量多餐,逐渐过渡到普食。栓塞术1周后,因肝缺血影响肝糖原储存和蛋白质合成,遵医嘱静脉补充葡萄糖液和白蛋白。准确记录出入液量,作为补液依据,注意维持水、电解质平衡。

（四）心理护理

与病人建立良好的护患关系,积极了解病人的情绪变化,鼓励其倾诉自己的想法和担忧,对病人进行心理疏导,稳定病人情绪,使其树立战胜疾病的信心。

（五）健康指导

1. 疾病知识指导　建立健康积极的生活方式,养成良好的生活习惯,合理饮食,劳逸结合,避免劳累、精神紧张和情绪激动,保持乐观情绪,以积极的态度配合治疗和护理。保持大便通畅。鼓励病人参加社会性抗癌组织的活动,以增加精神支持,提高机体的抗癌能力。

2. 定期复查　指导病人定期复查 AFP、肝功能、B 超、CT 等,以利于监测病情变化和调整治疗方案;嘱病人和家属注意观察,一旦出现体重减轻、出血倾向、黄疸或疲倦等异常情况时,及时就医。尤其对于肝动脉栓塞化疗术后的病人,强调 CT 检查的必要性和重要性,其检查结果不仅为判断治疗效果提供依据,而且对下次介入时间的选择及用药方案有指导作用。

3. 治疗指导　指导病人遵医嘱服药,忌服对肝脏有损伤的药物,坚持化疗和其他后续治疗,定期随访。

4. 预防指导　宣传及普及肝癌的预防知识:接种病毒性肝炎疫苗,预防肝炎;保护水源,防止污染;注意饮食卫生,粮食妥善保管,不吃霉变食品;不饮烈性酒,不酗酒;减少与各种有毒有害物质的接触;对高发地区及高危人群(肝炎史 5 年以上,乙肝或丙肝病毒标记阳性,35 岁以上者)定期进行普查,以做到早发现、早诊断、早治疗。普查方法是 AFP 和 B 超检查。

【护理评价】

1. 疼痛是否逐渐减轻。

2. 营养状况是否得到改善,体重是否无继续下降。

3. 是否情绪稳定,焦虑减轻,能配合治疗和护理。

4. 有无并发症发生;发生并发症能否被及时发现,并得到及时处理。

（张俊玲）

第八节　肝性脑病病人的护理

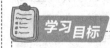

1. 掌握肝性脑病的概念、病因、诱因和临床分期及特点。
2. 熟悉肝性脑病的病因、检查和治疗原则。
3. 了解肝性脑病的发病机制及相关检查。
4. 应用护理程序对肝性脑病病人实施整体护理。
5. 具备为肝性脑病病人进行健康指导的能力。

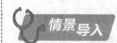

病人,男性,64 岁。1 年前确诊为"病毒性肝炎,肝硬化",间歇性乏力、食欲缺乏 2 个月。2 天前进食红烧肉后,开始出现言语不清,答非所问,昼睡夜醒,行为异常,既而昏迷,家人将其送医院急诊。

查体:T 36.9℃,P 82 次/分,R 20 次/分,BP 90/70mmHg,慢性肝病面容,消瘦,颈部和前胸部可见蜘蛛痣,腹壁静脉曲张,脾肋下 3cm,肝脏未触及,腹水移动性浊音(+)。初步诊断为"肝硬化、肝性脑病",为进行进一步治疗收入病房。

请思考:

1. 该病人目前主要的护理诊断/问题是什么? 相应的护理措施有哪些?

2. 病情稳定后,如何对该病人进行饮食指导?

肝性脑病(hepatic encephalopathy,HE)又称肝昏迷(hepatic coma),是由严重肝病或门-体分流引起的、以代谢紊乱为基础的中枢神经系统功能失调综合征,临床表现轻者仅有轻微的智力损害,严重者有意识障碍、行为失常和昏迷。

【病因及发病机制】

（一）病因

1. 肝硬化 是引起肝性脑病的最常见原因之一，可发生于各型肝硬化，尤其病毒性肝炎后肝硬化最常见。

2. 门体分流术 是引起肝性脑病的另一常见的原因。

3. 其他 如重症病毒性肝炎、中毒性肝炎和药物性肝炎，暴发性肝衰竭，原发性肝癌，妊娠期急性脂肪肝，严重胆道感染等。

（二）诱发因素

1. 上消化道出血 是常见诱因，以肝硬化食管胃底静脉曲张破裂多见。一方面，由于肠道内大量积血，血液中的蛋白质经肠道细菌作用生成大量氨，由肠壁扩散到血液循环，引起血氨增高；另一方面，出血导致血容量减少，门静脉血流量减少，肝细胞缺血缺氧，加重了肝细胞损害，并进一步增加脑细胞对毒物的敏感性。

2. 高蛋白饮食 大量蛋白质分解后使肠道内产氨增多，引起血氨升高。

3. 药物 ①大量排钾利尿引起低钾性碱中毒，体液中 H^+ 减少，NH_4^+ 容易变成 NH_3，通过血-脑屏障，对大脑产生毒性作用；血容量减少，引起门静脉淤血，加重了肝脏缺血，加速了肝性脑病。②镇静催眠药和麻醉药可直接抑制大脑和呼吸中枢，造成缺氧，加重了肝脏损害。③含氮药物可引起血氨增高。④抗结核等药可加重肝损害，诱发肝性脑病。

4. 感染 感染增加了肝脏的负荷，使组织分解代谢增强，产氨增多，血氨升高；通气过度发生呼吸性碱中毒，也增加了氨通过血-脑脊液屏障的弥散能力；同时，发热致脑组织能量消耗增加，对氨及其他毒性物质的敏感性增加；此外，细菌和毒素也可直接损伤肝细胞。

5. 其他 如放腹水、便秘、尿毒症、外科手术、低血糖等，也可促使肝性脑病的发生。

（三）发病机制

其发病机制至今尚未完全明了。一般认为，肝性脑病的病理生理基础是在肝衰竭或门体静脉分流情况下，正常能被肝脏有效代谢的产物，未经肝脏解毒，直接进入大脑引起大脑功能紊乱。目前主要有以下几种假说：

1. 氨中毒 氨是促发肝性脑病最主要的神经毒素。血氨升高是肝性脑病的临床特征之一。临床资料表明，80%~90% 的肝性脑病病人血氨升高。

（1）氨的形成与代谢：消化道是氨产生的主要部位。在生理状况下，胃肠道每日产氨 4g，氨的主要吸收部位是结肠，当结肠内 pH>6 时，有毒的 NH_3 大量入血，当 pH<6 时，相对无毒的 NH_4^+ 从血液转至肠道，随着粪便排出。此外，肾脏和骨骼肌也能少量产氨。机体清除血氨最主要的途径是在肝脏，经鸟氨酸代谢环转变为无毒的尿素经肾脏排出；另外，在肝、脑、肾等组织消耗氨合成谷氨酸和谷氨酰胺；机体血氨过高时，也有少量氨由肺呼出。

（2）肝性脑病时血氨升高的原因：正常情况下，血氨的产生和清除保持着动态平衡，一般不超过 $59\mu mol/L$。当血氨产生过多或清除过少时，血氨升高，导致肝性脑病。①血氨产生过多：摄入大量高蛋白饮食或含氮药物；上消化道大出血时，淤积在肠道内的血液被分解成氨，被吸收入血。②血氨清除不足：当肝功能严重障碍时，肝脏利用氨合成尿素的能力降低，引起血氨升高。③门体分流：肠道内的氨绕过肝脏，未经解毒直接进入体循环导致血氨升高。

（3）氨对中枢神经系统的毒性作用：①干扰脑组织的能量代谢：使大脑能量严重不足，无法维持正常功能。②增加了脑对具有抑制脑功能的中性氨基酸（如酪氨酸、苯丙氨酸、色氨酸）的摄取。③谷氨酰胺合成增加：脑内氨浓度升高，导致星形胶质细胞合成谷氨酰胺增加，使星形胶质细胞和神经元细胞肿胀，这是肝性脑病发生脑水肿的重要原因。④氨直接干扰神经电活动。

2. 神经递质变化

（1）假性神经递质：假性神经冲动的传导是通过递质来完成的。肝衰竭时，来自食物中的苯丙氨酸和酪氨酸等芳香族氨基酸在肝内清除障碍，β-羟酪胺和苯乙醇胺进入脑组织，其化学结构与正常的兴奋性神经递质去甲肾上腺素和多巴胺极为相似，但无法传递神经冲动或作用很弱，故称之为假性神经递质。假性神经递质竞争性地取代正常神经递质,使神经传导发生障碍,大脑皮质被异常抑制,最终发生意识障碍或昏迷。

（2）γ-氨基丁酸/苯二氮䓬（GABA/BZ）神经递质：大脑神经元表面 GABA 受体、BZ 受体和巴比妥受体紧密相连,组成 GABA/BZ 复合体,共同调节氯离子通道。肝衰竭和门体分流时,弥散入脑的氨可使脑星形胶质细胞 BZ 受体表达上调,氯离子内流,神经传导被抑制而引起肝性脑病。

（3）色氨酸：正常情况下色氨酸和白蛋白结合不易透过血脑屏障,肝衰竭时,白蛋白合成减少等因素,游离色氨酸增多,透过血脑屏障,在大脑中代谢后生成抑制性神经递质（5-羟色胺、5-羟吲哚乙酸）,参与肝性脑病。

【护理评估】

（一）健康史

询问病人有无肝硬化、重症病毒性肝炎、中毒性肝炎、药物性肝炎、原发性肝癌、妊娠期急性脂肪肝、严重胆道感染等病史;有无行门体分流术、外科手术;有无上消化道出血、大量排钾利尿、放腹水;有无酗酒、进食高蛋白饮食;有无不恰当地使用镇静安眠、麻醉药、含氮药物及损肝药物;有无感染、严重创伤、低血糖、尿毒症、便秘等。

（二）身体状况

肝性脑病常因原有的肝病性质、肝细胞损害程度及诱因不同而临床表现不同。急性肝衰竭所致肝性脑病可无明显诱因,进展迅速。慢性肝性脑病常有诱因。一般根据意识障碍程度、神经系统表现和脑电图改变,将肝性脑病由轻到重分为 5 期（表 4-8-1）。

表 4-8-1 肝性脑病病人的临床分期

分期	意识障碍程度	神经系统表现	脑电图改变
0 期（潜伏期）	无	心理或智力测试轻微异常	正常
1 期（前驱期）	以轻度性格改变和行为失常为主,如焦虑、欣快、激动、淡漠、睡眠倒错、健忘,对答尚准确,吐词不清,反应较迟钝	有扑翼样震颤	多数正常
2 期（昏迷前期）	以意识模糊、行为失常为主：嗜睡、言语不清、书写障碍、定向力障碍、昼睡夜醒、衣冠不整、随地大小便等	腱反射亢进、肌张力增高、踝阵挛及 Babinski 征阳性等,有扑翼样震颤	异常
3 期（昏睡期）	以昏睡和严重精神错乱为主：多数时间呈昏睡状态,可以唤醒,偶可应答,常有神志不清和幻觉	上述各种神经体征持续或加重,肌张力增高,锥体束征阳性,扑翼样震颤仍可引出	明显异常
4 期（昏迷期）	昏迷,不能唤醒	浅昏迷时,对疼痛等强刺激和不适体位有反应,腱反射和肌张力仍亢进;深昏迷：各种反射消失,肌张力降低,扑翼样震颤无法引出	明显异常

肝性脑病各期的分界不很清楚,前后期可有重叠。肝功能严重受损的病人常有黄疸、出血倾向、肝臭、肝肾综合征、脑水肿等,且易并发各种感染,使病情更为严重和复杂。

（三）心理-社会状况

病人处于大脑抑制状态,需要对家属进行评估。肝性脑病前驱期病人有轻度的精神异常,出现焦虑、欣快、淡漠、昼夜颠倒等表现时,家属往往不能及时发现,甚至责备病人;当确诊后,家属常出现焦虑、恐惧等心理问题和应对能力不足。应评估家属对病人当前所处健康状况的看法、应对能力,是否有照顾者角色困难等。

（四）辅助检查

1. 血氨 慢性肝性脑病,特别是门体分流性脑病者,血氨多增高;急性肝性脑病者,血氨可正常。

2. 电生理检查　脑电图提示较明显的脑功能改变,对判断肝性脑病预后有一定价值。肝性脑病病人脑电图的典型改变为节律变慢,2 至 3 期病人出现可出现 $4 \sim 7$ 次/秒 δ 波或三相波;昏迷时为高波幅的 δ 波,<4 次/秒。此外,可通过诱发电位或临床视觉闪烁频率检查来诊断轻微肝性脑病。

3. 心理智能测验　其方法多种,一般将木块图试验、数字连接试验及数字符号试验联合使用。但缺点是受年龄、教育程度的影响。对诊断早期肝性脑病或轻微肝性脑病最有价值。

4. 影像学检查　做 CT 或 MRI 检查,急性肝性脑病者可发现有脑水肿,慢性者可发现不同程度的脑萎缩。

（五）治疗原则及主要措施

尚无特效疗法,常采用综合治疗措施。

1. 及早消除诱因　及时清除上消化道出血后肠道内的积血;避免高蛋白饮食;预防和控制感染;避免快速利尿和大量放腹水;纠正低血糖;缓解便秘;停用镇静安眠、麻醉止痛及损伤肝功能的药物,纠正水、电解质和酸碱平衡紊乱等。

2. 减少肠内氮源性毒物的生成和吸收　①乳果糖或乳梨醇:口服乳果糖或乳梨醇,可以降低肠道内 pH,抑制肠道细菌的生长,减少肠道细菌产氨,从而减少氨的吸收,促进氨的排出。②灌肠或导泻:用生理盐水或弱酸性溶液灌肠,如生理盐水 $100 \sim 150ml$ 加用食醋 30ml,急性门体分流性脑病病人首选66.7% 的乳果糖 500ml 加水 500ml 灌肠;或口服乳果糖或乳梨醇,从小剂量开始,达到排便 $2 \sim 3$ 次/日,粪便 pH 维持在 $5 \sim 6$ 为宜。禁忌用肥皂水等碱性溶液灌肠,以免增加氨的吸收。用25% 硫酸镁 $30 \sim 60ml$ 口服或鼻饲导泻,可清除肠内积食、积血或其他含氮物,减少毒性物质的吸收。③抗生素:口服新霉素、甲硝唑、利福昔明等肠道不易吸收的抗生素,抑制肠道产尿素酶的细菌的生成,减少氨的生成。④益生菌:用含双歧杆菌、乳酸杆菌的微生态制剂维护肠道内正常菌群,抑制有害菌群,减少氨的生成。

3. 降氨药物

（1）L-鸟氨酸-L-门冬氨酸:是目前最常用的有效的降氨药,其作用是促进体内的鸟氨酸循环合成尿素,降低血氨。

（2）鸟氨酸-酮戊二酸:降氨机制同 L-鸟氨酸-L-门冬氨酸,但疗效稍差。

（3）谷氨酸钠、谷氨酸钾、精氨酸:曾在临床广泛使用,但疗效尚无肯定证据。

4. 调节神经递质药物　GABA/BZ 复合受体拮抗药(如氟马西尼)通过抑制 GABA/BZ 受体发挥作用。支链氨基酸制剂可竞争性抑制芳香族氨基酸进入大脑,减少假性神经递质生成,同时有助于恢复病人的正氮平衡。

5. 基础疾病治疗

（1）人工肝:用活性炭、树脂等进行血液灌流,清除血氨,对于肝性脑病有一定疗效。此外,还可采用血浆置换、血液透析、分子吸附再循环及生物人工肝等治疗方法。生物人工肝近年来研究进展较快,有望在体外代替肝的部分生物功能。

（2）肝移植:是治疗各种终末期肝病的有效手段,适用于肝衰竭引起的严重和顽固性肝性脑病且有肝移植指征者。

（3）阻断肝脏外门-体分流:对于肝硬化门脉高压所致的严重侧支循环开放可通过 TIPS 术联合曲张静脉的断流术,阻断异常的肝脏外门-体分流。极少部分的 TIPS 术后引起的肝性脑病可行减少分流道直径的介入术。

6. 对症治疗　纠正水、电解质和酸碱失衡,维持有效循环血容量;使用冰帽降低颅内温度,保护脑细胞功能;保持呼吸道通畅,深昏迷者做气管切开;静脉输入高渗葡萄糖、甘露醇等脱水剂,防治脑水肿。

【常见护理诊断/问题】

1. 急性意识障碍　与血氨增高对神经系统有毒性作用和影响神经传导有关。

2. 营养失调:低于机体需要量　与肝衰竭、消化吸收障碍及限制蛋白摄入等有关。

3. 有感染的危险　与长期卧床、营养不良、机体抵抗力下降有关。

4. 知识缺乏:缺乏预防、护理肝性脑病的有关知识。

【护理目标】

1. 意识状态逐渐恢复正常。
2. 营养状态得到改善,体重不下降。
3. 未发生感染,或发生感染后得到及时处理。
4. 能够复述预防、护理疾病的相关知识。

【护理措施】

（一）一般护理

1. 休息与安全　肝性脑病病人以卧床休息为主,昏迷病人应取仰卧位,头偏向一侧,保持呼吸道护理,专人护理;意识恢复清醒者,加强巡视,去除病房内的不安全因素,及时发现异常,利用电视、报纸、探视者等环境刺激训练病人的定向力;烦躁不安者,加用床栏,必要时用约束带。

2. 饮食护理

（1）高热量:若热量不足,会增加蛋白分解代谢,产氨增多而诱发或加重肝性脑病,所以要保证充足的热量,每日供给热量 5.0 ~ 6.7kJ(1195 ~ 1600kcal)。因脂肪可延缓胃排空,尽量减少脂肪类食物,而糖类可促使氨转变为谷氨酰胺,有利于降低血氨,应以糖类为主要食物。昏迷病人可鼻饲或静脉补充葡萄糖。低血糖时能量减少,脑内去氨能力下降,增加氨的毒性,所以禁食或限食者,要避免发生低血糖。

（2）控制蛋白质:①急性起病 1 ~ 2 期的病人可限制在 20g/d 之内,急性起病 3 ~ 4 期的病人发病数日内禁食蛋白质,以葡萄糖为主要热量来源,可口服或鼻饲蜂蜜、葡萄糖、果汁、稀饭等,神志清醒后可从 20g/d 开始逐步恢复蛋白质摄入。②慢性肝性脑病者无禁食蛋白质必要。③蛋白质的摄入量为 1.0 ~ 1.5g/(kg·d)。以植物蛋白(如大豆蛋白)为主,因植物蛋白含支链氨基酸较多,含蛋氨酸、芳香族氨基酸较少。此外,植物蛋白可提供纤维素,有利于维持结肠的正常菌群及酸化肠道,减少氨的吸收。

（3）其他:补充足够的维生素,如维生素 C、维生素 A、维生素 D、维生素 K、维生素 B_2,但不宜用维生素 B_6,因它使多巴在周围神经处转为多巴胺,影响多巴进入脑组织,减少中枢神经系统的正常传导递质。显著腹水病人应限钠、限水,钠应 250mg/d,每天入液量约为前一天尿量加 1000ml。

（二）病情观察

观察生命体征、瞳孔、尿量、意识及精神状态;观察有无肝性脑病的早期表现,如焦虑、欣快、激动、淡漠、睡眠倒错、不讲卫生、反应较迟钝、行为异常、理解力下降、记忆力减退等,以及扑翼样震颤等征象;监测血氨、肝肾功能、电解质的变化。

（三）用药护理

1. 葡萄糖　大量输注后要密切观察有无低血钾、心力衰竭的发生。

2. 乳果糖　从小剂量开始,注意观察有无因产气较多,产生腹胀、腹绞痛、恶心、呕吐及电解质紊乱。

3. 新霉素　长期服用可引起听力或肾损害,服药时间不宜超过 1 个月,用药期间注意监测听力和肾功能。

4. 谷氨酸钾、谷氨酸钠　碱中毒者禁用。使用前应先注射维生素 C。水肿明显、腹水、脑水肿等,禁用或慎用谷氨酸钠;肾功能不全、尿少者,禁用或慎用谷氨酸钾。

（四）对症护理

1. 昏迷病人护理　病人取仰卧位,头偏向一侧,去除发夹、义齿等易脱落硬物;保持呼吸道通畅,必要时吸氧,深昏迷病人应气管切开;做好皮肤、口腔、眼部等基础护理;尿潴留病人做好导尿管护理;长期昏迷病人给予肢体被动运动,防止静脉血栓形成及肌肉萎缩等并发症;高热病人及时进行物理降温。

2. 预防和控制感染　失代偿期病人易发感染,应密切观察病情,及时发现感染征象,遵医嘱及时、准确地应用有效抗生素。但避免大量输液,过多液体可引起低血钾、稀释性低钠血症、脑水肿等,加重肝性脑病。

（五）心理护理

因病情重、病程长、久治不愈、经济压力重等原因,病人常出现烦躁、焦虑、悲观等情绪,护士应本着理解的心态与病人及家属沟通,耐心解释、劝导,减轻其心理负担,增强战胜疾病的信心;注意分辨病人是因疾病所产生的心理问题还是出现了精神障碍的表现,尊重病人的人格,不嘲笑病人的异常行为,向家属解释病情经过,让其了解本病的特点,给予病人充分的关照和支持。

（六）健康指导

1. 疾病知识指导　向病人和家属介绍肝性脑病的相关知识,当病人意识清醒后,指导病人和家属避免其诱发因素,如预防和控制上消化道出血;避免摄入高蛋白食物(肉、蛋、乳类等);避免擅自使用镇静、安眠、麻醉、止痛药和对肝功能损害的药物等;防寒保暖,预防上呼吸道感染;保证供给热量,或及时补充热量,避免发生低血糖;保持大便通畅;不滥用损害肝脏的药物,戒除烟酒等。

2. 生活方式指导

（1）休息指导:①根据病情和体力,适当活动,保证充足的睡眠。提供舒适、安静的休养环境,保持室内清洁、通风、空气新鲜;病人以卧床休息为主,有利于肝细胞再生,减轻肝脏负担。②意识清醒者,根据病人的兴趣爱好,提供电视、收音机、报纸等环境刺激,鼓励家属多探视,陪伴和安慰病人,不责怪病人的异常行为。

（2）饮食指导:①供给充足的热量,选择口服蜂蜜、葡萄糖、果汁、米饭、稀饭、面包、小麦粉、通心面等食物。②选择摄入植物蛋白,在植物蛋白中最好是大豆,大豆中含35%的蛋白质,容易被吸收。③尽量少吃高脂肪的食物,如核桃、芝麻、花生、油炸食品、肥肉、动物内脏、奶油制品等。④不宜多吃富含维生素 B_6 的食物,维生素 B_6 在酵母粉、米糠或白米中含量较多,其次是肉类、家禽、鱼、马铃薯、甜薯、蔬菜等,进食时要权衡利弊。

3. 用药指导　指导病人严格按医嘱服药,不能随便停药、减药、换药,了解药物的不良反应,注意观察,定期随访。

4. 照顾者指导　让家属意识到肝性脑病的严重性,指导其识别肝性脑病的早期征象,如出现焦虑、欣快、激动、淡漠、睡眠倒错、不讲卫生、反应较迟钝、嗜睡、言语不清、定向力障碍、行为异常等,及时到医院就诊;指导家属给予病人精神支持和良好的生活照顾,帮助病人树立战胜疾病的信心,共同努力促进病人康复。

【护理评价】

1. 意识状态是否逐渐恢复正常。

2. 营养状况是否逐渐改善。

3. 是否发生感染等并发症;发生并发症能被及时发现,并得到处理。

4. 是否能掌握预防肝性脑病的措施及保健措施。

（张俊玲）

第九节　急性胰腺炎病人的护理

 学习目标

1. 掌握急性胰腺炎的病因、身体状况和治疗原则。

2. 熟悉急性胰腺炎的概念和辅助检查。

3. 了解急性胰腺炎的发病机制。

4. 学会应用护理程序对急性胰腺炎病人实施整体护理。

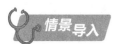 **情景导入**

病人,男性,21 岁。4 小时前饮酒后突发中上腹持续性剧烈疼痛急诊入院,伴反复恶心、呕吐,呕吐物为胆汁,呕吐后腹痛不缓解。T 39℃ ,P 100 次/分,BP 90/60mmHg。心、肺检查未见异常。全腹压痛、肌紧张伴反跳痛,脐周皮肤呈青紫色。血清淀粉酶 1000U/L。

请思考:

1. 该病人目前最主要的护理诊断/问题是什么?
2. 针对病人的情况,目前最关键的抢救措施是什么?
3. 该病人不宜使用的止痛药物是什么?

急性胰腺炎(acute pancreatitis)是多种病因导致胰腺分泌的胰酶被激活后引起胰腺及其周围组织自身消化的化学性炎症,是消化系统常见急症之一。临床表现为急性腹痛、发热、恶心、呕吐和血、尿淀粉酶增高等,重症常继发感染、腹膜炎和休克等多种并发症。本病多发生于青壮年,女性多于男性。

【病因及发病机制】

(一)病因

引起急性胰腺炎的病因很多,常见的有胆道疾病、大量饮酒和暴饮暴食。

1. 胆道疾病 胆石症、胆道感染、胆道蛔虫等均可引起急性胰腺炎,占我国急性胰腺炎病因的50%以上,其中以胆石症最为常见。由胆道疾病引起的胰腺炎称为胆源性胰腺炎。

2. 酗酒、暴饮暴食 在西方国家,酗酒是急性胰腺炎的主要原因。暴饮暴食可刺激胰液与胆汁大量分泌,短时间内大量食糜进入十二指肠,引起 Oddi 括约肌痉挛和十二指肠乳头水肿,胰液排出受阻造成急性胰腺炎。

3. 胰管阻塞 胰管结石、肿瘤或蛔虫等均引起胰管阻塞,胰管内压力增高,导致胰管小分支及胰腺腺泡破裂,胰液与消化酶渗入间质引起急性胰腺炎。

4. 其他 急性传染病,如急性流行性腮腺炎、传染性单核细胞增多症;腹部外伤及腹腔手术;经内镜逆行胰胆管造影(ERCP)检查;噻嗪类利尿药、糖皮质激素、四环素、磺胺类等药物;内分泌疾病以及高脂血症或高钙血症等代谢异常也可引起急性胰腺炎。临床上约有 5%~25% 的急性胰腺炎病因不明,称之为特发性胰腺炎。

(二)发病机制

其机制尚未完全阐明,目前在胰腺自身消化理论上达成了共识。正常胰腺分泌的消化酶有两种形式存在:一是具有生物活性的酶,如淀粉酶和脂肪酶;另一种则是以前体或酶原形式存在的不具活性的酶,如胰蛋白酶原、糜蛋白酶原。正常情况下,胰酶大部分是无活性的酶原,胰腺亦具有避免自身消化的生理性防御屏障。当胰液进入十二指肠后,在肠激酶的作用下,胰蛋白酶原被激活,形成胰蛋白酶,后者激活各种胰消化酶原成为有生物活性的消化酶,消化各种食物。

近年来研究表明,胰腺组织损伤的过程中可能产生一系列炎性介质,如氧自由基、血小板活化因子、前列腺素等,这些炎性介质与血管活性物质(如血栓素等)导致胰腺血液循环障碍,同时通过血行和淋巴途径,输送到全身引起多脏器功能损害,成为各种并发症发生和病人致死的原因。

胰腺的功能

胰腺是人体第二大消化腺,由外分泌部和内分泌部组成,因此胰腺具有外分泌和内分泌两大功能。胰的外分泌部能分泌胰液,内含多种消化酶,如蛋白酶、脂肪酶和淀粉酶等,具有分解和消化蛋白质、脂肪和糖类等作用;其内分泌部即胰岛,散在于胰实质内,胰尾部较多,主要分泌胰岛素,起着调节人体血糖的作用。

【分类】

1. 根据病变的损害程度分类 分为轻症急性胰腺炎(mild acute pancreatitis,MAP)和重症急性胰腺炎(severe acute pancreatitis,SAP)。临床上以轻症急性胰腺炎多见,其主要病理改变为胰腺水肿,病情常呈自限性,症状较轻,数天即可痊愈,预后良好。重症急性胰腺炎病理变化为胰腺出血坏死,继发感染、腹膜炎和休克等多种并发症,病情危急,病死率高。

2. 根据病理变化分类 分为急性水肿型胰腺炎和急性出血坏死型胰腺炎。前者病变累及部分或整个胰腺,可见胰腺肿大、分叶模糊,间质充血、水肿及炎症细胞浸润,无明显的胰实质坏死和出血。后者病理表现为胰腺分叶结构消失,有新鲜出血区。可出现钙皂斑,即较大范围的脂肪坏死灶,散落在胰腺及胰腺周围组织。病程较长者可有假性囊肿、脓肿或瘘管形成。

【护理评估】

（一）健康史

询问病人有无胆石症、胆道感染或胆道蛔虫等病史;有无腹部手术或外伤;有无行 ERCP 检查;是否有内分泌疾病和代谢疾病,如糖尿病昏迷、妊娠、尿毒症、高钙血症或高脂血症等;有无急性传染病病史;发病前是否服用过噻嗪类利尿药、糖皮质激素、磺胺类、四环素等药物;是否存在酗酒和暴饮暴食等诱因。

（二）身体状况

其临床表现及病情轻重取决于病因、病理类型。

1. 症状

（1）腹痛:为本病的主要表现和首发症状,常在暴饮暴食或大量饮酒后突然发生,疼痛剧烈且呈持续性、阵发性加剧。呈钝痛、绞痛或刀割样痛。腹痛部位多在中上腹,向腰背部呈带状放射,取弯腰屈膝位可减轻,进食后疼痛加重,一般胃肠解痉药不能缓解。轻症者腹痛 3～5 日即可缓解,重症者则腹痛剧烈,持续时间较长,并发腹膜炎时,可引起全腹痛。极少数高龄体弱病人仅有轻微腹痛,甚至无腹痛。

（2）恶心、呕吐及腹胀:起病后多数病人出现恶心、呕吐,有时频繁且持久,呕吐物为食物、胆汁或咖啡渣样液体,并且呕吐后腹痛不减轻。同时伴有腹胀,后期出现麻痹性肠梗阻。

（3）发热:多数病人有中度发热,一般持续 3～5 日。如发热持续不退或逐日升高,伴有白细胞升高,应怀疑有胆道炎症或胰腺脓肿等继发感染。

（4）水、电解质及酸碱平衡紊乱:有轻重不等的脱水、低血钾,呕吐频繁时,出现代谢性碱中毒;重症者有严重脱水和代谢性酸中毒,伴血镁、血钙降低。低钙血症是由于胰腺分泌的脂酶将脂肪组织分解成脂肪酸,后者与钙离子结合形成不溶性的脂肪酸钙(钙皂),消耗了大量的钙,出现手足抽搐,为预后不良的表现。部分病人伴有血糖增高,甚至发生糖尿病酮酸酸中毒或高渗性昏迷。

（5）低血压和休克:常见于重症急性胰腺炎,主要原因为胰腺大片坏死,释放心肌抑制因子,导致心肌收缩不良、血容量减少、周围血管扩张及并发消化道出血等。少数病人可在数小时突然发生休克,甚至发生猝死。

2. 体征

（1）轻症急性胰腺炎:腹部体征较轻微,出现不同程度的肠鸣音减弱,上腹部轻压痛,无腹肌紧张及反跳痛。

（2）重症急性胰腺炎:病人表情痛苦,脉搏加快,呼吸急促,血压下降,上腹部压痛明显。若并发急性腹膜炎,出现腹肌紧张,全腹压痛、反跳痛明显,肠鸣音减弱或消失,可伴有血性腹水,出现移动性浊音。少数严重病人由于胰酶或坏死组织液沿腹膜后间隙与肌层渗入腹壁皮下,使两侧腰部皮肤呈暗灰蓝色,称 Grey-Turner 征,或使脐部周围皮肤青紫色,称 Cullen 征。若形成胰腺脓肿或假性囊肿,上腹可触及肿块。继发于胆道疾病或胰头水肿压迫胆总管时,出现黄疸。

3. 并发症　主要见于重症急性胰腺炎。局部并发症为胰腺脓肿和假性囊肿;全身并发症通常在起病后数日出现,如急性肾衰竭、急性呼吸窘迫综合征、消化道出血、心力衰竭、弥散性血管内凝血、败血症、高血糖、胰性脑病等,病死率极高。

（三）心理-社会状况

急性胰腺炎起病急,疼痛剧烈且一般止痛药物治疗效果欠佳,病人易出现烦躁不安、情绪紧张等。出血坏死型病人因病情凶险,预后差,抢救时气氛紧张,易使病人及家属产生不良心理,表现为焦虑、恐惧等,甚至感到死亡的威胁。应评估病人紧张、焦虑、恐惧等不良情绪反应;评估病人及家属对疾病的认识程度、应对能力以及社会支持情况。

（四）辅助检查

1. 血常规检查　白细胞计数多增高,中性粒细胞出现核左移。

2. 淀粉酶测定　血、尿淀粉酶常明显升高。血清淀粉酶于起病后 6 ~ 12 小时开始升高,48 小时后下降,持续 3 ~ 5 日。血清淀粉酶超过正常值 3 倍即可确诊为本病,但淀粉酶的高低不一定反映病情轻重,重症者的淀粉酶值可正常或低于正常。尿淀粉酶升高较血清淀粉酶稍晚,于发病后 12 ~ 14 小时开始升高,持续 1 ~ 2 周,尿淀粉酶易受病人尿量的影响。

3. 血清脂肪酶测定　常在起病后 24 ~ 72 小时开始升高,持续 7 ~ 10 日,对就诊较晚的病人有诊断价值,且特异性也较高。

4. 血液生化检查　重症急性胰腺炎病人有血钙降低和血糖增高,血钙降低的程度与临床严重程度相平行,若低于 1.5mmol/L,则预后不佳;若空腹血糖持久高于 10mmol/L,反映胰腺坏死。

5. C 反应蛋白(CRP)　CRP 是组织损伤及炎症的非特异性标志物,胰腺坏死时明显升高,有助于判断急性胰腺炎的严重性。

6. 影像学检查　①腹部 B 超可见胰腺肿大,胰及胰周围回声异常,有助于了解胆囊及胆道情况,以及帮助诊断并发的胰腺脓肿或假性囊肿。②腹部 X 线平片可发现是否存在腹水及肠麻痹或麻痹性肠梗阻,若见"哨兵袢"和"结肠切割征",为胰腺炎的间接指征。③腹部增强 CT 可明确胰腺坏死的部位与面积。

(五)治疗原则及主要措施

其原则为解痉止痛、抑制胰液分泌、补充血容量,纠正水、电解质和酸碱平衡紊乱,防止和治疗并发症。多数病人为轻症急性胰腺炎,经 3 ~ 5 日积极治疗后多可治愈。重症者应积极抢救,采取综合治疗。

1. 轻症治疗措施　①禁食及胃肠减压,减少食物与胃酸刺激胰液分泌,缓解腹痛、腹胀、恶心、呕吐等症状。②立即静脉输液,积极补充血容量,维持水、电解质和酸碱平衡。③解痉止痛,肌内注射阿托品或山莨菪碱,但严重腹胀、肠麻痹者不宜使用抗胆碱能药;腹痛剧烈者,给予哌替啶 50 ~ 100mg 肌内注射,禁用吗啡,因其可引起 Oddi 括约肌痉挛,加重疼痛。④抗感染:因我国多数急性胰腺炎的病因为胆道疾病,故使用抗生素预防感染。

2. 重症治疗措施　除上述治疗外,还应采取以下措施。

(1) 抗休克及纠正水、电解质酸碱失衡:积极补充液体及电解质,维持有效血容量。在扩容的基础上使用血管活性药,同时给予白蛋白、新鲜血及血浆代用品等。

(2) 营养支持:对重症者尤其重要,早期采用全胃肠外营养(TPN),如无肠梗阻,应积极建立空肠营养通道,逐步调整营养种类,增加营养供应,增强肠道黏膜屏障。

(3) 抗感染治疗:常规使用有效抗生素,预防胰腺坏死及合并感染。药物以喹诺酮类或亚胺培南为佳,联合应用抗厌氧菌药,如甲硝唑;若合并真菌感染,则行抗真菌治疗。

(4) 减少胰液分泌:生长抑素及其类似物奥曲肽具有抑制胰液分泌和胰酶合成的作用,已广泛用于重症急性胰腺炎的治疗。

(5) 抑制胰酶活性:常用药物有抑肽酶、加贝酯等,具有抑制蛋白酶的作用,仅在重症胰腺炎的早期阶段使用。

3. 其他　包括治疗并发症、内镜下 Oddi 括约肌切开术(EST)、腹腔灌洗、中医治疗、手术治疗等。

【常见护理诊断/问题】

1. 急性疼痛　与急性胰腺炎所致的胰腺及周围组织水肿有关。

2. 体温过高　与胰腺炎症、坏死和继发感染有关。

3. 有体液不足的危险　与禁食、呕吐、胃肠减压或胰腺出血有关。

4. 潜在并发症:休克、急性腹膜炎、急性呼吸窘迫综合征、急性肾衰竭等。

【护理目标】

1. 疼痛减轻或缓解。

2. 体温下降或恢复正常。

3. 体液摄入充足,无脱水征及休克征。

4. 未发生并发症,或并发症能被及时发现并得到及时处理。

【护理措施】

（一）一般护理

1. 休息与活动 绝对卧床休息，保证充足的睡眠，有利于减轻胰腺负担，增加对胰腺组织的供血，降低机体代谢率，促进组织修复与体力恢复，改善病情；提供安静舒适的环境，协助病人取弯腰屈膝侧卧位，以缓解疼痛；对于疼痛剧烈辗转不安者，应保证病人安全，防止坠床，避免周围放置危险物品。

2. 饮食护理 需禁食禁饮 1~3 日，必要时给予胃肠减压，防止食物与胃液进入十二指肠，刺激胰液分泌。若病情严重，则延长禁食及胃肠减压时间，以减轻呕吐、腹胀与腹痛。禁食或胃肠减压期间，给予 TPN，补液 3000ml/d 以上，同时补充电解质，维持水、电解质的平衡。待呕吐和腹痛消失后，进少量低糖流质饮食，再逐步恢复正常饮食，但应避免高脂油腻食物，防止复发。每天进食 25g 左右的优质蛋白食物，以利于胰腺功能恢复。避免酗酒和暴饮暴食。

（二）病情观察

1. 密切观察病人体温、呼吸、脉搏、血压及神志变化，监测血氧情况，以及血淀粉酶、尿淀粉酶、血清电解质、血钙和血糖的变化。

2. 观察呕吐物及胃肠减压引流物的量及性质，准确记录 24 小时出入量，观察尿量变化和皮肤黏膜的弹性及色泽改变，判断是否出现脱水征及失水程度。若病人出现血压下降、神志不清、尿量减少、面色苍白、皮肤湿冷等，考虑低血容量性休克，及时报告医生，并积极配合医生抢救。

3. 重症者转入重症监护病房，及早发现多脏器功能衰竭的征象。若疼痛持续且伴高热，应考虑并发胰腺脓肿；如疼痛剧烈，腹部触诊有腹肌紧张、明显的压痛和反跳痛，提示并发急性腹膜炎，应立即通知医生。

（三）用药护理

使用抗生素时应注意过敏反应。腹痛者遵医嘱给予止痛药，观察疗效及不良反应，如使用阿托品时，注意有无心动过速、口干、尿潴留等表现；哌替啶可致药物成瘾，避免反复使用。禁用吗啡，防止引起 Oddi 括约肌痉挛，加重病情。

（四）对症护理

禁食期间应每日做好口腔护理，保持口腔清洁、舒适；口渴病人含漱或用水湿润口唇，以缓解不适与口腔干燥；发热病人给予物理降温，必要时遵医嘱使用药物降温，观察降温的效果并做好记录；指导病人应用减轻疼痛的各种方法，如皮肤针刺疗法、松弛疗法等。

（五）心理护理

经常巡视病人，了解并尽量满足病人的需要。耐心倾听病人的感受，向病人及家属解释疼痛的原因，指导缓解疼痛的方法，减轻病人的紧张、焦虑情绪，树立战胜疾病的信心。抢救病人时，应做到有条不紊，减轻病人及家属的恐惧。

（六）健康指导

1. 疾病知识指导 向病人及家属详细介绍急性胰腺炎的主要病因、诱因、发生发展过程、治疗方法及预后，指导病人积极预防和治疗各种胆道疾病，如胆石症、胆道感染及胆道蛔虫等。

2. 生活方式指导 指导病人养成良好的生活方式和规律进食的习惯，注意饮食卫生。出院后半年内，以低脂软食为主，如较稠的稀饭、软面条、馒头等；用植物油炒青菜，限制动物油；进食少量含蛋白食物，如鸡蛋、豆制品、肉松等；餐后进食新鲜水果，每日控制主食量。半年后进普食，避免进食浓茶、咖啡、辣椒等刺激性食物，少吃产气或引起腹胀的食物，如红薯、大豆等；避免进食高脂食物及暴饮暴食，注意劳逸结合，戒烟戒酒，以防本病复发。

【护理评价】

1. 疼痛是否减轻或缓解。

2. 体温是否下降或恢复正常。

3. 液体是否摄入充足，有无脱水征及休克征象。

4. 有无并发症发生；发生并发症能否被及时发现，并得到及时处理。

（南桂英）

第十节 上消化道大量出血病人的护理

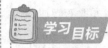

1. 掌握上消化道大量出血的概念、身体状况和治疗原则。
2. 熟悉上消化道大量出血的病因和辅助检查。
3. 学会应用护理程序对上消化道大量出血病人实施整体护理。
4. 具有关心、爱护、尊重病人的职业素养及人文关怀精神。

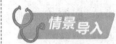

病人,男性,40岁,司机。饮食生活不规律,近日常感上腹部隐痛不适,多在餐后1小时左右出现疼痛,到医院诊断为消化性溃疡,给予药物口服治疗。昨晚饮酒后一直感觉上腹部不适,恶心,呕血约1000ml,并出现面色苍白、呼吸急促、烦躁不安,家人急忙送医院进行抢救。

请思考:

1. 针对目前情况,应该为病人立即采取哪些措施?
2. 病情稳定后,如何指导病人避免类似情况的发生?

上消化道大量出血(upper gastrointestinal massive hemorrhage)指屈氏(Treitz)韧带以上的消化道,包括食管、胃、十二指肠、胰腺、胆道及胃空肠吻合术后的空肠病变引起的出血,在数小时内其失血量超过1000ml或循环血容量的20%,主要表现为呕血和(或)黑便,常伴有急性周围循环衰竭,甚至引起失血性休克而危及病人生命,是临床上的常见急症。因此,尽早识别出血征象,密切观察病情变化,及时有效的急救措施及认真细致的护理,是抢救病人生命的重要环节。

【病因】

消化系统疾病及全身性疾病均可引起上消化道出血,如消化性溃疡、食管胃底静脉曲张破裂、急性胃黏膜损害和胃癌等。约占上消化道出血的80%~90%,其中消化性溃疡最为常见。

(一)上消化道疾病

1. 食管疾病和损伤 如食管炎(反流性食管炎、食管憩室炎)、食管癌和食管损伤(物理损伤、化学损伤)。

2. 胃、十二指肠疾病和损伤 如消化性溃疡、急性糜烂出血性胃炎、慢性胃炎、胃癌、促胃液素瘤、胃黏膜脱垂、胃扭转、十二指肠憩室炎、胃手术后病变(吻合口溃疡、吻合口或残胃黏膜糜烂、残胃癌)、胃或十二指肠克罗恩病以及诊疗操作引起的损伤等。

3. 空肠疾病 如空肠克罗恩病、胃肠吻合术后空肠溃疡。

(二)门静脉高压引起的食管胃底静脉曲张破裂

(三)上消化道邻近器官或组织的疾病

1. 胰腺疾病累及十二指肠 如胰腺癌、急性胰腺炎并发脓肿破溃。

2. 胆道出血 胆囊或胆管结石、胆道蛔虫、胆囊或胆管癌等,以及术后胆总管引流管引起的胆道受压坏死、肝脓肿、肝血管瘤或肝癌破入胆道等。

3. 其他 如纵隔肿瘤破入食管,主动脉瘤破入食管、胃或十二指肠。

(四)全身性疾病

1. 血管性疾病 如遗传性出血性毛细血管扩张、过敏性紫癜。

2. 血液病 如血小板减少性紫癜、白血病、血友病、弥散性血管内凝血。

3. 应激性溃疡 使用糖皮质激素、严重感染、大手术、脑血管意外、烧伤、休克等引起的应激状态,导致急性胃黏膜损伤。

4. 其他　如系统性红斑狼疮等风湿性疾病、尿毒症、流行性出血热。

【护理评估】

（一）健康史

询问病人有无服用肾上腺糖皮质激素、非甾体类抗炎药等损伤胃黏膜的药物史或伴酗酒史；有无消化性溃疡、肝硬化、胃癌、胆道、胰腺疾病等病史；出血前有无进食粗硬或刺激性食物、酗酒、过度劳累、精神紧张等；近期是否有重大创伤、脑血管意外、严重心力衰竭、休克等应激史；有无全身血液系统疾病、急性感染性疾病等。

（二）身体状况

上消化道出血的临床表现主要取决于出血部位、量、性质及出血速度。

1. 呕血与黑便　是上消化道出血的特征性表现。

（1）上消化道大量出血之后，既有黑便，也有呕血。①出血部位在幽门以上者，常伴有呕血。②幽门以下部位若出血量大、出血速度快，因血反流入胃而表现为呕血。③出血量较少、出血速度慢者，仅见黑便。

（2）呕血与黑便的颜色与性状取决于出血量及血液在胃或肠道内停留的时间。①若出血量大，在胃内停留的时间短，则呕血颜色呈鲜红色或暗红色。②若在胃内停留时间长，因血红蛋白和胃酸作用生成酸化正铁血红蛋白，则呕血颜色为棕褐色，呈咖啡渣样。③上消化道出血时，由于血红蛋白中的铁在肠道内与硫化物作用形成黑色的硫化铁，使粪便呈黏稠而发亮的柏油样。④当出血量大时，血液在肠道内停留时间短，粪便可呈暗红或鲜红色。

2. 失血性周围循环衰竭　急性大量失血时，循环血容量迅速减少，导致周围循环衰竭，表现为头晕、乏力、心悸，突然起立可发生晕厥、出汗、四肢厥冷等。严重者呈休克状态，表现为面色苍白、脉搏细速、血压下降、呼吸急促、精神烦躁不安或意识不清等。

3. 氮质血症　上消化道大量出血后，血中尿素氮浓度暂时增高，其原因是大量血液进入肠道后，血液中蛋白质的消化产物在肠道内被吸收，故称其为肠源性氮质血症。一般于大出血后数小时血尿素氮开始上升，24～48 小时达高峰，不超出 14.3mmol/L(40mg/dl)，3～4 日后降至正常。

4. 发热　上消化道大量出血后，多数病人在 24 小时内出现低热，一般不超过 38.5℃，持续 3～5 日。引起发热的原因不明，可能与周围循环衰竭，导致体温调节中枢的功能障碍或出现失血性贫血等因素有关。

5. 血象变化　急性大量出血后均有失血性贫血，在 3～4 小时后出现。①出血早期：红细胞计数、血红蛋白浓度及血细胞比容无明显改变。②急性出血：为正细胞正色素性贫血，出血后骨髓明显代偿性增生，暂呈大细胞性贫血。③慢性失血：为小细胞低色素性贫血。④出血 24 小时内：网织红细胞即可增高，随着出血停止，逐渐降至正常。⑤上消化道大量出血后：白细胞计数出现轻至中度升高，止血后 2～3 日即恢复正常。但肝硬化合并脾功能亢进者，白细胞不增高。

（三）心理-社会状况

由于呕血量大，黑便次数多，甚至出现周围循环衰竭，病人易产生烦躁、紧张、焦虑、恐惧等负性情绪；慢性病或全身性疾病导致反复出血者，易对治疗失去信心；部分病人家庭经济条件差，出现悲观、沮丧的心理反应；医护人员进行抢救时，也会引起病人及家属恐惧的心理。应评估病人紧张、焦虑、悲观、沮丧、恐惧等不良情绪反应；评估病人及家属的应对能力，以及社会支持情况。

（四）辅助检查

1. 实验室检查　红细胞、血红蛋白、网织红细胞、白细胞及血小板计数、肝功能、肾功能、粪便隐血试验、血尿素氮等，对于估计出血量及动态观察活动性出血、进行病因诊断等有帮助。

2. 内镜检查　是上消化道出血病因诊断的首选检查方法。出血后 24～48 小时内进行急诊内镜检查，可直接观察出血部位，明确出血病因，同时对出血灶进行止血治疗。

3. X 线钡餐造影检查　主要适用于有胃镜检查禁忌者及不愿行胃镜检查者。消化道出血急性期不宜进行钡餐检查。

4. 其他 内镜检查无阳性发现或不宜做内镜检查者,行选择性动脉造影检查。

（五）治疗原则及主要措施

上消化道出血是临床急症,因病情急、变化快,严重者危及生命,应积极采取抢救措施。迅速补充血容量、纠正水电解质失衡、抗休克、止血治疗等。同时积极进行病因诊断,必要时手术。

1. 一般抢救措施 卧位休息,保持呼吸道通畅,避免呕血时因误吸引起窒息,必要时吸氧。活动性出血期间禁止饮食。

2. 积极补充血容量 立即建立有效静脉通道,查血型及配血,迅速补充血容量,先输生理盐水或葡萄糖盐水、林格液、右旋糖酐。必要时及早输血,一般输浓缩红细胞;若为严重活动性大出血,则输全血,以尽早恢复血容量。肝硬化病人应输新鲜血,因库存血内氨过多,易诱发肝性脑病。

3. 止血措施

（1）药物止血:①消化性溃疡及急性胃黏膜损害引起出血者,给予 H_2 受体拮抗剂或质子泵抑制剂,减少胃酸分泌。②食管胃底静脉曲张破裂出血者,使用垂体后叶素,但冠心病、高血压、妊娠者禁用。生长抑素及其类似物,如奥曲肽等,止血效果较好,且短期内使用无严重不良反应,因此,该类药物为临床治疗食管胃底静脉曲张破裂出血的常用药物。

（2）内镜直视下止血:在进行内镜检查过程中,若见活动性出血或暴露血管的溃疡,可行内镜直视下止血,方法有高频电灼、热探头、微波、激光、注射疗法等。食管胃底静脉曲张破裂出血者,在进行急诊内镜检查的同时,可注射硬化剂或组织黏合剂至曲张静脉,或用皮圈套扎曲张静脉,既能达到止血目的,还可有效预防再出血。

（3）气囊压迫止血:适用于食管胃底静脉曲张破裂出血。一般能获得良好的止血效果,但目前仅限于药物不能控制出血时,作为暂时的止血措施。

（4）手术治疗:大量出血内科治疗无效且危及生命时,行外科手术。

（5）介入治疗:既无法行内镜治疗,又不能耐受手术者,行血管栓塞治疗。

【常见护理诊断/问题】

1. 体液不足 与上消化道大出血有关。

2. 活动无耐力 与上消化道大出血引起失血性周围循环衰竭有关。

3. 有窒息的危险 与血液反流入气管有关。

4. 恐惧 与突然发生上消化道大出血及害怕其对生命有威胁有关。

5. 潜在并发症:休克。

【护理目标】

1. 体液恢复,无继续出血征象。

2. 日常活动耐力能够增加。

3. 无误吸和窒息出现。

4. 恐惧感减轻或消失。

5. 未发生休克,或发生休克能被及时发现并得到及时处理。

【护理措施】

（一）一般护理

1. 休息与体位 大出血时绝对卧床休息,取去枕平卧位,下肢略抬高,保证脑部供血,休克时取仰卧中凹位;呕血时头偏向一侧,避免误吸或窒息,床边备吸引器,及时清除气道内的血液及呕吐物,保持呼吸道通畅,必要时给予吸氧。

2. 饮食护理 大量出血者暂禁食;少量出血、无呕吐者,给予温凉流质饮食,待出血停止24～48小时后,进食营养丰富、易消化的半流质饮食或软食,注意少量多餐,逐步过渡到正常饮食。嘱病人定时、定量进餐,避免食用生、冷、硬、粗糙、刺激性的食物,劝其戒烟戒酒。食管胃底静脉曲张破裂出血者,止血后限制摄入钠和蛋白质食物,以免加重腹水及诱发肝性脑病。

（二）病情观察

1. **观察生命体征** 密切观察生命体征、神志、尿量、皮肤色泽及肢端温度的变化,准确记录 24 小时出入量,若病人出现烦躁不安、血压下降、心率加快、脉搏细数、面色苍白、出冷汗、皮肤湿冷等,提示微循环血流灌注不足,应及时通知医生,并配合抢救。

2. **出血量估计** 详细询问并观察呕血及黑便的颜色、性状、量及次数,正确估计出血量和速度。成人粪便隐血试验阳性提示出血量>5 ~ 10ml/d;出血量达 50 ~ 100ml/d 出现黑便;胃内积血量在 250 ~ 300ml 以上引起呕血。一次出血量<400ml 时,不会引起全身症状;若出血量>400 ~ 500ml,可出现头晕、心慌、乏力等全身症状;若短时间内出血量>1000ml,可出现急性周围循环衰竭表现,甚至引起失血性休克。

3. **判断有无活动性或再次出血** 以下表现提示有活动性出血或再次出血:①反复呕血,呕吐物颜色由咖啡色转为鲜红色。②黑便次数及量增加,色泽转为暗红,甚至鲜红,伴肠鸣音亢进。③经积极补液、输血后,周围循环衰竭表现仍无改善,或好转后又恶化,血压、脉搏不稳定,中心静脉压仍在下降。④红细胞计数、血红蛋白量、血细胞比容继续下降,而网织红细胞计数持续增高。⑤在补充足够液体、尿量正常的前提下,血尿素氮持续或再次升高。⑥原有门静脉高压脾大病人,出血后脾暂时缩小,若不见脾恢复肿大,则提示出血未止。

4. **原发病观察** 观察消化性溃疡病人腹部疼痛情况,以及肝硬化并发上消化道大量出血病人有无出现肝性脑病。

（三）用药护理

1. **补充血容量** 迅速建立静脉通道,及时、准确补充血容量。输液开始时应快,必要时根据中心静脉压的测定结果,调整输液量和速度,避免发生肺水肿,尤其是老年病人及心肺功能不全者。

2. **止血药护理** 遵医嘱给予止血药物,观察药物疗效及不良反应。垂体后叶素可出现面色苍白、恶心、头痛、心悸、腹痛等不良反应,应减慢输液速度,因其引起冠状动脉及子宫平滑肌收缩,故高血压、冠心病、妊娠者禁用。

（四）对症护理

止血,做好双气囊三腔管压迫止血的护理。

使用前检查三腔管的性能,确保食管引流管、胃管、食管囊管、胃囊管通畅并分别做好标记,检查两气囊无漏气后抽尽囊内气体,备用。清洁鼻腔,协助医生为病人做鼻腔、咽喉部局部麻醉,经鼻腔或口腔插管至胃内。将三腔管前端及气囊外面涂上液状石蜡,然后由病人鼻孔慢慢插入,管端到达咽喉部或喉部时嘱病人做吞咽动作。当三腔管插入 65cm 时,抽胃液证实已达胃腔,可暂做固定。先向胃气囊内注气 150 ~ 200ml,压力维持在 50mmHg(6.7kPa)并封闭管口,缓慢向外牵引管道,使胃囊压迫胃底部曲张静脉。如单用胃囊压迫已止血,则食管囊不必充气。如未能止血,继续向食管下段囊注气约 100ml,压力维持在 40mmHg(5.3kPa)并封闭管口,使气囊压迫食管下段的曲张静脉。管外段以绷带连接 0.5kg 沙袋,经牵引架做持续牵引。将食管引流管、胃管连接负压吸引器或定时抽吸,观察出血是否停止,并记录引流液的颜色、性状及量;经胃管冲洗胃腔,以清除积血,可减少氨在肠道的吸收,以免血氨增高而诱发肝性脑病。出血停止后,放松牵引,放出囊内气体,保留管道继续观察 24 小时,未再出血可考虑拔管,对昏迷病人亦可继续留置管道用于注入流质食物和药液。拔管前口服液体石蜡 20 ~ 30ml,润滑黏膜及管、囊的外壁,抽尽囊内气体,以缓慢、轻巧的动作拔管。气囊压迫一般 3 ~ 4 天为限,继续出血者可适当延长。

0404

视频:三腔二囊管护理

（五）心理护理

经常与病人及家属沟通,关心安慰病人,了解并尽量满足病人需要。向病人及家属解释发病的原因、各种检查和治疗护理的目的,减轻其紧张、焦虑情绪。经常巡视病人,处理不适症状,使其有安全感。及时清除血迹和污物,减少对病人的不良刺激。抢救过程中应做到有条不紊,缓解病人及家属的恐惧心理。

（六）健康指导

1. **疾病知识指导** 向病人及家属详细介绍引起消化道出血的主要病因、诱因、治疗及预后,减少再次出血的危险。鼓励病人积极治疗原发病,如消化性溃疡病人应遵医嘱抗溃疡治疗,避免服用对胃黏膜有刺激的药物(阿司匹林、激素类药物等);食管胃底静脉曲张破裂出血病人应遵医嘱进行降门脉压力治疗。教会病人及家属早期识别出血征象及紧急处理方法。

2. 饮食指导

(1) 消化性溃疡引起出血者:饮食应规律、卫生,多进食营养丰富、易消化的食物,避免过饱及进食粗纤维、坚硬、刺激性食物及饮料,如浓鸡汤、肉汤、咖啡、浓茶、酸辣及油煎食物等,以及过冷、过热、产气多的食物,忌烟酒。

(2) 食管胃底静脉曲张破裂出血者:给予高热量、高蛋白质、高维生素、低脂肪、低盐、易消化、无刺激性的半流质饮食或软食,如鱼、虾、蛋、奶、肉末、豆制品、新鲜蔬菜、水果等。忌食煎、炸、炒食物和油腻食物;各种含铅、添加剂的食品和不洁食品;产气食物及刺激性调味品;以及粗糙、生硬食物和粗纤维多的食物,如芹菜、韭菜、黄豆芽、花生、瓜子、带骨刺食物、核桃、苹果等;禁饮酒。

【护理评价】

1. 是否有继续出血征象。

2. 活动耐力是否增加。

3. 是否无误吸和窒息出现。

4. 恐惧是否减轻或改善。

5. 是否发生休克,发生休克能否被及时发现,并得到及时处理。

(南桂英)

思考题

1. 病人,男性,58 岁。呕血、黑便 2 天,神志恍惚 6 小时。病人既往有"肝硬化"病史 10 年,腹胀、腹水、双下肢水肿 3 个月。2 天前病人因进食较硬食物,呕吐咖啡色物约 350ml,排出黑色大便 3 次/日,4 小时前病人出现多言多语、躁动不安、吐词不清、神志恍惚,并在家中随地小便,急诊收入院。体格检查:T 36.3℃,P 58 次/分,BP 90/60mmHg,慢性肝病面容,营养欠佳,精神萎靡,意识欠清,检查欠合作,不能准确回答问题,巩膜轻度黄染,左颈部及胸部各可见蜘蛛痣一枚,腹平软,腹壁静脉轻度曲张,脾在肋下 2cm,移动性浊音(+),双下肢水肿,四肢活动正常,肌张力稍亢进,双手可查及扑翼样震颤,双侧膝反射亢进,Babinski 征阳性。实验室检查:血常规:Hb 100g/L,WBC 6.5×10⁹/L,尿胆红素(+),丙氨酸氨基转移酶(ALT)96U/L,天门冬氨酸氨基转移酶(AST)72U/L,γ-谷氨酰转移酶(GGT)45U/L,血氨 108μmol/L。脑电图可见 δ 波。初步诊断为"肝硬化、肝性脑病",为进一步治疗收入病房。

请思考:

(1) 该病人目前最主要的护理诊断/问题是什么?

(2) 病情稳定后,如何对该病人及照顾者进行指导?

2. 病人,女性,55 岁,既往有胆石症多年。昨天进食后出现上腹正中隐痛,逐渐加重,呈持续性,向腰背部放射,伴低热、恶心、频繁呕吐,吐出食物、胃液和胆汁,吐后腹痛无减轻,在家自服止痛药无效,急诊入院。

身体评估:T 38.5℃,P 104 次/分,R 19 次/分,BP 130/80mmHg,急性病容,屈膝侧卧位,上腹部明显压痛。

实验室检查:白细胞增高,血清淀粉酶增高。医生诊断为"急性胰腺炎"。

请思考:

(1) 针对病人现在的情况,还需要观察哪些内容?

(2) 病人目前主要的护理诊断/问题是什么? 相应的护理措施有哪些?

(3) 如何为病人做健康指导?

3. 病人,男性,50 岁。5 年前曾患急性肝炎,经住院 1 个月保肝治疗,至肝功能 3 次正常后出院。近半年来,常感全身乏力、食欲减退、右上腹不适。3 周前因干农活劳累后食欲缺乏更明显,有腹胀、失眠。5 天前无明显诱因出现腹泻,稀便,每日 9~10 次,自服小檗碱无好转。2 天后出现畏寒、发热,体温38℃左右。昨晚呕出咖啡样血水约800mL。今凌晨3时来急诊就诊,以"肝硬化、上消化道出血"收治入院。

请思考:

(1) 急诊科护士在接诊后,针对病人的病情应配合医生采取哪些护理措施?

(2) 病情稳定后,如何对该病人进行健康指导?

思路解析

扫一扫,测一测

第五章

泌尿系统疾病病人的护理

泌尿系统疾病主要是肾脏疾病。近几十年来，慢性肾脏疾病的发病率逐年增长，成为继心脑血管疾病、恶性肿瘤、糖尿病之后又一威胁人类健康的重要疾病。目前，全球肾脏疾病病人已超过 5 亿人，我国人群中慢性肾脏疾病的患病率为 11.8% ~ 13.0%，人数超过 1 亿人。

泌尿系统由肾、输尿管、膀胱、尿道及相关的血管和神经等组成，其主要功能是生成尿液，排泄代谢产物、毒物、药物，调节水、电解质及酸碱平衡，维持人体内环境稳定。肾实质分为皮质和髓质，皮质位于表层，主要由肾小体和肾小管曲部构成；肾髓质位于深部，主要为髓袢和集合管，椎体的尖端终止于肾乳头。肾小体和肾小管组成肾单位，是肾脏结构和功能的基本单位。肾单位和集合管生成的尿液，经集合管在肾乳头开口处流入肾小盏，再进入肾大盏和肾盂，经输尿管进入膀胱后经尿道排出体外。

肾小体是由肾小球和肾小囊构成的球状结构，肾小球为肾单位的起始部分，包括入球小动脉、毛细血管丛、出球小动脉及系膜组织。系膜组织充填于毛细血管间，由系膜细胞和基质组成，起支架、调节血流、修补基质以及清除异物和代谢产物的作用。系膜细胞异常增生、基质增多及免疫球蛋白沉积是某些肾小球疾病的病理基础。肾小囊包绕肾小球，分为脏、壁两层，其间为肾小囊腔，与近曲小管相通。当血流流经肾小球时，除血细胞和大分子蛋白质外，几乎所有的血浆成分均可通过肾小球滤过膜进入肾小囊，形成原尿。

肾小球滤过率(glomerular filtration rate,GFR)受滤过膜的通透性、滤过面积、有效滤过压及肾血流量的影响。原尿中的绝大部分物质在流经肾小管时被近端小管重吸收进入血液循环，如大部分葡萄糖、氨基酸、维生素、钾、钙、钠、水、磷等，不能吸收的其他物质随尿液排出体外。肾脏通过浓缩和稀释尿液，对水发挥着强大的调节功能。肾衰竭时，调节功能发生障碍，引起水潴留或脱水。肾小管通过上皮细胞自身分泌或将血液内的某些物质排泌到尿中，如 H^+、NH_3、肌酐和某些药物等，调节机体电解质、酸碱代谢平衡和排出废物。肾脏还具有内分泌功能，分泌的血管活性激素，如肾素、前列腺素、激肽释放酶等，调节肾脏血流动力学和水钠代谢；分泌非血管活性激素，如 1α-羟化酶、促红细胞生成素(erythropoietin,EPO)等，主要作用于全身。

第一节　泌尿系统疾病常见症状或体征的护理

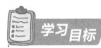

1. 掌握泌尿系统疾病常见症状或体征的概念、护理评估和护理措施。
2. 熟悉泌尿系统疾病常见症状或体征的护理诊断/问题。
3. 了解泌尿系统疾病常见症状或体征的护理目标和护理评价。
4. 学会应用护理程序对肾性水肿、肾性高血压、尿路刺激征、尿异常、肾区疼痛病人实施整体护理。
5. 能正确评估泌尿系统疾病病人的常见症状,根据护理诊断制订合理的护理措施并进行健康指导。

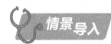

病人,男性,18 岁。"感冒"后 10 天左右出现水肿,初起为颜面部,后逐渐蔓延至全身,来就诊时眼睑、面部严重肿胀,不能睁眼,腹大如鼓,阴囊肿亮,伴有畏寒、无汗、腰痛、尿量少。尿液检查:蛋白(+++)、红细胞(+++)、白细胞(+)、颗粒管型(++)。

请思考:

1. 护士在收集资料的过程中还应该包含什么内容?
2. 病人可能的疾病诊断是什么?
3. 当前病人最主要的护理诊断/问题是什么?
4. 针对首优护理问题,提出护理措施。

一、肾性水肿

肾性水肿(renal edema)是由肾脏疾病引起人体组织间隙过多液体积聚而导致的组织肿胀。见于各种肾炎和肾病病人,是肾小球疾病最常见的症状。

【护理评估】

（一）健康史

询问病人在发病前 1～3 周有无上呼吸道感染史。询问水肿出现的时间、始发部位、原因、诱因、程度、进展情况等,是否出现全身性水肿,有无尿量减少、头晕、乏力、呼吸困难、心悸、腹胀等伴随症状,水肿的用药情况、治疗经过、治疗效果等,病人对疾病的认知情况,每天的饮水量、钠盐摄入情况等,有无疾病所造成的不良情绪。

（二）身体状况

1. 水肿特点　肾性水肿为全身性水肿,按照发生机制可分为两类:①肾炎性水肿:主要由于 GFR 降低,而肾小管重吸收功能基本正常,造成"球-管失衡"和肾小球滤过分数下降,导致水钠潴留产生水肿。组织间隙蛋白质含量高,水肿多从眼睑、颜面部开始,指压凹陷不明显,可伴有血压升高。②肾病性水肿:主要由于长期大量蛋白尿导致血浆蛋白降低,血浆胶体渗透压下降而产生水肿。组织间隙蛋白含量低,水肿多从下肢部位开始,常为全身性、体位性,严重时伴有胸腔或腹腔积液。

2. 评估要点　评估病人的精神状况、生命体征、尿量、体重的改变;检查水肿的范围、程度、特点及皮肤完整性;检查有无胸腔积液,腹部有无移动性浊音等腹水征。

（三）心理-社会状况

肾性水肿发展到中重度时会影响局部的皮肤营养以及病人的精神状况,尤其是出现胸腔或腹腔积液时,病人会因呼吸困难而感到紧张、烦躁、焦虑等。病程较长、反复发作者,还会因治疗费用的增

微课:管球反馈

加造成经济负担加重、担心预后甚至对治疗丧失信心等。

（四）辅助检查

了解尿常规、尿蛋白定性和定量检查、血清电解质、肾功能指标等有无异常,了解病人 B 超、尿路平片、尿路造影、肾组织活检等检查结果。

【常见护理诊断/问题】

1. 体液过多　与肾小球滤过功能下降致水钠潴留或大量蛋白尿导致血浆胶体渗透压下降有关。

2. 有皮肤完整性受损的危险　与水肿时皮肤的营养不良有关。

【护理目标】

1. 水肿能够减轻或完全消退。

2. 无皮肤破损或感染发生。

【护理措施】

（一）一般护理

1. 休息与卧位　重度水肿者,卧床休息,减轻肾脏负担,并有利尿作用,促进水肿消退。卧床期间经常变换体位,用软垫支撑受压部位。眼睑面部水肿者,头部应稍高;下肢水肿者,休息时抬高下肢;阴囊水肿者,用吊带托起阴囊;胸腔积液者,宜取半卧位。

2. 饮食护理

（1）限制水、盐摄入:限制钠盐摄入,以 2～3g/d 为宜。轻、中度水肿,尿量>1000ml/d 者,不严格限水。严重水肿且少尿者,量出为入,每天入液量不超过前一天 24 小时尿量加上不显性失水量(约500ml)。

（2）调节蛋白质摄入:慢性肾衰者根据 GFR 来调节蛋白质的摄入量。严重水肿伴低蛋白血症,如无氮质血症者,给予优质蛋白质 0.8～1g/(kg·d);有氮质血症则给予 0.6～0.8g/(kg·d)。

（3）补充足够热量:低蛋白饮食者需补充足够的热量,以免引起负氮平衡。供给热量不应低于30kcal(126kJ)/(kg·d)。

（二）皮肤护理

保护好水肿部位的皮肤,应做到:①床铺平整、干燥、清洁,内衣裤柔软、宽松、勤换洗。②清洗时动作轻柔,避免擦伤皮肤;活动时注意安全,避免撞伤、跌伤。③用热水袋取暖时,做好保护措施,避免烫伤皮肤。④协助长期卧床病人定时翻身,按摩受压部位,严重者使用气垫床,预防压疮。

（三）病情观察

1. 观察水肿消长情况,如胸腔、腹腔、心包积液,急性左心衰竭等表现;观察皮肤有无发红破溃等;观察有无剧烈头痛、恶心、呕吐、视力模糊,甚至神志不清、抽搐等高血压脑病表现。

2. 定期测量体重,监测 24 小时出入液量、生命体征,尤其是血压变化;监测尿常规、GFR、血尿素氮、血肌酐、血浆蛋白、血清电解质等。

（四）用药护理

遵医嘱使用利尿药、糖皮质激素或其他免疫抑制剂。观察药物的疗效及不良反应。①利尿药,不良反应主要有低钾、低钠及低血容量性休克,用药期间严密监测生命体征,准确记录 24 小时出入液量,定期查看电解质及血气分析结果。②糖皮质激素,不良反应主要为 Cushing 综合征表现:满月脸、痤疮、多毛、向心性肥胖等;易激动、烦躁、失眠;出现血压升高、血糖升高、电解质紊乱,消化性溃疡、骨质疏松加重;对感染的抵抗减弱等。

（五）心理护理

根据病情鼓励病人参加适当的社交娱乐活动,发挥自己爱好,分散注意力,如听音乐、阅读、书法等,减少不良情绪。向病人和家属解释疾病病程,使其配合治疗和护理,增强战胜疾病的信心。

（六）健康指导

告知病人出现水肿的原因,教会病人根据病情调整饮水量、钠盐、蛋白质、热量的摄入量,教会病人正确计算出入液量、测量体重等方法。向病人介绍常用药物的名称、作用、用法、剂量、不良反应等。

【护理评价】

1. 水肿有无减轻或消退。

2. 是否有皮肤损伤或感染发生。

二、肾性高血压

肾性高血压(renal hypertension)是直接由肾脏疾病引起的高血压,是继发性高血压的主要组成部分。约占高血压病因的5%～10%。

【护理评估】

（一）健康史

询问病人发病前有无肾脏疾病病史,如原发性肾小球肾炎(急性肾炎、急进性肾炎、慢性肾炎)、继发性肾小球肾炎(狼疮性肾炎)、多囊肾、先天性肾发育不全、慢性肾盂肾炎、肾结核、肾结石、肾肿瘤等,了解有无肾动脉本身病变及肾动脉受压导致肾动脉狭窄。询问病人的发病年龄、血压水平,有无头晕、乏力、心悸、眼花、神志不清等表现,尿液有无变化。

（二）身体状况

1. 肾性高血压特点

（1）按病因不同分为肾实质性高血压和肾血管性高血压。前者是在血压升高时已有蛋白尿、血尿、贫血、肾小球滤过功能减退、肌酐清除率下降等,主要由肾脏实质性疾病所引起。后者大多有舒张压中、重度升高,为肾动脉狭窄所致;由大动脉炎引起者,主要见于青少年,由动脉粥样硬化引起者多见于老年人。

（2）按发病机制不同分为容量依赖性高血压和肾素依赖性高血压。肾小球疾病所致高血压80%以上为容量依赖性高血压,与肾实质损害后导致水钠潴留有关;仅10%左右为肾素依赖性高血压,与肾实质缺血刺激肾素-血管紧张素分泌增加、小动脉收缩及外周血管阻力增加有关。

2. 评估要点　测量血压水平,评估血压分型,检查有无皮肤黏膜苍白、心率加快等贫血表现,评估有无眼底、心脏、脑、血管等并发症,有无蛋白尿、血尿;对肾血管性高血压者,注意病人上腹部或背部肋脊角处是否出现血管杂音。

（三）心理-社会状况

病人可因头痛、头晕等症状产生焦虑情绪。尤其出现心脏、脑、大血管等严重并发症时,容易出现恐惧心理,很多人担心病情恶化和疾病预后,丧失对治疗的信心,产生抑郁。

（四）辅助检查

了解肾功能、GFR、肌酐清除率、尿液检查、影像学检查、肾穿刺活体组织检查、肾动脉造影等结果有无异常。

【常见护理诊断/问题】

疼痛:头痛　与肾性高血压有关。

【护理目标】

血压平稳,自觉头痛能够减轻或消退。

【护理措施】

（一）一般护理

肾脏疾病急性期以休息为主,慢性期可适当活动,养成良好的、健康的生活方式,正确对待环境压力,保持正常心态,戒烟限酒;减少发生高血压及心血管疾病的危险。对终末期肾衰竭透析的病人,给予低钠、低脂饮食,调整水、盐摄入量,保持理想体重;避免迅速改变体位等危险因素。

（二）用药护理

避免应用损害肾脏的药物,降压药物应从小剂量开始、联合用药;对肾实质性高血压者,以血管紧张素Ⅱ受体拮抗剂(ARS)为首选方法。详见第三章第四节"原发性高血压病人的护理"。

（三）心理护理

做好解释工作,使病人了解疾病发生发展的特点,以缓解紧张焦虑情绪。当出现病情变化时,给予积极引导,配合治疗和护理。鼓励家属给予病人理解、宽容与支持。

【护理评价】

血压是否平稳,头痛是否减轻或消失。

三、尿路刺激征

尿路刺激征(urinary irritation symptom)是指膀胱颈和膀胱三角区受炎症或机械刺激而引起的尿频、尿急、尿痛,伴有排尿不尽感及下腹坠痛。尿频指尿意频繁而每次尿量正常或减少;尿急指一有尿意即迫不及待,常伴有尿频和尿失禁;尿痛指排尿时会阴部、耻骨联合上区或尿道内疼痛或烧灼感。

【护理评估】

（一）健康史

询问病人近期有无留置导尿、尿路器械检查史,有无妇科炎症,是否处于妊娠期等。了解病人有无泌尿道感染、结核、结石、肿瘤及前列腺增生等病史。

（二）身体状况

1. 尿路刺激征特点

（1）膀胱炎导致的尿路刺激征,可迅速出现排尿困难,伴有尿液浑浊、异味或血尿,一般无全身感染症状。膀胱结核引起者,除尿频外,多伴有尿痛、脓尿、血尿等,后期随着膀胱挛缩及纤维化,症状逐渐加重。

（2）肾盂肾炎导致的尿路刺激征,分为急性和慢性:①急性者多见于育龄期女性,全身症状明显,体温多在38℃以上,腰部呈钝痛或酸痛,肋脊角或输尿管点可有压痛及肾区叩击痛。②慢性者症状不典型,半数以上有急性肾盂肾炎病史,后出现低热、间歇性尿频、排尿不适及夜尿增多、低比重尿等,有时仅表现为无症状性菌尿。

2. 评估要点　评估病人的排尿情况,有无排尿次数增多,排尿时疼痛及部位,是否尿急难忍等;有无伴随其他不适,如发热、腰痛等。评估病人的精神、营养状况,体温有无升高,肾区有无压痛、叩击痛,尿道口有无红肿、渗出物等。

（三）心理-社会状况

由于尿路刺激征反复发作出现不适,加之可能引起肾损害,病人容易出现紧张、焦虑等心理反应;部分病人由于尿失禁而产生自卑心理,出现社交障碍;或因工作忙、症状相对较轻而不予重视,导致症状迁延不愈转化为慢性。

（四）辅助检查

尿液和尿细菌培养等检查,了解尿路感染的性质、程度;影像学检查,明确肾脏大小、外形,以及尿路畸形或梗阻等改变,判断肾脏结构和功能有无异常。

【常见护理诊断/问题】

排尿障碍:尿频、尿急、尿痛　与炎症或理化因素刺激膀胱有关。

【护理目标】

尿路刺激征能够减轻或消失。

【护理措施】

（一）一般护理

1. 休息与活动　急性发作期,尽量卧床休息,采取舒适的体位缓解疼痛,协助病人完成日常生活活动,减轻不适感;缓解期,鼓励病人参与力所能及的活动,以不引起身体不适为度。

2. 饮食护理　给予清淡、易消化、营养丰富的食物。嘱病人多饮水、勤排尿,饮水量在2000ml/d以上,必要时通过静脉输液增加尿量,达到冲洗尿路、促进细菌和炎性分泌物排泄的目的。避免睡前饮水过多,以免影响休息。

（二）病情观察

观察体温变化、全身症状、营养状况等;观察尿频次数,尿急程度、尿痛部位、性质和程度有无改变,尤其是膀胱结核后期,膀胱刺激征更明显或出现反复。监测血尿、细菌尿、肾脏形态改变,以及肾区、输尿管及尿道口疼痛等。

（三）用药护理

嘱病人按时、按量、按疗程服用抗生素药,勿随意停药。结核病人需要早期全程抗结核治疗。治疗过程中观察药物疗效及不良反应。口服碳酸氢钠,可碱化尿液,缓解症状。尿路刺激征明显者,遵医嘱给予阿托品、普鲁苯辛等抗胆碱能药物。

（四）心理护理

向病人解释症状出现的原因,重视疾病发生发展,说明用药治疗可达临床治愈,鼓励其配合治疗和护理,解释多饮水的重要性,鼓励其表达内心感受,减少紧张、焦虑情绪。

（五）健康指导

指导病人每天多饮水,勤排尿;注意个人卫生,保持尿道口清洁,特别是女性月经期,应每日做好会阴部清洁;尿失禁者,外出时间过长或参加社交活动可使用成人尿垫,并及时更换。避免劳累,加强营养,经常参加运动,增强机体抵抗力。

【护理评价】

尿路刺激征是否减轻或消失。

四、尿异常

尿异常（abnormal urine）是指尿量异常和尿质异常。尿量异常包括多尿、少尿和无尿;尿质异常有蛋白尿、血尿、白细胞尿、脓尿、菌尿和管型尿等。

【护理评估】

（一）健康史

询问和了解病人有无泌尿系统疾病,如急慢性肾炎、肾衰竭、肾盂肾炎、泌尿系统结核、结石、肿瘤,以及感染性疾病、药物不良反应等;有无全身性疾病,如糖尿病、尿崩症、血容量不足等,发病前是否有过剧烈运动。

（二）身体状况

1. 尿异常特点

（1）尿量异常:正常人平均尿量约为 1500ml/d,尿量多少取决于 GFR 和肾小管重吸收量。多尿（hyperdiuresis）是指 24 小时尿量超过 2500ml;若 24 小时尿量少于 400ml,称为少尿（oliguresis）;少于 100ml 称为无尿（anuresis）。夜间尿量超过白天尿量或夜间尿量超过 750ml,称为夜尿增多。

（2）尿质异常:①尿蛋白:蛋白含量持续超过 150mg/d,蛋白质定性试验呈阳性反应,称为蛋白尿。每天持续超过 $3.5g/1.73m^2$ 或者 50mg/kg,称为大量蛋白尿。②血尿:新鲜尿沉渣每高倍视野红细胞>3 个或 1 小时尿红细胞计数超过 10 万,称为镜下血尿;尿外观呈血样或洗肉水样为肉眼血尿。③白细胞尿、脓尿和菌尿:新鲜离心尿液每高倍视野白细胞>5 个,或新鲜尿液白细胞计数超过 40 万,称为白细胞尿或脓尿。菌尿指中段尿涂片镜检,每个高倍视野均可见细菌,或细菌培养菌落计数超过 $10^5/ml$。④管型尿:尿中管型是由蛋白质、细胞或其碎片在肾小管内凝聚而成,包括细胞管型、颗粒管型、透明管型等。若 12 小时内尿沉渣计数管型超过 5000 个,或镜检发现大量除透明或颗粒管型外的其他管型,称为管型尿。

2. 评估要点　评估尿异常的性质、特点及病因等;评估病人有无水肿、心悸、乏力、呼吸困难、腰痛及体重改变等;评估病人的营养状态和精神状态等;评估病人肺部有无湿性啰音。

（三）心理-社会状况

尿量异常或尿质异常往往病程较长,且容易反复,可影响到病人日常生活,加重思想负担,出现焦虑、恐惧心理,甚至产生消极悲观情绪。

（四）辅助检查

尿常规、肾功能、血清电解质、影像学等检查,了解尿异常性质及肾脏功能。

常见护理诊断/问题、护理目标、护理措施及护理评价参见本节"肾性水肿"。

五、肾区疼痛

肾区疼痛（renal area pain）是指肾盂、输尿管内张力增高或包膜受牵拉所致,表现为肾区胀痛或隐痛、压痛和叩击痛阳性。

【护理评估】

（一）健康史

询问和了解病人有无肾脏或附近组织的炎症、肿瘤等疾病,如急慢性肾炎、肾盂肾炎、肾周围脓肿、肾血管栓塞或血栓形成、肾脏肿瘤等;肾区有无受过外力作用等。

（二）身体状况

1. 疼痛特点 肾组织本身病变不引起肾区疼痛,但因肾急剧增大,肾包膜受到牵拉或包膜本身炎症而导致疼痛。急慢性肾炎、肾盂肾炎、肾周围脓肿引起肾区钝痛或胀痛;肾结石、输尿管结石呈间歇性肾区疼痛或肾绞痛,疼痛常突然发作,向下腹、外阴及大腿内侧放射,同时伴有恶心、呕吐、面色苍白、大汗淋漓、肉眼血尿。

2. 评估要点 评估病人的精神状态、有无贫血等;评估肾区疼痛的起病缓急、病程、部位、性质、持续时间等,是否伴随全身表现或尿液的改变;评估肾区有无包块、压痛、叩击痛,输尿管走行区有无压痛等。

（三）心理-社会状况

持续的疼痛和不适,影响病人的日常活动和睡眠,使病人产生紧张、不安、焦虑情绪,剧烈绞痛使病人产生恐惧心理。

（四）辅助检查

了解尿常规、尿细菌培养、肾功能、影像学检查等有无异常。

【常见护理诊断/问题】

疼痛:肾区疼痛 与肾炎、肾盂肾炎,结石、肿瘤等有关。

【护理目标】

肾区疼痛能够逐渐减轻或消失。

【护理措施】

（一）一般护理

疼痛时停止活动,卧床休息,日常生活中避免从事重体力劳动,保证充足的休息和睡眠;泌尿系统感染者,应多饮水,起到冲洗尿道的作用;保证营养,适当锻炼,增强抵抗力。

（二）病情观察

观察体温变化和全身反应,密切观察肾区疼痛性质和部位、尿液变化及肾功能情况等。

（三）疼痛护理

肾区或膀胱区疼痛者,局部按摩或热敷以缓解疼痛;分散病人注意力,根据其兴趣爱好,选择娱乐活动,如听轻音乐、阅读小说、看电视、与室友聊天等;针灸肾俞、三阴交等穴位,起到止痛作用。对高热、头痛及腰痛者,遵医嘱给予退热镇痛剂,用药过程中观察疗效及不良反应。

（四）心理护理

轻微疼痛时,鼓励病人参加社交活动或引导性想象等,分散注意力,起到缓解疼痛的作用;向病人做好解释工作,解除病人的紧张、焦虑情绪。疼痛剧烈时,紧握病人双手或轻抚、安慰病人,鼓励家属给予病人关心、安慰和支持。

【护理评价】

肾区疼痛是否逐渐减轻或消失。

（李红梅）

第二节 肾小球疾病病人的护理

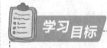

1. 掌握肾小球疾病病人的身体状况和护理措施。
2. 熟悉肾小球疾病的病因、实验室检查及治疗要点。
3. 了解肾小球疾病发病机制及相关的辅助检查。
4. 学会应用护理程序的方法对肾小球疾病病人实施整体护理。
5. 能正确评估病人的身心状况,并根据护理诊断制订合理的护理措施并进行健康指导。

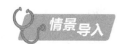

病人,男性,67岁。32年前,张大爷因感冒后出现双眼睑轻度水肿,伴腰酸、乏力,到当地医院就诊,化验尿蛋白(+)、红细胞(−),诊断为"肾炎",给予抗炎等对症治疗,症状未见缓解。其后间断服用中、西药治疗,效果不显著,尿蛋白(+～++),检查肾功能,Cr 163μmol/L,一直未予彻底治疗。半个月前因感冒劳累,病情加重,并出现头晕、头痛,视物模糊,收入肾内科病房。

请思考:

1. 根据病人目前的病情,最主要的护理诊断/问题是什么?

2. 应该采取哪些护理措施?

肾小球疾病是一组以血尿、蛋白尿、水肿、高血压和不同程度的肾功能损害等为主要临床表现,病因、发病机制、病理、病程和预后不尽相同,且主要侵犯双肾肾小球的疾病。按发病原因分为原发性、继发性和遗传性,其中原发性肾小球病占肾小球疾病的绝大多数,是我国引起慢性肾衰竭的主要原因。本节主要介绍原发性肾小球疾病中的慢性肾小球肾炎和肾病综合征。

【原发性肾小球疾病的分型】

1. 临床分型　①急性肾小球肾炎;②急进性肾小球肾炎;③慢性肾小球肾炎;④隐匿性肾小球肾炎[无症状性血尿和(或)蛋白尿];⑤肾病综合征。

2. 病理分型　根据世界卫生组织(WHO)1995年制定的分类标准,分为:①轻微肾小球病变;②局灶节段性病变;③弥漫性肾小球肾炎(又分为膜性肾病、增生性肾小球肾炎、硬化性肾小球肾炎三类);④未分类的肾小球肾炎。

【发病机制】

多数肾小球肾炎属于免疫介导性炎症疾病。一般认为,免疫机制是肾小球病的始发机制,同时又有炎症介质的参与,最后导致肾小球损伤和产生临床症状。在疾病进程中,也有非免疫非炎症因素、遗传因素参与。

1. 免疫反应　在肾炎发病机制中,既有体液免疫,又有细胞免疫。体液免疫通过循环免疫复合物(CIC)和原位免疫复合物(IC)两种方式而致病。①循环免疫复合物沉积:为最常见的引起肾小球免疫损伤的机制,是外源性或内源性抗原刺激机体产生相应抗体,抗原抗体结合形成免疫复合物,随着血液循环流动,沉积于肾小球系膜区和基膜的内皮细胞下而导致肾小球损伤。②原位免疫复合物形成:是肾小球固有抗原(如肾小球基膜抗原或足细胞抗原)或已种植于肾小球的外源性抗原刺激机体产生抗体,抗原抗体在肾脏局部结合成原位免疫复合物而导致肾脏损伤。此外,细胞免疫如T淋巴细胞、单核细胞、肾小球固有细胞等在肾小球疾病的发病机制中也起重要作用(图5-2-1,见文末彩插)。

2. 炎症反应　始发的免疫反应经炎症介导系统引起炎症反应,致肾小球损伤,并引发临床症状。炎症介导系统分为炎症细胞(单核-巨噬细胞、中性粒细胞、嗜酸性粒细胞、血小板及肾小球固有细胞等)和炎症介质(生物活性肽、生物活性酯、血管活性胺、补体、凝血及纤溶系统因子、细胞黏附因子、活性氧等)两类。炎症细胞产生炎症介质,炎症介质又趋化、激活炎症细胞,各种炎症介质间相互促进和制约,最终导致肾小球的炎症损伤及硬化。

3. 非免疫非炎症损伤　在疾病慢性进展过程中,非免疫非炎症因素也是病变持续、恶化的重要机制,如健存肾单位的高压力、高灌注及高滤过,促使肾小球硬化;高血压引起肾小动脉硬化;大量蛋白尿导致肾小球和肾小管慢性损伤;脂代谢异常引起肾小球血管和肾小球硬化等。

一、慢性肾小球肾炎

慢性肾小球肾炎(chronic glomerulonephritis,CGN)简称慢性肾炎,是以蛋白尿、血尿、高血压和水肿为主要表现,起病方式不同,病情迁延,病变进展缓慢,最终将发展成慢性肾衰竭的肾小球疾病。由于不同的病理类型及病程阶段,疾病表现为多样化。本病发生于任何年龄,以中青年为主,男性多见。

【病因及发病机制】

慢性肾炎多由各种原发性肾小球疾病迁延不愈发展而成,少数是由急性肾炎演变而来。慢性肾炎的病因、发病机制、病理类型不尽相同,但起始因素多为免疫介导性炎症反应,在导致病程慢性化过程中,非免疫非炎症因素也占有重要作用(图5-2-2,见文末彩插)。

【护理评估】

（一）健康史

询问病人有无排尿异常,如血尿、泡沫尿或蛋白尿等,是否有水肿及高血压,症状持续时间是否在3个月以上;有无恶心、食欲减退、乏力等症状;询问肾毒性药物使用情况。

（二）身体状况

本病多数起病缓慢、隐匿,早期可有乏力、食欲减退、腰膝酸软、腰部疼痛等非特异性症状,部分病人因感染、劳累呈急性发作。临床表现多样,个体差异较大,病情时轻时重,逐渐发展为慢性肾衰竭。

1. 典型表现　蛋白尿、血尿、高血压和水肿为基本表现,症状持续数年或数十年,肾功能逐渐恶化而导致肾衰竭。

（1）蛋白尿:出现较早,多为轻度蛋白尿,是慢性肾炎必有的表现。

（2）血尿:一般为镜下血尿,部分可出现肉眼血尿。

（3）高血压:多为持续性中等度血压增高,以舒张压增高明显,可出现眼底视网膜动脉变细、迂曲和动静脉交叉压迫现象,少数可见絮状渗出物或出血。

（4）水肿:多为眼睑水肿和(或)下肢凹陷性水肿,一般无体腔积液。

2. 特殊表现　可出现眼底视网膜动脉变细、迂曲和动静脉交叉压迫现象,甚至出血、渗出、视乳头水肿;急性发作或使用肾毒性药物病情急剧恶化者,引起不可逆慢性肾衰竭。

（三）心理-社会状况

该病病程较长,早期症状不明显,由于知识缺乏而忽略治疗,随着病情发展、症状反复且肾功能逐渐受损,病人容易出现紧张、烦躁、悲观、沮丧情绪;当肾功能急剧恶化或出现眼底病变等严重并发症时,病人易产生恐惧心理,对治疗丧失信心。评估病人社会支持状况,如家属的关心支持、医疗费用的来源等。

（四）辅助检查

1. 尿液检查　尿蛋白+ ~ +++,尿蛋白定量 1 ~ 3g/d;尿中有多形性红细胞+ ~ ++,以及颗粒管型等。

2. 血液常规　早期多正常或轻度贫血,晚期红细胞和血红蛋白明显下降。

3. 肾功能检查　GFR 下降后,血尿素氮(BUN)、血肌酐(Cr)增高。部分病人血脂升高,血浆白蛋白降低。

4. B 超检查　晚期双肾缩小,皮质变薄。

（五）治疗原则及主要措施

以防止或延缓肾功能进行性损害、改善或缓解临床症状及防治严重并发症为主,而不是以消除蛋白尿、血尿为目的。一般采取综合治疗措施,强调休息,控制血压,避免剧烈运动,限制饮食,预防感染。

1. 一般治疗　避免加重肾损害的因素,如劳累、感染、妊娠、应用肾毒性药物(氨基糖苷类抗生素)等。限制食物中蛋白质及磷的摄入量,减轻肾小球内高压力、高灌注及高滤过状态,延缓肾小球硬化。

2. 药物治疗　高血压和蛋白尿是加速肾小球硬化、促进肾功能恶化的重要因素,因此,治疗目标为:血压控制在 130/80mmHg 以下,尿蛋白减少至<1g/d。

（1）抗高血压药物:容量依赖性高血压,选用噻嗪类利尿药,如氢氯噻嗪。肌酐清除率<30ml/min时,噻嗪类无效,改用袢利尿药,一般不宜过多、长久使用。肾素依赖性高血压,首选血管紧张素转换酶抑制剂(ACEI)或血管紧张素Ⅱ受体拮抗剂。ACEI 除具降压作用外,还有减少尿蛋白和延缓肾功能恶化的肾保护作用。

（2）抗血小板解聚药:大剂量双嘧达莫、小剂量阿司匹林等。

（3）抑制免疫与炎症反应:可选用糖皮质激素、细胞毒药物、环孢素等药物,但鉴于慢性肾炎病理特征及肾功能变异较大,因此要区别对待,一般不主张积极应用。

二、肾病综合征

肾病综合征(nephrotic syndrome,NS)是由各种肾脏疾病所致的一组临床综合征,其共同表现为:①大量蛋白尿(尿蛋白定量>3.5g/d);②低蛋白血症(血浆白蛋白<30g/L);③水肿;④高脂血症。

【病因及发病机制】

肾病综合征分为原发性和继发性。原发性肾病综合征是指原发于肾脏本身的肾小球疾病,为免疫介导性炎症所致的肾损害。继发性肾病综合征指继发于全身性或其他系统疾病的肾损害,如系统性红斑狼疮、糖尿病、过敏性紫癜、肾淀粉样变性病等。

【护理评估】

（一）健康史

询问病人有无与本病相关的病因,如原发性肾疾病、糖尿病、过敏性紫癜、系统性红斑狼疮等病史。

（二）身体状况

1. 典型表现

（1）大量蛋白尿:表现为大量选择性蛋白尿(尿蛋白>3.5g/d)。由于肾小球滤过膜的屏障作用受损,导致对血浆蛋白尤其是清蛋白的通透性增高,当超过肾小管的重吸收量时,形成大量蛋白尿。

（2）低蛋白血症:大量清蛋白从尿中丢失,如果肝代偿性合成血浆蛋白不足、胃肠黏膜水肿导致蛋白摄入不足、吸收不良等,加重低蛋白血症。此外,免疫球蛋白和补体、抗凝及纤溶因子、金属结合蛋白及内分泌素蛋白也可减少。

（3）水肿:是最突出的体征。其发生与低蛋白血症和血浆胶体渗透压下降有关。

（4）高脂血症:以高胆固醇血症最为常见。其发生与肝脏合成脂蛋白增加和脂蛋白分解减少有关。

2. 并发症

（1）感染:为常见并发症,与蛋白质营养不良、免疫功能紊乱及应用糖皮质激素治疗有关。常见感染部位为呼吸道、泌尿道、皮肤,若治疗不及时或不彻底,可以造成死亡。

（2）血栓、栓塞:肾静脉血栓最为常见,此外有肺血管、下肢静脉、下腔静脉、冠状血管和脑血管等。血栓与血液浓缩(有效血容量减少)、高脂血症导致血液黏稠度增加,以及机体凝血、抗凝和纤溶系统失衡等因素有关。

（3）急性肾损伤:因有效循环血容量不足而致肾血流量下降,诱发肾前性氮质血症;肾间质高度水肿压迫肾小管和大量蛋白管型堵塞肾小管,形成肾小管腔内高压,引起肾小球滤过率骤然减少,诱发肾小管上皮细胞损伤、坏死,导致急性损伤(图5-2-3,见文末彩插)。

（4）其他:长期低蛋白血症导致营养不良、小儿生长发育迟缓等;长期高脂血症易引起动脉硬化、冠心病等并发症。

（三）心理-社会状况

首次确诊或经过一段时间治疗后尿蛋白仍未转阴时,怀疑诊断及检查结果的准确性,对医护人员的解释持怀疑态度,病人易产生焦虑、愤怒而又束手无策。因全身不同程度的水肿,或长期服用肾上腺皮质激素等药物引起容貌及体形变化,病人出现悲观情绪,少言寡语、社交障碍,对事业、人生失去信心。当病情较重或久治未愈,以及反复多次住院,病人感到害怕和恐惧,担心医疗费用难以支付。

（四）辅助检查

1. 尿液检查　尿蛋白+++～++++,尿蛋白定量>3.5g/d;尿中有红细胞、管型等。

2. 血液检查　血浆清蛋白<30g/L,血中胆固醇、甘油三酯、低及极低密度脂蛋白增高;肾衰竭时血尿素氮、血肌酐升高。

3. 肾穿刺活体组织检查　明确其病理类型,指导治疗,判断预后。

4. B超检查　双肾正常或缩小。

（五）治疗原则及主要措施

以抑制免疫与炎症反应为主,防治并发症。

1. 利尿消肿　体重下降0.5~1kg/d为宜,不宜过快、过猛,以免引起有效循环血容量不足、加重血液高凝倾向,诱发血栓、栓塞。常合用噻嗪类利尿药和保钾利尿药,提高利尿效果,减少钾代谢紊乱。

2. 减少尿蛋白　应用ACEI和血管紧张素Ⅱ受体拮抗剂,除有效控制血压外,还通过降低肾小球内压和直接影响肾小球基底膜对大分子的通透性,达到减少尿蛋白的作用。

3. 降脂治疗　高脂血症可加速肾小球疾病的发展,增加心脑血管病的发生概率,因此,对于高脂血症者应给以降脂治疗。

4. 抑制免疫与炎症反应

（1）糖皮质激素:抑制免疫与炎症反应,抑制醛固酮和抗利尿激素分泌,影响肾小球基底膜通透性而达到治疗作用。应用激素时注意以下几点:①起始足量;②缓慢减药;③长期维持用药,以最小有效剂量作为维持量,服半年至1年或更久。

（2）细胞毒药物:常用药物为环磷酰胺(CTX),用于"激素依赖型"或"激素抵抗型"肾病综合征,配合激素治疗可提高缓解率。一般不首选或单独应用。

（3）环孢素:该药选择性抑制辅助性T细胞及细胞毒效应T细胞,作为二线药物,用于治疗激素及细胞毒药物无效的难治性肾病综合征。此药昂贵,不良反应大,停药后病情易复发。

5. 防治并发症

（1）感染:用激素治疗时,不必预防性使用抗生素,否则可能诱发真菌二重感染。一旦出现感染,及时选用敏感、强效及无肾毒性的抗生素。

（2）血栓及栓塞:血液出现高凝状态时,给予抗凝剂,如肝素;辅以抗血小板药,如双嘧达莫。出现血栓或栓塞时,及早给予尿激酶或链激酶溶栓,配合应用抗凝药。

（3）急性肾损伤:利尿无效且达到透析指征时,进行血液透析。

6. 中医中药治疗　一般主张与激素及细胞毒药物联合使用,不但降尿蛋白,还能拮抗激素及细胞毒药物的不良反应,常用雷公藤总苷等。

【常见护理诊断/问题】

1. 营养失调:低于机体需要量　与限制蛋白饮食、低蛋白血症等有关。

2. 体液过多　与低蛋白血症致血浆胶体渗透压下降等有关。

3. 有感染的危险　与皮肤水肿、营养失调、应用糖皮质激素等药物有关。

【护理目标】

1. 营养状况能够逐步改善。

2. 水肿程度能够减轻或消失。

3. 无感染发生,或能及时发现并控制感染。

【护理措施】

（一）一般护理

1. 休息与活动

（1）慢性肾炎病人应保证充分休息和睡眠,适度活动;肥胖者通过活动减轻体重,减少肾脏和心脏负担;病情加重或伴有血尿、心力衰竭及并发感染者,应限制活动。

（2）全身严重水肿、胸腹腔积液的肾病综合征病人,绝对卧床休息,取半坐卧位;可在床上做关节运动,防止关节僵硬及挛缩,预防肢体血栓形成;高血压者,适当限制活动量。水肿减轻后,进行简单的室内活动,尿蛋白下降到2g/d以下时,进行室外活动;恢复期病人在其体能范围内,适量活动,避免剧烈运动。

2. 饮食护理

（1）慢性肾炎病人,提供足够热量、富含维生素、易消化的饮食,适当调整高糖和脂类在饮食热量中的比例,减轻自体蛋白质的分解,减轻肾脏负担。当排尿量达到一般标准时,正常饮水,增加尿量以排泄体内废物,选用优质蛋白 0.6 ~ 0.8g/(kg·d);若肾功能严重受损,伴高血压且有尿毒症倾向时,限盐 3 ~ 4g/d,蛋白质 0.3 ~ 0.4g/(kg·d),以保护肾功能。

（2）肾病综合征饮食原则为:①给予正常量的优质蛋白(富含必需氨基酸的动物蛋白),按 0.8 ~ 1g/(kg·d)供给;肾功能不全时,根据肌酐清除率调整蛋白质摄入量。②供给充足热量,不少于 126 ~ 147kJ(30 ~ 35kcal)/(kg·d)。③少食富含饱和脂肪酸的食物,如动物油脂,多吃富含多聚不饱和脂肪酸的食物,如植物油及鱼油,以及富含可溶性纤维的食物,如燕麦、豆类等,减轻高脂血症。④水肿时低盐(<3g/d)饮食,勿食腌制食品。⑤补充各种维生素及微量元素,如铁、锌等。

（二）病情观察

1. 密切观察生命体征、体重、腹围、出入液量,观察水肿情况,以及胸闷、气急及腹胀等胸、腹腔积液的征象。应用糖皮质激素者,密切观察咳嗽、咳痰、肺部湿啰音、尿路刺激征、皮肤破溃、体温升高等表现,以判断可能发生的呼吸道、泌尿道及皮肤感染。密切观察腰痛、下肢疼痛、胸痛、头痛等,判断血栓、栓塞等并发症。

2. 定期测量血浆白蛋白、血红蛋白等,反映机体营养状态;监测血脂及血液黏稠度,判断发生血栓、栓塞的危险;监测病人少尿、无尿及血 BUN、血肌酐升高等,判断肾衰竭。

（三）预防感染

保持病房环境清洁,定时开窗通风,定期空气消毒,用消毒药水拖地板、湿擦桌椅等;尽量减少探视;保持皮肤清洁、干燥,避免皮肤受摩擦或损伤;指导和协助病人做口腔黏膜、眼睑结膜及会阴部的清洁。出现感染情况时,遵医嘱正确采集血、尿、痰、腹水等标本送检,根据药敏试验结果使用有效抗生素,观察用药疗效及不良反应。

（四）用药护理

1. 利尿药　监测电解质、酸碱平衡,注意补钾,防止低钾血症,肾衰竭者禁用保钾利尿药。

2. ACEI 降压药　监测电解质,防止高血钾,观察有无持续性干咳等不良反应,停药后即可消失。

3. 血小板解聚药　观察有无出血倾向,监测血液常规,出、凝血时间等,出现异常立即停药。

4. 环孢素　服药期间监测血药浓度,观察有无肝肾毒性、高血压、高尿酸血症、高钾血症、多毛及牙龈增生等不良反应。

5. 糖皮质激素　出现感染、药物性糖尿病、骨质疏松等,可采用全日量顿服,维持用药期间两日量隔日一次顿服,以减轻不良反应。

（五）心理护理

积极主动与病人沟通,鼓励其说出内心的感受,对疑难问题耐心解答;随时报告疾病进展,对任何微小进步给予充分肯定,重建信心。鼓励家属给予病人安慰、关心和支持,解决病人的后顾之忧,以良好的心态面对现实。

（六）健康指导

1. 疾病知识指导　向病人及家属讲解本病特点、常见并发症及预防方法,指导病人加强全身皮肤、口腔黏膜和会阴部护理;寒冷季节注意保暖,避免着凉;减少到公共场所等人多的地方,预防感染。指导病人根据病情适度休息与活动,避免肢体血栓等并发症;根据病情,选择蛋白质摄入量和种类,低盐低脂,合理安排饮食。

2. 用药指导　掌握利尿药、降压药及糖皮质激素等药物的使用方法、用药过程中的注意事项;避免使用有害肾功能的药物,如氨基糖苷类抗生素、抗真菌药等。坚持遵医嘱用药,勿自行减量或停用激素,了解激素及细胞毒药物的常见不良反应等。

【护理评价】

1. 水肿程度是否减轻或消失。

2. 营养状况是否得到了改善。

3. 是否发生感染;发生感染能否被及时发现,并得到及时处理。

（李红梅）

第三节　尿路感染病人的护理

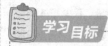

1. 掌握尿路感染的临床表现、护理措施和治疗原则。
2. 熟悉尿路感染的病因、实验室检查及治疗要点。
3. 了解尿路感染的发病机制及相关的辅助检查。
4. 学会应用护理程序的方法对尿路感染病人实施整体护理。
5. 能正确评估病人的身心状况,根据护理诊断制订合理的护理措施并进行健康指导。

　　尿路感染(urinary tract infection,UTI)是指各种病原微生物在尿路中生长、繁殖而引起的尿路感染性疾病。尿路感染分为上尿路感染和下尿路感染。上尿路感染主要是肾盂肾炎,下尿路感染为膀胱炎和尿道炎。

　　本病以女性多见,未婚女性发生率为2%,已婚者为5%,孕妇菌尿发生率约为7%。老年男性因前列腺肥大,其发生率增加;老年男性和女性发生率高达10%,但多为无症状性细菌尿。有症状者,仍以育龄期的已婚女性多见。

　　【病因及发病机制】

　　1. 致病菌　本病多为细菌直接引起的尿路炎症,最常见致病菌为大肠埃希菌(革兰阴性杆菌),约占尿路感染的80%~90%,其次为变形杆菌、克雷伯杆菌;约5%~10%尿路感染由革兰阳性细菌引起。

　　2. 感染途径　95%尿路感染为上行感染,病原菌经由尿道上行至膀胱、输尿管、肾盂引起感染。正常情况下,前尿道和尿道口周围定居着少量细菌,如链球菌、乳酸菌、葡萄球菌和类白喉杆菌等,但不致病;性生活、尿路梗阻、医源性操作、生殖器感染等,易导致上行感染。血行感染是指病原菌通过血运到达肾脏和尿路引起的感染,此种感染途径少见,不足3%,多见于慢性疾病或免疫抑制剂治疗者,常见病原菌为金黄色葡萄球菌、沙门菌属等。

　　3. 易感因素

　　(1) 尿路梗阻:任何使尿液流出不畅的因素,如结石、前列腺增生、狭窄、肿瘤等,均使尿液潴留,导致细菌在局部大量繁殖引起感染。尿路梗阻合并感染可快速破坏肾组织。

　　(2) 膀胱输尿管反流:输尿管壁内段及膀胱开口处黏膜,形成阻止尿液从膀胱输尿管口反流至输尿管的屏障,当其功能或结构异常时,尿液从膀胱逆流到输尿管,甚至肾盂,导致细菌在局部定植,发生感染。

　　(3) 机体免疫力低下:长期使用免疫抑制剂、糖尿病、长期卧床、严重的慢性病和艾滋病等。

　　(4) 性别和性活动:女性尿道短而宽、距离肛门较近、开口于阴唇下方,是易发尿路感染的重要因素;性生活时,将尿道口周围的细菌挤压入膀胱引起尿路感染;前列腺增生导致的尿路梗阻,是中老年男性尿路感染的重要原因;包茎、包皮过长,是男性尿路感染的诱发因素。

　　(5) 医源性因素:导尿或留置导尿管、膀胱镜和输尿管镜检查、逆行性尿路造影等,可致尿路黏膜损伤,将细菌带入尿路,易引发尿路感染。

　　4. 细菌致病力　细菌进入膀胱后,对尿道上皮细胞的吸附力是引起尿路感染的重要因素。

　　5. 机体防御功能　正常情况下,进入膀胱的细菌很快被清除。发生尿路感染除与细菌的数量、毒力有关外,还取决于机体的防御功能。①排尿的冲刷作用。②尿道和膀胱黏膜的抗菌能力。③尿液中高浓度尿素、高渗透压和低 pH 等。④前列腺分泌物中含有的抗菌成分。⑤感染出现后,白细胞很快进入膀胱上皮组织和尿液中,起清除细菌的作用。⑥输尿管膀胱连接处的活瓣,具有防止尿液、细菌进入输尿管的功能。

【护理评估】

（一）健康史

询问病人身体其他部位是否有感染病灶,有无尿路感染史;有无泌尿系统结石、狭窄、肿瘤、畸形、前列腺增生等,有无导致膀胱输尿管反流的因素存在;了解病人有无长期使用免疫抑制剂、糖尿病、长期卧床、严重的慢性病和艾滋病等导致机体免疫力低下的情况;了解病人性生活情况;有无泌尿系统器械检查及留置导尿等。

（二）身体状况

1. 膀胱炎和尿道炎 占尿路感染的60%以上。主要表现为尿频、尿急、尿痛、排尿不适、下腹部疼痛等,部分病人迅速出现排尿困难。尿液常混浊,有异味,约30%出现血尿。一般无全身感染症状,少数出现腰痛、发热,但体温不超过38.0℃;如体温>38.0℃,考虑上尿路感染。

2. 肾盂肾炎

（1）急性肾盂肾炎:起病急,发生于各年龄段,育龄女性最多见。临床表现与感染程度有关。①全身症状:发热、寒战、头痛、全身酸痛、恶心、呕吐等,体温在38.0℃以上,多为弛张热,或呈稽留热、间歇热。部分病人出现革兰阴性杆菌败血症。②泌尿系症状:尿频、尿急、尿痛、排尿困难、下腹部疼痛、腰痛等。腰痛程度不一,多为钝痛或酸痛;部分病人下尿路症状不典型或缺如。③体征:一侧或两侧肋脊角或输尿管点压痛和(或)肾区叩击痛。

（2）慢性肾盂肾炎:全身及泌尿系统局部表现均不典型,半数以上病人有急性肾盂肾炎病史。

3. 无症状细菌尿 指病人有细菌尿,而无尿路感染的症状,或仅有低热、易疲乏和腰痛。致病菌多为大肠埃希菌,其发生率随年龄增长而增加。

4. 并发症 严重者出现肾乳头坏死及肾周围脓肿。

（三）心理-社会状况

症状较轻者,对疾病认识不足,或重视程度不够,遵医行为差;症状严重者,干扰了日常生活,病人易产生紧张、焦虑心理。评估家属对病人心理、经济等方面的支持程度。

（四）辅助检查

1. 尿液检查

（1）尿常规检查:白细胞尿对尿路感染诊断意义较大;有镜下血尿,极少数急性膀胱炎者可见肉眼血尿;蛋白尿多为阴性或微量。

（2）尿细菌学检查:该项检查具有诊断意义。①涂片细菌检查:清洁中段尿沉渣涂片,初步确定致病菌,对及时选择有效抗生素有重要参考价值。②细菌培养:采用清洁中段尿、导尿及膀胱穿刺尿做细菌培养,其中膀胱穿刺尿培养结果最可靠。中段尿细菌定量培养≥10^5/ml,为真性菌尿,确诊尿路感染;10^4~10^5/ml,为可疑阳性,需复查;<10^4/ml,为污染。耻骨上膀胱穿刺尿细菌定性培养有细菌生长,即为真性菌尿。

2. 血液检查 急性肾盂肾炎时,白细胞升高,中性粒细胞增多,核左移;血沉增快。慢性肾盂肾炎肾功能受损时,GFR下降,血肌酐升高。

3. 影像学检查 做B超、X线腹平片、静脉肾盂造影(IVP)、排尿期膀胱输尿管反流造影、逆行性肾盂造影等检查,了解尿路有无结石、梗阻、反流、畸形等致病因素。尿路感染急性期不宜做静脉肾盂造影,可做B超检查。

（五）治疗原则及主要措施

药物治疗原则:①选用肾毒性小、不良反应少、致病菌敏感的抗生素。无病原学结果前,首选对革兰阴性杆菌有效的抗生素,治疗3天症状无改善,按药敏结果调整用药。②抗生素在尿和肾内的浓度要高。③单一药物治疗失败、严重感染、混合感染、耐药菌株出现时,联合用药。④对不同类型尿路感染,给予不同的治疗时间。

1. 急性膀胱炎 ①单剂量疗法:常用磺胺类、碳酸氢钠、氧氟沙星、阿莫西林等。②短疗程疗法:选用磺胺类、喹诺酮类、头孢类等抗生素,任选一种药物,连用3天,约90%病人治愈。

2. 肾盂肾炎 首次发病者,致病菌80%为大肠埃希菌,在留取尿菌检查标本后,立即治疗。首选对革兰阴性杆菌有效药物,72小时显效者无须换药;否则应按药敏结果更改抗生素。

（1）病情较轻者：口服药物治疗，疗程 10～14 天。常用药物有喹诺酮类（氧氟沙星、环丙沙星）、半合成青霉素类（阿莫西林）、头孢菌素类（头孢呋辛）等。治疗 14 天后，通常 90% 治愈。如尿菌仍阳性，参考药敏试验选用有效抗生素继续治疗 4～6 周。

（2）严重感染全身中毒症状明显者：住院治疗，静脉给药。常用药物有氨苄西林、头孢噻肟钠、头孢曲松钠、左氧氟沙星等，必要时联合用药经过上述治疗好转者，于热退后继续用药 3 天再改为口服抗生素，完成 2 周疗程。治疗 72 小时无好转，按药敏结果更换抗生素，疗程不少于 2 周。仍持续发热者，注意肾盂肾炎并发症，如肾盂积脓、肾周脓肿、感染中毒症等。

（3）慢性肾盂肾炎：积极寻找并祛除易感因素。急性发作时治疗同急性肾盂肾炎。

3. 无症状性菌尿 有下述情况者予以治疗：①妊娠期无症状性菌尿；②学龄前儿童；③曾出现有症状感染者；④肾移植、尿路梗阻及其他尿路有复杂情况者。根据药敏结果选择有效抗生素，短疗程用药，如治疗后复发，长程低剂量抑菌疗法。

【常见护理诊断/问题】

1. 排尿障碍：尿频、尿急、尿痛 与炎症刺激膀胱有关。

2. 体温过高 与急性肾盂肾炎发作有关。

3. 潜在并发症：肾乳头坏死、肾周脓肿、中毒性休克。

【护理目标】

1. 尿路刺激症状减轻或消失。

2. 体温逐渐恢复正常。

3. 未发生并发症；发生并发症能被及时发现，并得到及时处理。

【护理措施】

（一）一般护理

详见本章第一节"尿路刺激征"。

（二）病情观察

观察是否有寒战、高热、剧烈腰痛、腹痛、血尿，以及严重肾绞痛，警惕肾乳头坏死和肾周围脓肿等并发症。监测尿液检查、肾功能和肾区 CT、B 超检查结果。

（三）尿培养标本采集

向病人解释检查的意义和方法，为保证尿细菌定量培养结果的准确性，需注意：①应用抗菌药前或停用抗菌药 5 天后，留取尿标本。②采集清晨第 1 次（尿液停留膀胱 6～8 小时以上）清洁、新鲜中段尿液送检。③留取尿液时严格无菌操作，充分清洁外阴、包皮，消毒尿道口，再留取中段尿液，并在 1 小时内送检。④尿标本中勿混入消毒药液，女病人留尿时注意勿混入白带。

（四）用药护理

口服复方磺胺甲噁唑期间，要多饮水，同时服用碳酸氢钠，以增强疗效、减少磺胺结晶形成；口服易引起胃肠道反应，宜饭后服。喹诺酮类可引起轻度消化道反应、皮肤瘙痒等，儿童及孕妇忌用。氨基糖苷类抗生素，如妥布霉素或庆大霉素，对肾和听神经有损害，可引起耳鸣、听力下降，甚至耳聋及变态反应，肾功能减退者不宜使用。

（五）心理护理

对症状较轻者，耐心地做好解释工作，提高对疾病的重视程度，鼓励坚持治疗；对症状明显者，积极主动关心病人，分散病人对自身不适的注意力，排尿时保持环境安静，避让无关人员，不催促，以减轻其焦虑，缓解尿路刺激征。鼓励家人的理解、配合和支持病人，配合治疗和护理。

（六）健康指导

1. 疾病知识指导 向病人及家属讲解本病的病因、预防、主要表现、治疗原则及可治愈性。急性感染者要坚持治疗，在症状消失、尿液检查阴性后，仍要服药 3～5 天，并继续每周做尿液常规检查，连续 2～3 周。对反复发作者，寻找发作原因，有糖尿病、肝病者，积极治疗原发病，提高机体抵抗力。指导病人正确留取尿标本。泌尿系检查时，严格无菌操作，防止损伤，预防感染。

2. 生活方式指导 保持良好的卫生习惯，学会正确清洁外阴的方法，避免污染尿道口，每天清洗外阴；女病人月经期间增加外阴清洗次数，保持外阴清洁干燥。平时多饮水、勤排尿（2～3 小时排尿一次)、不憋尿,多运动,劳逸结合。注意营养均衡饮食,增强机体抵抗力。与性生活有关者,指导其性交后即排尿;膀胱-输尿管反流者,养成"二次排尿"习惯,即每一次排尿后数分钟,再排尿一次。

【护理评价】

1. 尿路刺激症状逐步得到改善和痊愈。

2. 体温是否逐渐恢复正常。

3. 是否发生并发症,或并发症是否得到了及时发现和控制。

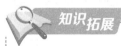

妊娠期妇女易患泌尿系统感染的原因

1. 妊娠期肾脏对葡萄糖、氨基酸及水溶性维生素等营养物质过滤增多,导致这些物质在尿液中含量增加,为细菌增长提供了物质条件。

2. 妊娠期输尿管增粗、变长并屈曲,蠕动减少,排尿后输尿管中仍留有尿液,使细菌有繁殖的条件。

3. 排尿时膀胱收缩,膀胱内压增大,可致部分尿液逆流而进入输尿管,又不易排至膀胱,导致上行性感染。

4. 临产时,由于胎头挤压,膀胱底部充血、水肿,极易导致局部损伤和感染。

5. 孕妇不注意性生活卫生,不注意清洗大小阴唇及阴道前庭,分泌物增多,极易污染尿道口。

(李红梅)

第四节 肾衰竭病人的护理

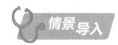

1. 掌握肾衰竭病人的身体状况和护理措施。

2. 熟悉肾衰竭的病因和治疗原则。

3. 了解肾衰竭的发病机制及相关辅助检查。

4. 学会应用护理程序的方法对肾衰竭病人实施整体护理。

5. 能正确评估病人的身心健康,根据护理诊断制订合理的护理措施并进行健康指导。

情景导入

病人,男性,36 岁。最近无明显诱因出现乏力、厌食,伴有恶心、腹胀,自服多潘立酮症状不见好转,反而呈进行性加重,昨天入病房。病人自述 5 年前无明显诱因出现水肿,以晨起眼睑部位较为显著,没有腰痛、血尿等症状,当时血压 150/90mmHg,因工作忙未规律治疗。此后眼睑水肿间断出现,时有时无,时轻时重,有时下肢也出现水肿,未予重视。近 2 年来,出现夜尿增多,每夜 3~4 次,未诊治。

请思考:

1. 根据病人目前的病情,最主要的护理诊断/问题是什么? 应采取哪些护理措施?

2. 如何为病人做健康指导?

肾衰竭(renal failure)是指各种肾脏疾病发展到后期引起的肾功能部分或全部丧失的一种病理状态。按其发作之急缓分为急性和慢性两种,急性肾衰竭的病情进展快速,因肾脏血流供应不足(外伤或烧伤)、肾脏因某种因素阻塞造成功能受损或是毒物伤害而致;慢性肾衰竭主要原因为长期的肾脏病变,导致肾功能逐渐下降,造成肾衰竭。

一、慢性肾衰竭

慢性肾衰竭(chronic renal failure,CRF)指各种原发性或继发性慢性肾脏病进行性发展引起的肾小球滤过率下降和肾功能损害,出现以代谢产物潴留,水、电解质和酸碱平衡紊乱和全身各系统症状为主要表现的临床综合征。

慢性肾脏病(chronic kidney disease,CKD)由美国肾脏病基金会提出的,是指肾脏病理学检查异常或肾脏损伤(血、尿成分异常或影像学检查异常),伴有或不伴有 GFR 下降,或不明原因的 GFR 下降<60ml/(min·1.73m^2),异常病变超过 3 个月。根据 GFR 下降的程度分为 1~5 期(表5-4-1)。

表 5-4-1　慢性肾脏病的分期

分期	特征	GFR[ml/(min·1.73m^2)]
1	肾损害,GFR 正常或稍高	≥90
2	肾损害,GFR 轻度降低	60~89
3a	GFR 轻到中度降低	45~59
3b	GFR 中到重度降低	30~44
4	GFR 重度降低	15~29
5	终末期肾病	<15(或透析)

【病因及发病机制】

(一)病因

任何能破坏肾脏正常结构和功能的泌尿系统疾病,均可导致肾衰竭。常见病因依次为:原发性肾小球肾炎、糖尿病肾病、高血压肾小动脉硬化、狼疮性肾炎、梗阻性肾病、多囊肾等。肾功能在危险因素作用下,如累及肾脏的疾病复发或加重、血容量不足、肾脏局部血供急剧减少、严重高血压、肾毒性药物、泌尿道梗阻、严重感染等,出现急性加重,或者进展至终末期,威胁病人的生命。

(二)发病机制

1. 慢性肾衰竭进展机制　可能与以下因素有关:①残余肾单位肾小球出现高灌注、高滤过,是导致肾小球硬化和残余肾单位进一步丧失的重要原因之一。高灌注和高滤过促进系膜细胞增殖和基质增加,导致微动脉瘤的形成、内皮细胞损伤和血小板集聚增强、炎性细胞浸润、系膜细胞凋亡等,加快了肾小球硬化。②残余肾单位肾小管高代谢状况,是肾小管萎缩、间质纤维化和肾单位进行性损害的重要原因之一。③肾组织上皮细胞分化为肌成纤维细胞和细胞因子、生长因子的作用也在肾小球硬化和间质纤维化中起重要作用。

2. 尿毒症症状发生机制　尿毒症症状及体内各器官系统损害与以下因素有关:①肾脏排泄和代谢功能下降,导致水、电解质和酸碱平衡失调;②尿毒症毒素(分为小分子、中分子、大分子物质)的毒性作用;③肾脏内分泌功能障碍,如促红细胞生成素(EPO)分泌减少引起肾性贫血、骨化三醇[1,25-(OH)$_2$D$_3$]产生不足,导致肾性骨病。

【护理评估】

(一)健康史

询问有无肾脏疾病病史,如肾小球肾炎、肾盂肾炎、肾小管间质疾病、遗传性肾病、肾血管病等;有无其他全身性疾病引起的肾脏病变,如糖尿病肾病、高血压肾小动脉硬化、尿酸性肾病等。了解有无导致肾衰竭渐进性发展或急性加重的危险因素,如贫血、高脂血症、老年、营养不良、低血压、脱水、大出血、严重感染、使用肾毒性药物等。

(二)身体状况

肾衰竭早期仅表现为基础疾病的症状,当残余肾单位不能调节适应机体的最低要求时,表现为各器官功能失调的症状。

1. 水、电解质和酸碱平衡失调　表现为水、钠平衡失调,如高钠或低钠血症、水肿或脱水;钾平衡失调,如高钾或低钾血症;代谢性酸中毒;低钙血症、高磷血症、高镁血症等。

2. 糖、脂肪、蛋白质代谢障碍 可出现糖耐量减低、低血糖、高甘油三酯血症、高胆固醇血症,蛋白质合成减少、分解增加及负氮平衡。

3. 心血管系统表现 心血管病变是肾衰竭常见并发症和最主要死因。①高血压和左心室肥厚:大部分病人存在不同程度的高血压,引起动脉硬化、左心室肥厚和心力衰竭。②心力衰竭:是最常见死因之一,尿毒症期患病率达65%~70%。③心包病变:心包积液较常见,其原因多与尿毒症毒素蓄积、低蛋白血症、心力衰竭等有关。④尿毒症性心肌病:与代谢毒素潴留和贫血等因素有关。⑤血管钙化和动脉粥样硬化:由于高磷血症、钙分布异常和"血管保护性蛋白(如胎球蛋白 A)"缺乏而致血管钙化。动脉粥样硬化进展迅速,除冠状动脉外,脑动脉和全身周围动脉亦同样发生动脉粥样硬化和钙化。

4. 呼吸系统症状 体液过多、酸中毒、心力衰竭引起肺水肿或胸腔积液时,出现气短、气促,严重酸中毒可致呼吸深长。由尿毒症毒素诱发的肺泡毛细血管渗透性增加、肺充血引起"尿毒症肺水肿",肺部 X 线检查可见"蝴蝶翼"征。

5. 胃肠道症状 主要表现有食欲减退、恶心、呕吐、口腔有氨味,以及消化道出血。

6. 血液系统表现 为肾性贫血和出血倾向。多数病人有轻、中度贫血,其主要原因是促红细胞生成素缺乏减少,故称为肾性贫血;如同时伴有缺铁、营养不良、出血等因素,可加重贫血程度。晚期慢性肾衰竭者有出血倾向,与血小板功能降低、凝血因子缺乏有关,表现为皮下或黏膜出血点、瘀斑,重者发生胃肠道出血、脑出血等。

7. 神经肌肉症状 ①早期有疲乏、失眠、注意力不集中,其后出现性格改变、抑郁、记忆力下降。尿毒症时,反应淡漠、谵妄、惊厥、昏迷等。②周围神经病变以感觉神经障碍为主,表现为肢端袜套样分布感觉,也有肢体麻木、烧灼感或疼痛感、深反射迟钝或消失。③神经肌肉兴奋性增加,如肌肉震颤、痉挛、肌无力等。

8. 内分泌功能紊乱 除肾脏本身内分泌激素[EPO、$1,25-(OH)_2D_3$]异常外,出现多种内分泌功能紊乱,如雌雄激素水平下降,催乳素、黄体生成素水平升高,导致女性闭经、不孕,男性阳痿、不育等;部分出现继发性甲状旁腺功能亢进(血 PTH 升高),约 1/4 病人有轻度甲状腺功能减退。

9. 骨骼病变 肾性骨营养不良,简称肾性骨病,是尿毒症时骨骼改变的总称,包括纤维囊性骨炎(高转化性骨病)、骨再生不良、骨软化症(低转化性骨病)及骨质疏松症。

(三)心理-社会状况

初次确诊为慢性肾衰竭者往往不能接受现实,情绪波动比较大,易出现震惊、否认、伤感、退缩等心理问题;长期住院者,由于疾病反复,迁延不愈,易出现沮丧心理,表现为焦虑、抑郁、恐惧、悲伤;并发症出现后,对治疗失去信心,产生悲观绝望。评估家庭、单位、社区对病人心理、生活、经济等方面的支持度。

(四)辅助检查

1. 血液检查 红细胞数下降,血红蛋白含量降低。血浆清蛋白、血钙降低,血磷增高,血钾、钠增高或降低,有代谢性酸中毒等。

2. 尿液检查 可见红细胞、白细胞、颗粒管型、蜡样管型等。夜尿增多,尿渗透压下降。

3. 肾功能检查 血肌酐、尿素氮水平增高,内生肌酐清除率降低。

4. B超检查 显示双肾缩小。

(五)治疗原则及主要措施

1. 早中期防治 延缓、停止或逆转慢性肾衰竭的进展,是防治尿毒症发生的基础。坚持病因治疗,如合理治疗高血压、糖尿病肾病、肾小球肾炎等。避免或消除慢性肾衰竭急剧恶化的危险因素,阻断或抑制肾单位损害渐进性发展的各种途径,保护健存肾单位。

2. 营养疗法 给予低蛋白、低磷、热量充足饮食,单用或加用必需氨基酸,具有减轻肾小球硬化和肾间质纤维化的作用。

3. 药物治疗

(1)纠正酸中毒和水、电解质紊乱,调节水钠失调,控制高钾血症,以及治疗钙、磷失调和肾性骨病等。

（2）控制高血压和肾小球内高压力,首选 ACEI 和 ARB,有效降压目标为 130/80mmHg 以下,尿蛋白尽可能到<0.5g/d。

（3）应用重组人促红细胞生成素（EPO）治疗肾性贫血。同时补充铁剂,直至血红蛋白上升为正常值。

（4）其他对症治疗:①促进肠道清除尿毒症毒素:口服吸附剂（氧化淀粉或活性炭）、导泻剂（大黄制剂或甘露醇）促进毒素排泄,主要用于透析前慢性肾衰竭的辅助治疗。②控制高脂血症。③选择对肾毒性小的抗生素防治感染。

4. 替代治疗 血液透析和腹膜透析疗法,可部分替代肾脏的排泄功能而不能代替其内分泌和代谢功能,待病情稳定并符合条件后,进行肾移植术。

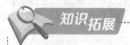

肾 移 植

慢性肾脏病（CKD）是一个全球性的健康问题,尤其是终末期肾脏病（end-stage renal disease,ESRD）,其发病率和死亡率逐年增加,而肾移植是治疗 ESRD 最有效的手段,其比透析有更好的生活质量和更长的存活时间,同时也能改善透析相关并发症。随着我国肾移植技术的不断开展,越来越多的 ESRD 病人获得了肾移植的机会,但是肾移植在很多方面存在着个体差异,排斥反应、免疫耐受和缺血-再灌注损伤（IRI）等,是影响肾移植长期存活的关键因素。

1. 排斥反应 近年来,研究认为慢性排斥反应主要是体内存在供体特异性抗体（donor specific antibody,DSA）,激活内皮细胞和补体,募集免疫细胞等引起移植肾肾小球的病变发生,进而导致移植肾功能减退,产生蛋白尿,最终移植肾失活。

2. 免疫耐受 移植免疫耐受是指在不使用任何免疫抑制剂的情况下移植肾能长期存活且具有良好稳定的功能。

3. 缺血-再灌注损伤 是肾移植术后常见并发症,主要发生在微小血管网,是造成急性肾衰竭的主要原因。

二、急性肾损伤

急性肾损伤（acute kidney injure,AKI）,是由各种原因引起的肾功能在短时间内（几小时至几周）急剧减退而出现的临床综合征,以含氮代谢废物潴留,水、电解质和酸碱平衡紊乱为主,可产生全身各系统并发症。急性肾损伤以往称为急性肾衰竭,AKI 的提出是将肾功能严重受损并需要肾脏替代治疗的阶段扩展至肾功能标志物轻微改变的早期阶段,体现了对疾病早期诊断和早期干预的重视。

急性肾损伤有广义和狭义之分,广义的 AKI 分为肾前性、肾性和肾后性三类,狭义的 AKI 是指急性肾小管坏死（acute tubular necrosis,ATN）。

【病因及发病机制】

（一）病因

1. **肾前性 AKI** 又称肾前性氮质血症,指各种原因引起肾血流灌注不足所致的肾小球滤过率降低的缺血性肾损伤。若在 6 小时内,肾灌注减少得到纠正,肾功能可迅速恢复;若持续低灌注,则发生肾小管上皮细胞损伤而致 ATN。常见原因有血容量不足、心排血量减少、周围血管扩张、肾血管收缩及肾自身调节受损等。

2. **肾后性 AKI** 从肾盂到尿道任一水平发生的急性尿路梗阻,如前列腺增生、肿瘤、输尿管结石、腹膜后肿瘤压迫等。

3. **肾性 AKI** 肾实质损伤,包括 ATN、急性肾间质病变及肾小球和肾血管病变。其中 ATN 是最常见的急性肾损伤类型,由肾缺血或肾毒性物质（生物毒素、化学毒素、抗菌药物、造影剂等）损伤肾小管上皮细胞引起。本内容主要以 ATN 为代表进行阐述。

（二）发病机制

尚未完全阐明,不同病因、不同程度的 ATN,有不同的始动因素和持续因素。涉及肾血流动力学改变、肾毒素或肾缺血-再灌注所致的肾小管上皮细胞损伤及脱落、管型形成和肾小管阻塞等。

【护理评估】

（一）健康史

询问有无导致血流灌注不足的疾病,有无尿路梗阻,有无接触毒素、药物、造影剂等可能导致肾小管损伤的因素,评估肾功能减退情况。

（二）身体状况

1. 起始期　此期尚未发生明显的肾实质损伤,一般持续数小时至数天。随着肾小管上皮损伤的逐步加重,肾小球滤过率逐渐下降则进入维持期。

2. 维持期　又称少尿期。典型者持续 7～14 天,或长达 4～6 周。出现少尿或无尿,也可没有少尿,称非少尿型急性肾损伤,其病情较轻,预后较好。无论尿量是否减少,随着肾功能减退,出现一系列尿毒症表现。

（1）全身表现:①消化系统:为首发症状,食欲低下、恶心、呕吐、腹胀、腹泻等,严重者有消化道出血。②呼吸系统:除感染并发症外,因容量负荷增大出现呼吸困难、咳嗽、憋气、胸闷等表现。③循环系统:多因尿少、水钠潴留出现高血压、心力衰竭、急性肺水肿;或因毒素滞留、电解质紊乱、贫血及酸中毒,引起各种心律失常及心肌病变。④其他:伴有肺部、尿路感染,是急性肾损伤的主要死因之一,死亡率高达 70%。

（2）水、电解质和酸碱平衡失调:①高钾血症:其发生与肾排钾减少、感染、高分解状态、酸中毒等因素有关。②代谢性酸中毒:因酸性代谢产物排出减少引起,同时急性肾损伤合并高分解代谢状态,使酸性产物明显增多。③其他:主要有低钠血症,由水潴留过多引起。

3. 恢复期　肾小管细胞再生、修复,肾小管完整性恢复,肾小球滤过率逐渐恢复正常或接近正常范围。少尿型开始利尿,尿量达 3～5L/d,持续 1～3 周,逐渐恢复。少数病人可遗留不同程度的肾结构和功能缺陷。

（三）心理-社会状况

由于起病急、症状严重,病人难以接受,可有濒死感、恐惧感。部分病人需要透析治疗,经济和心理压力较大,易产生抑郁、绝望等负性情绪。评估家庭、单位、社区对病人心理、经济等方面的支持度。

（四）辅助检查

1. 血液检查　少尿期有轻、中度贫血;血尿素氮、血肌酐升高;血清钾浓度常 >5.5mmol/L,有低钠、低钙、高磷血症。

2. 尿液检查　尿蛋白 +～++,可见肾小管上皮细胞、少许红白细胞、上皮细胞管型、颗粒管型等;尿比重降低且固定,多在 1.015 以下;尿渗透浓度低于 350mOsm/（kg·H_2O）;尿钠增高,多在 20～60mmol/L。

（五）治疗原则及主要措施

1. 起始期　纠正可逆性病因,预防损伤。治疗严重外伤、心力衰竭、急性失血等,停用影响肾灌注或肾毒性的药物。

2. 维持期　调节水、电解质和酸碱平衡,控制氮质潴留,供给足够营养和治疗原发病。①纠正高钾血症;②透析疗法;③纠正水、电解质和酸碱平衡紊乱,控制心力衰竭,防治感染。

3. 多尿期　维持水、电解质和酸碱平衡,控制氮质血症,防治各种并发症。透析者应维持透析,当症状明显改善后,逐渐减少透析,直至病情稳定。

4. 恢复期　定期复查肾功能,避免使用肾毒性药物。

【常见护理诊断/问题】

1. 营养失调:低于机体需要量　与长期限制蛋白质摄入、消化功能紊乱、水电解质紊乱、贫血等因素有关。

2. 活动无耐力　与心脏病变、贫血、水电解质和酸碱平衡紊乱有关。

3. 有感染的危险　与限制蛋白质饮食、透析、机体抵抗力降低等有关。

4. 潜在并发症:水、电解质、酸碱平衡失调等。

【护理目标】

1. 营养状况能够逐渐改善和恢复正常。

2. 活动耐力能够逐渐增强。

3. 未发生感染;发生感染能及时发现,并得到及时处理。

4. 未发生并发症,或出现并发症能及时发现并得到及时处理。

【护理措施】

（一）一般护理

1. 休息与活动　以休息为主,避免过度劳累。病情稳定者,鼓励其适当活动,以不出现疲劳、胸痛、呼吸困难、头晕为度;症状较重或有心肺疾病者,绝对卧床休息,减少探视,协助其日常生活护理。长期卧床者,做床上的主动和被动肢体活动,避免发生静脉血栓和肌肉萎缩;对有高分解代谢者,会出现肌肉无力现象,避免独自下床。

2. 饮食护理

（1）蛋白质:根据 GFR 调整蛋白质摄入量。当 GFR≥60ml/（min·1.73m^2）,摄入量为 0.8g/（kg·d）;GFR<60ml/（min·1.73m^2）,摄入量为 0.6g/（kg·d）;GFR<25ml/（min·1.73m^2）,摄入量为 0.4g/（kg·d）。血液透析者,摄入量为 1.0~1.2g/（kg·d）;腹膜透析为 1.2~1.3g/（kg·d）。饮食中 50% 以上蛋白质为富含必需氨基酸(高生物价优质蛋白),如鸡蛋、鱼、牛奶、瘦肉等;少摄入植物蛋白,如花生、豆类及其制品。

（2）热量:每日摄取足够热量,防止体内蛋白质过度分解。每日供给热量为 126~147kJ/kg（30~35kcal/kg）,主要为碳水化合物。恶心、呕吐、无法经口进食者,遵医嘱静脉输入葡萄糖。

（3）其他:低蛋白饮食时,补充富含钙、铁及维生素 B$_{12}$ 的食物;避免摄取含钾量高的食物,如白菜、萝卜、梨、桃、葡萄、西瓜等;低磷饮食时,供给富含维生素 C、B 族维生素和叶酸的食物。多尿期病人不必过度限制。

（二）病情观察

1. 观察症状和体征的变化,如短期内体重迅速增加、血压升高、意识改变、心率加快、肺底湿啰音、颈静脉怒张等;每日定时测量体重、尿量,准确记录出入液量。

2. 观察并发症表现,如高血压脑病、心力衰竭、尿毒症性肺炎及电解质代谢紊乱和酸碱平衡失调等;ARF 少尿期病人,注意水中毒或稀释性低钠血症的症状,如头痛、嗜睡、意识障碍、共济失调、昏迷、抽搐等;严密监测感染征象,如体温升高、寒战、疲乏无力,咳嗽、咳脓性痰,肺部湿啰音,尿路刺激征,白细胞增高等。

（三）用药护理

1. 静脉输入必需氨基酸应注意输液速度,若有恶心、呕吐,减慢输液速度,遵医嘱给予止吐剂。切勿在氨基酸内加入其他药物,以免引起不良反应。

2. 使用重组人促红细胞生成素纠正病人贫血时,定期更换注射部位,观察用药后不良反应,如头痛、高血压、癫痫发作等,定期检查血红蛋白和血细胞比容等。

3. 使用骨化三醇治疗肾性骨病时,随时监测血钙、磷的浓度,防止内脏、皮下、关节血管钙化和肾功能恶化。

4. 使用甘露醇、呋塞米利尿治疗时,观察是否有脑萎缩、溶血、耳聋等不良反应;使用血管扩张剂时,监测血压变化;纠正高血钾及酸中毒时,监测电解质;肝素或双嘧达莫治疗时,观察皮下或内脏是否有出血;禁止输入库存血;避免选用有肾毒性的抗生素。

（四）预防感染

病人尽量安置在单人房间,做好病室清洁消毒。留置尿管者,应加强消毒,定期更换尿管和尿液检查。卧床及虚弱者,定时翻身,协助做好全身皮肤清洁,防止皮肤感染。意识清醒者,鼓励病人每小时进行深呼吸及有效排痰;意识不清者,定时抽取气管内分泌物。唾液中的尿素可引起口角炎及腮腺炎,协助做好口腔护理,保持口腔清洁、舒适,增进食欲。由于尿素霜刺激,皮肤瘙痒,每日用温水擦洗,嘱病人勿搔抓。

（五）心理护理

对于初次确诊和重症者,尽量减少应激状况,鼓励家属和社会支持系统,帮助病人早日走出震惊和伤感期,积极配合医疗护理。医护人员以热情、关切的态度去接近病人,使其感到温暖。请疗效良好的病人现身说法,减轻病人的恐惧、焦虑心理,增强治疗的信心。安排有意义的活动,使病人意识到自身价值,积极接受疾病的挑战。

（六）健康指导

1. 疾病知识指导 指导病人积极治疗原发病,如高血压、糖尿病等疾病;避免肾损害的高危因素,如高血脂、高龄、肥胖等。肾脏病变者,避免加速肾功能减退的各种因素,如血容量不足、使用肾毒性药物、尿路梗阻等。指导病人遵医嘱用药,避免使用氨基糖苷类抗生素等肾毒性较大的药物。

2. 生活方式指导 注意劳逸结合,避免劳累和重体力活动;严格遵守饮食治疗的原则,注意水钠限制和蛋白质的合理摄入。

3. 病情监测指导 指导病人学会准确记录尿量、测量体重、监测血压;出现体重迅速增加超过2kg、水肿、血压明显增高、气促、发热、乏力及意识障碍时,及时就诊。

【护理评价】

1. 营养状况是否改善和恢复。

2. 活动耐力是否逐渐增强。

3. 是否发生感染;发生感染能否被及时发现,并得到及时处理。

4. 有无并发症发生;发生并发症能否被及时发现,并得到及时处理。

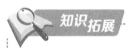

肾穿刺活组织检查技术

肾穿刺活组织检查技术是通过肾穿刺获得肾组织,利用组织形态学、免疫病理学、超微病理学或近年发展的其他现代先进技术(如分子生物学等)检查,有助于肾脏疾病的诊断、治疗和判断预后。适用于以下情况:非典型或重症肾小球肾炎、激素耐药或频繁复发的肾病综合征、持续性血尿伴蛋白尿、临床化验无法确定病因的急性肾功能减退,全身性疾病引起肾脏改变,如系统性红斑狼疮、过敏性紫癜、结节性动脉炎等,其病理资料有助于确定原发病因、指导治疗、判断预后。术前需要详细询问病史,注意有无出血性疾病及抗凝药物应用史。进行术前化验,如出凝血时间、血小板计数、凝血酶原时间、血型,必要时配血备用,腹部B超检查,注意是否为孤立肾,肾内有无囊肿、肾盂积水,以及肾活动度、肾距皮肤深度等。一般选右肾下极为穿刺点。有3种定位方法。①体表定位:成人为第1腰椎棘突水平,距背中线6.6～7.0cm、第12肋下0.5～1.0cm处。②X线透视下定位:静脉注射造影剂后在附有电视监测装置的X线透视下定位。但不能测得穿刺深度,且肾功能不良时不能显影。③B型超声波定位:此法无创、定位准确,且操作可在"可视状态"下进行。肾功能不全及造影剂过敏者也可用,可避免X线损害,并可探测穿刺深度。

（李红梅）

思考题

1. 病人,女性,30岁,中学教师。以"发热、畏寒及腰酸5天,症状加重伴尿频、尿急、尿痛3天"主诉入院。5天前,病人下班回家突感全身不适,发热,双侧肾区酸痛,伴畏寒、咽痛,无鼻塞、流涕及咳嗽,体温38.8℃,自服退热药后体温下降,次日体温又升至38.6℃,仍自服"感冒药、板蓝根冲剂"等,体温时高时低。入院前3天,体温升高至39.1～40.1℃,畏寒,时有寒战,出现尿频、尿急和尿痛,肾区酸痛加剧,夜间不能休息,病人心情极度紧张,遂来就诊。

护理评估:T 38.8℃,P 106次/分,R 20次/分,BP 130/80mmHg。急性病容,神志清楚,皮肤无出血点,全身浅表淋巴结未触及肿大。两肺呼吸音清,未闻及干、湿啰音。心律齐,未闻及病理性杂音,腹软,肝、脾未触及。两侧肾脏未及,双侧中段输尿管压痛点阳性,下段输尿管及膀胱区无明显压痛,肋脊角区轻度叩击痛。

实验室检查:红细胞 $3.42×10^{12}/L$,白细胞 $20.6×10^9/L$,血红蛋白 97g/L,中性粒细胞 0.96;尿上皮细胞(+),白细胞(++++),红细胞 2~6 个/高倍视野;中段尿培养菌落计数 $10^6/ml$;肾功能正常。

初步诊断:急性肾盂肾炎。妇科会诊排除附件炎。

请思考:

(1) 病人主要的护理诊断/问题有哪些?应采取哪些护理措施?

(2) 如何为病人做健康指导?

2. 病人,男性,40岁,工人。1年前患"感冒",症状缓解后 2周左右出现轻微水肿,以晨起颜面部为主,随后出现尿中泡沫增多。1年来,症状时有时无,未予重视。近半个月来由于工作忙,常感疲惫不堪,食欲减退,腰部酸痛,晨起水肿明显加重,双下肢也出现水肿。病人紧张不安,来院就诊。

身体评估:T 36.2℃,P 70 次/分,R 18 次/分,BP 145/100mmHg。精神欠佳,面色晦暗,眼睑、双下肢轻度水肿。双肺呼吸音清,未闻及干、湿啰音。

实验室检查:尿蛋白(+++),尿红细胞(++),24 小时尿蛋白定量 4.01g;内生肌酐清除率 58.2ml/min,尿酸 583mmol/L,血肌酐 400μmol/L,尿素氮 14mmol/L;血红蛋白 83g/L,红细胞 $2.8×10^{12}/L$。

影像学检查:B 超显示双肾区皮质回声增强,ECT 结果为双肾功能轻度受损。

请思考:

(1) 病人的疾病诊断可能是什么?

(2) 主要采取哪些治疗原则?

(3) 应该采取哪些护理措施?

思路解析

扫一扫,测一测

血液系统疾病是指原发于和主要累及血液和造血器官的疾病,包括红细胞疾病、白细胞疾病、造血干细胞疾病、出血性疾病等。其共同特点多表现为骨髓、脾、淋巴结等器官的结构和功能异常,外周血液细胞成分质和量的改变以及出凝血机制的障碍,机体免疫功能低下。

血液系统由血液和造血器官组成。血液由血浆及悬浮在其中的血细胞组成,血浆占血液容积的55%,为淡黄色的透明液体;血细胞成分约为45%,包括红细胞、白细胞和血小板,来源于骨髓内生成的造血干细胞(hematopoietic stem cell,HSC)。造血器官包括骨髓、脾、淋巴结以及分散在全身各处的淋巴和单核-吞噬细胞系统。造血干细胞是各种血细胞与免疫细胞的起源细胞,在骨髓造血微环境(基质细胞、细胞外基质及细胞因子)的支持下,可以增殖分化为各种淋巴细胞、浆细胞、红细胞、血小板、单核细胞及各种粒细胞等。胚胎时期,造血干细胞主要在胎肝,胎肝是主要的造血器官;出生4周后,造血干细胞主要在骨髓,骨髓成为主要造血器官。5~7岁以前,全身骨髓均为红骨髓,造血功能活跃;随着年龄增长,20岁左右,除四肢长骨的骺端、扁骨、不规则骨,其余骨髓腔内的红骨髓逐渐被黄骨髓所取代,失去造血能力。但当大出血或溶血等机体需要造血功能代偿活跃时,肝、脾和长骨可恢复部分造血功能,即髓外造血。任何因素导致造血干细胞受损或骨髓的造血微环境异常,均可引起血液系统疾病。

血液系统的主要生理功能是结合与输送氧和二氧化碳,参与机体免疫和止凝血。血液与人体各种组织器官存在着特殊的解剖和生理关系,人体的各种组织器官内都有血液存在,并相互依存和相互影响,血液系统疾病可引起其他许多系统或器官的异常改变,而其他系统疾病也可导致血液和造血器官的异常。

血液系统疾病的常见致病原因有化学、物理、生物、遗传、免疫、污染等因素,随着现代工业化进程的加快、环境污染的加重,血液系统疾病的发生率有逐年增高的趋势。

近年来,血液系统疾病的诊断和治疗进展很快,如形态学、免疫学、细胞遗传学和分子生物学综合诊断法,已用于白血病和淋巴瘤的分型诊断。化学疗法、造血干细胞移植、血液分离、免疫治疗、造血因子的临床应用等,提高了血液系统疾病的治疗效果。在配合新技术及新疗法开展过程中,血液病的专科护理水平也迅速提高,如营养支持、心理护理、防治感染、防治出血、成分输血、各种化疗药物治疗的护理、健康指导等,对控制疾病发展、减少病患痛苦、降低死亡率、延长生存期及改善生存质量发挥了重要作用。

第一节 血液系统疾病常见症状或体征的护理

1. 掌握血液系统疾病常见症状或体征的护理评估要点及常见护理诊断/问题。
2. 熟悉贫血、出血倾向、继发感染的概念和护理措施。
3. 了解贫血、出血倾向、继发感染的护理目标和护理评价。
4. 能运用护理程序对贫血、出血倾向和继发感染的病人实施整体护理。

　　血液系统疾病主要症状和体征有贫血、出血、继发感染、肝、脾、淋巴结肿大，骨关节异常，黄疸，皮肤、黏膜、指甲异常等，而以贫血、出血和继发感染最常见。

一、贫血

　　贫血(anemia)是指外周血液中单位容积内血红蛋白浓度(Hb)、红细胞计数(RBC)和血细胞比容(HCT)低于相同性别、年龄和地区正常值低限，其中以血红蛋白浓度的降低最重要(表6-1-1)。贫血是许多原因或疾病引起的一个症状，而不是独立的疾病。

表6-1-1 贫血的实验室诊断标准

性别	红细胞计数	血红蛋白浓度	血细胞比容
男	$<4.5×10^{12}/L$	$<120g/L$	0.42
女	$<4.0×10^{12}/L$	$<110g/L$	0.37
妊娠女性	$<3.5×10^{12}/L$	$<100g/L$	0.30

【护理评估】

（一）健康史

　　主要询问病人有无与贫血相关的病因或促成因素。红细胞生成减少、红细胞破坏过多、红细胞丢失过多(失血)是贫血的三大常见原因。

　　1. 红细胞生成减少　某些理化、生物、免疫等因素可导致造血干细胞或红系定向干细胞减少，或破坏造血微环境，引起再生障碍性贫血；造血原料铁、叶酸和维生素 B_{12} 缺乏时，可使红细胞成熟障碍、血红蛋白量减少，呈现缺铁性贫血和巨幼细胞贫血。此外，红细胞生成素减少、骨髓纤维化或被异常细胞浸润都可致红细胞生成减少。

　　2. 红细胞破坏过多　红细胞内在缺陷、理化因素、感染因素、机械因素、免疫因素、脾大等均可使红细胞破坏过多，引起各种溶血性贫血。如遗传性球形细胞增多症、葡萄糖-6-磷酸脱氢酶缺乏、自身免疫性溶血性贫血、阵发性睡眠性血红蛋白尿等。

　　3. 红细胞丢失过多　急、慢性失血可丢失大量的红细胞，是临床上引起贫血最常见的病因。见于消化性溃疡、痔出血及月经过多等所致的失血性贫血。

（二）身体状况

　　贫血时由于红细胞和血红蛋白减少，血液携氧能力降低，致全身组织和器官缺氧，可产生一系列临床表现。其症状的轻重取决于组织器官的缺氧程度及其对缺氧的代偿和适应能力，主要与贫血的程度、进展速度、病人年龄及伴随疾病等有关。贫血程度重或进展快、年老体弱或有心肺疾病者症状较严重。

　　1. 贫血的主要特点

　　（1）皮肤黏膜苍白：是贫血最直观的表现、最突出的体征，以睑结膜、口唇、甲床、手掌皮肤皱纹处等部位明显而可靠。

（2）神经系统表现：神经肌肉缺氧可致头痛、头晕、耳鸣、眼花、疲倦、乏力、精神萎靡、记忆力减退、注意力不集中，其中疲倦、乏力、精神萎靡是贫血最常见和最突出的症状。严重贫血者可有低热和基础代谢率增高，也可出现晕厥、意识模糊、精神异常。

（3）呼吸系统表现：由于血氧含量降低和二氧化碳含量增高，中度和重度贫血病人可有呼吸增快、气短。

（4）循环系统表现：缺氧使心脏代偿增强、循环加快而出现活动后心悸、气短，是循环系统最常见表现。体检可有心率加快、脉压增大，二尖瓣区或肺动脉瓣区可听到柔和的收缩期杂音；严重和长期贫血可引起心脏增大、心绞痛和心力衰竭。

（5）消化系统表现：缺氧可使消化液分泌减少、胃肠功能紊乱，出现食欲减退、胃肠胀气、腹泻或便秘等，部分病人有舌炎或舌乳头萎缩。

（6）泌尿生殖系统表现：肾脏和生殖系统缺氧可出现多尿、低比重尿、蛋白尿和肾功能障碍，女性可有月经不调，男性可有性功能减退。

（7）其他：缺氧可致皮肤干燥、毛发无光泽，部分病人可出现下肢水肿。

2. 贫血的程度及类型

（1）贫血的程度：依据血红蛋白浓度和伴随的身体状况将贫血划分为轻度、中度、重度和极重度贫血（表 6-1-2）。

表 6-1-2　贫血的程度划分

贫血的程度	血红蛋白浓度	临床表现
轻度	>90g/L	无明显症状
中度	60 ~ 90g/L	活动后可有心悸、气短、乏力
重度	30 ~ 59g/L	休息时仍有心悸、气短、乏力
极重度	<30g/L	各系统缺氧表现明显，常并发贫血性心脏病

（2）贫血的类型：贫血的病因学及形态学分类见表 6-1-3。

表 6-1-3　贫血的病因学分类

类　型	病　因	常见疾病
红细胞生成减少	造血干细胞异常	再生障碍性贫血、白血病、骨髓增生异常综合征
	造血微环境受损	白血病、淋巴瘤、多发性骨髓瘤、慢性病性贫血
	造血原料不足或利用障碍	缺铁性贫血、巨幼细胞贫血
红细胞破坏过多	红细胞内在缺陷	葡萄糖-6-磷酸脱氢酶缺乏、地中海贫血、遗传性球形红细胞增多症
	红细胞外在因素	自身免疫性溶血性贫血、脾功能亢进
红细胞丢失过多	出血性疾病	特发性血小板减少性紫癜、血友病
	非出血性疾病	消化性溃疡、痔疮、功能性子宫出血

3. 评估要点　评估贫血的进展情况和严重程度；了解起病方式、发病时间、主要症状与体征；有无神经、精神症状，有无出血或感染的表现，尿液颜色是否改变；有无皮肤、黏膜苍白的特征性表现，尤其注意睑结膜、口唇、舌质、甲床及手掌等部位；评估因血红蛋白减少引起的组织器官缺氧表现。

（三）心理-社会状况

长期贫血病人，因诸多身体不适可出现焦虑、烦躁或萎靡不振。部分难治性贫血，由于治疗难度大、费用高及预后不良，病人及家属精神和经济负担较大。

（四）辅助检查

1. 血液检查　血常规、血涂片检查,可判断贫血的性质与形态学类型(表6-1-4)。准确的血红蛋白测定是贫血最简便而可靠的诊断方法;外周血液涂片检查可观察红细胞的大小、形态和染色情况,网织红细胞计数有助于了解骨髓红细胞增生情况。

表6-1-4　贫血的形态学分类

分类	血涂片		常见疾病
	平均红细胞体积 （MCV）	平均红细胞血红蛋 白浓度（MCHC）	
大细胞性贫血	>100fl	32%～35%	巨幼细胞贫血
正常细胞性贫血	80～100fl	32%～35%	再生障碍性贫血、急性失血性贫血、溶血性贫血
小细胞低色素性贫血	<80fl	<32%	缺铁性贫血

2. 骨髓检查　骨髓穿刺液涂片或活检是诊断贫血类型的重要手段,有助于观察骨髓细胞质和量的变化,对贫血的病因诊断有重要意义。根据骨髓增生情况,可将贫血分为增生性贫血和增生不良性贫血。再生障碍性贫血属增生不良性贫血,而缺铁性贫血、巨幼细胞贫血、溶血性贫血、失血性贫血等均属增生性贫血。

3. 其他检查　如缺铁性贫血时血清铁及铁蛋白测定可有异常,阵发性睡眠性血红蛋白尿酸溶血试验(Ham试验)阳性等。

【常见护理诊断/问题】

1. 活动无耐力　与贫血引起的组织缺氧有关。

2. 营养失调:低于机体需要量　与各种原因导致造血物质摄入不足、消耗增加或丢失过多有关。

3. 潜在并发症:贫血性心脏病。

【护理目标】

1. 缺氧症状减轻或消失,活动耐力增强。

2. 造血物质缺乏得到纠正。

3. 未发生贫血性心脏病,或贫血性心脏病得到有效治疗。

【护理措施】

（一）一般护理

1. 休息与体位　充分的休息可减少氧的消耗,可根据病人贫血的程度及发生速度,与病人共同制订合理的休息与活动计划。活动量以病人不感到疲劳、不加重病情为度。

（1）轻度贫血:注意休息,避免过度劳累。

（2）中度贫血:增加卧床休息时间,保证睡眠至少8小时/天,增加午休时间,活动量以不引起症状为度,当脉搏超过100次/分或出现明显的心悸、气促时,应停止活动。

（3）重度贫血:需卧床休息,采取舒适体位,做好生活护理,减少不必要的活动,以减轻心脏负荷和氧的消耗;改变体位时宜缓慢,避免因直立性低血压致头晕或摔伤。

2. 合理饮食　饮食宜高热量、高蛋白、高维生素、富于营养、易于消化,如瘦肉、动物内脏、大豆食品、蔬菜、新鲜水果等,以加强营养,改善病人的全身状况。根据不同的病因,有针对性地添加病人缺乏的营养成分,或避免进食某些特定的可能诱发或加重病情的食物,如缺铁性贫血病人宜多补充富含铁的食物,巨幼细胞贫血病人宜多补充富含叶酸和维生素 B_{12} 的食物,葡萄糖-6-磷酸脱氢酶缺乏症者应禁食新鲜蚕豆。

3. 保持口腔、皮肤、会阴部清洁,防止因缺氧、抵抗力低下而致皮肤黏膜感染。

（二）病情观察

观察病人原发病及贫血的症状和体征,特别是自觉症状有无加重或减轻;观察营养不良性贫血病人饮食疗法的依从性;观察用药情况和药物不良反应,监测实验室检查指标,如红细胞计数、血红蛋白浓度、网织红细胞计数等,以评价贫血程度及治疗效果。

(三)对症护理

1. 给氧 对严重贫血缺氧病人,应给予 2 ~ 4L/min 间断吸氧,以改善组织缺氧。

2. 输血 对重度贫血或急性大失血病人应做好输血准备,遵医嘱输注浓缩红细胞或全血,缓解机体缺氧和减轻贫血症状;输血过程中加强监测,对长期输血病人,注意铁超负荷的表现。

(四)心理护理

向病人解释有关贫血的知识及注意事项,增强病人自我保健意识和战胜疾病的信心。鼓励病人参加适宜的娱乐活动;指导家属理解和满足病人的心理需求,尤其是严重贫血者,应给予病人足够的精神和心理支持,避免焦虑等不良情绪。

(五)健康指导

指导病人避免贫血的诱因,养成合理的饮食习惯,避免挑食、偏食,及时治疗慢性失血性疾病。

【护理评价】

1. 日常活动耐力是否增强,贫血状况是否得到纠正和改善。

2. 造血物质缺乏是否得到纠正。

3. 是否发生贫血性心脏病,已有的贫血性心脏病是否得到控制。

二、出血与出血倾向

出血倾向(bleeding tendency)指止血和凝血功能障碍而引起自发性出血或轻微创伤后出血不止的一种表现。出血倾向是血液病的常见症状,出血部位可遍布全身,以皮肤黏膜、齿龈及鼻出血最多见,还可发生关节腔、肌肉和眼底出血;内脏出血提示病情严重,病人可因颅内出血而死亡。

【护理评估】

(一)健康史

血液系统疾病的出血主要是由血小板数量或功能异常、血管因素异常、凝血因子异常所致。应询问病人有无再生障碍性贫血、血小板减少性紫癜、白血病、肝硬化等病史;家族成员的健康情况;工作环境中有无对骨髓造血功能造成损害的因素,如放射性物质、化学毒物污染等;近期有无特殊用药。

出血的主要发病因素有:

1. 血小板数量或功能异常 血管受损时,血小板通过黏附、聚集及释放反应参与止血过程,血小板数量改变和黏附、聚集、释放反应等功能障碍均可引起出血。如特发性血小板减少性紫癜、再生障碍性贫血、白血病、药源性血小板减少症及血小板增多症等,均为血小板数量异常所致的出血性疾病。血小板无力症则为血小板功能障碍所致的出血性疾病。

2. 血管因素异常 包括血管壁先天性和获得性异常引起的出血。如遗传性毛细血管扩张症、过敏性紫癜、维生素 C 缺乏症等。

3. 凝血因子异常 包括先天性和获得性凝血因子异常。如血友病、维生素 K 缺乏症等。

(二)身体状况

1. 出血特点

(1)出血部位与症状:根据出血部位、出血量的大小不同,可有相应的临床表现。

1)皮肤黏膜出血:轻度出血主要发生在皮肤、黏膜、齿龈,多表现为瘀点、紫癜及瘀斑,也可有关节腔出血和软组织血肿。

2)内脏出血:消化道出血可有呕血、便血、头晕、乏力、心悸、出冷汗;泌尿系统出血可有血尿;严重者有颅内出血,表现为剧烈头痛、恶心、呕吐、视物模糊、意识障碍等。

(2)出血程度:根据伴随的身体状况可估计内脏出血量,判断出血的程度。

1)轻度出血:出血量<500ml。可有头晕、乏力、怕冷,脉搏及血压可随体位而改变,立位时血压下降、脉搏增快,卧位时基本正常。

2)中度出血:出血量在 500 ~ 1000ml。可有眩晕、烦躁不安、心悸、尿少,并有焦虑、紧张的情绪反应,脉搏增快,血压下降,收缩压低于 90mmHg。

3)重度出血:出血量>1000ml。可有烦躁不安、出汗、四肢厥冷、尿少或尿闭、意识障碍,脉搏细速弱,常在120次/分以上,血压明显下降,收缩压低于75mmHg。

2. 评估要点　观察皮肤黏膜瘀点和瘀斑的数目、大小与分布情况;评估有无鼻腔黏膜与牙龈出血,有无伤口渗血;观察关节有无肿胀、压痛、畸形及功能障碍等。对主诉头痛、怀疑颅内出血的病人,应注意观察瞳孔的大小、形状、对光反射,有无意识障碍、脑膜刺激征等。

（三）心理-社会状况

反复出血,尤其是大出血病人可出现焦虑、恐惧;而慢性出血病人因病情反复,影响正常的工作、生活,易产生抑郁、悲观等心理。

（四）辅助检查

重点了解出血性疾病常用实验室检查如血常规检查、血小板计数、出血时间测定、凝血时间测定、凝血酶原时间测定和骨髓检查有无异常。常通过筛选试验能对血管异常、血小板异常、凝血异常做出初步诊断。如血管因素异常所致出血时可有毛细血管脆性试验阳性、出血时间延长;血小板数量或功能异常所致出血可有凝血时间延长、血块收缩试验不良;凝血因素异常所致出血可有凝血酶时间和活化部分凝血活酶时间延长。

【常见护理诊断/问题】

1. 组织完整性受损　与皮肤、黏膜出血有关。

2. 恐惧　与反复出血尤其是大出血有关。

3. 潜在并发症:颅内出血。

【护理目标】

1. 能够减少或避免出血。

2. 恐惧感减轻或消失。

3. 未发生颅内出血;发生颅内出血能及时发现,并得到及时处理。

【护理措施】

（一）一般护理

1. 休息与活动　适当休息,保证充足睡眠,避免增加出血的危险或加重出血,根据病人血小板计数调整休息与活动。血小板$<50×10^9$/L时易出现自发性出血,应减少活动,严重出血不止者应卧床休息,协助病人做好日常生活护理。

2. 饮食护理　饮食宜高热量、高蛋白、高维生素、易消化;有内脏出血者宜进软食,不宜进食过硬、粗糙及辛辣刺激性食物;大量呕血者禁食8~24小时。

3. 保持大便通畅　避免排便用力诱发内脏出血或颅内出血,便秘时遵医嘱使用开塞露或缓泻剂。

4. 环境与清洁　病房环境应安静、温暖,保持皮肤清洁卫生,定期洗澡,不可用力揉搓皮肤。

（二）病情观察

密切观察生命体征和意识状态的改变,监测血红蛋白浓度、出凝血时间等。观察皮肤黏膜出血的部位、大小、时间、数目,及时发现新出血点和重症出血。观察病人有无内脏出血的表现,尤其应密切观察有无颅内出血的表现,以便及时处理。

（三）对症护理

1. 皮肤出血的预防与护理

（1）减少活动量,避免过度负重、肢体碰撞或易致创伤的运动。

（2）定期检查皮肤出血部位及范围,剪短指甲,避免搔抓皮肤;使用刺激性小的沐浴液,保持皮肤清洁,水温不可过高,擦洗时不可用力;保持床单平整,被褥衣服松软,避免皮肤摩擦和肢体受压。

（3）尽量减少注射用药,必须注射或穿刺时,应严格执行无菌操作,操作快速、准确,局部加压时间延长;静脉输液时,止血带结扎不宜过紧和过久,避免用力拍打皮肤,长期输液者宜经常更换注射部位,以防局部血肿形成。

（4）高热病人禁用酒精或温水擦浴降温。

2. 鼻出血的预防与护理

（1）保持室内空气湿度适宜,约55%~65%;鼻腔干燥时使用棉签蘸少许液状石蜡或抗生素软膏轻轻涂擦,防止鼻黏膜干裂出血。

（2）嘱病人不要用手挖鼻痂,避免用力擤鼻。

（3）少量鼻出血时,用消毒棉球或0.1%肾上腺素棉球填塞鼻腔止血,也可局部冷敷或将冰袋放在后颈部,促进血管收缩止血。

（4）鼻出血不止,应协助医生用凡士林油纱条做后鼻腔填塞术,压迫出血部位,术后保持鼻腔黏膜湿润,定时用无菌液状石蜡油滴入,3 天后取出油纱条;若仍有出血,需更换油纱条再次填塞。

3. 口腔出血的预防与护理

（1）嘱病人用软毛牙刷刷牙,忌用牙签剔牙,少吃坚硬食物,如煎炸食物、坚果、骨头、过硬的水果等,防止牙龈损伤。

（2）保持口腔清洁,定时使用生理盐水或0.02%醋酸氯己定溶液漱口。

（3）齿龈有渗血时,局部用肾上腺素棉片或明胶海绵贴敷止血,或局部涂抹三七粉、云南白药。

4. 关节腔出血或深部组织血肿的预防与护理

（1）尽量减少活动,避免过度负重和创伤;有关节腔出血或深部组织血肿时,立即停止活动,卧床休息。

（2）对关节腔出血者,应抬高患肢,并置受累关节于功能位置。

（3）出血初期,局部用冰袋冷敷,使出血局限,也可采用绷带压迫止血;出血停止后改为局部热敷,促进淤血消散。

5. 内脏出血的预防与护理

（1）根据出血部位安置病人于适宜体位。

（2）遵医嘱应用止血药物或使用器械止血,并做好相应护理。

（3）内脏大出血时,应迅速建立静脉通路,配血并做好输血准备及输血的护理。

6. 颅内出血的预防与护理

（1）保证充分的睡眠,避免排便用力。

（2）有颅内出血征象时,立即去枕平卧,头偏向一侧,头部放置冰袋或冰帽。

（3）观察并记录病人的病情变化,如生命体征、意识状态、瞳孔、尿量等。

（4）保持呼吸道通畅,随时吸出呕吐物或口腔分泌物。

（5）吸氧:流量(2~4L/min)。

（6）遵医嘱用药,给予脱水药物,如20%甘露醇、50%葡萄糖、呋塞米等降低颅内压。

（7）对因颅内压增高而躁动不安者,应做好安全防护,防止摔伤、碰伤和舌咬伤。

（四）用药护理

1. 输血及血制品 遵医嘱输入浓缩血小板、新鲜血、新鲜血浆时,输注前严格进行查对;血小板取回后,应尽快输入,新鲜血浆最好于采集后 6 小时内输完。输注后注意观察有无输血反应及过敏反应。

2. 止血药物 遵医嘱合理使用止血药物,如血管壁异常所致出血者,常用维生素 C、卡巴克洛、垂体后叶素;凝血成分缺乏者,常补充维生素 K_1、凝血因子等;抗纤溶亢进药物有 6-氨基己酸、抑肽酶等。

（五）心理护理

向病人及家属解释出血原因、减轻或避免出血加重的方法、目前治疗的配合和护理措施等,增强战胜疾病的信心,避免焦虑等不良情绪。出血突然加重时,应安抚病人,分散病人的注意力,说明紧张、恐惧会加重出血,不利于病情控制。

（六）健康指导

指导病人避免引起或加重出血的诱因,一旦发现出血点、瘀斑等,应减少活动,卧床休息,保持情绪稳定,必要时就医;对于慢性或易复发疾病,应定期复诊。

【护理评价】

1. 出血是否减轻或缓解。

2. 恐惧感是否减轻或消失。

3. 是否发生颅内出血；出现颅内出血能否被及时发现，并得到及时处理。

三、继发感染

继发感染（secondary infection）是指由于血液系统疾病导致白细胞成熟障碍或数量减少，加之贫血、化疗等因素造成病人营养不良，机体抵抗力下降，易受病原微生物侵袭而反复出现感染症状，是血液系统疾病最常见的死亡原因之一。发热是继发感染的典型表现，具有持续时间长、热型不一、抗生素治疗效果不佳等特点。

【护理评估】

（一）健康史

询问病人有无白血病、再生障碍性贫血、粒细胞缺乏症、淋巴瘤、严重贫血等病史；有无应用化疗药物、长期使用糖皮质激素及免疫抑制剂等情况；有无进食减少、营养失调、与感染性疾病病人接触史、侵入性治疗等诱发因素。

（二）身体状况

感染以局部炎症多见，常见感染部位为口腔黏膜、咽峡、肛门黏膜、尿道及皮肤等。当机体抵抗力低下、侵入的致病菌量大且毒力极强时，可引起全身性感染，形成败血症。继发感染是再生障碍性贫血和白血病常见的死亡原因。

1. 继发感染特点

（1）发热：是感染最常见的症状，应注意生命体征，尤其是体温的变化及热型。败血症时常有体温骤然增高或降低、血压下降、脉搏增快、意识障碍、尿量减少等。

（2）疼痛：感染时多伴有感染局部疼痛。应询问病人有无咽痛、胸痛、尿痛及肛周疼痛等。

（3）其他不适：因感染部位不同而出现相应的躯体不适表现。通常以口腔、牙龈、咽峡部感染最常见，其次是肺部、皮肤和皮下软组织化脓性感染、肛周脓肿等，女性还容易发生尿路感染。

1）口咽部表现：局部小溃疡或糜烂、咽部充血、扁桃体肿大及脓性分泌物。

2）呼吸系统表现：气管炎和肺炎，出现咳嗽、咳痰、胸痛、气促等。

3）皮肤感染表现：皮肤红肿、溃烂，可有脓性分泌物；肛周感染表现为局部红肿、疼痛、出血，局部波动感。

4）尿路感染表现：尿频、尿急、尿痛及血尿，以女性多见，注意外阴瘙痒及分泌物情况。

2. 评估要点 评估感染发生的部位，发热的急缓、时间、程度、热型的特点；病人有无食欲和体重下降、脱水等营养状态的改变；有无意识障碍、惊厥等伴随症状。

（三）心理-社会状况

因反复感染及治疗效果不佳，常使病人忧心忡忡或对身体不适及发热极度敏感，产生抑郁和焦虑等心理问题。

（四）辅助检查

1. 了解白细胞计数及分类计数情况，感染时最常见的血常规检查改变是白细胞增多、中性粒细胞增多，但应注意原发疾病对血液检查结果的影响。

2. 根据不同感染部位选择相应的检查，如胸部 X 线、尿常规、排泄物、分泌物、渗出物等；感染部位分泌物、渗出物或排泄物的涂片或细菌培养加药敏试验有助于判断感染的病原体并指导用药。

3. 骨髓穿刺有助于血液病病因的诊断。

【常见护理诊断/问题】

1. 体温过高 与感染等因素有关。

2. 有感染的危险 与正常粒细胞或淋巴细胞减少、免疫功能下降有关。

【护理目标】

1. 体温下降至正常。

2. 感染能够得到有效的控制。

【护理措施】

（一）一般护理

1. 休息与活动　严重感染或高热病人应减少活动量或卧床休息，采取舒适体位，减少机体消耗；呼吸急促者给予 2~4L/min 流量吸氧；病人寒战或大汗时注意保暖。

2. 饮食护理　宜进食高热量、高蛋白、丰富维生素、易消化的饮食，补充机体需要，提高免疫力。注意饮食卫生，食物应清洁、新鲜，瓜果要削皮。鼓励病人多饮水，每日 2000ml 以上，出汗多时补充含盐饮料，必要时遵医嘱静脉输液，输液量在每日 3000ml 左右。

（二）病情观察

观察感染灶的症状及变化，协助采集各种标本，监测辅助检查结果；密切观察体温、脉搏、呼吸的变化，并做好记录。

（三）对症护理

1. 感染的预防及护理

（1）注意环境卫生，避免交叉感染

1）保持病室清洁、空气新鲜、温度适宜，定时开窗通风，定期紫外线照射消毒。

2）限制陪伴探视人数及次数，避免病人到人多拥挤、空气流通较差的地方，避免与传染性疾病病人接触，防止交叉感染。

3）病人白细胞计数<1×10⁹/L、粒细胞绝对值<0.5×10⁹/L，应实行保护性隔离，宜将病人安排在特殊病房如超洁净单人病房或者层流洁净病房内。医护人员进入特殊病房前应先洗手，穿消毒过的工作衣裤和拖鞋，戴无菌帽和口鼻罩，接触病人时戴无菌手套。医护人员应定期做咽鼻拭子细菌培养，细菌培养阳性或已患感冒者不得进入特殊病房。

（2）保持口腔、皮肤和肛周清洁卫生

1）进餐前后、睡前晨起用生理盐水、1% 过氧化氢、3% 碳酸氢钠或复方硼酸溶液漱口，应用软毛牙刷刷牙。口腔黏膜有溃疡时，用维生素 E、甲紫等局部涂敷，有真菌感染时，可在漱口后涂擦冰硼散或锡类散等。

2）保持皮肤清洁，勤洗澡，勤换内衣；保持床单被褥清洁干燥，长期卧床者，每日温水擦浴，定时翻身，按摩受压皮肤，预防压疮；勤剪指甲，避免抓伤皮肤。

3）睡前及便后用 1:5000 高锰酸钾溶液坐浴，女性病人月经期应每天清洗会阴部。

（3）严格执行无菌操作：各项注射、穿刺、内置导管等，都应严格执行无菌操作。

（4）抗生素治疗的护理：遵医嘱局部或全身使用抗生素，注意观察用药疗效及不良反应。

2. 发热的护理

（1）观察体温变化及伴随症状：出现发热大多提示病人存在感染，应仔细寻找感染灶和病原体。

（2）降温：高热病人可进行物理降温或遵医嘱给予药物降温；有出血倾向者禁用酒精擦浴，以防局部血管扩张诱发或加重出血。必要时遵医嘱药物降温，药物降温过程中若病人出汗过多，应及时擦干皮肤，随时更换衣物，避免受凉；注意观察血压变化，防止因大量出汗而引起周围循环衰竭；慎用解热镇痛药，以免影响血小板数量及功能而诱发出血。

（四）心理护理

主动向病人及其家属讲解血液病易发生感染的原因及预防感染的方法，提高其对预防感染知识的理解，增强控制感染的信心。针对不同病因，进行心理疏导，采取积极有效的护理措施，缓解病人及家属的焦虑情绪。

（五）健康指导

指导病人及家属建立良好的生活方式，适当活动与锻炼，饮食起居规律，保证充足的营养和休息，增强体质，提高机体免疫力。增强自我防护意识，注意个人卫生，避免到人群聚集的地方，预防各种感染。

【护理评价】

1. 体温是否下降或正常。

2. 是否发生感染;发生感染能否被及时发现,并得到及时处理。

(张淑爱)

第二节　贫血性疾病病人的护理

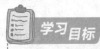

1. 掌握缺铁性贫血、巨幼细胞贫血、再生障碍性贫血病人的身体状况及饮食护理。

2. 熟悉缺铁性贫血、巨幼细胞贫血、再生障碍性贫血的病因及治疗原则。

3. 了解铁、叶酸和维生素 B_{12} 的代谢过程,再生障碍性贫血的发生机制。

4. 能应用护理程序对不同类型贫血的病人实施整体护理。

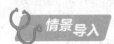

病人,男性,46 岁。半月来乏力、间断性鼻出血,昨日开始发热、咽部疼痛。入院检查:体温 38.8℃,脉搏 90 次/分,呼吸 22 次/分钟,血压 126/76mmHg。口唇苍白,双侧鼻腔内均有残存血痂,咽部轻度充血,扁桃体不大。

请思考:

1. 病人可能患何种疾病?

2. 存在哪些护理诊断/问题?

3. 此时病人病情观察重点是什么?

贫血是由多种原因或疾病引起的一种病理状态。血液病所致贫血最常见的原因是造血原料不足或利用障碍以及造血干细胞异常等。我国贫血的患病率高于西方国家,学龄前儿童患病率最高,女性明显高于男性,老人和儿童高于青壮年。

一、缺铁性贫血

缺铁性贫血(iron deficiency anemia,IDA)是由于体内贮存铁缺乏,使血红蛋白合成减少所致的一种小细胞低色素性贫血,是贫血最常见的类型。缺铁性贫血可发生于各个年龄组,以育龄妇女和婴幼儿的发病率为高。

【铁的代谢】

(一) 铁的来源

铁的来源包括内源性和外源性两种。内源性铁来自衰老破坏的红细胞,外源性铁主要来源于食物。正常成人每天造血约需 20~25mg 铁,大部分来自体内衰老红细胞破坏释放的铁,每天还需从食物中摄铁 1~1.5mg。

(二) 铁的吸收

铁的吸收部位主要在十二指肠和空肠上段,吸收的主要形式是二价亚铁离子。食物中的铁以三价高铁为主,不易吸收,维生素 C 能使高铁还原成亚铁,胃酸可使亚铁稳定在溶解状态并防止再氧化为三价铁,可促进铁吸收。

(三) 铁的转运

铁被吸收进入血液后,与血浆转铁蛋白结合输送到骨髓后进入红细胞内,与原卟啉结合成血红素,再与珠蛋白结合生成血红蛋白。

（四）铁的分布与储存

健康成人体内总铁量约为 3 ~ 4.5g。其中 65% 参与合成血红蛋白;30% 为储存铁,以铁蛋白和含铁血黄素形式储存于肝、脾、单核-巨噬细胞系统中;5% 左右为组织铁。

（五）铁的排泄

正常情况下,成人每日铁的排泄量不超过 1mg,主要是随肠黏膜脱落细胞由粪便排出;育龄妇女还会通过月经、妊娠、哺乳而丢失。

【病因及发病机制】

铁是人体生理过程中不可缺少的微量元素,正常情况下,体内铁的吸收和排泄维持动态平衡,人体一般不会缺铁,贮存铁很少被动用。只有在铁的需要量增加、铁的摄入不足及丢失过多的情况下,才会导致缺铁。

（一）病因

1. 铁的需要量增加而摄入不足　正常成人每天铁的需要量约为 1 ~ 2mg,育龄妇女、婴幼儿、青少年铁的需要量增加,尤其是早产儿、孪生儿体内储存铁量明显不足更易缺铁。铁主要来源于食物,如长期食物中铁的含量不足,则使体内储存铁缺乏而引起缺铁性贫血。

2. 铁的吸收不良　胃大部切除或胃全切术后、萎缩性胃炎、小肠黏膜病变、肠道功能紊乱、服用抗酸药以及 H_2 受体拮抗剂等,均可影响铁的吸收。

3. 慢性失血　是缺铁性贫血最常见的原因。消化道慢性失血如消化性溃疡、消化道肿瘤、食管胃底静脉曲张出血、钩虫病、痔出血等是引起缺铁性贫血的常见病因,而女性则以月经过多为常见。反复多次小量出血可丧失大量的铁,使体内贮存铁逐渐消耗。

（二）发病机制

铁是主要的造血原料,红细胞合成血红蛋白需要铁原卟啉和珠蛋白,当体内储存铁缺乏时,可因血红蛋白合成减少而致小细胞低色素性贫血。除了参与血红蛋白的合成,铁还参与体内的一些生物化学过程,包括细胞线粒体的电子传递、儿茶酚胺的代谢及合成。因此缺铁时,除有贫血的症状外,还会造成其他方面的功能紊乱,如严重缺铁时,细胞含铁酶及铁依赖酶的活性降低,可影响人的精神、行为及免疫功能,幼儿期可影响智力发育;缺铁还可导致黏膜病变和外胚叶组织营养障碍。

【护理评估】

（一）健康史

询问病人有无导致铁丢失过多的基础疾病,有无影响铁吸收的消化系统疾病,有无偏食、挑食等不合理的饮食习惯;注意病人的年龄,是否处于特殊的生命周期,评估铁需求与铁摄入是否平衡。

（二）身体状况

缺铁性贫血多数起病缓慢,其临床表现与贫血的程度、病程进展的速度有关,主要表现为原发病症状体征、贫血及组织缺铁症状。

1. 贫血的原发病表现　如消化性溃疡、肿瘤、痔疮等导致的黑便或鲜血便、腹部不适;肠道寄生虫感染所致的腹部疼痛、大便性状改变;月经过多,血管内溶血导致的血红蛋白尿等。

2. 贫血共有的表现　主要有皮肤黏膜苍白、头晕、乏力、眼花、耳鸣、心悸、活动后气促等,长期严重贫血可引起贫血性心脏病,出现心脏增大甚或心力衰竭。伴有冠状动脉硬化者可促发心绞痛,女性病人可有月经不调、闭经、不孕等。

3. 组织铁缺乏的表现　因为铁与指甲、毛发、黏膜等的营养有关,缺铁时,组织含铁酶及铁依赖酶的活性降低,组织营养障碍,可出现一系列表现。

（1）皮肤、毛发营养缺乏:皮肤干燥、角化、萎缩、无光泽,毛发干枯易脱落,指(趾)甲扁平、不光整、有条纹、脆薄易裂,甚至呈勺状甲(亦称反甲)。

（2）黏膜损害:表现为口角炎、舌炎、舌乳头萎缩,严重时引起吞咽困难(称为 Plummer-Vinson 综合征),其特点为吞咽时感觉有食物黏附在咽部。

（3）精神、神经异常:容易兴奋、注意力不集中、烦躁易怒或淡漠。儿童、青少年生长发育迟缓,体力及耐力下降、智商低。少数病人有异食癖,喜食生米、泥土、石子等。约 1/3 病人出现神经痛、末梢神经炎等。

（三）心理-社会状况

缺铁性贫血治疗简单,预后好,通常对病人日常生活影响不大。但幼儿及发育期青少年或部分严重病例,如出现发育迟缓、智力低下、记忆力减退等,可干扰日常生活、工作和学习,由于缺乏有关缺铁性贫血治疗和预防的相关知识,病人可不同程度地存在焦虑或恐惧心理。

（四）辅助检查

1. 血象　缺铁性贫血典型血象为小细胞低色素性贫血,血红蛋白降低比红细胞减少更明显。血涂片可见红细胞体积较正常为小,大小不等,形态不一,染色浅淡,中心淡染区扩大。网织红细胞计数正常或略增多,白细胞计数正常或略减少,血小板计数高低不一。

2. 骨髓象　骨髓增生活跃,以红系增生为主,中幼和晚幼红细胞数量增多,体积较小,核染色质致密,胞浆少且呈蓝色,边缘不整齐,呈"核老浆幼"现象。粒细胞系和巨核细胞系无明显变化。骨髓铁粒幼细胞减少或消失,为缺铁的可靠诊断依据。

3. 铁代谢的生化检查　血清铁降低,常<8.95μmol/L;血清总铁结合力增高,通常>64.44μmol/L;血清转铁蛋白饱和度降低,常<15%;血清铁蛋白降低,常<12μg/L,是反映缺铁的较灵敏指标。

（五）治疗原则及主要措施

1. 治疗病因　积极寻找和治疗病因是纠正缺铁性贫血、防止复发的关键措施。如患有慢性胃炎、消化性溃疡者,规律服用抑酸剂和抗菌药物;寄生虫感染者,进行驱虫治疗;月经过多者,调理月经;摄入不足或需求量增加的人群,增加摄入富含铁的食物等。

2. 补充铁剂　症状明显者需要补充铁剂,是缺铁性贫血的重要治疗措施,足量铁的补充可使血红蛋白恢复正常并补足体内贮存铁量。常用铁剂有口服和注射剂两种。

（1）口服铁剂:铁剂的补充以口服铁剂为首选,因缺铁时肠黏膜对铁的吸收增加,口服给药安全方便,疗效满意。常用制剂为硫酸亚铁,0.9g/d,分次服用;也可选用富马酸亚铁、葡萄糖酸亚铁、10%枸橼酸铁胺、多糖铁复合物、琥珀酸亚铁等口服。一般需要治疗2个月左右,血红蛋白才可恢复正常。血红蛋白正常后,仍应继续服用小剂量铁剂3~6个月,以补充铁储备,防止复发。

（2）注射铁剂:对口服铁剂后胃肠反应严重无法耐受、严重消化道疾病致铁剂吸收不良、急需迅速纠正缺铁如妊娠晚期的病人等,可考虑选择注射铁剂。常选用右旋糖酐铁或山梨醇铁肌内注射。因注射铁剂不通过肠黏膜屏障而直接入血,所以必须精确计算注射剂量,以免过量导致铁中毒。首次给药须做皮试,以观察有无过敏,常用0.5ml作为试验剂量,1小时后无过敏者,给足量治疗。第1天50~100mg深部肌内注射,以后每日或隔日注射100mg,直至完成总量。有严重肝、肾疾病及对铁过敏者禁用。

3. 其他疗法　中药治疗,严重贫血者可适当输血。

【常见护理诊断/问题】

1. 活动无耐力　与贫血及组织缺铁有关。

2. 营养失调:低于机体需要量　与铁的需要量增加而摄入不足、铁吸收不良或丢失过多有关。

3. 潜在并发症:贫血性心脏病。

【护理目标】

1. 活动耐力增强。

2. 铁缺乏得到纠正。

3. 无并发症发生,或及时发现并发症并进行了恰当处理。

【护理措施】

（一）一般护理

1. 休息与活动　充分的休息可减少氧的消耗,减轻活动无耐力。对轻、中度贫血病人活动量以不感到疲劳、不加重症状为度,待病情好转后逐渐增加活动量。重度贫血伴显著缺氧病人应卧床休息,要协助病人取舒适卧位,妥善安排各种护理计划及治疗时间,使病人能充分休息,减少疲劳与体力消耗。指导病人学会在活动中自测脉搏,当脉搏超过100次/分时,应停止活动。

2. 饮食护理

（1）应给予高铁、高热量、高蛋白、高维生素、易消化饮食:由于食物是人体内铁的主要来源,因此补充含铁丰富的食物对纠正缺铁性贫血尤其重要。含铁量丰富的食物主要有瘦肉、动物血、动物肝、蛋黄、鱼、豆类、海带、木耳、香菇、紫菜、发菜、芝麻酱、黄豆及其制品、韭菜、芹菜、香蕉、核桃、红枣等。食物中含铁量与铁的吸收率并不一定成正比,如蛋黄中含铁量较高,但吸收率低;母乳中含铁量虽低,但铁的吸收率高。动物性食物和大豆不仅含铁量高,而且铁的吸收率也高。

（2）嘱病人养成均衡饮食的习惯:荤素搭配,不挑食、不偏食,注意烹饪方法,减少对营养素的破坏。

（3）特殊情况饮食要求:消化不良者应少量多餐,口腔炎或舌炎者,避免进食过热或辛辣刺激性食物。

（二）病情观察

主要监测病人原发病是否控制,缺铁的病因是否去除;有无心悸、气促加重及心脏增大、心力衰竭等并发症出现;补铁后自觉症状是否减轻,面色、口唇、甲床等颜色有无改善,铁剂治疗有无严重不良反应、能否耐受等。

（三）对症护理

贫血的护理参阅本章第一节"血液系统疾病常见症状或体征的护理"。

（四）用药护理

1. 口服铁剂治疗的护理

（1）正确指导服用铁剂:①要正确选择服用铁剂时间,一般情况空腹时服用铁剂吸收较好,但有消化道疾病或有胃肠道反应者应于进餐时或餐后服用。②为减少铁剂对胃黏膜的刺激反应,可从小剂量开始服用。③为避免染黑牙齿,口服液体铁剂时需用吸管。④避免铁剂与牛奶、茶水、钙盐及镁盐同服,以免影响铁的吸收。⑤为增加铁剂的吸收,可口服维生素 C。

（2）观察口服铁剂的反应:①口服铁剂对胃肠道黏膜有刺激性,易引起恶心、呕吐、腹痛、腹泻或便秘。②由于铁与肠道内硫化氢作用生成黑色的硫化铁,口服铁剂期间大便可呈黑色,要告知病人属正常现象,以消除病人的顾虑。

（3）判断铁剂的疗效:铁剂治疗有效最早的临床表现是病人自觉症状好转,最早的血象改变是网织红细胞上升。口服铁剂 3~4 天后,网织红细胞计数开始上升,10 天左右达高峰;随后血红蛋白开始上升,2 个月左右恢复正常。在此期间,应注意观察病人皮肤黏膜苍白有无改善,询问自觉症状有无好转,定期检测血象、血清铁等,以判断药物的疗效。如治疗 3 周未见疗效,应及时反馈给主管医生,并考虑病因是否去除、是否按医嘱用药、护理是否得当等。

2. 注射铁剂治疗的护理

（1）严格掌握注射剂量:遵照医嘱严格掌握注射剂量,以免剂量过大致铁中毒。

（2）正确选择注射部位和注射方法:注射铁剂时宜深部肌内注射,经常更换注射部位,以促进吸收,避免硬结形成。有硬结形成时可进行局部热敷。由于药液溢出可引起皮肤染色,注射时应避免药液外溢,并注意不要在皮肤暴露部位注射。

（3）观察处理注射铁剂的不良反应:主要不良反应有局部肿痛、面色潮红、恶心、头痛、腹痛、肌肉痛、荨麻疹、低血压等,严重者可发生过敏性休克,注射时应备好肾上腺素以便急救。少数可出现尿频、尿急,应嘱病人多饮水。

（五）心理护理

了解病人发病原因、心理问题、家庭和社会支持情况,针对病人不同心理问题予以解释。向病人说明缺铁性贫血大多预后良好,去除病因及补充铁剂后多较快恢复正常,消除病人的思想顾虑。

（六）健康指导

1. 疾病知识指导　告知病人及其家属能引起缺铁性贫血的病因,避免引起缺铁的原因,及时根治各种慢性出血性疾病。帮助病人及家属掌握本病的有关知识和护理方法,增强自我保健和家庭护理的有效性。

2. 休息与饮食指导　注意休息与营养,合理膳食,避免偏食;尤其对妊娠、哺乳期妇女和生长发育期儿童更应强调增加营养,多进食含铁丰富的食物;妊娠及哺乳期妇女可适当补充铁剂。

3. 用药指导　说明坚持用药的重要性,使其主动配合,遵医嘱规律用药,服药时避免同时食用影响铁剂吸收的食物。

【护理评价】

1. 活动耐力是否增强。

2. 铁缺乏是否得到纠正。

3. 有无并发症发生;发生并发症能否被及时发现,并得到及时处理。

二、巨幼细胞贫血

巨幼细胞贫血(megaloblastic anemia,MA)指由于叶酸、维生素 B_{12} 缺乏或某些影响核酸代谢药物的作用,导致细胞脱氧核糖核酸(DNA)合成障碍所引起的贫血。其中90%是叶酸和(或)维生素 B_{12} 缺乏引起的营养性巨幼细胞贫血。在我国,以叶酸缺乏为主,多见于进食新鲜蔬菜、肉类较少的人群。而欧美国家则以维生素 B_{12} 缺乏及体内产生内因子抗体所致的恶性贫血多见。

【叶酸及维生素 B_{12} 的代谢】

（一）叶酸的代谢

1. 叶酸的来源　人体不能合成叶酸,所需叶酸只能由食物供给,每日需要 $200 \sim 400\mu g$。

2. 叶酸的吸收与转化　叶酸的吸收部位在十二指肠及近端空肠,吸收的叶酸以 N^5-甲基四氢叶酸的形式存在于血中,经运输被摄取进入细胞内,在维生素 B_{12} 依赖的蛋氨酸合成酶作用下,形成四氢叶酸,在体内参与嘌呤核酸和嘧啶核苷酸的合成和转化。

3. 叶酸的储存　成人叶酸储存量约 $5 \sim 20mg$,50% 在肝脏。

（二）维生素 B_{12} 的代谢

1. 维生素 B_{12} 的来源　维生素 B_{12} 是一种由含钴的卟啉类化合物组成的 B 族维生素,主要来源于食物,如动物肝、肾、肉、鱼、蛋等。

2. 维生素 B_{12} 的吸收与转化　食物中的维生素 B_{12} 需与胃黏膜内因子(IF)结合后才能在回肠被吸收,在血液中与特异的 α 球蛋白相联达到肝脏、骨髓细胞、网状细胞及其他组织中备用。

3. 维生素 B_{12} 的贮存　量很少,约 $2 \sim 5mg$,主要贮存于肝脏。

【病因及发病机制】

（一）病因

1. 叶酸缺乏

（1）需要量增加或摄入不足:婴幼儿、青少年、妊娠和哺乳期妇女对叶酸的需要量增加;因偏食、挑食导致叶酸的摄入减少。

（2）丢失过多或吸收不良:因过度烹煮或腌制蔬菜可使叶酸丢失过多;消化系统疾病(如炎症、肿瘤、手术切除等)或某些药物(如抗癫痫药、甲氨蝶呤、柳氮磺吡啶等)可使叶酸吸收不良。

2. 维生素 B_{12} 缺乏　人体对维生素 B_{12} 的需要量极少,只要饮食正常就不会缺乏。维生素 B_{12} 缺乏常见于:

（1）吸收或利用障碍:最常见于自身免疫性胃炎、胃大部切除术、回盲部肿瘤及胃黏膜壁细胞分泌内因子障碍,或存在维生素 B_{12} 内因子抗体所致的吸收障碍。严重肝脏疾病、麻醉药(如氧化亚氮)等可影响维生素 B_{12} 的利用,导致维生素 B_{12} 缺乏。

（2）摄入减少:长期素食、偏食导致维生素 B_{12} 摄入减少,较为少见,一般需 $10 \sim 15$ 年才会发展为维生素 B_{12} 缺乏。

（二）发病机制

四氢叶酸和维生素 B_{12} 是合成 DNA 的重要辅酶,当人体内维生素 B_{12} 及叶酸缺乏时,细胞核中的DNA 合成速度减慢,细胞的分裂和增殖时间延长;但对细胞质内的 RNA 合成影响不大,出现细胞核质发育不平衡,细胞体积变大而核发育幼稚,形成巨幼红细胞;这种巨幼变也可发生在骨髓粒细胞和巨核细胞。巨幼变的细胞在骨髓内易被破坏,形成无效造血,可引起贫血,严重时全血细胞减少。DNA合成障碍也可累及黏膜上皮细胞,产生消化道症状;维生素 B_{12} 缺乏亦使相关依赖酶的催化反应发生障碍,神经髓鞘合成受阻、功能障碍,出现神经精神症状。

【护理评估】

（一）健康史

询问病人有无叶酸需要量增加或摄入不足、导致叶酸和（或）维生素 B_{12} 吸收及利用障碍的基础疾病；评估饮食及烹饪习惯，是否存在破坏叶酸和（或）维生素 B_{12} 的情况等。

（二）身体状况

1. 血液系统表现　起病缓慢，除一般贫血表现外，严重者因全血细胞减少可致反复感染和（或）出血；少数病人出现轻度黄疸。

2. 消化系统表现　早期因胃肠道黏膜萎缩引起食欲减退、恶心、腹胀、腹泻或便秘。口腔黏膜、舌乳头萎缩，舌面呈"牛肉样舌"，伴舌痛；部分病人发生口角炎、舌炎，出现局部溃烂、疼痛。

3. 神经精神症状

（1）神经症状：出现对称性远端肢体麻木，深感觉障碍，如振动觉和运动觉消失；共济失调或步态不稳，锥体束征阳性、肌张力增加、腱反射亢进；味觉、嗅觉降低，视力下降，黑矇征等。

（2）精神症状：叶酸缺乏者，出现易怒、妄想等；维生素 B_{12} 缺乏者，有抑郁、失眠、记忆力下降、谵妄、幻觉、妄想，甚至精神错乱、人格变态等。

（三）心理-社会状况

营养性巨幼细胞贫血多见于儿童，常由于饮食不当导致摄入减少引起，预后良好。部分病人因消化道吸收面积减少或自身免疫性因素出现恶性贫血，治疗相对困难，病程较长，长期贫血导致活动耐力下降，甚至出现感知觉异常，影响日常生活和工作，出现焦虑或抑郁心理。

（四）辅助检查

1. 血象　典型血象呈大细胞性贫血。血涂片红细胞大小不等、以大椭圆形细胞为主，可见点彩红细胞，中性粒细胞呈多分叶现象。红细胞与血红蛋白减少不成比例，网织红细胞计数正常或略高，重症者白细胞和血小板减少。

2. 骨髓象　骨髓增生活跃，以红细胞系增生显著；可见各阶段巨幼红细胞，表现为胞体大、细胞核发育晚于细胞质，呈"核幼质老"现象；粒细胞系、巨核细胞系也可见巨幼变。骨髓铁染色常增多。

3. 血清叶酸和维生素 B_{12} 浓度测定　是诊断叶酸和维生素 B_{12} 缺乏最重要的指标。血清叶酸低于 6.8nmol/L（3ng/ml），红细胞叶酸低于 227nmol/L（100ng/ml），血清维生素 B_{12} 低于 74pmol/L（100ng/ml），均有诊断意义。

（五）治疗原则及主要措施

1. 病因治疗　是治疗巨幼细胞贫血的关键。如积极治疗原发病，纠正偏食，改变不合理的饮食结构或烹饪方式；药物所致的巨幼细胞贫血，应酌情停药或换药。

2. 补充叶酸和（或）维生素 B_{12}

（1）叶酸：单纯叶酸缺乏者，口服叶酸每次 5~10mg，每日 2~3 次，直至贫血表现完全消失，若无原发病，不需维持治疗。

（2）维生素 B_{12}：叶酸和维生素 B_{12} 同时缺乏，或单纯维生素 B_{12} 缺乏，可采取肌内注射或口服维生素 B_{12}，若有神经系统表现，应维持治疗半年到 1 年；因药物引发者，合并应用亚叶酸钙静脉输液治疗；恶性贫血或全胃切除者，应终生治疗。

【常见护理诊断/问题】

1. 活动无耐力　与贫血引起组织缺氧有关。

2. 营养失调：低于机体需要量　与叶酸、维生素 B_{12} 的摄入不足、吸收不良或丢失过多等有关。

3. 感知觉紊乱　与维生素 B_{12} 缺乏引起神经系统损害有关。

【护理目标】

1. 活动耐力增强。

2. 叶酸、维生素 B_{12} 缺乏得到纠正。

3. 感知觉紊乱减轻或消失。

【护理措施】

（一）一般护理

1. 休息与活动　参见本节缺铁性贫血。

2. 饮食护理

（1）给予富含叶酸、维生素 B_{12} 饮食：叶酸含量丰富的食物主要有绿叶蔬菜、水果、谷物和动物肉类等；维生素 B_{12} 含量丰富的食物主要有动物肉类、动物肝肾、禽蛋及海产品等；应根据营养素缺乏的种类针对性地补充。

（2）改变不良的饮食及烹饪习惯：不挑食、不偏食，注意烹饪方法，烹调时温度不宜过高、时间不宜过长，以减少营养素的破坏。

（二）病情观察

主要监测病人原发病是否控制，叶酸、维生素 B_{12} 缺乏的病因是否去除；消化系统表现是否明显，有无神经精神症状及并发症的出现等。

（三）对症护理

1. 贫血的护理　参阅本章第一节"血液系统疾病常见症状或体征的护理"。

2. 神经精神症状的护理　对伴有末梢神经炎、肢体麻木无力者，应注意局部保暖；出现共济失调者，行走时应有人陪伴。

（四）用药护理

1. 观察药物疗效　主要观察用药后病人的自觉症状和血象的变化。一般情况下，有效治疗后 1～2 天，病人食欲好转，2～4 天后网织红细胞增加，1 周左右达到高峰，血红蛋白开始上升，4～6 周血红蛋白恢复正常，半年到 1 年后，神经症状得到改善。

2. 观察药物不良反应　服用维生素 B_{12} 偶有过敏反应，甚至休克，应密切观察、及时处理；对老年人、心血管疾患、进食过少者，治疗过程中可出现低钾血症，应加强观察或遵医嘱预防性补钾。

（五）心理护理

了解病人发病原因、心理问题、家庭和社会支持情况，针对病人不同心理问题予以解释，消除病人的思想顾虑。

（六）健康指导

1. 疾病知识指导　告知病人及其家属引起叶酸和维生素 B_{12} 缺乏的病因，帮助病人及家属掌握本病的有关知识和护理方法，增强自我保健和家庭护理的有效性。

2. 饮食指导　合理膳食，科学烹调；尤其对于出现叶酸和维生素 B_{12} 缺乏的高危人群，应预防性补充相应营养素。

3. 用药指导　告知病人遵医嘱规律用药，定期门诊复查血象。

【护理评价】

1. 病人活动耐力是否增强。

2. 叶酸、维生素 B_{12} 缺乏是否得到纠正。

3. 感知觉紊乱是否减轻或消失。

三、再生障碍性贫血

再生障碍性贫血（aplastic anemia，AA）简称再障，是由多种原因导致造血干细胞的数量减少和（或）功能障碍引起的一类贫血，又称骨髓造血功能衰竭症。临床主要表现为骨髓造血功能低下，进行性贫血、出血、感染和全血细胞减少。再障可发生于各年龄段，以青壮年居多，男性略高于女性。流行病学资料显示，我国再障的年发病率为 7.4/100 万人口，原发性多于继发性。

【病因及发病机制】

（一）病因

按病因是否明确可将再障分为原发性和继发性两种，约半数以上的病人找不到明确的病因，称为原发性再障。继发性再障的发生可能和下列因素有关：

1. 化学因素　包括各类可以引起骨髓抑制的药物和化学物质。

（1）药物：抗菌药，最常见的是氯霉素，其他如磺胺类、四环素、异烟肼等；抗肿瘤药，如氮芥、阿糖胞苷、甲氨蝶呤、阿霉素、柔红霉素等;抗癫痫药,如苯妥英钠、卡马西平、乙琥胺;抗甲状腺药,如甲巯咪唑、甲(丙)硫氧嘧啶;解热镇痛抗风湿药,如保泰松、安乃近、吲哚美辛、吡罗昔康;其他,如西咪替丁、异烟肼、甲苯磺丁脲等。

（2）化学物质:苯及其衍化物是最重要的骨髓抑制毒物,在染料、油漆、塑料、皮革制品黏合剂、杀虫剂等物质中含量较高。

2. 物理因素　电离辐射、核辐射、放射线等(如 X 线、γ、镭)均影响 DNA 的复制,抑制细胞的有丝分裂,干扰骨髓细胞生成,使造血干细胞减少。

3. 生物因素　主要是病毒感染。EB 病毒、肝炎病毒、微小病毒、带状疱疹病毒等均可引起再障,特别是肝炎病毒与再障关系明确,主要是丙型肝炎,其次是乙型肝炎,临床上称为病毒性肝炎相关性再障,病情严重,病死率高。

4. 其他因素　如免疫因素,部分再障可继发于系统性红斑狼疮、类风湿关节炎、胸腺瘤等;遗传因素,先天性再障多有家族史;其他疾病的演变,如慢性肾衰竭、阵发性睡眠性血红蛋白尿、严重甲状腺功能减退症等偶可引起再障。

（二）发病机制

尚未完全明了,上述病因可能通过三种机制导致骨髓造血干细胞的再生、分化能力减弱或消失,引起外周血液全血细胞减少。

1. 造血干细胞缺陷　包括造血干细胞质的异常和量的减少。临床实验室检查表明,造血干细胞数量减少是各型再障的必有表现。

2. 造血微环境异常　再障病人骨髓活检发现除了造血细胞减少外,骨髓还出现了"脂肪化"及局部结构的病理变化,如静脉窦壁水肿、出血、毛细血管坏死等。骨髓基质细胞受损是再障病人造血干细胞移植不成功的原因。

3. 免疫异常　免疫异常是再障的主要发病机制。再障病人外周血及骨髓中淋巴细胞比例增高,T细胞亚群分布异常;细胞毒性 T 细胞分泌穿孔素直接杀伤造血干细胞,导致骨髓造血功能衰竭。

【护理评估】

（一）健康史

询问病人的居住和工作环境,是否接触有害物质,如苯类、放射线等;近期是否使用过易致再障的药物,如氯霉素、磺胺类药、吲哚美辛、阿司匹林等;近期是否患过病毒感染性疾病,如呼吸道感染、各型肝炎等。对育龄妇女,还需了解妊娠和生育情况。

（二）身体状况

再障的主要临床表现有进行性贫血、出血和反复继发感染,肝、脾、淋巴结多无肿大。根据病人的临床表现、血象、骨髓象及预后,可分为重型再障和非重型再障。

1. 重型再障　起病急,进展快,早期主要表现为出血与感染,随着病程的进展出现贫血,且进行性加重。急性再障少见而严重,治疗效果不佳,颅内出血和严重感染是急性再障病人的主要死亡原因。

（1）广泛而严重的出血:几乎所有的病人均有出血倾向,出血的主要原因是血小板减少。出血部位较广泛,常见有严重的皮肤、黏膜出血,如皮肤瘀点、瘀斑,牙龈出血、鼻腔出血;可有消化道出血、持续阴道出血或月经过多等内脏出血,甚至可发生颅内出血而危及生命。

（2）感染及发热:再障病人在病程中几乎均有发热,系感染所致,感染的主要原因是粒细胞数量减少。感染的菌种以革兰阴性杆菌、金黄色葡萄球菌和真菌为主,常有呼吸道感染、皮肤感染、口咽部和肛门感染,以呼吸道感染最常见,严重者可发生肺炎和败血症。

（3）进行性加重的贫血:贫血的主要原因是红细胞生成减少,其次是出血造成红细胞丢失过多。病初贫血常不明显,随病程进展出现进行性贫血,伴明显的头晕、乏力、心悸等。

2. 非重型再障　较多见。起病及进展较缓慢,以贫血为首发和主要表现,出血症状较轻,多局限于皮肤黏膜,内脏出血少见,较少出现感染发热,经恰当治疗可长期缓解或完全恢复。个别病例可发展为重型再障,病情恶化,预后差(表 6-2-1)。

表 6-2-1　重型再障和非重型再障的鉴别

鉴别要点	重型再障	非重型再障
起病情况	起病急,进展迅速	起病及进展较缓慢
首发症状	出血与感染	贫血为主
血象	中性粒细胞绝对值<$0.5×10^9$/L	中性粒细胞绝对值>$0.5×10^9$/L
	血小板计数<$20×10^9$/L	血小板计数>$20×10^9$/L
	网织红细胞绝对值<$15×10^9$/L	网织红细胞绝对值>$15×10^9$/L
骨髓象	增生低下或极度低下,粒系、红系、巨核系三系细胞增生受抑	增生减低或有灶性增生
预后	治疗效果不佳,预后差	恰当治疗可长期缓解或完全恢复,预后较好

（三）心理-社会状况

再障病人多数病情较重,病情复杂,躯体不适多,重型预后差,非重型病程迁延、反复发作,加之药物治疗过程中体形变化、输血或干细胞移植所需的高额医疗费用,均可使病人出现紧张、焦虑、自卑、抑郁,甚至悲观、绝望情绪;病人家属也会产生巨大的心理压力。

（四）辅助检查

1. 血象　特点是全血细胞减少,可呈四少一多,即红细胞计数、网织红细胞计数、白细胞计数、血小板计数均减少,白细胞分类淋巴细胞相对增多。各系细胞减少的程度不一定呈平行关系,重型较非重型全血细胞减少程度更为严重。贫血多呈正细胞正色素性,也可有大细胞性贫血。再障的诊断指标应符合下列 3 项中的 2 项:①血红蛋白<100g/L;②中性粒细胞绝对值<$1.5×10^9$/L;③血小板<$50×10^9$/L。

2. 骨髓象　重型再障骨髓增生低下或极度低下,粒系、红系、巨核系三系细胞增生受抑;造血细胞数量明显减少,巨核细胞和幼红细胞减少更甚,非造血细胞成分如淋巴细胞、浆细胞、组织嗜碱细胞增多。非重型骨髓增生减低或有灶性增生,即使有灶性增生但巨核细胞仍明显减少。

3. 其他　骨髓放射性核素检查,放射性摄取减少甚至消失,可间接反映造血组织减少的程度和部位。

（五）治疗原则及主要措施

1. 去除病因　去除及避免周围环境中的致病因素,禁用对骨髓造血抑制的药物。

2. 对症及支持治疗

（1）防治感染:做好个人卫生和环境的清洁消毒,减少感染机会。发生感染时,早期用强而有效的抗生素,注意长期使用抗生素可诱发真菌感染和肠道菌群失调,必要时输注白细胞悬液。

（2）控制出血:根据病情选用不同的止血方法或药物。合并血浆纤溶酶活性增高者,用抗纤溶药,如氨基己酸;月经过多者,用丙酸睾酮或达那唑;对颅内出血、消化道出血或血尿等有内脏出血或出血严重,或血小板低于$20×10^9$/L者,可输浓缩血小板或新鲜冷冻血浆。

（3）纠正贫血:重度贫血伴缺氧明显时,考虑输注全血或浓缩红细胞。输血是主要的支持治疗,但输血不当可引起多种不良反应,多次输血可致继发性血色病,因此应严格掌握输血的适应证。

3. 免疫抑制疗法　常用药物有抗淋巴细胞球蛋白（ALG）和抗胸腺细胞球蛋白（ATG）,两者均能够抑制 T 淋巴细胞或非特异性自身免疫反应,是治疗重型再障的主要药物。也可选用环孢素（CsA）,选择性作用于 T 淋巴细胞,解除骨髓抑制,用于各型再障,疗程长于 1 年。

4. 促进骨髓造血疗法

（1）雄激素:是治疗非重型再障的首选药物。雄激素可直接刺激骨髓造血干细胞,促进造血干细胞的增殖和分化,还可刺激肾脏产生更多的促红细胞生成素,刺激巨噬细胞产生粒细胞-巨噬细胞集落刺激因子,促进红细胞和粒细胞的生成。雄激素必须在有一定量的造血干细胞基础上才能发挥作用,故对重型再障效果不佳。多选用口服制剂,常用药物有司坦唑醇 2～4mg,口服,每天 3 次;也可选用十一酸睾酮和达那唑。注射剂可选用丙酸睾酮,每天100mg,肌内注射。疗程及剂量应根据治疗效果和不良反应调整,切忌突然停药和减量过快,以免导致病情复发。

(2) 造血生长因子:适用于重型再障。常用药物有粒细胞集落刺激因子(G-CSF)、粒细胞-巨核细胞集落刺激因子(GM-CSF)、重组人促红细胞生成素(EPO)。

(3) 造血干细胞移植:40岁以下、无感染及其他并发症、有合适供体的重型再障者,可考虑造血干细胞移植,包括骨髓移植、外周血干细胞移植和脐血干细胞移植。

【常见护理诊断/问题】

1. 活动无耐力　与贫血引起全身组织缺氧有关。

2. 有感染的危险　与粒细胞减少有关。

3. 有出血的危险　与血小板减少有关。

4. 悲伤　与治疗效果差及经济负担重有关。

5. 潜在并发症:颅内出血。

【护理目标】

1. 活动耐力增强。

2. 无感染发生,或感染能够得到有效的控制。

3. 减少或避免出血。

4. 减轻或消除悲伤情绪。

5. 未发生并发症;发生并发症能被及时发现,并得到及时处理。

【护理措施】

(一) 一般护理

1. 休息与活动　适当休息:根据病人病情制订活动计划,必要时卧床休息。

2. 饮食护理　应给予高热量、高蛋白、高维生素、易消化饮食,以加强营养,提高机体免疫力。

3. 保持个人卫生和环境卫生　加强口腔、鼻咽部、皮肤和肛周护理;保持病室环境清洁,对白细胞明显减少或粒细胞缺乏者应行保护性隔离,加强室内消毒,有条件者住层流洁净病房,防止交叉感染。

(二) 病情观察

主要观察病人出血的部位、范围,有无颅内出血征象;监测生命体征,警惕败血症;观察有无皮肤黏膜苍白、贫血进展的速度;了解有关实验室检查结果,观察治疗效果和各种治疗的不良反应。

(三) 对症护理

贫血、出血、感染的护理参阅本章第一节"血液系统疾病常见症状或体征的护理"。

(四) 用药护理

1. 应用免疫抑制剂的护理　用药期间应给予保护性隔离,加强支持疗法,防止出血及感染加重。抗淋巴细胞球蛋白和抗胸腺细胞球蛋白可出现猩红热样皮疹、发热、关节痛等超敏反应和血清病等不良反应,用药前需做过敏试验,如有发生应遵医嘱给予氢化可的松治疗。应用环孢素应监测血药浓度及不良反应,常见多毛症及皮肤色素沉着,其次为牙龈增生,可在停药后自行消退;少数病人转氨酶及肌酐值升高,减量后可恢复,长期使用者应监测肝、肾功能。

2. 应用雄激素的护理

(1) 丙酸睾酮为油剂,不易吸收,注射处易形成硬结甚至发生无菌性坏死,故需深部缓慢分层肌内注射,并注意经常更换注射部位,必要时局部热敷。

(2) 向病人说明雄性激素治疗可能出现的不良反应,如长期用药可出现痤疮、毛发增多、声音变粗、体重增加,女性闭经及男性化,肝功能损害等,用药过程中应密切观察并向病人解释清楚,以消除疑虑。

(3) 应向病人说明雄激素治疗显效较慢,治疗2~3个月网织红细胞计数升高,治疗半年无网织红细胞计数及血红蛋白上升才视为无效,需坚持完成疗程。

(五) 心理护理

与病人及其家属建立信任关系,了解病人的想法,同时鼓励病人与亲人、病友多交谈,争取社会支持系统的帮助,减少孤独感。让病人能正视现实,振作精神,增强康复的信心,积极配合治疗。

（六）健康指导

1. 疾病知识指导　让病人及其家属了解本病的致病因素,避免接触能致本病的理化因素,不用对造血系统有损害的药物。注意个人卫生,避免皮肤黏膜碰撞损伤,避免各种出血和感染。

2. 休息与饮食指导　让病人明确本病治疗的长期性和艰巨性,注意营养和休息,增强体质。

3. 用药指导　向病人及家属详细介绍免疫抑制剂、雄激素等药物的名称、剂量、用法及不良反应,严格遵医嘱按时用药,定期门诊复查血象,随时了解病情变化。

【护理评价】

1. 活动耐力是否增强。

2. 是否发生感染;发生感染能否被及时发现,并得到及时处理。

3. 出血是否减轻或缓解。

4. 悲伤情绪是否减轻或消除。

5. 有无并发症发生;发生并发症能否被及时发现,并得到及时处理。

（张淑爱）

第三节　出血性疾病病人的护理

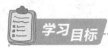

1. 掌握特发性血小板减少性紫癜、过敏性紫癜、血友病病人的身体状况及饮食护理。
2. 熟悉特发性血小板减少性紫癜、过敏性紫癜、血友病的病因及治疗原则。
3. 了解特发性血小板减少性紫癜、过敏性紫癜、血友病的发生机制。
4. 能应用护理程序对不同类型出血性疾病的病人实施整体护理。

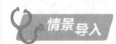

病人,男性,35岁。因"皮肤紫癜2天,鼻出血、尿血1天"来诊。两周前曾患"感冒"。检查发现:体温36.4℃,皮肤散在大小不等出血点,以下肢明显,鼻腔黏膜有血痂。无皮肤黏膜苍白和黄染,肝、脾、淋巴结不大。血红蛋白132g/L,血小板计数$24×10^9$/L。

请思考:

1. 病人出血的原因是什么?

2. 存在哪些护理诊断/问题?

3. 护理的重点是什么?

出血性疾病是指止血机制缺陷或异常而引起的以自发出血或轻微损伤后出血不止的一组疾病。引起出血性疾病的因素主要有:毛细血管壁异常、血小板量或质异常、凝血功能障碍。

一、特发性血小板减少性紫癜

特发性血小板减少性紫癜(idiopathic thrombocytopenic purpura,ITP)又称自身免疫性血小板减少性紫癜,是一种主要与自身免疫有关的出血性疾病,也是最常见的血小板减少性疾病。其主要表现为广泛的皮肤黏膜或内脏出血、血小板减少、骨髓巨核细胞发育成熟障碍。可分为急性型和慢性型,急性型多见于儿童,慢性型多见于成年人且女性多于男性。

【病因及发病机制】

病因尚未完全明了,一般认为与下列因素有关。

1. 感染因素　细菌或病毒感染与ITP的发生有关。约80%的急性ITP病人发病前2周左右曾有上呼吸道感染史;慢性ITP病人常因感染而致病情加重;病毒感染后发生的ITP病人,血中可发现抗病毒抗体或免疫复合物。

2. 免疫因素 感染不能直接导致 ITP 的发病,免疫因素的参与可能是 ITP 发病的重要原因。在大多数 ITP 病人的血清中,可检测出血小板相关性自身抗体;糖皮质激素、血浆置换、静注免疫球蛋白对 ITP 有肯定疗效,也提示本病的发病与免疫因素有密切关系。由于病人对自身血小板抗原的免疫失耐受,产生体液免疫和细胞免疫介导的血小板过度破坏和血小板生成受抑,最终导致 ITP。

3. 肝、脾与骨髓因素 肝、脾与骨髓不但是血小板抗体和抗血小板抗体产生的主要部位,也是血小板被破坏的主要场所,以脾脏最为重要,人体约 1/3 的血小板储存于脾脏,且脾内相关抗体水平最高。

4. 其他因素 慢性型女病人在青春期与绝经期前易发病,可能是雌激素抑制血小板生成及促进单核-巨噬细胞对抗体结合血小板的破坏有关;ITP 的发生可能受基因调控,与遗传因素有关。

【护理评估】

（一）健康史

详细询问病人出血的主要表现形式、发生急缓、主要部位与范围;有无明确诱因,发病前有无病毒感染史;有无内脏出血及其严重程度;女性病人应评估月经情况,有无月经过多;有无诱发颅内出血的危险因素及颅内出血的早期表现。

（二）身体状况

1. 急性型 主要临床特点有:

（1）多见于儿童,出血前不久或出血同时常患上呼吸道感染或其他病毒感染。

（2）发病突然,常有畏寒、发热。

（3）急性期出血严重,出血的特点是皮肤、黏膜广泛出血,多为散在性针状的皮内或皮下出血点,形成瘀点或瘀斑;四肢较多,但也可为全身性出血斑或血肿;鼻出血、牙龈出血、口腔黏膜出血常见,损伤或注射部位可渗血不止或形成大片瘀斑。当血小板低于 $20 \times 10^9/L$ 时,可有内脏出血,如消化道、泌尿道、阴道等出血,颅内出血是致死的主要原因。

（4）急性型病程多呈自限性,常在 4~6 周内恢复。

2. 慢性型 主要见于青、中年女性。起病缓慢,出血症状轻,多表现为皮肤瘀点、瘀斑,鼻出血、牙龈出血或月经过多,可持续数周或数月,严重内脏出血少见。慢性型常呈反复发作过程,自行缓解者较少。病期较长者可有贫血和轻度脾大。

（三）心理-社会状况

急性出血者易出现紧张、恐惧心理;慢性出血易反复发作,病人出现烦躁易怒、抑郁、悲观等心理反应。

（四）辅助检查

1. 血象 主要为血小板计数减少,出血轻重与血小板高低成正比。慢性型常在 $50 \times 10^9/L$ 左右,急性型减少更明显,常低于 $20 \times 10^9/L$,可有血小板形态异常。白细胞计数及分类多正常,严重出血者可有红细胞计数减少。

2. 骨髓象 主要表现为巨核细胞成熟障碍。巨核细胞数量增加或正常,幼稚型或颗粒型增多,成熟巨核细胞减少;红细胞系、粒细胞系、单核细胞系正常。

3. 其他 可有血小板相关免疫球蛋白增高、束臂试验阳性、出血时间延长、血块收缩不良等。

（五）治疗原则及主要措施

ITP 的治疗应个体化,治疗原则是防止创伤,减少血小板的破坏,支持治疗及止血。

1. 糖皮质激素 是治疗本病的首选药物,可减少血小板抗体生成、抑制血小板破坏、降低毛细血管的通透性、刺激骨髓造血。常用泼尼松每天 30~60mg,分次或顿服,用药至血小板接近正常后开始减量,疗程 3~6 个月。病情严重者可用地塞米松或甲泼尼龙短期静脉滴注,待病情好转后改为泼尼松口服。一般用药后数日即可改善出血症状,但停药过早易复发。

2. 免疫抑制剂 不宜作为首选药物,可用于糖皮质激素治疗和脾切除无效或疗效较差的病人。常用药物有长春新碱、环磷酰胺、硫唑嘌呤、吗替麦考酚酯等,疗程一般为 4~6 周。

3. 脾切除 能减少血小板抗体的产生及血小板的破坏。术后并发症主要有栓塞、出血和感染等,一般不作为首选治疗措施。

4. 急重症处理 对血小板低于$20×10^9/L$、出血严重而广泛者、疑有或已发生颅内出血者、分娩者、脾切除术前或其他需紧急手术的病人，应进行紧急处理。

（1）输注血小板：紧急静脉补充血小板，暂时控制或预防严重出血。

（2）大剂量甲泼尼龙静脉注射：有效抑制单核-吞噬细胞系统的吞噬效应，减少血小板破坏。

（3）静脉输入免疫球蛋白：与单核-巨噬细胞 Fc 受体封闭、抗体中和及免疫调节等有关，是目前 ITP 紧急救治最有效的方法之一。

（4）血浆置换。

【常见护理诊断/问题】

1. 组织完整性受损 与血小板减少有关。

2. 恐惧 与害怕出血不止、危及生命有关。

3. 潜在并发症：颅内出血。

【护理目标】

1. 减少或避免出血。

2. 恐惧感减轻或消失。

3. 未发生颅内出血；发生颅内出血能及时发现，并得到及时处理。

【护理措施】

（一）一般护理

1. 休息与活动 减少活动，避免创伤，血小板低于$20×10^9/L$时要卧床休息。

2. 饮食护理 依病情选用流质、半流质少渣饮食，应补充足够的蛋白质和维生素。避免便秘和剧烈咳嗽，以免诱发内脏出血。

（二）病情观察

主要观察出血的部位及范围，有无颅内出血的发生，血小板计数改变。治疗中应观察有无药物不良反应的出现。

（三）对症护理

出血的预防及护理，参阅本章第一节"血液系统疾病常见症状或体征的护理"。

（四）用药护理

1. 糖皮质激素 长期使用糖皮质激素能引起身体外形变化、胃肠道反应或出血、感染、骨质疏松、高血压等，嘱病人餐后服药，监测血压、粪便颜色、骨密度等，预防各种感染。

2. 免疫抑制剂 如长春新碱可引起骨髓造血功能抑制、末梢神经炎，应定期检查血象及骨髓象；使用环磷酰胺时，嘱病人多饮水，观察尿量及颜色；使用免疫抑制剂和大剂量免疫球蛋白时，易出现恶心、头痛、寒战及发热，应减慢输液速度，保护局部血管，预防和及时处理静脉炎。

3. 输血的护理 遵医嘱输血小板时应做好相应护理。血小板取回后应尽快输入，输注前要认真核对相关信息，密切观察有无输血反应。

（五）心理护理

给病人介绍本病的相关知识及药物治疗时可能出现的不良反应，使其能正确认识疾病，避免病人恐惧和情绪紧张。

（六）健康指导

1. 疾病知识指导 指导病人及家属了解本病的病因和主要表现，避免使用能引起血小板减少或加重出血的药物。

2. 生活指导 注意休息与营养，增强体质，注意保暖，预防感染发生。

3. 用药指导 指导病人正确使用糖皮质激素和免疫抑制剂，按医嘱用药，不可自行减量或停药，监测不良反应，定期门诊复查，出现皮肤黏膜出血及时就医。

【护理评价】

1. 出血是否减轻或缓解。

2. 恐惧感是否减轻或消失。

3. 是否发生颅内出血,发生颅内出血是否及时发现,并得到恰当处理。

二、过敏性紫癜

过敏性紫癜(allergic purpura)是一种常见的毛细血管变态反应引起的出血性疾病。主要临床表现为皮肤紫癜和黏膜出血,常伴有皮疹及血管神经性水肿、腹痛、关节炎和肾损害,血小板计数及凝血功能检查正常。本病多为自限性,好发于儿童及青少年,男性略多于女性。

【病因及发病机制】

（一）病因

1. 感染　可由细菌、病毒及寄生虫等感染所致,为最常见的病因和疾病复发原因。细菌感染中以溶血性链球菌感染最多见,病毒则可由风疹、麻疹、水痘病毒等感染引起,寄生虫感染多见钩虫、蛔虫等。

2. 药物　如抗生素(青霉素、链霉素、氯霉素等)、解热镇痛药(水杨酸类、吲哚美辛、保泰松等)、磺胺类、异烟肼、巴比妥类等。

3. 食物　主要是鱼、虾、蟹、蛋、牛奶等异性蛋白致机体过敏。

4. 其他　昆虫叮咬、花粉吸入、疫苗接种、寒冷、精神因素等。

（二）发病机制

尚不十分明确。上述致敏因素可使敏感体质者产生速发型变态反应或免疫复合物型变态反应,发生广泛的毛细血管炎和小动脉炎,损害小血管,使血管壁通透性和脆性增加,导致一系列出血表现,可累及皮肤、黏膜、胃肠道、关节及肾脏。

【护理评估】

（一）健康史

详细询问病人出血的主要表现形式、发生急缓、主要部位与范围;有无明确诱因;有无内脏出血及其严重程度;有无食物或药物过敏史。

（二）身体状况

起病可急可缓,冬春季节好发,多数病人发病前1～3周有上呼吸道感染史。常有低热、乏力、食欲减退等前驱症状。皮肤紫癜常最先出现,但也可在腹痛、关节痛等之后出现。根据病变主要累及部位的不同,可有相应的临床表现。主要类型有:

1. 单纯型(紫癜型)　主要表现为皮肤紫癜,是最常见的类型。多突然发生,以反复出现皮肤紫癜、瘀斑为主要表现。多见于双下肢及臀部,常分批出现,对称性分布,大小不等,可同时伴有皮肤水肿、荨麻疹,经1～2周后逐渐消退,皮肤紫癜可反复发生。

2. 腹型　约见于1/3病人。除皮肤紫癜外,主要表现为脐周或下腹部阵发性绞痛或持续性钝痛,可伴有恶心、呕吐、腹泻、便血。发作时有腹部压痛、肠鸣音亢进,有的可诱发肠套叠,易误诊为外科急腹症。

3. 关节型　多见于青年病人,以关节肿胀、疼痛和功能障碍为主,多累及膝、踝、肘、腕等大关节,呈游走性,反复发作。关节症状一般在数月内消失,不留后遗症。

4. 肾型　多见于儿童及少年,病情最为严重,常在紫癜发生1～2周后出现血尿、蛋白尿和管型尿等肾脏损害的表现,可出现水肿、高血压。病情多在数周内恢复,少数病人可发展为慢性肾炎或肾病综合征。

5. 混合型　具备两种或以上类型临床表现者称为混合型。个别病例可累及中枢神经系统和呼吸系统,并出现相应症状。

（三）心理-社会状况

反复出血,尤其是大出血,病人出现焦虑、恐惧等心理反应;腹型、肾型病人,因病情复杂或长期慢性出血,不易根治,病人易产生抑郁、悲观等心理反应。

（四）辅助检查

本病缺乏特异性实验室检查。

1. 血液检查　血小板计数、出血时间、凝血时间正常,白细胞计数正常或增多。

2. 骨髓检查 正常。

3. 尿液检查 肾型病人可有血尿、蛋白尿和管型尿。

4. 其他 半数病人束臂试验阳性;粪便隐血试验可呈阳性;肾活组织检查有助于肾型的临床诊断、病情预后判断及指导治疗。

（五）治疗原则及主要措施

1. 病因治疗 寻找并消除变应原,如积极控制感染,停用可能引起过敏的药物和食物。

2. 抗组胺类药物 一般轻症病例可选用异丙嗪、氯苯那敏、苯海拉明、氯雷他定、特非那定等口服,也可选用 10% 葡萄糖酸钙静脉注射。

3. 糖皮质激素 对关节型、腹型和单纯型疗效较好,对肾型无效。常用泼尼松口服,症状缓解后逐渐减量。重症病人可先用氢化可的松或地塞米松静脉滴注,待病情好转后再改为泼尼松口服,疗程 2～3 周,一般不超过 30 天。

4. 免疫抑制剂 对于肾型或使用糖皮质激素疗效不佳者,可试用硫唑嘌呤、环磷酰胺等免疫抑制剂。

5. 对症治疗 腹痛较重者可用阿托品或山莨菪碱等解痉剂;频繁腹泻有脱水者应补充水、电解质及维生素;上消化道出血者应禁食、制酸与止血,必要时输血。

【常见护理诊断/问题】

1. 组织完整性受损 与血管壁通透性和脆性增加有关。

2. 疼痛:腹痛、关节痛 与腹型紫癜和关节型紫癜有关。

3. 潜在并发症:慢性肾炎、肾病综合征。

【护理目标】

1. 减少或避免出血。

2. 疼痛减轻或消失。

3. 未发生并发症;发生并发症能被及时发现,并得到及时处理。

【护理措施】

（一）一般护理

1. 休息与活动 急性出血或发作期应卧床休息,对关节肿痛明显者,应注意置受累关节于合适位置,保护患病部位,尽量减少活动,以减轻疼痛、避免外伤。

2. 饮食护理 合理饮食,避免使用容易引起过敏的异体蛋白食物;发作期应根据病情选择清淡、易消化、少刺激饮食。

（二）病情观察

主要观察紫癜的部位及范围,有无消化道症状、关节表现和肾脏受累,在治疗中应观察有无药物不良反应的出现。

（三）对症护理

1. 出血的预防及护理 参阅本章第一节"血液系统疾病常见症状或体征的护理"。

2. 腹痛与关节痛的护理 协助病人采取舒适体位;关节肿痛者应注意局部关节的制动与保暖;疼痛明显者遵医嘱使用解痉剂或消炎止痛药物。

（四）用药护理

应用糖皮质激素和免疫抑制剂的护理参阅本节"特发性血小板减少性紫癜"。

（五）健康指导

1. 疾病知识指导 向病人介绍本病的有关知识,使其正确认识疾病。避免应用能引起过敏的药物,预防和控制感染。

2. 生活指导 注意休息和保暖,避免劳累、情绪波动及精神刺激;避免花粉吸入,防止昆虫叮咬,避免进食易致敏的食物。

3. 用药指导 指导病人正确使用糖皮质激素和免疫抑制剂,按医嘱用药,不可自行减量或停药,监测不良反应,定期门诊复查。

【护理评价】

1. 出血是否减轻或缓解。

2. 疼痛是否减轻或消失。

3. 有无发生颅内出血;发生颅内出血能否被及时发现,并得到及时处理。

三、血友病

血友病(hemophilia)是一组遗传性凝血活酶生成障碍所引起的出血性疾病,包括血友病 A、血友病 B 和遗传性 FIX 缺乏症,以血友病 A 较为常见。血友病的主要特征为有家族史、幼年发病、自发或轻微外伤后出血不止、血肿形成及关节出血。我国血友病的发病率约为 5/10 万 ~ 10/10 万,婴儿发生率约为 1/5000。

【病因及发病机制】

血友病 A 和血友病 B 是性染色体连锁隐性遗传性疾病,存在一定的遗传规律(图 6-3-1)。血友病 A 缺乏凝血因子Ⅷ(FⅧ),血友病 B 缺乏凝血因子Ⅸ(FⅨ),均为女性遗传,男性发病;遗传性 FⅨ 缺乏症为常染色体隐性遗传,男女均可遗传,子女均可发病。部分血友病病人无家族遗传史,发病原因不明,可能由于基因突变或隔代遗传所致。由于缺乏凝血因子,可造成机体内源性凝血途径正常运行的原料缺乏,凝血活酶生成减少,凝血酶原激活受限,最终导致凝血功能障碍,发生出血或出血倾向。

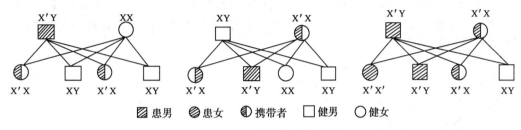

图 6-3-1　血友病遗传规律示意图

【护理评估】

（一）健康史

询问病人起病年龄、是否有染色体隐性遗传家族史;对于有家族史的病人,询问是否做婚前或产前检查、是否咨询过血友病遗传史。

（二）身体状况

血友病的临床表现取决于血友病的类型及相关凝血因子缺乏的程度,主要表现为出血及出血所致的压迫症状。

1. 出血　是各型血友病病人最主要的临床表现。其特征为:

（1）幼年起病,伴随终生。

（2）自发性或轻微损伤即出血不止,如碰撞、针刺或注射、运动性扭伤、小手术后(如拔牙)等,出现局部延迟性、缓慢而持久性渗血,急性大出血极为罕见。

（3）出血部位:以皮下软组织及肌肉内出血最为常见,关节腔内出血次之,肌肉及关节腔出血是其特征。常表现为四肢关节、软组织和深部肌肉内血肿;负重关节如膝、踝关节等反复出血甚为突出,最终可致关节肿胀、僵硬、畸形,同时伴有骨质疏松、关节骨化及肌肉萎缩。内脏出血较为少见,一旦出现则后果严重,颅内出血是病人死亡的主要原因。

2. 压迫症状及体征　血肿压迫周围神经,可有局部疼痛、麻木;压迫呼吸道,可致呼吸困难,甚至窒息;压迫输尿管,可引起排尿障碍。

（三）心理-社会状况

由于关节等部位出血、不适,影响学习、工作及社交活动,病人产生烦躁、易怒等心理反应。由于治疗难度大、费用高及预后不良,给病人及家属带来严重的精神和经济负担。

（四）辅助检查

1. 血液检查　红细胞、白细胞及血小板计数、出血时间、凝血酶原时间基本正常。

2. FⅧ:C 或 FⅨ:C 活性检测　FⅧ:C 和 FⅨ:C 分别是凝血因子 FⅧ 和 FⅨ 的凝血活性部分,其活性水平与血友病的出血程度密切相关,可用于血友病 A 或 B 的确诊及严重程度分型,见表 6-3-1。

表 6-3-1 血友病的诊断及严重程度分型

严重程度分型	FⅧ:C 或 FⅨ:C 活性(%)	临床表现
亚临床型	25~45	严重外伤或大手术可有出血
轻型	5~25	轻度外伤或手术可有严重出血
中型	1~5	小手术后可有严重出血,偶有自发出血
重型	<1	肌肉或关节腔内自发性出血、血肿形成

（五）治疗原则及主要措施

1. 替代疗法 补充缺失的凝血因子,是防治血友病出血的重要措施。常用制剂有基因重组的纯化 FⅧ、FⅧ浓缩剂、冷沉淀物、基因重组的纯化 FⅨ、FⅨ浓缩剂、凝血酶原复合物、新鲜冰冻血浆等。

2. 局部出血的处理 深部组织出血应避免活动,早期采用加压冷敷或绷带压迫止血;关节出血可抬高和固定患肢;肌肉出血常为自限性,不主张进行血肿穿刺,以免感染。局部血肿消失后可适当活动。

3. 其他治疗 去氨加压素是一种半合成的抗利尿激素类似物,有促进内皮细胞等释放凝血因子的作用,可用于轻型血友病 A 的治疗;达那唑、糖皮质激素、抗纤溶药物均有止血作用;基因治疗等。

【常见护理诊断/问题】

1. 有出血的危险 与凝血因子缺乏有关。

2. 有废用综合征的危险 与反复多次关节腔出血有关。

3. 恐惧 与担心出血不止危及生命有关。

4. 潜在并发症:颅内出血。

【护理目标】

1. 减少或避免出血。

2. 避免或延缓废用综合征的发生。

3. 减轻或消除恐惧心理。

4. 未发生颅内出血;发生颅内出血能被及时发现,并得到及时处理。

【护理措施】

（一）一般护理

病人可适度活动,避免过度负重或进行剧烈的接触性运动;急性出血应卧床休息。

（二）病情观察

主要观察出血的部位及范围,定期监测血压、脉搏,观察病人有无呕血、咯血等内脏出血的征象,及时发现颅内出血等急重症表现;观察有无关节畸形、局部有无压痛、关节活动功能有无异常,并判断其程度;在治疗中应观察有无药物不良反应的出现。

（三）对症护理

1. 出血的预防及护理 尽量避免或减少各种注射或穿刺,在注射或穿刺完毕至少压迫针刺部位5分钟以上;尽量避免手术治疗,必须手术时,应根据手术大小调节补充凝血因子的用量;不使用静脉留置套管针,以免针刺点出血;避免使用阿司匹林等降低凝血功能的药物,以免增加出血的频率和严重度。其余参阅本章第一节"血液系统疾病常见症状或体征的护理"。

2. 关节的护理 关节腔积血导致关节不能正常活动时,协助病人采取舒适体位,局部制动并保持肢体于功能位;肿胀未完全消退、肌肉力量未恢复之前切勿使患肢负重。关节腔出血控制后,帮助病人进行主动或被动关节活动,向病人及家属说明功能锻炼的目的是防止关节挛缩、强直,肌肉萎缩和功能丧失,与病人一起制订活动计划,使其主动配合。

（四）用药护理

1. 正确输注各种凝血因子 做好常规血液制品检查、核对,避免异型输血;凝血因子取回后,应立即输注;使用冷冻血浆或冷沉淀者,输入前应将血制品置于37℃温水的水箱中解冻、融化;输注过程中密切观察输血反应。配合医生做好治疗前后血浆凝血因子水平检测的标本采集及送检工作。

2. 去氨加压素应用的护理　静脉输入速度过快可出现心率加快、血压升高、颜面潮红、尿量减少、头痛等不良反应,应密切观察,遵医嘱处理。

（五）心理护理

加强与病人和家属的沟通,做好解释和疏导,如解释出血的原因、减轻或避免加重出血的方法、目前治疗与护理的措施及其配合要求,动员家属及其他社会力量给予病人适当的心理支持,增强病人战胜疾病的信心。当病人出血突然加重时,应保持安静,迅速报告医师,并配合做好止血、救治工作。及时处理沾污血渍的衣物、床单及地板等,避免不良刺激,消除病人的紧张、恐惧情绪。

（六）健康指导

1. 疾病知识指导　向病人介绍本病的有关知识,说明本病为遗传性疾病,需终身治疗,并做好出血的预防,使其正确认识疾病,积极配合治疗和康复。

2. 生活指导　指导病人进行日常的、适度的运动,如游泳、散步、骑自行车等;避免剧烈的接触性运动,如足球、篮球、拳击等,不穿硬底鞋或赤脚走路;使用刀、剪、锯等工具时应戴手套。注意口腔卫生,预防龋齿,避免拔牙;不食带骨、带刺以及油炸的食物,避免刺伤消化道黏膜。

3. 出血紧急救助指导　教给病人及家属出血的急救处理方法,有出血时及时就医。病人外出远行时,应携带写明血友病的病历卡,以备意外时可得到及时救助。

【护理评价】

1. 出血是否减轻或缓解。

2. 废用综合征的发生是否延缓或避免。

3. 恐惧感是否减轻或消失。

4. 是否发生颅内出血;发生颅内出血能否被及时发现,并得到及时处理。

（张淑爱）

第四节　白血病病人的护理

学习目标

1. 掌握白血病病人的身体状况、常用化疗药物毒副作用及处理。
2. 熟悉中枢神经系统白血病的概念、分类及急性白血病骨髓象。
3. 学会运用护理程序对白血病病人实施整体护理。
4. 能够熟练地为白血病病人进行健康指导。

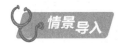

病人,男性,18岁。在学校上完晚自习回宿舍的途中淋雨后,出现打喷嚏、流鼻涕,自己觉得是着凉"感冒",服用1包感冒冲剂后入睡。当天晚上出现高热,体温39.5℃,连续2天持续高热,伴头晕、全身骨骼疼痛。老师和同学将他送到医院住院治疗。

请思考：

1. 病人目前存在的护理诊断/问题有哪些？

2. 假如你是这位病人的主管护士,当病人获悉病情后忧心忡忡,甚至绝望时,你应该如何给予病人心理上的支持？

白血病(leukemia)是一类原因未明的造血干细胞恶性克隆性疾病,其克隆中的异常细胞(即白血病细胞)分化障碍、增殖失控、凋亡受阻,而停滞在细胞发育的不同阶段,在骨髓和其他造血组织中白血病细胞大量增生累积,抑制正常造血并浸润其他器官和组织。

【分类和分型】

1. 根据白血病细胞成熟程度和白血病自然病程分类 ①急性白血病(acute leukemia,AL):起病急,病情发展迅速,骨髓及外周血中以异常的原始及幼稚细胞为主,一般超过20%,病程仅数月。②慢性白血病(chronic leukemia,CL):起病缓慢,骨髓及外周血中以异常的较成熟细胞为主,其次是幼稚细胞,原始细胞常不超过10%~15%。自然病程在1年以上。

2. 按白血病细胞的形态和细胞化学特征分类 根据主要受累细胞系列,将急性白血病分为急性淋巴细胞白血病(acute lymphoblastic leukemia,ALL)(简称急淋),急性髓系白血病(acute myeloid leukemia,AML)两类。ALL 按原始淋巴细胞的大小及形态分为 L_1、L_2 和 L_3 3个亚型;AML 分为 M_0 至 M_7 8个亚型。慢性白血病分为慢性淋巴细胞白血病(chronic lymphocytic leukemia,CLL)(简称慢淋),慢性粒细胞性白血病(chronic myelocytic leukemia,CML)(简称慢粒),慢性粒单核细胞性白血病(chronic myelomonocytic leukemia,CMML)等类型。

白血病是一种常见的恶性肿瘤疾病,占癌症总发病率的3%~5%左右。据西方国家统计,白血病年发病总数为(8~10)/10万,全世界每年约有新病例20万~25万例。我国白血病发病率略低,约为(3~4)/10万。在恶性肿瘤所致的死亡率中,白血病居第6位(男性)和第7位(女性),在儿童及35岁以下成人中居第1位。我国 AL 比 CL 多见,其中 AML 最多,其次是 ALL,CML 和 CLL 少见。男性发病率略高于女性,各年龄段均可发病。AL 未经治疗者平均生存期仅3个月左右,近5年来,白血病的治疗进展快,疗效明显提高,病人生存期大大延长。决定预后的因素除治疗方法外,还与病人的年龄有关,1~9岁病人预后较好,1岁以下及9岁以上儿童、中青年、成年预后较差,60岁以上更差。此外,还与白血病分型及染色体异常有关。

一、急性白血病

急性白血病是造血干细胞的恶性克隆性疾病,发病时骨髓中大量白血病细胞增殖并抑制正常造血,广泛浸润肝、脾、淋巴结等各种器官。临床表现为贫血、发热、出血和浸润等征象。

【病因及发病机制】

(一)病因

1. 生物因素 主要包括病毒感染和自身免疫功能异常。目前已经证实人类 T 淋巴细胞病毒-Ⅰ(human T lymphotropic virus-Ⅰ,HTLV-Ⅰ)能引起成人 T 细胞白血病,已从恶性 T 细胞中分离出病毒,而且病人血清中检出 HTLV 抗体,是一种 C 型逆转录 RNA 病毒。此外,EB 病毒、HIV 病毒与淋巴系统恶性肿瘤的关系已被认识。某些自身免疫性疾病,因其免疫功能异常而致白血病的危险度增加。

2. 物理因素 X 射线、γ 射线等电离辐射致白血病已被肯定。日本广岛和长崎原子弹爆炸后的幸存者、英国强直性脊柱炎病人接受放疗后,以及宫颈癌放疗者,其白血病发病明显高于普通人群。

3. 化学因素 多种化学物质或药物可诱发白血病,如苯及其衍生物、氯霉素、保泰松、烷化剂及细胞毒药物等。

4. 遗传因素 遗传因素与白血病发病有关。一个家族中通常有多个白血病病人发生;有染色体异常的遗传性疾病,如21-三体综合征、先天性再生障碍性贫血(Fanconi 综合征)等较易发生白血病。

5. 其他 某些血液病最终可能发展为白血病,如骨髓增生异常综合征、淋巴瘤、多发性骨髓瘤等。

(二)发病机制

白血病发病机制复杂,可能是人体在上述各种因素作用下,机体免疫功能缺陷,不能识别及消灭恶性细胞,使其得以繁殖而导致白血病。

【护理评估】

(一)健康史

详细询问病人有无反复的病毒感染史;是否接触过放射性物质或化学毒物,如苯、油漆、橡胶、染料或亚硝胺类物质;是否用过诱发本病的药物,如氯霉素、保泰松、抗肿瘤药物,如患类风湿关节炎数十年,经常服用保泰松,若患白血病则可能与保泰松有关;了解病人职业、工作与居住环境及家族史;是否患有其他血液系统疾病。

(二)身体状况

多数起病急骤,突然高热或有明显出血倾向;也有疲乏、低热等缓慢起病。

笔记

1. 发热　半数病人早期出现发热,高热说明有继发感染。感染的主要原因是成熟粒细胞缺乏,其次是免疫力低下。感染常见部位是口腔、咽喉、肺部及肛周等,严重时导致菌血症或败血症。

2. 出血　多数病人有出血表现,其主要原因是正常血小板减少。出血程度不同,部位遍及全身,尤其 AML-M$_3$ 易合并弥散性血管内凝血(DIC),出血更严重。常见皮肤瘀点、瘀斑、鼻出血、齿龈出血、口腔血肿、子宫出血,甚至颅内出血而死亡。

3. 贫血　是急性白血病的早期表现,随病情发展而进行性加重,其主要原因是正常红细胞生成减少。

4. 白血病细胞增殖浸润表现

(1) 骨骼和关节疼痛:四肢骨骼、关节疼痛,尤其胸骨下端局部压痛,提示骨髓腔内白血病细胞过度增生。

(2) 肝、脾及淋巴结肿大:白血病细胞浸润多发生在肝、脾及淋巴结,肝、脾轻度至中度肿大,淋巴结肿大以 ALL 较多见。

(3) 中枢神经系统白血病(central nervous system leukemia,CNSL):多数化疗药物难以通过血-脑脊液屏障,不能有效杀灭隐藏在中枢神经系统的白血病细胞,因而引起 CNSL。多发生在缓解期,轻者头痛、头晕,重者头痛、呕吐、颈强直,甚至抽搐、昏迷。CNSL 可发生在疾病的各个时期,尤其是治疗后缓解期,以 ALL 最常见。

(4) 其他:①皮肤:表现为蓝灰色斑丘疹或皮肤粒细胞肉瘤,局部皮肤隆起呈紫蓝色皮肤结节。②口腔:牙龈增生、肿胀。③眼部:部分 AML 伴粒细胞肉瘤(绿色瘤),累及眼眶骨膜,引起眼球突出、复视或失明。④睾丸:表现为无痛性肿大,多为一侧,多见于 ALL 化疗缓解后的幼儿及青年,是仅次于 CNSL 的白血病髓外复发的部位。⑤其他组织器官,如肺、心、消化道、泌尿生殖系统等均可受累。

(三) 心理-社会状况

病人在明确诊断后感到异常恐惧,难以接受;治疗效果不佳时,表现为忧心忡忡、悲观、愤怒和绝望;因病房限制探视,使病人感到孤独;化疗药物不良反应所引起的身体极度不适,使病人拒绝或恐惧治疗。评估家庭主要成员对疾病的认识及其对病人的态度,家庭经济状况,亲友、工作单位及医疗保障系统的支持等。

(四) 辅助检查

1. 血常规检查　白细胞增多,或白细胞计数正常或减低。血涂片分类检查可见数量不等的原始细胞及幼稚细胞;正常细胞性贫血;早期血小板轻度减少或正常,晚期明显减少。

2. 骨髓细胞学检查　是诊断急性白血病的必检项目和确诊的主要依据,对临床分型、指导治疗、估计预后等具有重大意义。骨髓增生明显活跃或极度活跃,主要细胞为白血病原始细胞和幼稚细胞,若原始细胞占全部骨髓有核细胞的 30% 以上,则可做出急性白血病诊断。正常粒细胞系、红细胞系及巨核细胞系均显著减少。

3. 其他　细胞化学、免疫学、染色体和基因检查等,对白血病的诊断、分型、治疗和预后有意义。此外,病人血清尿酸浓度及尿液中尿酸排泄均增加,化疗期间显著,是由于大量白血病细胞被破坏所致。

(五) 治疗原则及主要措施

近年来,急性白血病的治疗已有显著进展,特别是联合化疗及造血干细胞移植。

1. 一般治疗　重症者卧床休息,将病人安置在隔离病室或无菌层流室进行治疗,防治感染,积极控制出血及纠正贫血。

(1) 高白细胞血症的紧急处理:当循环血液中白细胞数极度增高(>200×10^9/L)时,发生血细胞淤滞症,表现为呼吸窘迫、头晕、反应迟钝、言语不清、颅内出血等。一旦出现,紧急使用血细胞分离机,白细胞单采清除过高的白细胞,同时给以水化和化疗;预防白血病细胞溶解诱发的高尿酸血症、电解质紊乱、凝血异常等并发症。

(2) 高尿酸血症肾病的防治:由于白血病细胞大量破坏,化疗时更甚,血清及尿液中的尿酸浓度明显增高,产生尿酸肾结石,引起肾小管阻塞而发生高尿酸血症肾病。病人应多饮水,以碱化尿液,遵医嘱口服别嘌醇,以抑制尿酸合成。当出现少尿、无尿、肾功能不全时,按急性肾衰竭处理。

2. 化学药物治疗 简称化疗,是目前白血病治疗最主要的方法,也是造血干细胞移植的基础。

(1) 化疗阶段:分为诱导缓解和缓解后治疗两个阶段。

1) 诱导缓解:指从化疗开始到完全缓解(complete remission,CR)。所谓 CR,即白血病的症状、体征消失;外周血中性粒细胞绝对值≥$1.5×10^9$/L,血小板≥$100×10^9$/L,外周血分类中无白血病细胞;骨髓中原始+幼稚白血病细胞≤5%,红细胞系、巨核细胞系正常;无髓外白血病。第一次缓解越早、越彻底,则缓解期越长,生存期也越长。

2) 缓解后治疗:达到完全缓解后,体内仍残留一定数量的白血病细胞,必须继续应用化疗药物,消灭残留的白血病细胞,达到长期无病生存乃至彻底治愈的目标。

(2) 化疗药物:常用化疗药物有生物碱类、抗代谢类、激素类、烷化剂、抗生素类、酶类、肿瘤细胞诱导分化剂等(表 6-4-1)。

表 6-4-1 白血病常用化疗药物

药物分类	药物名称(英文缩写)	药理作用	主要不良反应
生物碱类	长春新碱(VCR)	抑制有丝分裂	末梢神经炎、脱发、消化道反应
	高三尖杉酯碱(H)	抑制有丝分裂	骨髓抑制、心脏毒性、消化道反应
	依托泊苷(VP-16)	干扰 DNA、RNA 合成	骨髓抑制、脱发、消化道反应
抗代谢类	巯嘌呤(6-MP)	抗嘌呤代谢,阻碍 DNA 合成	骨髓抑制、消化道反应、肝功能损害
	氟达拉滨(FLU)	抗嘌呤代谢,阻碍 DNA 合成	神经毒性、骨髓抑制
	阿糖胞苷(Ara-C)	抗嘧啶代谢,阻碍 DNA 合成	消化道反应、骨髓抑制、肝功能损害
	羟基脲(HU)	抗嘌呤嘧啶代谢,阻碍 DNA 合成	消化道反应、骨髓抑制
	甲氨蝶呤(MTX)	抗叶酸代谢,干扰 DNA 合成	口腔及胃肠道黏膜溃疡、骨髓抑制、肝功能损害
激素类	泼尼松(P)	破坏淋巴细胞	库欣综合征、易感染、高血压、药物性糖尿病、溃疡病
烷化剂	环磷酰胺(CTX)	破坏 DNA	骨髓抑制、心脏损害、消化道反应
	白消安(BUS)	破坏 DNA	皮肤色素沉着、骨髓抑制
抗生素类	柔红霉素(DNR)	抑制 DNA、RNA 合成	骨髓抑制、心脏损害、消化道反应
	阿霉素(ADM)	抑制 DNA、RNA 合成	骨髓抑制、心脏损害、消化道反应
酶类	左旋门冬酰胺酶(L-ASP)	影响癌细胞蛋白质合成	肝损害、高尿酸血症、过敏反应
肿瘤细胞诱导分化剂	维 A 酸/全反式维甲酸(ATRA)	使白血病细胞分化为具有正常表型功能的血细胞	皮肤黏膜干燥、消化道反应、头晕、关节痛、肝功能损害

3. 中枢神经系统白血病的防治 由于化疗药物很难通过血-脑脊液屏障,隐藏在中枢神经系统内的白血病细胞是白血病复发的最主要根源。因此,鞘内注射甲氨蝶呤或阿糖胞苷等药物,可预防复发。

4. 造血干细胞移植 其方法是先用全身照射、化疗和强烈的免疫抑制剂,尽量将病人体内的白血病细胞全部杀灭,充分抑制病人的免疫功能,然后植入正常人的造血干细胞,使病人恢复正常的造血功能。近年来,临床试用自体骨髓移植或自体外周血干细胞移植,其结果使部分病人无病生存时间明显延长。

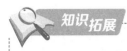

中华骨髓库

中国造血干细胞捐献者资料库亦称"中华骨髓库",英文缩写 CMDP。2001 年,在政府有关部门的支持下,中国红十字会重新启动了建设资料库的工作。2001 年 12 月,批准成立了中国造血干细胞捐献者资料库管理中心,统一管理和规范开展志愿捐献者的宣传、组织、动员、HLA 分型,为病人检索配型相合的捐献者及移植相关服务等。

二、慢性粒细胞白血病

慢性粒细胞白血病(简称慢粒)是一种发生在多能造血干细胞的恶性克隆性疾病,表现为骨髓系各个阶段细胞的过度增殖,外周血中粒细胞显著增多并伴不成熟,在受累细胞系中,可找到 Ph 染色体和 BCR-ABL 融合基因。病情发展缓慢,表现为发热、贫血、脾大等,可从慢性期向加速期、急变期发展。

慢粒约占全部白血病的 15%,我国发病率约为(0.39 ~ 0.99)/10 万,在慢性白血病中,90% 为慢粒。发病年龄 20 ~ 60 岁,发病率随年龄增长逐步上升,男性略多于女性。本病生存期约为 39 ~ 47 个月,5 年生存率为 25% ~ 35%,极少数病人生存 10 ~ 20 年。病程后期发生急变者,其预后差,多数病人于几周或几个月内死亡。Ph 染色体阴性者预后较差。

【病因及发病机制】

慢粒有较明确的致病因素,即大剂量的放射线照射。大部分慢粒病人中可发现有 Ph 染色体,产生 BCR-ABL1 融合基因,转录成融合 mRNA,编码生成具有很强酪氨酸蛋白激酶活性的融合蛋白 p210,抑制细胞凋亡,使细胞生长增殖过度。

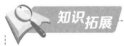

Ph 染色体

Ph 染色体是一种特异性染色体。它最先由诺维尔(Nowell)和亨格福德(Hungerford)在美国费城(Philadelphia)从慢粒病人的外周血细胞中发现,故命名为 Ph 染色体,即 t(9;22)(q34;q11),9 号染色体长臂末端易位至 22 号染色体 q11。

0601

图片:Ph 染色体核型分析

【护理评估】

(一)健康史

详见本节"急性白血病"。

(二)身体状况

起病缓慢,症状多为非特异性,逐渐加重,按其自然病程分为慢性期、加速期及急变期。

1. 慢性期　早期无自觉症状,持续数年。常以乏力、消瘦、低热、多汗或盗汗等代谢亢进为表现。以脾大为最显著体征,往往就诊时已达脐或脐以下,可引起左上腹不适。随病情进展,脾脏逐渐增大,少数病人因脾梗死而出现左上腹疼痛。多数病人胸骨中下段压痛。白细胞极度增高时,可发生"白细胞淤滞症"。

2. 加速期及急变期　加速期主要表现为原因不明的发热,骨、关节痛,贫血、出血加重,脾脏迅速肿大,对原来有效药物变成无效,此期从几个月至数年。急变期表现与急性白血病相似,有严重贫血、出血、发热等症状;多数为急粒变,少数为急淋变。其预后极差,多在数月内死亡。

(三)心理-社会状况

了解病人对疾病的认识及有无恐惧、预感性悲哀等心理反应;评估家庭主要成员对疾病的认识,对病人的态度,家庭经济情况,有无亲友、工作单位的支持等。

笔记

（四）辅助检查

1. 血常规检查　慢性期白细胞计数高于 $20×10^9/L$，部分病人在 $100×10^9/L$ 以上；各阶段中性粒细胞均增多，以中幼和晚幼、杆状核粒细胞为主，原始细胞<10%，嗜酸、嗜碱性粒细胞增多；血红蛋白早期正常，血小板计数正常或增多，晚期血红蛋白及血小板明显下降。

2. 骨髓象检查　骨髓增生明显或极度活跃，以粒细胞为主，中幼粒、晚幼粒细胞明显增多，粒红比例明显增高；慢性期原始粒细胞<10%，急变期明显增高达 30% ~ 50% 或更高；嗜酸、嗜碱性粒细胞增多，红细胞系相对减少；巨核细胞系正常或增多，晚期减少。

3. 染色体检查及其他　90% 以上的慢粒病人发现 Ph 染色体；少数 Ph 染色体呈阴性，其预后较差。血清及尿中尿酸浓度增高，中性粒细胞碱性磷酸酶活性减低或呈阴性反应。

（五）治疗原则及主要措施

CML 治疗应着重于慢性期，避免疾病转化，力争细胞遗传学和分子生物学水平的缓解；一旦进入加速期和急变期，按急性白血病治疗，但缓解率低，预后不良。

1. 分子靶向治疗　酪氨酸激酶抑制剂——伊马替尼（格列卫，STI571）是目前治疗慢粒的首选药物。

2. 造血干细胞移植　是目前根治性的标准治疗，宜在慢性期待血象和症状控制后尽早进行。HLA 相合同胞间移植后，病人 3 ~ 5 年无病生存率为 60% ~ 80%。

3. 其他　羟基脲细胞周期特异性化疗药，起效快，但持续时间短，用药后 2 ~ 3 天白细胞数下降，停药后很快回升；早期皮下注射 α-干扰素，完全血液学缓解率达 70%；此外，还可用白消安、阿糖胞苷等药物。

【常见护理诊断/问题】

1. 皮肤完整性受损　与血小板过低致皮肤、黏膜等部位出血有关。
2. 活动无耐力　与白血病引起贫血、化疗药物副作用等有关。
3. 恐惧　与白血病治疗效果差、死亡率高有关。
4. 有感染的危险　与正常粒细胞减少、免疫力低下有关。

【护理目标】

1. 减少或避免出血。
2. 日常活动耐力逐渐恢复。
3. 恐惧感减轻或消失。
4. 未发生感染，或发生感染能被及时发现，并得到及时处理。

【护理措施】

（一）一般护理

1. 休息与活动　病情轻或缓解期病人适当休息；体力差者，以休息为主，化疗后下床活动 10 ~ 15 分钟，卧床休息 30 分钟再下床活动，病人若无不适，每天室内活动 3 ~ 4 次，以后逐渐增加活动时间或活动次数。保证每天睡眠 7 ~ 9 小时；病情较重者，应绝对卧床休息。

2. 环境　保持病室安静，光线柔和，减少探视；操作应相对集中，动作轻巧，防止过多干扰病人；粒细胞缺乏者（成熟粒细胞绝对值 $≤0.5×10^9/L$），采取保护性隔离，条件允许者宜住无菌层流室。

3. 饮食护理　给予高热量、高蛋白质、富含维生素、适量纤维素、清淡易消化饮食，以半流质饮食为主，少量多餐。尽可能满足病人的饮食习惯或对食物的要求，增加食欲，保证足够营养，以保证顺利进行化疗。必要时，遵医嘱给予止吐药物。鼓励病人多饮水，化疗期间饮水量 3000ml/d 以上，预防尿酸性肾病。

（二）病情观察

密切观察生命体征，口腔、鼻腔、皮肤有无出血，有无咽喉、肺部感染和贫血加重及颅内出血征兆；询问病人进食情况及有无恶心、呕吐，疲乏无力感有无改善；监测尿量、血常规、血尿酸和骨髓象变化，发现异常，及时报告医生，并协助处理。

（三）对症护理

1. 缓解脾胀痛　置病人于安静、舒适的环境中,尽量卧床休息,慢粒病人脾脏肿大显著,为减轻不适感,嘱病人取左侧卧位;进食宜少量多餐,以减轻腹胀;尽量避免弯腰和碰撞腹部,以免脾破裂。

2. 防治感染　当粒细胞绝对值≤0.5×10^9/L时,实施保护性隔离,置病人于单人病房或无菌层流室;谢绝亲友探视;严格执行消毒隔离制度和无菌技术操作。若病人出现感染征象,协助医生做好血液、咽部、粪便、尿液或伤口分泌物的培养,遵医嘱应用抗生素。

3. 出血及贫血的护理　详见本章第一节"血液系统疾病常见症状或体征的护理"。

（四）用药护理

1. 静脉炎及组织坏死的防护　化疗药物对组织刺激大,多次注射引起静脉炎及周围组织炎症,表现为局部血管出现红色条索状改变,甚至血管闭塞;若注射时药液渗漏,还会引起局部组织坏死。

（1）合理选择静脉:最好采用中心静脉置管,如外周穿刺中心静脉导管、植入式静脉输液港。如果用外周浅静脉,应选择有弹性且粗直的大血管。

（2）预防静脉炎及组织坏死:输入化疗药物前,先用生理盐水冲管,确定输液顺利无渗漏后,再给予化疗药物;输入过程中,其速度要慢,确保针头在血管内;输液完毕后,再用生理盐水冲管,拔针后按压数分钟,减轻药物对局部血管的刺激。

（3）静脉炎及组织坏死护理:一旦药物外渗,立即停止药物输入,边回抽边退针,局部用生理盐水加地塞米松皮下注射,或遵医嘱给予普鲁卡因局部封闭治疗,也可冷敷,休息数天。其局部血管禁止静脉注射,避免患侧卧位,勿压患处。

2. 骨髓抑制的防护　化疗药物在杀伤白血病细胞的同时,也损害正常细胞。在化疗过程中,定期查血象,必要时进行骨髓象检查,观察疗效及骨髓受抑制情况。一旦发生骨髓抑制,加强贫血、感染和出血的预防、观察和护理,并遵医嘱用药。

3. 消化道反应的防护　某些化疗药物引起恶心、呕吐、食欲减退等消化道症状。

（1）饮食原则:给予高热量、高蛋白、清淡易消化饮食,避免进食高糖、高脂、产气过多和辛辣刺激性食物;避免饭后立即平卧。

（2）进餐环境:为病人提供安静、舒适、通风良好的休息与进餐环境,避免不良刺激。

（3）进餐时间:建议病人在胃肠道症状最轻的时间进餐,避免化疗前后2小时内进食。出现恶心及呕吐时,暂缓或停止进食;及时清除呕吐物,保持口腔清洁;在停止呕吐后,指导病人深呼吸和有意识吞咽,以减轻恶心症状。必要时,遵医嘱在治疗前1小时给予止吐药物。

4. 脱发护理　化疗前向病人说明化疗的必要性及化疗可能导致的脱发现象,但绝大多数病人在化疗结束后,头发会再生,使病人有充分的心理准备;指导病人戴假发或帽子,鼓励病人参与正常的社交活动。

5. 口腔溃疡的防护　减少口腔溃疡的感染,促进溃疡愈合。

（1）漱口液含漱:选用生理盐水、1%～3%过氧化氢溶液、1%～4%碳酸氢钠溶液、制霉菌素溶液或1:2000的氯己定溶液。每次含漱15～20分钟,每天至少3次。

（2）局部溃疡用药:三餐后及睡前用漱口液含漱后,将药涂于溃疡处,涂药后2～3小时后方可进食饮水。常用药物有碘甘油加蒙脱石散剂与地塞米松,调配成糊状;还可选用溃疡贴膜、外用重组人表皮生长因子衍生物等。此外,四氢叶酸钙对大剂量甲氨蝶呤化疗引起的口腔溃疡效果显著。

6. 尿酸性肾病的防护　①鼓励病人多饮水,化疗期间饮水量3000ml/d以上,以利于尿酸和化疗药物降解产物的稀释和排泄,减少对泌尿系统的刺激。②遵医嘱口服别嘌醇,抑制尿酸形成;静脉输入5%碳酸氢钠,碱化尿液。

7. 其他　①长春新碱能引起末梢神经炎、手足麻木感,停药后可逐渐消失。②柔红霉素、多柔比星、高三尖杉酯碱类药物可引起心肌及心脏传导损害,要缓慢静脉滴注,用药前后监测心率、心律及血压,复查心电图,一旦出现毒性反应,立即报告医生,并配合处理。③环磷酰胺引起脱发及出血性膀胱炎,有血尿者必须停药。④门冬酰胺酶可引起过敏反应,用药前做药物过敏试验。⑤维A酸治疗急性早幼粒细胞白血病,可引起维A酸综合征,治疗期间密切观察病情,协助医生处理,如暂停维A酸、应用大剂量糖皮质激素、吸氧、利尿、白细胞单采清除等。

（五）心理护理

耐心倾听病人的诉说，鼓励病人表达内心的悲伤情感，给予理解和安慰；向病人说明长期情绪低落、焦虑及抑郁等会引起食欲减退、失眠及免疫功能下降，进而加重病情，指导病人进行自我心理调节，如采用娱乐疗法、放松疗法及转移注意力等，尽量保持积极、稳定的情绪状态；向病人及家属说明白血病虽然难治，但目前治疗方法发展快、效果好，应树立信心，同时向病人介绍成功病例，或组织病友进行沟通与交流；寻求病人家属、亲友及社会的支持，为病人创造一个安静、舒适、愉悦、宽松的环境，以利于疾病康复。

（六）健康指导

1. 疾病知识指导　向病人及家属讲解疾病知识，白血病治疗进展快、效果好，应该争取在早期达到完全缓解，缓解后体内仍然存在白血病细胞，应长期坚持治疗；定期查血象及骨髓象，密切观察病情变化，出现原因不明的发热、骨痛、贫血、出血加重及脾脏迅速肿大，应立即就诊，及早治疗；指导病人避免接触对造血系统有损害的理化因素，如电离辐射、染发剂、油漆等含苯物质，保泰松、氯霉素等药物。

2. 用药指导　指导病人主动坚持巩固强化治疗，以延长疾病的缓解期和生存期，向病人说明药物的不良反应，如伊马替尼出现恶心、呕吐、皮疹及血象下降等，应定期查血象，严重者遵医嘱减量或暂时停药；α-干扰素有发热、恶心、头痛，肝肾功能损害，骨髓抑制，故应定期检查肝肾功能及血象。

3. 日常生活指导　出院后安排适宜的养病环境，养成良好的生活方式，保证休息和营养。注意个人卫生，不去人多拥挤的地方；经常检查口腔、咽部有无感染；每天至少饭后漱口，教会病人漱口液的含漱方法及局部溃疡用药的方法。勿用牙签剔牙，用软毛牙刷，勿用手挖鼻孔，避免创伤。化疗间歇期，鼓励病人做力所能及的家务，以增强自信心。

【护理评价】

1. 出血是否减轻或缓解。

2. 活动耐力是否逐渐恢复。

3. 恐惧感是否减轻或消失。

4. 是否发生感染；发生感染能否被及时发现，并得到及时处理。

（刘雨佳）

思考题

1. 病人，女性，19 岁。头晕、乏力、活动后心悸、气促 2 个月。平素偏食，月经量多，有血块。既往体健。身体评估：贫血貌，皮肤黏膜无黄染、无出血点，全身浅表淋巴结不大，胸骨无压痛；两肺无异常，心率 90 次/分，心律齐，心尖部可听到 2/6 级收缩期吹风样杂音，无传导；腹软，肝、脾未触及；指甲薄、扁，呈反甲。血象：血红蛋白浓度 72g/L，红细胞计数 $2.8×10^{12}$/L，网织红细胞计数 0.012，白细胞计数 $4.2×10^9$/L，中性粒细胞 0.60，淋巴细胞 0.40，血小板计数 $162×10^9$/L。骨髓象：骨髓增生活跃，各阶段比例、形态正常，成熟红细胞大小不等，部分成熟红细胞中心淡染区扩大，巨核系正常。

请思考：

（1）该病人属于何种贫血性疾病？

（2）主要治疗措施有哪些？

（3）如何对该病人进行健康指导？

2. 病人，女性，29 岁，因反复发热 1 个月入院。曾用头孢菌素类药物治疗，体温下降后又回升。身体评估：T 39.0℃，P 98 次/分，R 22 次/分，BP 155/90mmHg；贫血貌，未见皮下出血点，全身浅表淋巴结未触及，胸骨下端明显压痛，肝、脾均肋下 2cm，无压痛，未见其他明显异常。实验室检查：白细胞 $110×10^9$/L，血小板 $70×10^9$/L，血红蛋白 58g/L。外周血中可见明显原始及早幼粒细胞。

骨髓增生极度活跃,以粒细胞为主,原始及早幼粒细胞明显增多,粒红比例明显增高,成熟粒细胞绝对值 $0.3×10^9/L$。

请思考:

（1）初步的疾病诊断可能是什么?

（2）应采取哪些护理措施对病人进行护理?

思路解析

扫一扫,测一测

内分泌与代谢性疾病主要包括内分泌系统疾病、营养障碍性疾病和代谢性疾病。内分泌系统疾病是指发生于内分泌腺的病变,包括垂体、甲状腺、肾上腺等疾病,如腺垂体功能减退症、甲状腺功能亢进症、库欣综合征;营养障碍性疾病是营养物质不足、过剩或失调引起的,如肥胖症、血脂异常;代谢性疾病是指机体新陈代谢过程中某一环节障碍引起的疾病,如糖尿病、痛风。内分泌与代谢性疾病种类繁多,很多为多发病、常见病,随着人们生活方式和生活水平的改变,某些代谢性疾病如糖尿病已成为威胁人类健康的世界性公共卫生问题。近年来,随着医学科学的发展,形成了综合应用多学科知识和技术解决内分泌与代谢性疾病的治疗、护理新局面。

内分泌系统是由内分泌腺和分布于人体各组织的激素分泌细胞(或细胞团)以及它们所分泌的激素组成。内分泌腺主要包括下丘脑、垂体、甲状腺、甲状旁腺、肾上腺、性腺和胰岛。激素分泌细胞(或细胞团)主要分布在心血管、胃肠、肾上腺髓质、脂肪组织、脑等部位。

下丘脑是重要的内分泌腺体,分泌的激素包括促甲状腺激素释放素(thyrotropin hormone releasing hormone,TRH)、促性腺激素释放素(gonadotropin releasing hormone,GnRH)、促肾上腺皮质激素释放素(corticotropin releasing hormone,CRH)、生长激素释放素(growth hormone releasing hormone,GHRH)、催乳素释放因子(prolactin releasing factor,PRF)和催乳素释放抑制因子(prolactin release inhibiting factor,PIF)。主要作用是促进腺垂体相应促激素的合成和分泌,调节腺垂体的分泌活动。

垂体分为腺垂体(前叶)和神经垂体(后叶)两部分。腺垂体分泌促甲状腺激素(thyrotropin,thyroid stimulating hormone,TSH)、促肾上腺皮质激素(adrenocorticotropic hormone,ACTH)和促性腺激素(gonadotropins,gonadotropic hormone,GnH),促进相应靶腺合成和分泌激素;分泌生长激素(somatotropin,growth hormone,GH),促进物质代谢和生长发育;分泌催乳素(prolactin,PRL),促进乳腺组织发育及乳汁分泌。神经垂体储存和释放抗利尿激素(antidiuretic hormone,ADH)和催产素(oxytocin,OT),前者具有促进肾远曲小管和集合管对水分的重吸收作用,后者具有促进哺乳期乳汁的排出、刺激子宫收缩和轻度的抗利尿作用。

甲状腺为人体最大的内分泌腺体,其生理功能为合成和分泌甲状腺激素,主要为四碘甲状腺原氨酸(tetraiodothyronine,T_4)及三碘甲状腺原氨酸(triiodothyronine,T_3),主要作用是促进物质与能量代谢及生长和发育过程。甲状腺滤泡旁 C 细胞分泌降钙素(calcitonin,CT),抑制骨钙的再吸收,降低血钙。

肾上腺皮质分泌糖皮质激素(主要为皮质醇)、盐皮质激素(主要为醛固酮)及性激素。皮质醇参与物质代谢、水盐代谢和应激反应,并有抑制免疫功能、抗炎、抗过敏、抗病毒和抗休克作用。醛固酮促进肾远曲小管和集合管对钠、水的重吸收和排钾,是调节体内水盐代谢的重要激素。性激素主要是雄激素,也有少量雌激素,具有促进蛋白质合成及骨骺愈合的作用。肾上腺髓质分泌肾上腺素和去甲肾上腺素。前者作用于 α 和 β 肾上腺素能受体,使皮肤、黏膜、肾血管收缩(α 受体占优势);骨骼肌动脉和冠状动脉扩张(β 受体占优势),改善心肌供血,提高心肌兴奋性,扩张支气管平滑肌,参与体内物质代谢。后者作用于 α 肾上腺素能受体,强烈收缩血管,升高血压。两者共同参与机体的应激反应。

胰岛是分布在胰腺各处的细胞团,由 α 细胞、β 细胞、D 细胞和 PP 细胞等内分泌细胞组成,分别产生胰高血糖素、胰岛素、生长抑素和胰多肽。胰岛素的作用是促进葡萄糖的摄取、利用和转化,使血糖降低,促进糖转化为脂肪,加强脂肪储存,减少脂肪分解和增强蛋白质合成,是促进合成代谢、调节血糖稳定的主要激素。胰高血糖素通过促进肝糖原分解和糖异生使血糖升高,并可激活脂肪酶,促进脂肪分解,加强脂肪酸氧化,使血中酮体生成增多。

内分泌系统是由人体内分泌腺及散在于某些脏器中具有内分泌功能的组织所形成的一个体液调节系统。主要功能是在神经支配和物质代谢反馈调节基础上释放激素,从而调节体内代谢过程、脏器功能、生长发育、运动、生殖、衰老和病态等生命活动。内分泌腺所分泌的激素,可通过血液传递(内分泌),也可通过细胞外液局部或邻近传递(旁分泌),乃至所分泌的物质直接作用于自身细胞(自分泌),更有细胞内的化学物直接作用在自身细胞称为胞内分泌。内分泌系统辅助神经系统将体液性信息物质传递到全身各靶细胞,发挥其对细胞的生物作用。激素要在细胞发挥作用必须具有识别微量激素的受体,并在与激素结合后,改变受体的立体构象,进而通过第二信使在细胞内进行信号放大和转导,促进蛋白合成和酶促反应,表达其生物学活性。神经、激素及酶等的调节失常,可引起各种代谢性疾病。

第一节　内分泌与代谢系统疾病常见症状或体征的护理

1. 掌握内分泌与代谢系统疾病常见症状或体征的护理评估要点及常见护理诊断/问题。
2. 熟悉内分泌与代谢系统疾病常见症状或体征的概念。
3. 了解身体外形改变、生殖发育及性功能异常的护理目标和护理评价。
4. 能应用护理程序对身体外形改变、生殖发育及性功能异常病人实施整体护理。
5. 具备爱伤观念和同理心,能站在病人的角度思考问题。

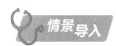

病人,女性,32 岁。因双侧颈部增粗 5 个月,加重伴呼吸困难 10 天入院。病人 5 个月前发现颈部增粗,1 个月前自觉明显增粗,10 天前感到憋气。病人 28 岁结婚,丈夫身体健康,2 个月前生育,母乳喂养,婴儿发育无异常。

身体评估:T 36.5℃,P 80 次/分,R 18 次/分,BP 120/75mmHg。双侧甲状腺Ⅱ度肿大、质软、无触痛,全身浅表淋巴结未扪及肿大。

请思考:

1. 作为护士,为实施整体护理,还需要收集病人哪些方面的资料?请结合病史资料写出完整的护理评估内容。

2. 该病人可能与哪些疾病有关?请列出病人现存的主要护理诊断/问题。

3. 病人为青年女性,经过治疗后出现复发,为此家属及本人很焦虑,护士应如何为其提供心理护理与支持?

一、身体外形改变

身体外形改变多与垂体疾病、甲状腺疾病、甲状旁腺疾病或肾上腺疾病或部分代谢性疾病有关,包括毛发质地、分布,多毛,毛发脱落或毛发稀疏,皮肤色素沉着,成人手足增粗变大或面容变得粗陋,眼球突出,颈部增粗等。

【护理评估】

(一)健康史

评估病人引起身体外形改变的原因,发生改变的时间,有无伴随症状。如肥胖是原发性(遗传、饮食、精神和心理、年龄、生理等因素引起）还是继发性（内分泌疾病、药物等因素引起），发生肥胖的年龄，病人治疗及用药情况。身体外形改变是否导致病人心理障碍，有无焦虑、自卑、抑郁等心理变化。

（二）身体状况

1. 身体外形改变特点　①身材过长与矮小：身材矮小见于侏儒症病人；身材过长见于肢端肥大症、巨人症病人。②肥胖与体重过低：体重指数（body mass index，BMI）$\geq 28kg/m^2$ 为肥胖，可分单纯性肥胖和继发性肥胖，前者多与遗传、环境、生活方式、脂肪代谢等有关，后者常见于下丘脑疾病、Cushing 综合征、胰岛素瘤、2 型糖尿病（肥胖型）、甲状腺功能减退症、代谢综合征等。体重指数 $<18.5kg/m^2$ 为体重过低，常见于甲状腺功能亢进症、1 型与 2 型糖尿病（非肥胖型）、肾上腺皮质功能减退症、嗜铬细胞瘤、内分泌腺的恶性肿瘤等。③毛发改变：全身性多毛见于先天性肾上腺皮质增生、Cushing 病等。影响毛发脱落的激素主要为糖皮质激素。睾丸功能减退、肾上腺皮质和卵巢功能减退、甲状腺功能减退等均可引起毛发脱落。④面容变化：眼球突出、满月脸、皮肤粗糙、颈部增粗等。⑤皮肤黏膜色素沉着：由于表皮基底层的黑色素增多，以致皮肤色泽加深称为色素沉着。肾上腺皮质疾病病人可表现为皮肤、黏膜色素沉着，尤以摩擦处、掌纹、乳晕、瘢痕处明显。伴全身性色素沉着的内分泌疾病有原发性肾上腺皮质功能减退症、先天性肾上腺皮质增生症、异位 ACTH 综合征和 ACTH 依赖性 Cushing 综合征。⑥皮肤紫纹和痤疮：紫纹是 Cushing 综合征的特征之一。病理性痤疮见于 Cushing 综合征、先天性肾上腺皮质增生症等。

2. 评估要点　评估病人体型的胖瘦、高矮，毛发的浓密、稀疏，有无满月脸、皮肤紫纹、痤疮和色素沉着等，有无突眼，甲状腺是否肿大，其大小是否对称、质地及表面有无结节、有无压痛和震颤、听诊有无血管杂音。评估病人的全身情况，如生命体征和营养状况等有无改变。

（三）心理-社会状况

由于病人身体外形改变，影响人际交往和社交活动；疾病需要长期治疗，费用昂贵，甚至无法治愈，病人容易产生焦虑、自卑、抑郁等心理反应。评估病人对疾病的认知程度，是否给日常生活和工作带来影响，给家庭增加精神与经济压力，以及家庭对病人的支持状况等。

（四）辅助检查

包括垂体功能、甲状腺功能、甲状旁腺功能和肾上腺皮质功能有无异常，胰岛素水平是否变化等。

【常见护理诊断/问题】

体像紊乱　与疾病引起身体外形改变等因素有关。

【护理目标】

逐渐适应身体外形的变化或身体外形改变逐渐减轻、恢复。

【护理措施】

（一）提供心理支持

评估病人对其身体变化的感觉及认知，多与病人接触和交流，鼓励病人表达其感受，交谈时语言要温和，耐心倾听。讲解疾病的有关知识，给病人提供有关疾病的资料和患有相同疾病并已治疗成功病人的资料，向病人说明身体外形的改变是疾病发生、发展过程的表现，只要积极配合检查和治疗，部分改变可恢复正常。使其明确治疗效果、病情转归，消除紧张情绪，树立自信心。如甲状腺肿大的病人通过药物或手术治疗后颈部增粗的情况可好转，身体外观可得到改善；肥胖病人，通过饮食调理、热量控制、加强运动和行为疗法等措施体重可下降，部分病人可恢复正常体重。必要时安排心理医生给予心理疏导。

（二）指导病人恰当修饰

恰当的修饰可以增加心理舒适和美感。指导病人改善自身形象，如甲亢突眼的病人外出可戴深色眼镜，以保护眼睛免受刺激；肥胖、侏儒和巨人症病人可指导其选择合身的衣服；毛发稀疏的病人外出可戴帽子等。

（三）建立良好的家庭互动关系

家庭成员是病人最亲密的互动者，可给予病人最大的支持。鼓励家属主动与病人沟通，互相表达内心的感受，促进家人之间的联系，改善互动关系。鼓励家属主动参与对病人的护理，以减轻病人内心的抑郁感。

（四）促进病人进行社会交往

鼓励病人加入社区中的支持团体,帮助其增强社交技巧,改善社交状况。教育周围人群勿歧视病人,避免伤害其自尊。注意病人的心理状态和行为,预防自杀行为的发生。

【护理评价】

1. 能否接受身体外形改变的事实,积极配合治疗。

2. 身体外形是否逐渐恢复。

二、生殖发育及性功能异常

生殖发育及性功能异常包括生殖器官发育迟缓或过早,性欲亢进、减退或丧失;女性月经紊乱、溢乳、闭经或不孕;男性勃起功能障碍(erectile dysfunction,ED)或乳房发育。

【护理评估】

（一）健康史

评估病人性功能异常的发生过程,主要症状,性欲改变情况,女病人的月经及生育史,有无不育、早产、流产、死胎、巨大儿等,男病人有无勃起功能障碍。性功能异常对病人心理的影响,有无焦虑、抑郁、自卑等。

（二）身体状况

1. 生殖发育及性功能异常的特点 下丘脑综合征者,出现性欲减退或亢进,女性月经失调,男性阳痿不育;儿童期的腺垂体生长激素(GH)缺乏或性激素分泌不足可导致病人青春期性器官仍不发育,性征缺如,男性生殖器小,与幼儿相似,睾丸细小;女性表现为原发性闭经,乳房不发育。如青春期前开始的性激素或促性腺激素分泌过早、过多则为性早熟。

2. 评估要点 有无皮肤干燥、粗糙,毛发脱落、稀疏或增多,女性闭经、溢乳,男性乳房发育;外生殖器的发育是否正常,有无畸形。

（三）心理-社会状况

由于病人性功能异常影响性生活和生育,疾病需要长期治疗,效果不一定理想,易引起病人焦虑、自尊心受伤、夫妻不和等;评估病人有无焦虑、抑郁、悲观等心理反应,是否对治疗充满信心;评估家属对疾病的认知、对病人的态度以及对病人的支持状况等。

（四）辅助检查

测定性激素水平有无异常。

【常见护理诊断/问题】

1. 有生长比例失调的危险 与内分泌功能紊乱有关。

2. 性功能障碍 与内分泌功能紊乱有关。

【护理目标】

1. 对生长发育及性功能异常有正确的认识。

2. 生殖发育及性功能逐渐恢复。

【护理措施】

（一）环境与心理支持

提供隐蔽的环境和恰当的时间,鼓励病人描述目前的性功能、性生活型态、性活动,使病人以开放的态度讨论问题。接受病人讨论性问题时所呈现的焦虑,对病人表示理解、支持。

（二）健康指导

给病人讲解所患疾病及用药治疗对性功能的影响,使病人积极配合治疗。鼓励病人与配偶交流彼此的感受,并一起参加性健康教育及阅读有关性教育的材料。女性病人若有性交疼痛,可建议使用润滑剂。为病人提供可能的信息咨询服务,如专业医师、心理咨询师、性咨询门诊等。

【护理评价】

1. 是否知晓生殖发育及性功能异常与疾病本身有关,并能正确对待相关问题。

2. 生殖发育及性功能是否逐渐恢复。

（刘　涛）

第二节 腺垂体功能减退症病人的护理

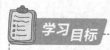

1. 掌握腺垂体功能减退症的病因、治疗措施、护理评估及常见护理诊断/问题。
2. 熟悉腺垂体功能减退性危象的诱因。
3. 了解腺垂体功能减退症的治疗原则。
4. 能应用护理程序对腺垂体功能减退症病人实施整体护理。
5. 具备配合治疗和护理垂体危象病人的能力。

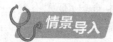

病人，女性，29岁。顺产分娩时出现胎盘残留，导致产后大出血，当时出现面色苍白、肢端冰冷及昏迷，给予输血、补液扩容等对症治疗后，意识恢复正常，症状好转后出院。哺乳期间无母乳分泌，月经未再恢复，并出现肢体乏力、腰背酸痛、怕冷，伴食欲减退，之后逐渐发现眉毛、腋毛及阴毛出现不同程度的脱落，伴有乳房缩小。遂来院就诊。

请思考：
1. 为明确诊断，该病人还需要做哪些辅助检查？
2. 病人住院期间，护士应着重观察病人哪些变化？
3. 列出该病人目前存在的主要护理诊断/问题及主要护理措施。

腺垂体功能减退症（anterior pituitary hypofunction）是由不同病因引起腺垂体全部或大部受损，导致一种或多种腺垂体分泌激素减少或缺乏的一组临床综合征。临床症状变化较大，视垂体损害程度、病因、发展速度而定，但补充所缺乏的激素后症状可迅速缓解。成人腺垂体功能减退症又称西蒙病（Simmond disease），生育期妇女因产后腺垂体缺血性坏死所致者，称希恩综合征（Sheehan syndrome），儿童期发生腺垂体功能减退可因生长发育障碍而致侏儒症。

【病因及发病机制】

由垂体本身病变引起者为原发性腺垂体功能减退症；由调节腺垂体的下丘脑以上神经病变或垂体门静脉系统障碍引起者，称继发性腺垂体功能减退症。

（一）垂体缺血性坏死与萎缩

常发生于产后大出血（前置胎盘、胎盘滞留）、产褥感染、羊水栓塞或感染性休克。妊娠期垂体增生肥大，分娩时达高峰，对供血不足和缺氧特别敏感。腺垂体的血液供应特殊：垂体上动脉在垂体柄分成小血管，形成微血管丛，组成垂体门静脉系统供应腺垂体血液。分娩时若发生大出血、休克，反射性血管痉挛、栓塞，可致垂体缺血坏死。少数可能与产后败血症、弥散性血管内凝血有关。糖尿病血管病变使垂体供血障碍也可致垂体缺血性坏死。

（二）垂体、下丘脑附近的肿瘤

垂体瘤是成人腺垂体功能减退症最常见的病因，若垂体瘤突然出血、增大，压迫正常垂体组织和邻近神经组织，呈现急症危象，称为垂体卒中。巨大的垂体瘤、颅咽管瘤、脑膜瘤、下丘脑或视交叉的胶质瘤、错构瘤等可压迫垂体正常组织而引起功能减退，垂体卒中引起的功能减退也不少见。功能减退的程度可为完全性、部分性，甚至可为单一激素缺乏。

（三）手术、放射治疗及创伤

颅脑外伤可发生下丘脑、内囊、腺垂体、神经垂体出血及梗死。垂体柄手术、创伤则主要是发生腺垂体梗死，与垂体血供有关。垂体手术加放射治疗，5年内垂体功能减退发生率高达67%。

（四）感染或浸润性疾病

如结核、梅毒、真菌、化脓性细菌或病毒性脑炎和脑膜炎、结节病、血色病等累及垂体。

（五）遗传因素

基因缺陷或基因突变导致腺垂体激素合成障碍或无生物活性激素产生。如垂体先天发育缺陷、腺垂体特异性配对的同型结构域转录因子-1（PROP-1）基因突变。常伴有垂体生长素（GH）、催乳素（PRL）、促甲状腺素（TSH）和促性腺激素（Gn）缺乏。

【护理评估】

（一）健康史

询问病人有无分娩时大出血病史，有无下丘脑、垂体部位肿瘤史，有无脑膜炎、脑炎等感染病史，有无白血病、淋巴瘤等全身性疾病史，有无颅脑创伤、手术史及鼻咽部或蝶鞍区放射治疗史，有无家族遗传史等。

（二）身体状况

起病方式及临床表现视病因、垂体破坏程度与功能状况而定。一般腺垂体组织破坏50%以上出现垂体功能减退症状，破坏75%以上症状明显，破坏95%以上症状严重。最早表现为Gn、GH和PRL缺乏，随后可伴有促肾上腺皮质激素（ACTH）缺乏。垂体瘤除有腺垂体功能减退症状外，还有头痛、视力障碍，视乳头水肿等压迫症状；下丘脑肿瘤有肥胖、嗜食、尿崩等；希恩综合征多表现为全垂体功能减退，但无占位病变表现；产褥期感染严重者，死于弥散性血管内凝血；也有表现为反复发作的低血糖症，甚至因之而死亡。

1. 性腺功能减退　由Gn、PRL不足所致。女性表现为出现产后无乳、闭经、性欲减退、性器官萎缩等表现；男性表现为第二性征退化、性欲减退、阳痿、睾丸萎缩等。两性均有生育功能减退或丧失，阴毛、腋毛脱落。

2. 甲状腺功能减退　由TSH分泌不足引起。临床表现较原发性甲状腺功能减退症轻，常无甲状腺肿大，严重者出现黏液性水肿。

3. 肾上腺皮质功能减退　由ACTH缺乏所致，病人常感乏力、食欲减退、恶心、呕吐、体重减轻、血压降低、低血糖、低血钠等。皮肤因缺乏ACTH和黑素细胞刺激素（MSH）表现为面色苍白、皮肤色素减退、乳晕变淡，与原发性肾上腺皮质功能减退中黑色素沉着迥然不同。

4. 腺垂体内或其附近肿瘤压迫综合征　头痛及视交叉受压引起的偏盲最常见。轻型病人症状常在感染、手术等应激情况下变明显。各腺体损害程度不一致，有时以某一腺体功能低下为主，故临床上可分为4型：①混合型，最常见。②性功能减退型，常见。③继发性黏液水肿型，较少见。④阵发性低血糖型，最少见，但病情最重。

5. 垂体功能减退性危象　简称垂体危象。在全垂体功能减退症基础上，各种应激如感染、败血症、腹泻、呕吐、失水、饥饿、寒冷、急性心肌梗死、脑血管意外、手术、外伤、麻醉及使用镇静药、安眠药、降糖药应用等均可诱发垂体危象。临床可呈现高热型（体温>40℃）、低温型（体温<30℃）、低血糖型、低血压循环衰竭型、水中毒型和混合型。各种类型可伴有相应的症状，突出表现为消化系统、循环系统和神经精神方面的症状，如高热、循环衰竭、休克、恶心、呕吐、头痛、神志不清、谵妄、抽搐、昏迷等生命垂危状态。

（三）心理-社会状况

腺垂体功能减退症需终身药物治疗，身体外形改变、性功能障碍给家庭和病人带来痛苦和精神压力，病人常有精神紧张、焦虑、忧郁等不良情绪。评估病人患病后的精神和心理变化，对日常生活、学习、工作和家庭的影响，对疾病的认知程度，以及家庭对病人的支持状况等。

（四）辅助检查

1. 血液检查　包括血糖、血清胆固醇、血电解质、生殖激素测定，女性血雌二醇水平降低，男性血睾酮水平降低或正常低值。

2. 甲状腺功能测定　血清总甲状腺素（TT_4）或血清游离甲状腺素（FT_4）均降低，而血清总三碘甲状腺原氨酸（TT_3）或血清游离三碘甲状腺原氨酸（FT_3）正常或降低。

3. 腺垂体激素测定　如卵泡刺激素（FSH）、黄体生成激素（LH）、TSH、ACTH、PRL、GH等水平都有不同程度降低。

4. 肾上腺皮质功能测定 24 小时尿 17-羟皮质类固醇及游离皮质醇排出量减少,血浆皮质醇浓度降低。

5. 其他 GnRH、TRH、CRH 等兴奋试验,可测定垂体贮备功能;X 线、CT、MRI 检查,可了解病变部位、大小、性质及对邻近组织的影响。

（五）治疗原则及主要措施

采用病因和激素替代治疗,病情可获得明显好转。积极抢救并发症或昏迷。

1. 一般治疗 宜进高热量、高蛋白及富含维生素膳食,还需提供适量钠、钾、氯,但不宜过度饮水。预防感染,避免劳累与应激。

2. 病因治疗 ①垂体肿瘤:根据病情采取手术、放疗或化疗。②鞍区占位性病变:需解除压迫和破坏作用,减轻和缓解颅内高压症状。③产妇出血、休克而引起缺血性垂体坏死:关键在于预防,加强产妇围生期的监护。④继发性垂体侏儒症:针对原发病治疗。

3. 激素替代治疗 成人全腺垂体功能减退症者大多数宜用靶腺激素替代治疗,即在糖皮质激素和 L-T$_4$ 替代治疗的基础上,男性加用睾酮、女性加用雌激素与孕激素治疗,需维持生育功能者应改为 HCG、HMG,或 HCG 加 FSH 治疗。

（1）糖皮质激素:最为重要,应先于甲状腺激素的补充,以免诱发肾上腺危象。首选氢化可的松(可的松、泼尼松等需经肝脏转化为氢化可的松,肝功能受损者禁用)。剂量应个体化,较重者每日 30mg,应模仿生理分泌服用,如上午 8 时服全日量的 2/3,下午 2 时服 1/3。随病情调节剂量,如有感染等应激时,应加大剂量。

（2）甲状腺激素:须从小剂量开始,缓慢递增至生理剂量 L-T$_4$ 50~100μg/d 或干甲状腺片 60~120mg/d,以免加重肾上腺皮质负担,诱发危象。对年老、心脏功能欠佳者,如立即应用大量甲状腺激素,可诱发心绞痛。对同时有肾上腺皮质功能减退者慎用。长期超生理剂量会导致骨质疏松,增加骨折和房颤的风险,需定期监测血清 FT$_3$、FT$_4$,调整用药剂量。

（3）性激素:育龄期妇女,病情较轻者需采用人工月经周期治疗。每天可用己烯雌酚 0.5~1mg 或炔雌醇每天口服 0.02~0.05mg,连续服用 25 天,在最后 5 天(21~25 天),每天加用甲羟孕酮(安宫黄体酮)6~12mg 口服,或每天加黄体酮 10mg 肌注,共 5 天。在停用黄体酮后,可出现撤退性子宫出血,周期使用可维持第二性征和性功能。必要时可用人绝经期促性素(HMG)或绒毛膜促性素(HCG)以促进生育。如下丘脑疾病引起者还可用 LHRH(以输液泵做脉冲式给药)和氯米芬,以促进排卵。男性病人可用丙酸睾酮,每周 2 次,每次 25~50mg,肌内注射,或用庚酸睾酮每 2 周肌内注射 200mg,改善性功能,促进第二性征发育,增强体力。

（4）生长激素:基因重组人生长激素(rhGH)用于治疗成人生长激素缺乏症(AGHD)。但 GH 替代治疗剂量尚无统一的标准,具有高度个体化特点。

4. 垂体危象治疗 ①补液:低血糖、失水者快速静脉注射 50% 葡萄糖 40~60ml,继之以 5% 葡萄糖生理盐水(每 500~1000ml 液体中加入氢化可的松 50~100mg)静脉滴注,或用地塞米松注射液做静脉或肌内注射,亦可加入液体内滴入。②循环衰竭:按休克处理。③低温或高热者:可用热水浴疗法、电热毯等使体温逐渐回升至 35℃ 以上,并给予小剂量甲状腺激素。高热者用物理降温法,并及时去除诱发因素,慎用药物降温。④水中毒:可口服泼尼松 10~25mg 或可的松 50~100mg 或氢化可的松 40~80mg,以后每 6 小时 1 次。不能口服者用氢化可的松 50~200mg(地塞米松 1~5mg),加入 50% 葡萄糖液 40ml 缓慢静脉注射。⑤禁用或慎用药物:禁用或慎用吗啡等麻醉剂、巴比妥类安眠药、氯丙嗪等中枢神经抑制剂及各种降血糖药物,防止诱发昏迷。

【常见护理诊断/问题】

1. 活动无耐力 与肾上腺皮质功能和甲状腺功能减退有关。

2. 营养失调:低于机体需要量 与食欲减退、恶心、呕吐有关。

3. 性功能障碍 与促性腺激素分泌不足有关。

4. 体像紊乱 与腺垂体功能减退所致身体外观改变有关。

5. 焦虑 与内分泌紊乱所致身心失调有关。

6. 潜在并发症:垂体危象、感染等。

【护理目标】

1. 活动耐力增强。

2. 营养失调纠正。

3. 性功能障碍减轻或恢复。

4. 体像紊乱改善。

5. 焦虑减轻或消失。

6. 无并发症发生,或发生并发症能被及时发现并得到及时处理。

【护理措施】

（一）一般护理

1. 休息与活动　保持生活规律,避免过度劳累,症状轻者可低强度活动,有明显头晕、乏力及胃肠道症状者应卧床休息;血压过低时变换体位宜缓慢,以免发生晕厥;对精神失常或意识不清者,加强安全防护。

2. 饮食护理　摄入高热量、高蛋白与富含多种维生素的食物,适量补充钠盐。鼓励进食高纤维食物,如蔬菜、水果、粗粮、豆制品,以预防便秘。

3. 避免应激　如预防感冒及各种感染,避免精神刺激及注意冬季保暖。

（二）病情观察

1. 一般状态　观察精神症状、活动能力,询问疲劳感、倦怠感。监测呼吸、体温、脉搏、血压,注意低体温、脉缓、低血压。了解有无食欲减退,饮食量变化,有无便秘。监测体重,了解营养状态。观察低血糖症状,监测液体出入量。

2. 肿瘤压迫症状　观察有无肿瘤压迫症状如头痛、恶心、呕吐、痉挛、视力障碍、视野缩小。

3. 垂体危象及昏迷　警惕和避免垂体危象诱因及急性肾上腺皮质功能不全症状如急剧脱水、电解质紊乱、低血压、低血糖、神志不清、谵妄、虚脱等。

（三）用药护理

告知病人激素需长期替代治疗,应按医嘱定量、定时服药,不可私自停药或加减用量,强调终身服药的必要性及随意停药的危险性。指导氢化可的松的正确服用方法,以符合皮质醇生理性分泌规律。慎用或禁用中枢神经抑制药、麻醉剂和降糖药,防止昏迷。

（四）垂体危象护理

1. 监护　①安置病人于重症监护室,予心电监护。②密切观察生命体征、氧饱和度、意识状态。③保持尿路通畅,准确记录24小时液体出入量。

2. 保持呼吸道通畅,适时吸痰　①昏迷病人取平卧位,头偏向一侧。②备好吸氧管,3～4L/min持续给氧。③备好吸引器、气管切开包,必要时给予吸痰。

3. 迅速建立静脉通路,遵医嘱用药　①迅速建立2条静脉通路。②遵医嘱补液、抗休克和给予氢化可的松、抗生素等治疗。③出现低血糖,及时给予50%葡萄糖溶液快速静脉输注。

4. 保暖或降温　①低体温者,加强保暖措施。②高热者,以物理降温为主,避免使用解热镇痛药。

5. 预防感染　①全面检查有无皮肤黏膜(特别是会阴部及肛门周围)隐匿的感染灶。②防止尿路感染,做好口腔护理和皮肤护理。③遵医嘱给予有效的抗生素,迅速控制感染的发生。

（五）心理护理

由于腺垂体功能减退为终身疾病,出现男女性征、器官功能衰退及体貌改变等表现,使病人家庭生活、社会交往受到影响,心理负担加重,常出现焦虑、自卑、悲观、抑郁等心理问题。重视病人的情绪变化,多倾听、多解释,给予精神安慰和心理支持,告知病人本病为终身性疾病,坚持按医嘱正确服药可以控制症状,以消除其思想顾虑,安定情绪,鼓励病人参加正常的社交活动,提高适应能力;鼓励家属主动与病人沟通,互相表达内心的感受,减轻病人的抑郁感,主动参与对病人的护理,促进家庭和谐,改善互动关系。

（六）健康指导

1. 疾病知识指导　讲解疾病知识、识别垂体危象。讲解腺垂体功能减退症为终身性疾病,需长期药物替代治疗。指导病人识别垂体危象的征兆,若有感染、发热、外伤、腹泻、呕吐、头疼等情况发生时,应立即就医。外出时随身携带识别卡,以防意外发生。

2. 活动指导　保持情绪稳定,注意生活规律,避免过度劳累。冬天注意保暖,更换体位时动作应缓慢,以免发生晕厥。平时注意皮肤的清洁,预防外伤,少到公共场所或人多之处,以防发生感染。

3. 饮食指导　指导病人进食高热量、高蛋白、高维生素、易消化的饮食,少量多餐,以保证能量和营养需求,增强机体抵抗力。

4. 用药指导　教会病人认识所服药物的名称、剂量、用法及不良反应,如肾上腺糖皮质激素过量易致欣快感、失眠;服甲状腺激素应注意心率、心律、体温、体重变化等。指导认识到随意停药的危险性,必须严格遵医嘱按时按量服用药物,不得随意增减药物。

【护理评价】

1. 活动耐力是否增强。
2. 营养失调是否纠正。
3. 性功能障碍是否减轻或恢复。
4. 体像紊乱是否改善。
5. 焦虑是否减轻或消失。
6. 有无并发症发生;发生并发症能否被及时发现,并得到及时处理。

（刘　涛）

第三节　甲状腺功能亢进症病人的护理

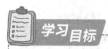**学习目标**

1. 掌握甲状腺功能亢进症的临床表现、甲亢危象的诱因和甲状腺功能亢进症的治疗。
2. 熟悉甲状腺功能亢进症的治疗原则。
3. 了解甲状腺功能亢进症的病因及发病机制。
4. 能应用护理程序对甲状腺功能亢进症病人实施整体护理。
5. 具备防治与护理甲亢危象的综合能力。

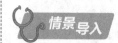**情景导入**

病人,女性,37岁。于2017年2月开始感疲乏无力、夜间失眠、怕热多汗、易饥多食。2周后出现低热、眼球突出,经医院门诊多项检查,诊断为"甲状腺功能亢进症"。予以硫脲类药物治疗,症状渐趋好转。同年6月24日因家庭纠纷与爱人争吵后情绪不佳,次日出现恶心、呕吐、烦躁不安、心动过速、发热、大汗,即来医院就诊。

身体评估:T 39.3℃,P 24次/分,BP 155/100mmHg,神志清楚、急性面容,巩膜无黄染,皮肤黏膜无出血点,浅表淋巴结未触及肿大。颈软,甲状腺肿大,眼球突出。两肺无异常。心律齐,无病理性杂音。腹部无异常,神经系统检查无异常。

请思考:

1. 为明确诊断,该病人还需要做哪些辅助检查?
2. 目前病人发生了什么征象?对此征象,护士应如何进行救治护理?

甲状腺毒症(thyrotoxicosis)是指血液循环中TH过多引起的以神经、循环、消化等系统兴奋性增高和代谢亢进为主要特征的临床综合征。甲状腺功能亢进症(hyperthyroidism)简称甲亢,是由于多种原因致甲状腺功能增强,从而分泌TH过多所致的甲状腺毒症,以甲状腺肿大、眼征、基础代谢增加和自主神经系统功能失常为特征。甲亢的病因分类很多,主要有弥漫性毒性甲状腺肿(Graves disease,

笔记

GD）、结节性毒性甲状腺肿和甲状腺自主高功能腺瘤（Plummer disease）等，以 Graves 病最常见，约占所有甲亢（患病率为 1%）病人的 80% 以上。本节重点学习 Graves 病。

Graves 病又称毒性弥漫性甲状腺肿或 Basedow 病、Parry 病，是一种伴 TH 分泌增多的器官特异性自身免疫性病，临床表现除甲状腺肿和高代谢综合征外，尚有眼征和黏液性水肿、指端粗厚等。GD 由 Parry 于 1825 年首次报告，Robert Graves 和 von Basedow 分别于 1835 年和 1840 年详细报告。GD 多见于女性，20 ~ 50 岁高发，男女之比为 1 : (4 ~ 6)。

【病因及发病机制】

Graves 病的确切发病机制尚不清，可能与自身免疫、遗传因素及环境因素有关。

1. 免疫功能异常　目前公认本病的发生与自身免疫有关，属于器官特异性自身免疫病。它与自身免疫甲状腺炎同属于自身免疫性甲状腺病（autoimmune thyroid diseases，AITD）。GD 病人的血清中存在针对甲状腺细胞 TSH 受体的特异性自身抗体，称为 TSH 受体抗体（TSH receptor antibodies，TRAb），也称为 TSH 结合抑制性免疫球蛋白（TSH-binding inhibitory immlmoglobulin，TBII）。TRAb 有两种类型，即 TSH 受体刺激性抗体（TSHR stimulation antibody，TSAb）和 TSH 受体刺激阻断性抗体（TSHR stimulation-blocking antibody，TSBAb）。TSAb 与 TSH 受体结合，激活腺苷酸环化酶信号系统，导致甲状腺细胞增生和甲状腺激素合成、分泌增加。所以，TSAb 是 GD 的致病性抗体。95% 未经治疗的 GD 病人 TSAb 阳性，母体的 TSAb 也可以通过胎盘，导致胎儿或新生儿发生甲亢。TSBAb 与 TSHR 结合，占据了 TSH 的位置，使 TSH 无法与 TSHR 结合，所以产生抑制效应，甲状腺细胞萎缩，甲状腺激素产生减少。TSBAb 是自身免疫甲状腺炎（autoimmune thyroiditis，AIT）导致甲减的原因之一，所以 GD 和 AIT 同属于 AITD。Graves 眼病（Graves ophthalmopathy，GO）是本病的表现之一。其病理基础是在眶后组织浸润的淋巴细胞分泌细胞因子干扰素-γ 刺激成纤维细胞分泌黏多糖，堆积在眼外肌和眶后组织，导致突眼和眼外肌纤维化。

2. 遗传因素　GD 有明显的家族性，与人类白细胞抗原（HLA）有密切关系，白种人与 HLA-B$_8$、HLA-DR$_3$ 等相关；非洲人种与 HLA-DQ$_3$ 相关；亚洲人种与 HLA-B$_{16}$、HLA-BW$_{46}$、HLA-DR$_3$、HLA-DR$_4$ 相关。

3. 环境因素　环境因素可能参与了 GD 的发生，如细菌感染、性激素、应激等都对本病的发生和发展有影响。如强烈的精神刺激，过度悲哀、恐惧等常可促发甲亢，为其重要诱因。

【护理评估】

（一）健康史

询问病人患病的起始时间，主要症状及其特点，如有无疲乏、无力、怕热、多汗、低热、多食、消瘦、急躁易怒、排便次数增多，以及心悸、胸闷、气短等表现。了解有无家族史，有无精神刺激、感染、创伤等诱发因素存在。详细询问既往和目前的检查治疗经过，用药情况。女性病人应了解月经、生育史。

（二）身体状况

多数起病较缓慢，少数在精神创伤和（或）感染等应激后急性起病。典型表现为高代谢综合征、甲状腺肿和眼征等，老年和儿童表现不典型。

1. 高代谢综合征　由于 TH 分泌增多导致交感神经兴奋性增高，新陈代谢加速，加速氧化，产热与散热明显增多，病人常有疲乏无力、怕热多汗、多食善饥、消瘦等表现，危象时可有高热。TH 促进肠道糖吸收，加速糖的氧化利用和肝糖原分解，使病人发生糖耐量减低或使糖尿病加重；TH 促进脂肪分解与氧化，加速胆固醇合成、转化及排泄，使血中总胆固醇降低；蛋白质分解增强致负氮平衡，体重下降，尿肌酸排出增多。

2. 甲状腺肿　多数病人有不同程度的甲状腺肿大，常为弥漫性、对称性肿大，质软、无压痛，久病者质地较韧。肿大程度与甲亢病情轻重无明显关系。甲状腺上下极可触及震颤，闻及血管杂音，为本病特异性体征。

3. 眼征　约有 25% ~ 50% 病人伴有眼征，其中突眼为重要而特异的体征之一。按病因可分为单纯性突眼和浸润性突眼两类。

（1）单纯性突眼：与甲状腺毒症所致的交感神经兴奋性增高以及 TH 的 β 肾上腺素能样作用致眼外肌、提上睑肌张力增高有关。单纯性突眼常见的眼征有：①轻度突眼（突眼度不超过 20mm）。

②Stellwag征(瞬目减少,眼神炯炯发亮)。③上眼睑挛缩,睑裂增宽。④von Graefe 征(双眼向下看时,由于上眼睑不能随眼球下落,出现白色巩膜)。⑤Joffroy 征(眼球向上看时,前额皮肤不能皱起)。⑥Mobius 征(双眼内聚减退或不能)。

(2) 浸润性突眼,即 Graves 眼病,为内分泌性突眼、恶性突眼,也称甲状腺相关性眼(眶)病(thyroid-associated ophthalmopathy,TAO)。可见于甲状腺功能亢进不明显或无高代谢综合征的病人,与发生于眶组织的自身免疫性炎症反应有关,主要由眼外肌和球后组织体积增加,淋巴细胞浸润和水肿所致。男性多见,病人自诉眼内异物感、胀痛、畏光、流泪、复视、斜视、视力下降。除单纯性突眼的眼征外,常有眼睑肿胀肥厚,结膜充血水肿;眼球显著突出,左右突眼度可不相等,眼球活动受限。严重者眼球固定,眼睑闭合不全、角膜外露而发生角膜溃疡及全眼球炎,甚至失明。

4. **神经系统表现**　中枢神经兴奋性增高。易激动、焦虑、烦躁、发怒或惊恐,常有失眠、思想不集中、多疑,有时出现幻觉等表现。伸舌或双手平举时可见细震颤,可有手、眼睑和舌震颤。但也有寡言、抑郁者。

5. **心血管系统表现**　病人常诉心悸、胸闷、气促。体检常有心动过速,休息或睡眠时心率仍快,与代谢率升高呈正相关,为本病特征之一。甲状腺毒症可增加心脏对儿茶酚胺的敏感性,发挥正性肌力作用,出现外周血管扩张,心排血量代偿性增加等,导致甲状腺毒症性心脏病,也称甲亢性心脏病,主要表现为严重心律失常(以心房颤动最为常见,有时呈阵发性或持久性心房颤动和扑动,偶见房室传导阻滞)、心脏扩大、心力衰竭、周围血管征(收缩压增高,舒张压降低,脉压增大所致,也为甲亢的特征性表现之一)、心绞痛、心肌梗死等。甲亢性心脏病占甲亢的 10% ~22%,其出现的心力衰竭有两类,一类是心动过速和心排血量增加导致的"高排血量型心力衰竭",多见于年轻病人,常随甲亢控制而恢复;另一类是诱发和加重潜在的或已有的缺血性心脏病而发生的"心脏泵衰竭",多见于老年病人。

6. **消化系统表现**　食欲亢进,体重却明显下降,为本病特征。老年淡漠型病人常因厌食而呈恶病质。肠蠕动增快,大便频繁,呈糊状。重者可有肝脏肿大及肝功能损害。

7. **肌肉与骨骼系统表现**　周期性瘫痪,多见于青年男性,常在剧烈运动、高碳水化合物饮食、寒冷、饮酒、注射胰岛素和应用利尿药、糖皮质激素等情况下诱发,主要累及下肢,伴有低血钾。部分病人有甲亢性肌病、肌无力及肌肉萎缩,也可伴发重症肌无力。甲亢可影响骨骼钙代谢而发生骨质疏松,还可发生指端粗厚,外形似杵状指。

8. **生殖系统表现**　女性常有月经减少或闭经。男性有勃起功能障碍,偶有乳房发育。

9. **血液系统表现**　外周血白细胞计数偏低,淋巴细胞比例增加,单核细胞数增多。血小板寿命较短,可伴发血小板减少性紫癜。

10. **皮肤、毛发及肢端表现**　皮肤光滑细腻,缺少皱纹,触之温暖湿润,颜面潮红。部分病人面、颈、掌部可呈红斑样改变,触之褪色,尤以男性多见。部分病人色素减退、毛发脱落或斑秃。少数伴杵状指、软组织肿胀和掌指骨骨膜下形成肥皂泡样新骨,指或趾甲的邻近游离缘和甲床分离,称为指端粗厚症(acropachy)。

11. **甲状腺危象(thyroid crisis)**　又称甲亢危象,是甲状腺毒症急性加重的一个综合征,属甲亢最为凶险的并发症,可危及生命,病死率高达20%以上。其发病原因可能与交感神经兴奋,垂体-肾上腺皮质轴应激反应减弱,短时间内大量 T_3、T_4 释放入血有关。

(1) 主要诱因:①应激状态,如感染、手术、放射性碘治疗等。②严重躯体疾病,如心力衰竭、低血糖症、败血症、脑卒中、急腹症或严重创伤等。③口服过量 TH 制剂。④严重精神创伤。⑤手术中过度挤压甲状腺。

(2) 临床表现:早期表现为原有的甲亢症状加重,并出现高热,体温高于39℃,心动过速,脉搏每分钟140 次以上(140~240 次/分),常伴有心房颤动或扑动,烦躁不安、大汗淋漓、呼吸急促、畏食、呕吐、腹泻,病人可因大量失水导致虚脱、休克、嗜睡、谵妄或昏迷,多死于心力衰竭。老年甲状腺功能亢进病人症状、体征常不典型,极易误诊、漏诊,可因长期未能得到诊治而发生危象。

(三) 心理-社会状况

病人易激动、神经过敏、失眠、多猜疑,易与家人或同事发生争执,加上甲亢疗程长,病人产生紧张、焦虑等情绪,对治疗依从性差。评估甲亢对病人日常生活的影响,如睡眠、活动量及活动耐力的改变等,以及家人对病人的支持、情感关怀状况等。

（四）辅助检查

1. 血清甲状腺激素测定

（1）血清游离甲状腺素（FT_4）与游离三碘甲状腺原氨酸（FT_3）：FT_3、FT_4不受甲状腺结合球蛋白（TBG）影响,直接反映甲状腺功能状态,是临床诊断甲亢的首选指标。

（2）血清总甲状腺素（TT_4）：是判定甲状腺功能最基本的筛选指标,受 TBG 等结合球蛋白量和结合力变化的影响。

（3）血清总三碘甲状腺原氨酸（TT_3）：受 TBG 的影响。为早期 GD 治疗中疗效观察及停药后复发的敏感指标,也是诊断 T_3 型甲亢的特异性指标,老年淡漠型甲亢或久病者 TT_3 可正常。

（4）血清反 T_3（rT_3）：rT_3 无生物活性,是 T_4 在外周组织的降解产物,其血浓度的变化与 T_3、T_4 保持一定的比例,尤其是与 T_4 的变化一致,可作为了解甲状腺功能的指标。GD 早期或复发早期可仅有 rT_3 增高。

2. 促甲状腺激素（TSH）测定　是反映下丘脑-垂体-甲状腺轴功能的敏感指标,尤其对亚临床型甲亢和亚临床型甲减的诊断有重要意义。

3. 促甲状腺激素释放激素（TRH）兴奋试验　GD 时血 T_3、T_4 增高,反馈抑制 TSH,故 TSH 细胞不被 TRH 兴奋。当静注 TRH 400μg 后 TSH 升高者可排除本病;如 TSH 不升高则支持甲亢的诊断。

4. 甲状腺 ^{131}I 摄取率　本法是诊断甲亢的传统方法,不能反映病情严重程度与治疗中的病情变化,目前已被激素测定技术所代替。甲亢时 ^{131}I 摄取率表现为总摄取量增高,高峰前移。本方法现在主要用于鉴别不同病因的甲亢:甲状腺功能亢进类型的甲状腺毒症 ^{131}I 摄取率增高;非甲状腺功能亢进类型的甲状腺毒症 ^{131}I 摄取率减低。

5. 三碘甲状腺原氨酸（T_3）抑制试验　用于鉴别单纯性甲状腺肿和甲亢,甲亢病人在试验中甲状腺 ^{131}I 摄取率不能被抑制。也有学者提出本试验可作为抗甲状腺药物治疗甲亢的停药指标。

6. 甲状腺刺激性抗体（TSAb）测定　是诊断 GD 的重要指标之一。未经治疗的 GD 病人血中 TSAb 阳性检出率可达 85%～100%,有早期诊断意义,可判断病情活动、复发,还可作为治疗停药的重要指标。

7. 影像学检查　超声、放射性核素扫描、CT、MRI 等有助于甲状腺、异位甲状腺肿和球后病变性质的诊断,可根据需要选用。

（五）治疗原则及主要措施

目前尚不能对 GD 进行病因治疗,主要治疗方法包括抗甲状腺药物（antithyroid drugs,ATD）、放射性碘及手术治疗三种。

1. 一般治疗　适当休息,合理饮食。失眠者可予安定类镇静剂,心动过速者可加用 β 受体拮抗剂以改善症状。

2. 抗甲状腺药物治疗　常用的抗甲状腺药物有硫脲类和咪唑类两类。硫脲类的有甲硫氧嘧啶（methylthiouracil,MTU）及丙硫氧嘧啶（propylthiouracil,PTU）;咪唑类的有甲巯咪唑（methimazole,MMI,他巴唑）及卡比马唑（carbimazole,CMZ,甲亢平）。作用机制是抑制甲状腺内过氧化酶系,抑制碘离子转化为新生态碘或活性碘,从而抑制甲状腺激素（TH）的合成。丙硫氧嘧啶 PTU 尚有阻滞 T_4 转变为 T_3 以及改善免疫监护的功能,但对已合成的激素并无作用,用药后需经数日方能见效,为重病例或甲状腺危象时的首选药物。

（1）适应证:①病情轻、中度病人。②甲状腺轻度、中度肿大者。③年龄在 20 岁以下,或孕妇、高龄或由于其他严重疾病不宜手术者。④手术前或放射碘治疗前的准备。⑤手术后复发而不宜采用放射碘治疗者。

（2）剂量与疗程（以 PTU 为例,如用 MMI 则剂量为 PTU 的 1/10）:长期治疗分初治期、减量期及维持期。①初治期:PTU 300～450mg/d,分 2～3 次口服,一般持续 6～8 周,至症状缓解或血 TH 恢复正常即可减量。②减量期:每 2～4 周减量 1 次,每次减量 50～100mg,约 3～4 个月至症状完全消失、体征明显好转再减至维持量。③维持期:50~100mg/d,维持1~1.5年。必要时还可在停药前将维持量减半。疗程中除非有较严重反应,一般不宜中断,并定期随访疗效。

3. 其他药物治疗

(1) 复方碘口服溶液:仅用于术前准备和甲状腺危象。

(2) β受体拮抗剂:用于改善甲亢初治期的症状,近期疗效好。可与碘剂合用于术前准备,也可用于^{131}I治疗前后及甲状腺危象时。

4. 放射性^{131}I治疗 利用甲状腺具有高度摄取^{131}I能力和^{131}I衰变时能放出β射线的生物效应,使腺泡上皮细胞破坏萎缩,减少甲状腺激素的产生,达到治疗目的。主要适用于:①25岁以上的中度甲状腺功能亢进症病人。②对抗甲状腺药物过敏而不能继续用药,或长期药物治疗无效或治疗后复发者。③并发心脏病、糖尿病、肝脏病或肾脏病,有手术禁忌证者。④甲状腺次全切除术后复发者。⑤某些自主性高功能甲状腺结节伴甲状腺功能亢进者。妊娠或哺乳、25岁以下、重度浸润性突眼、甲状腺危象及有严重全身性疾病者禁用。

治疗前后1个月内忌用含碘的食物及药物,病情较重者应先用抗甲状腺药物治疗,待症状减轻后停药2~5日,再服^{131}I。治疗2~4个月症状可明显缓解,如半年后仍未缓解,可进行第2次治疗。

^{131}I治疗的近期反应一般轻微,甲状腺部位略有胀感,治疗后第1周可有甲状腺功能亢进症状的轻微加重,个别重症病例如治疗前未经抗甲状腺药物准备,较易发生危象。远期并发症主要有甲状腺功能减退,严重突眼病人^{131}I治疗后突眼可能加重。

5. 手术治疗 甲状腺次全切除术能使70%以上的病人得到治愈,手术死亡率低于1%,还有8%的病人术后可复发甲亢。术前必须用抗甲状腺药物充分准备至症状控制,T_3、T_4在正常范围内。术前2周加服复方碘溶液,使腺体缩小变硬,以减少术中出血。

6. 甲状腺危象防治 避免和去除诱因,积极治疗甲亢是预防甲状腺危象的关键,尤其是防治感染和做好充分的术前准备工作。一旦发生需积极抢救。吸氧、镇静和降温,持续氧气吸入。保持室内安静,绝对卧床休息,避免精神刺激,必要时给予适当镇静剂。除保证室温偏低外,用冰袋、乙醇擦浴、冰水灌肠等迅速降温。注意监测生命体征、心肾功能变化,如发现异常,及时通知医生。

(1) 抑制TH合成:首选PTU,首次剂量600mg,口服或胃管注入;以后每6小时给予PTU 250mg口服,待症状缓解后减至一般治疗剂量。

(2) 抑制TH释放:服PTU后1小时再加用复方碘口服溶液5滴,以后每8小时1次,或碘化钠1.0g加入10%葡萄糖液中静滴24小时,以后视病情逐渐减量,一般使用3~7天停药。

(3) β受体拮抗剂:普萘洛尔20~40mg,每6~8小时口服1次,或1mg经稀释后缓慢静注。普萘洛尔有抑制外周组织T_4转换为T_3的作用。

(4) 糖皮质激素:氢化可的松首次100mg静滴,以后50~100mg加入5%~10%葡萄糖液中静滴,每6~8小时1次。

(5) 降低和清除血浆TH:上述治疗效果不满意时,可选用血液透析、腹膜透析或置换等措施,迅速降低血浆TH浓度。

(6) 针对诱因和对症支持治疗:针对诱因治疗;监护心、脑、肾功能;纠正水、电解质和酸碱平衡紊乱;降温,给氧,防治感染;积极治疗各种并发症。

7. Graves眼病的防治 GO治疗的原则是纠正甲状腺功能及下丘脑-垂体-甲状腺轴功能异常,改善和保护视力、减轻疼痛等不适。

(1) 一般治疗:①高枕卧位,限制食盐摄入,适量使用利尿药,以减轻球后水肿。②注意眼睛保护,可戴有色眼镜。③夜间使用1%甲基纤维素或0.5%氢化可的松滴眼液,白天使用人工泪液。④睡眠时眼睛不能闭合者可使用无菌盐水纱布或眼罩保护角膜。⑤防治结膜炎和角膜炎。⑥吸烟可以加重本病,应戒烟。

(2) 活动期GO:在一般治疗的基础上进行强化治疗。①免疫抑制剂应用:泼尼松40~80mg/d,分2~3次口服,持续2~4周。然后每2~4周减量2.5~10mg/d,1个月后再减至维持量,每天10~20mg,持续治疗3~12个月后逐渐停药。如果减量后症状加重,需减慢减量速度。也可酌情试用其他免疫抑制剂,如甲基泼尼松龙、环磷酰胺等。②眶放射治疗:眶放射治疗一般不单独使用,与糖皮质激素联合使用可以增加疗效。严重病人或不能耐受大剂量糖皮质激素时采用本疗法。③眶减压手术:如果糖皮质激素和眶放射治疗无效,角膜感染或溃疡、压迫导致的视网膜和视神经改变可能导致失明时,需要行眶减压手术。

(3)控制甲亢:首选 ATD 治疗,因手术和^{131}I 治疗可能加重浸润性突眼。左甲状腺素片(L-T$_4$)50~100mg/d 或甲状腺干粉片 60~120mg/d 与抗甲状腺药物合用,以调整下丘脑-垂体-甲状腺轴的功能,预防甲状腺功能低下而加重突眼。

【常见护理诊断/问题】

1. 营养失调:低于机体需要量 与代谢率增高导致代谢需求大于摄入有关。

2. 活动无耐力 与甲亢性心脏病、肌无力等有关。

3. 应对无效 与性格及情绪改变有关。

4. 潜在并发症:甲状腺危象。

【护理目标】

1. 体重恢复正常。

2. 活动耐力逐渐增加。

3. 自觉情绪稳定,能够增强应对能力。

4. 未发生甲状腺危象,或甲状腺危象能被及时发现并得到及时处理。

【护理措施】

(一)一般护理

1. 休息与活动 适当增加休息时间,保证充足睡眠,活动时以不疲劳为度;病情重、伴心力衰竭或严重感染时,应严格卧床休息。

2. 环境 病室环境安静,通风良好,光线略暗,夏天使用空调,保持舒适的温湿度;避免嘈杂,减少探视人员。

3. 饮食护理 高热量、高蛋白、高维生素饮食,富含矿物质及低纤维素饮食。避免生冷、油腻食物,避免摄入刺激性食物及饮料,如饮酒、浓茶、咖啡等,以免引起病人精神兴奋,加重症状。禁食含碘类食品,如海产品等。伴糖耐量减退或合并糖尿病者,给予糖尿病饮食,注意血糖变化;突眼严重者限盐限水。

4. 眼部护理 睡觉或休息时高枕卧位,双眼覆盖生理盐水湿纱布;外出时戴深色眼镜或眼罩;突眼严重、眼睑不能闭合者,遵医嘱使用利尿药,白天用眼药水,夜间睡眠时用眼药膏等。

(二)病情观察

观察病人精神神志状态,注意体温、呼吸、脉搏、血压、体重变化情况,注意手指震颤、恶心、呕吐、腹泻等临床表现情况,注意突眼、甲状腺肿的程度,了解突眼保护情况及用药情况。警惕甲状腺危象发生,一旦发生,立即报告医生并协助处理。

(三)用药护理

1. 抗甲状腺药物 ①指导病人按时按量规则服药:抗甲状腺药物治疗的总疗程一般为 1.5 年以上。应向病人说明药物治疗的重要性和随意中断治疗及自行变更药物剂量的危害性,指导病人按时按量规则服药,不可自行减量或停服。②不良反应:主要不良反应是在服药最初 1~2 个月出现白细胞减少和药疹,重者可发生粒细胞减少和剥脱性皮炎。故定期随访白细胞总数和分类非常重要,特别是在最初 2~3 个月内,每周应检查 1 次,以后每 2~4 周检查 1 次。如白细胞总数低于 4.0×10^9/L,应注意观察有无感染征象,并加用升白细胞药物,如利血生、维生素 B$_4$等。如白细胞低于 3.0×10^9/L 或中性粒细胞低于 1.5×10^9/L,应暂时停药,严密观察,进行保护性隔离,预防交叉感染。一旦证实为粒细胞缺乏,必须隔离并紧急抢救,恢复后换用其他治疗方法。轻型药疹给予抗组胺药物使皮疹消退,一般不需停药。如药疹较重,则应停药,改用其他抗甲状腺药物。如有剥脱性皮炎出现,应立即停药抢救。③观察疗效:定期复查血象及甲状腺功能,体重增加是治疗有效的指标。而一旦症状出现反复,需及时就诊。

2. 普萘洛尔 用药过程中须注意观察心率,以防心动过缓。

3. 甲状腺片　应用甲状腺片是为了防止和减轻抗甲状腺药物治疗过程中出现的甲状腺增大或突眼加重。用药时须从小剂量开始,尤其对伴有冠心病的病人,应控制剂量,注意观察有无心率明显增快和心绞痛发作。

4. 放射性[131]I 治疗的护理指导　接受放射性核素治疗的病人,在治疗前后 1 个月内避免服用含碘的药物和食物。治疗后第 1 周避免触摸甲状腺,避免精神刺激和预防感染。个别重症病例,如治疗前准备不充分,可发生甲状腺危象。故需严密观察病情,如有发热、心动过速、大量出汗、精神过度兴奋等,应及时与医生联系,并做好抢救准备。病人应定期返院,追踪观察治疗效果。

（四）甲状腺危象护理

1. 避免诱因　指导病人自我心理调适,避免感染、精神刺激、创伤等可诱发因素。

2. 病情监测　观察生命体征、神志变化,尤其要密切监测体温和心率变化情况,注意有无心衰、心律失常、休克等严重并发症。

3. 紧急处理配合　①立即吸氧,绝对卧床休息,呼吸困难时取半卧位,立即给予氧气吸入。②及时准确给药:迅速建立静脉通道,遵医嘱给药。准备好抢救药品,如镇静药、血管活性药、强心药等。③密切观察病情:定时测生命体征,记录 24 小时出入量,观察神志变化。

4. 对症护理　高热者行冰敷或酒精擦浴等物理降温和(或)药物降温(异丙嗪+哌替啶),禁用阿司匹林。躁动不安者使用床挡加以保护。昏迷者加强皮肤、口腔护理,定时翻身,预防压疮、肺炎的发生。

（五）心理护理

鼓励病人表达内心感受,理解病人,让病人了解其情绪和性格改变是暂时的,及时治疗可得到改善;与病人共同探讨控制情绪和减轻压力的方法,指导和帮助病人正确处理生活中的突发事件;向病人家属及朋友解释病人病情,提高他们对疾病的认知水平,多关心和支持病人。

（六）健康指导

1. 疾病知识指导　本病病程较长,经积极治疗预后良好,少数病人可自行缓解。向病人讲解有关甲状腺功能亢进的临床表现和自我护理知识,适量运动,合理饮食,避免精神刺激、过度劳累等。告知病人上衣领不宜过紧,避免压迫肿大的甲状腺,严禁用手挤压甲状腺以免甲状腺激素分泌过多,加重病情。

2. 用药和病情监测指导　强调抗甲状腺药物长期服用的重要性及定期复查血象和甲状腺功能的必要性。指导病人坚持遵医嘱、按剂量、按疗程服药,不可随意停药或增减剂量。抗甲状腺药物治疗一般疗程为 1.5～2 年,用药前 3 个月,每周查血象 1 次;每 1～2 个月查甲状腺功能;每日清晨起床前自测脉搏,定期测体重,脉搏减慢、体重增加是治疗有效的重要标志。若出现高热、恶心、呕吐、大汗淋漓、腹泻等可能为甲状腺危象的表现,应及时就诊。

3. 生育指导　有生育需求的病人,女性,应告知其妊娠可加重甲亢,适宜治愈后再妊娠。指导妊娠期甲亢病人避免对自己及胎儿造成影响的因素。宜用抗甲状腺药物治疗,可选用不易通过胎盘的 PTU,不能使用可通过胎盘的甲巯咪唑,禁用[131]I,慎用普萘洛尔,增加胎儿监测频率。产后如需继续 ATD 治疗,不宜哺乳;如必须哺乳,可对婴儿行安全剂量的 PTU 治疗。

4. 社区-家庭支持　指导病人出院后到所属社区卫生服务中心建立个人档案,充分利用社区卫生资源,接受社区延续性护理服务。社区护士应对甲亢病人定期家访,评估病人的日常生活方式、病情、服药依从性、情绪、家庭人际关系,给予必要的健康指导,鼓励家属主动关心并理解病人的情绪变化,促进家庭成员间良好互动以利于康复。

【护理评价】

1. 体重是否恢复正常。

2. 活动耐力是否逐渐增加。

3. 能否进行自我心理调节,应对能力增强。

4. 是否发生甲状腺危象;发生甲状腺危象能否被及时发现,并得到及时处理。

（刘　涛）

第四节　库欣综合征病人的护理

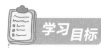

1. 掌握库欣综合征的身体状况和护理措施。
2. 了解库欣综合征的病因、辅助检查及治疗要点。
3. 学会用护理程序对库欣综合征病人实施整体护理。
4. 能够熟练地为库欣综合征病人进行健康指导。

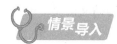

　　病人,女性,28 岁。因肥胖、下肢水肿来院就诊。入院时检查:神志清楚,血压 175/105mmHg,满月脸,有痤疮,向心性肥胖,皮肤菲薄,腹壁有宽大紫纹,下肢胫前轻度可凹性水肿。该病人 1 年前确诊为系统性红斑狼疮,给予糖皮质激素治疗。

　　请思考:

1. 该病人出现满月脸、向心性肥胖等表现与什么有关?
2. 针对病人目前的情况,护士应采取哪些护理措施?

　　库欣综合征(Cushing syndrome)又称皮质醇增多症,是一组因下丘脑-垂体-肾上腺轴调控失常,引起肾上腺分泌过多的糖皮质激素(主要是皮质醇)所致病症的总称。临床表现主要由于皮质醇分泌过多,引起代谢紊乱和多器官功能障碍,以及对感染抵抗力降低所致,表现为满月脸、向心性肥胖、多血质外貌、皮肤紫纹、痤疮等,伴有高血压和骨质疏松等。库欣综合征多见于女性,男女比例为 1∶(3 ~ 8),其中 20 ~ 45 岁者约占 2/3。

　　【病因及发病机制】

　　1. 促肾上腺皮质激素(ACTH)依赖性库欣综合征　①Cushing 病:是最常见的临床类型,约占 70%,即垂体 ACTH 分泌过多,伴肾上腺皮质增生,多为垂体微腺瘤所致。②异位 ACTH 综合征:指垂体以外的肿瘤分泌大量 ACTH,刺激肾上腺皮质增生,分泌过量的皮质醇引起,最多见的病因是肺癌,其次是胸腺及胰腺肿瘤。

　　2. 促肾上腺皮质激素(ACTH)非依赖性库欣综合征　①肾上腺皮质腺瘤:约占 10%。②肾上腺皮质癌:约占 6%,进展快,病情重。③不依赖 ACTH 的双侧肾上腺小结节性增生。④不依赖 ACTH 的双侧肾上腺大结节性增生等。

　　3. 其他类型库欣综合征　医源性库欣综合征因长期较大剂量使用外源性糖皮质激素所致。其他如应激性库欣综合征和糖皮质激素受体病等。

　　【护理评估】

　　(一)健康史

　　询问病人是否曾患垂体疾病;有无其他部位的肿瘤,如肺癌、胰腺癌及胸腺癌等;了解病人有无激素类药物服用史等。

　　(二)身体状况

　　库欣综合征临床表现形式多样,典型表现如下:

　　1. 外形改变　多为轻度到中度肥胖,呈向心性分布。典型病人面圆而呈暗红色,出现特征性满月脸、水牛背和悬垂腹,四肢则显得相对瘦小。

　　2. 皮肤表现　皮肤菲薄,皮下毛细血管清晰可见,微血管脆性增加,轻微损伤可引起瘀斑。下腹部两侧、大腿外侧、臀部等处可出现紫红色条纹。手、脚、指(趾)、肛周常出现真菌感染。异位 ACTH 综合征和较重者,皮肤色素明显加深。

组图:库欣综合征病人外形改变

3. 心血管表现　约80%病人出现高血压,常伴有动脉硬化。长期高血压可致左心室肥大、心力衰竭和脑血管意外。病人由于凝血功能异常、脂肪代谢紊乱,易发生动静脉血栓。

4. 全身及神经系统表现　全身肌肉可有萎缩、肌无力,下蹲后起立困难。常出现不同程度的精神及情绪变化,如情绪不稳定、烦躁、失眠;严重者出现精神失常,如偏执狂等。

5. 感染　长期皮质醇分泌增多抑制机体的免疫功能,易发生各种感染,以肺部感染最常见。严重者可发展为蜂窝织炎、菌血症、败血症。因皮质醇增多,抑制发热等机体防御反应,炎症反应往往不显著,发热不明显,易漏诊,造成严重后果。

6. 性功能异常　由于皮质醇抑制垂体促性腺激素及肾上腺雄激素分泌过多,女性病人可出现痤疮、多毛,月经减少、不规则或闭经等,若出现明显男性化表现提示肾上腺皮质癌。男性病人则出现性欲减退、睾丸变软、阴茎缩小等。

7. 代谢障碍　大量皮质醇加强肝糖原异生,抑制外周组织对葡萄糖的酵解和利用,拮抗胰岛素作用,引起葡萄糖耐量减低,使血糖升高,部分病人出现类固醇性糖尿病。有些病人因钠潴留而出现轻度水肿。肾上腺皮质癌和异位 ACTH 综合征者,有明显低钾低氯性碱中毒,低血钾加重病人乏力。病程久者出现骨质疏松,病人有明显的骨痛、脊椎压缩畸形、身材变矮,可出现佝偻和骨折。儿童生长发育受抑制。

（三）心理-社会状况

病人常因身体外形和身体功能改变,导致体像紊乱,病人对健康、生活、工作失去信心,影响人际交往和社交活动,出现焦虑、自卑、抑郁等心理变化,甚至出现绝望厌世和自杀倾向等。评估病人及家属对该病的认知及掌握健康教育知识的程度,以及家属对病人的支持情况等。

（四）辅助检查

1. 皮质醇测定　血浆皮质醇水平增高且昼夜节律消失,表现为早晨水平正常或轻度升高,下午4时或晚上 12 时下降不明显。午夜血皮质醇若大于 $7.5\mu g/dl$,诊断库欣综合征的敏感性和特异性大于96%。24 小时尿 17-羟皮质类固醇大多高于正常水平。

2. 地塞米松抑制试验　①小剂量地塞米松抑制试验:尿 17-羟皮质类固醇不能降至对照值的50%以下,或尿游离皮质类固醇不能降至在 55nmol/d 以下者,表示不能被抑制。各型库欣综合征均不能被小剂量地塞米松抑制,是库欣综合征的定性诊断试验。②大剂量地塞米松抑制试验:尿 17-羟皮质类固醇或尿游离皮质类固醇,降至对照值的 50% 以下,表示被抑制,考虑为垂体性库欣病;不能被抑制者,可能为原发性肾上腺皮质肿瘤或异位 ACTH 综合征。

3. ACTH 兴奋试验　垂体性库欣病和异位 ACTH 综合征者常有反应,原发性肾上腺皮质肿瘤者多数无反应。

4. 影像学检查　肾上腺 B 超检查、CT 检查,垂体部位 MRI 检查等,可明确病变部位。

（五）治疗原则及主要措施

采取病因治疗。在病因治疗前,对病情严重者,应对症治疗。①Cushing 病:目前有手术、放疗、药物 3种方法。其中经蝶窦切除垂体微腺瘤为治疗本病的首选方法。病情较轻或儿童病例,可行垂体放疗,在放疗奏效前使用药物治疗。②肾上腺肿瘤:肾上腺腺瘤行手术摘除,可获根治;肾上腺皮质癌尽早手术治疗,晚期者用肾上腺皮质激素合成阻滞药物治疗,如米托坦(双氯苯二氯乙烷)、美替拉酮、氨鲁米特、酮康唑等。③不依赖 ACTH 小结节性或大结节性双侧肾上腺增生:做双侧肾上腺切除术,术后用激素替代治疗。④异位 ACTH 综合征:切除原发肿瘤,若不能根治,使用肾上腺皮质激素合成阻滞药。

【常见护理诊断/问题】

1. 体像紊乱　与库欣综合征引起身体外观改变有关。

2. 体液过多　与皮质醇增多引起水钠潴留有关。

3. 有感染的危险　与皮质醇增多导致机体免疫力下降有关。

4. 潜在并发症:骨折。

【护理目标】

1. 认识并接受体形的变化,逐渐恢复正常体重。

2. 水肿消退。

3. 未发生感染,或发生感染能够获得及时处理。

4. 未发生骨折,或发生骨折能够获得及时处理。

【护理措施】

（一）一般护理

1. 休息与活动　平卧时适当抬高双下肢,有利于静脉回流,避免水肿加重。久病出现骨质疏松,适当限制运动,做好安全防护及防止因跌倒或碰撞引起骨折。关节痛或腰背疼痛者,必要时使用助行器辅助运动。

2. 饮食护理　进食低钠、高钾、高蛋白、低碳水化合物、低热量的食物,预防和控制水肿、低钾血症和高血糖,出现糖尿病症状时,严格执行糖尿病饮食。多食柑橘类、枇杷、香蕉、南瓜等含钾高的食物。鼓励摄取富含钙及维生素 D 食物,如牛奶、虾皮、坚果、紫菜等预防骨质疏松。

（二）病情观察

1. 监测体温变化,定期进行血常规检查,观察有无感染征象。

2. 监测病人水肿情况,观察每日体重及 24 小时液体出入量有无变化。

3. 监测电解质和心电图变化,观察有无恶心、呕吐、腹胀、乏力、心律失常等低钾血症表现;监测空腹血糖或糖耐量试验的结果,观察有无进食量增多和糖尿病表现。

4. 观察病人有无关节痛或腰背痛等骨痛,观察有无骨折等发生。

（三）对症护理

1. 预防感染　当病人抵抗力下降时,易发生各种感染。①保持病室及床单位整洁,病室温度、湿度适宜。②严格执行无菌操作,尽量减少侵入性治疗措施,降低感染及避免交叉感染的危险。③教导病人和家属预防感染的知识,如防寒保暖、避免到公共场所,以减少上呼吸道感染的发生。

2. 预防外伤　为减少安全隐患,移去环境中不必要的家具或摆设,浴室铺防滑脚垫,防止病人外伤、滑倒或骨折等。骨质疏松和骨痛病人,避免过度劳累及剧烈运动,变换体位时动作轻柔。

3. 皮肤与口腔护理　协助病人做好个人卫生,避免皮肤擦伤和感染。长期卧床者应定期翻身,预防压疮发生。病情重者做好口腔护理。

（四）用药护理

水肿严重时,遵医嘱给予利尿药,观察水肿消退情况及不良反应,并及时处理。使用肾上腺皮质激素合成阻滞药治疗时,注意观察药物疗效及食欲减退、恶心、呕吐、乏力、嗜睡等不良反应;部分药物对肝损害较大,应定期检测肝功能。

（五）心理护理

了解病人的性格特征及社会家庭支持情况,当病人情绪变化时,及时与病人沟通,给予安慰和心理疏导。鼓励病人说出身体外观改变的感受,解释并消除其顾虑,坚定治疗信心。病情稳定后,根据病人的特点,提出合理、规律的生活方式,使其情绪乐观、心态平和。教会病人通过培养兴趣爱好等方式,进行自我心理调节和自我防护,参加力所能及的活动,增强其自信心和自尊感。鼓励社会及指导病人家属给予病人有效的心理和情感支持。

（六）健康指导

1. 疾病知识指导　告知病人疾病基本知识,指导病人及家属日常生活中预防感染的方法,防止外伤、骨折等各种可能导致病情加重或诱发并发症的因素,定期门诊复查。

2. 用药指导　指导病人学会正确使用药物,观察药物疗效和不良反应。当用激素替代治疗时,详细交代药物用法和注意事项,尤其是药物过量及不足的症状和体征,告诫病人不能随意减量或停用,如发现虚弱、发热、头晕、恶心、呕吐等应立即就诊。

【护理评价】

1. 能否正确认识并接受体型的变化,体重是否逐渐恢复正常。

2. 水肿是否消退或减轻。

3. 有无发生感染;发生感染能否获得及时处理。

4. 有无发生骨折;发生骨折能否被及时发现,并得到及时处理。

（赖卫国）

第五节 糖尿病病人的护理

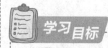

1. 掌握糖尿病典型表现、糖尿病急慢性并发症的表现和糖尿病的治疗原则。
2. 熟悉糖尿病的辅助检查和诊断要点。
3. 了解糖尿病的病因及分型。
4. 学会应用护理程序对糖尿病病人实施整体护理。
5. 能够熟练地为糖尿病病人进行健康指导。

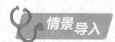

病人,男性,56岁。1年前出现下肢麻木,1个月前出现视物模糊入院诊治。入院后查空腹血糖为16.64mmol/L,HbA1c为10.7%。该病人5年前诊断为"2型糖尿病"。给予二甲双胍片和格列齐特治疗(具体剂量不详),但治疗不积极,不配合,未予重视。

请思考:

1. 护士还需向病人或家属询问哪些内容?
2. 针对病人目前的情况,护士应采取哪些护理措施?

糖尿病(diabetes mellitus,DM)是由遗传和环境因素共同作用而引起的一组以慢性高血糖为特征的代谢性疾病。由于胰岛素分泌缺乏和(或)其作用缺陷导致糖代谢紊乱,同时伴有脂肪、蛋白质、水和电解质等代谢障碍。随着病程的延长,出现多系统损害,导致眼、肾、神经、心脏、血管等组织慢性进行性病变,引起功能缺陷及衰竭。重症或应激时,发生酮症酸中毒、高渗高血糖综合征等急性代谢紊乱。

随着人口老龄化、人们生活方式的改变和生活水平的提高,糖尿病患病率正呈逐年上升趋势,根据国际糖尿病联盟(IDF)统计,2000年全球有糖尿病病人1.51亿人,2013年已达3.82亿人,按目前的增长速度,估计到2030年全球将有近5.5亿人患糖尿病。在我国,18岁以上的成年糖尿病患病率为9.7%,成人糖尿病病人总数约为1.14亿,我国已成为糖尿病患病人数最多的国家。因此,糖尿病已成为严重威胁人类健康的世界性公共卫生问题。

【糖尿病分型】

糖尿病分为四大类:1型糖尿病、2型糖尿病、妊娠糖尿病和其他特殊类型糖尿病。1型、2型糖尿病和妊娠糖尿病是临床常见类型,其他特殊类型糖尿病是病因相对明确的一些高血糖状态。本节将介绍对1型、2型糖尿病病人的护理。

【病因及发病机制】

不同类型糖尿病的病因不同,即使同一类型中也存在差异性。胰岛β细胞合成与分泌胰岛素,经血液循环到达体内靶细胞,与特异受体结合并引发细胞内物质代谢效应,该过程中任何一个环节发生异常均可导致糖尿病。

1. 1型糖尿病 绝大多数1型糖尿病为自身免疫性疾病,遗传和环境因素共同参与其发病过程。某些外界因素作用于遗传易感性个体,激活一系列自身免疫反应,引起胰岛β细胞破坏和衰竭,体内胰岛素分泌不足且进行性加重,最终导致糖尿病。

2. 2型糖尿病 2型糖尿病也是遗传与环境因素共同作用而形成,可能是一种特异性疾病。常见的环境因素包括年龄增长、不良生活方式、营养过剩、体力活动不足、化学毒物、子宫内环境等。外周组织的胰岛素抵抗和β细胞功能缺陷导致的不同程度胰岛素缺乏是2型糖尿病发病的两个主要环节,并与冠心病、高血压、血脂异常、中心型肥胖等有关。病情进一步发展,引起糖耐量降低(impaired glucose tolerance,IGT)和空腹血糖受损(impaired fasting glucose,IFG),最终导致糖尿病。

【护理评估】

（一）健康史

询问病人有无糖尿病家族史、个人生活方式、饮食习惯及吸烟、饮酒史；有无病毒感染、库欣综合征、胰腺炎等病史；了解妊娠次数，有无分娩巨大儿史等。

（二）身体状况

1. 代谢紊乱症候群

（1）多尿、多饮、多食和体重减轻：由于血糖升高引起渗透性利尿，导致尿量增多；多尿引起失水，病人烦渴，饮水量及次数增多；由于机体不能充分利用葡萄糖，原来储存的脂肪、蛋白质作为能量来源被动员，且消耗增加，使病人感到疲乏、虚弱无力，体重减轻；伴高血糖刺激胰岛素分泌，易有饥饿感，食欲常亢进，食量增大。故糖尿病的临床表现常描述为"三多一少"，即多尿、多饮、多食和体重减轻。

（2）皮肤瘙痒：由于高血糖及末梢神经病变引起皮肤干燥和感觉异常，病人出现皮肤瘙痒。女性病人，因尿糖刺激局部皮肤引起外阴瘙痒。

（3）其他症状：有四肢酸痛、麻木、性欲减退、阳痿不育、月经失调、便秘、视力模糊等。

2. 并发症

（1）急性并发症

1）糖尿病酮症酸中毒（diabetic ketoacidosis，DKA）：是由于胰岛素不足和拮抗胰岛素激素过多共同作用所致的严重代谢紊乱综合征，临床上以高血糖、酮症和代谢性酸中毒为主要表现。①发病机制：糖尿病代谢紊乱加重时，脂肪动员和分解加速，脂肪代谢的中间产物酮体（乙酰乙酸、β-羟丁酸、丙酮）在血中积聚，超过肝外组织的氧化能力，血酮体升高，称为酮血症；尿中酮体排出增多称为酮尿，临床上统称为酮症。其中，乙酰乙酸和β-羟丁酸为较强的有机酸，大量消耗体内储备碱，若代谢紊乱进一步加剧，超过机体的处理能力，则引起代谢性酸中毒，称为糖尿病酮症酸中毒。出现意识障碍时，则称为糖尿病酮症酸中毒昏迷。②诱因：1型糖尿病有自发 DKA 的倾向，2型糖尿病在诱因作用下亦可发生。常见诱因有急性感染、胰岛素不适当减量或突然中断治疗、饮食不当、胃肠疾病、脑卒中、心肌梗死、创伤、手术、妊娠、分娩、精神刺激等。③临床表现：早期出现乏力、三多一少症状加重。随后出现食欲减退、恶心、呕吐，常伴有头痛、烦躁、嗜睡等症状，呼吸深快，有烂苹果味（丙酮味）。病情进一步发展，出现严重失水现象，尿量减少、皮肤弹性差、眼球下陷、脉搏细速、血压下降、四肢厥冷。晚期各种反射迟钝甚至消失，病人出现昏迷。少数为腹痛等急腹症表现，易误诊。血糖多为 16.7～33.3mmol/L。

2）高渗高血糖综合征（hyperosmolar hyperglycemic syndrome，HHS）：临床以严重高血糖、高血浆渗透压、脱水为特点，无明显酮症酸中毒，常有不同程度的意识障碍。HHS 的发生率低于 DKA，且多见于老年2型糖尿病病人。①诱因包括急性感染、外伤、手术、脑血管意外等应激状态，应用糖皮质激素、利尿药等治疗，水摄入不足或失水等。少数病人因病程早期未确诊糖尿病而输入大量葡萄糖液或饮用大量含糖饮料等诱发。②临床表现：起病缓慢，先有口渴、多尿，多食不明显。失水随病程进展逐渐加重，伴神经精神症状。晚期尿少甚至尿闭，出现嗜睡、幻觉、定向力障碍、偏瘫等，最后陷入昏迷。与DKA 相比，失水更严重，神经精神症状更突出。血糖多为 33.3～66.6mmol/L。

3）低血糖症：一般将血糖<2.8mmol/L 作为低血糖的诊断标准，而接受药物治疗的糖尿病病人只要血糖水平≤3.9mmol/L，就属低血糖范畴。①诱因包括应用外源性胰岛素或胰岛素促泌剂、未按时进食或进食过少、运动量增加、酒精摄入尤其是空腹饮酒、胰岛素瘤疾病、胃肠外营养治疗等。②临床表现：与血糖水平及血糖下降速度有关，表现为交感神经兴奋（心悸、焦虑、出汗、饥饿感、肌肉颤抖、软弱无力、面色苍白、四肢冰冷等）和中枢神经症状（头晕、嗜睡、视物不清、步态不稳、思维和语言迟钝，之后出现躁动、易怒、性格改变、认知障碍，严重者出现抽搐和昏迷）。老年病人发生低血糖时，由于自主神经功能紊乱而掩盖交感神经兴奋表现，症状常不明显。有些病人屡发低血糖后，可表现为无先兆症状的低血糖昏迷。

（2）慢性并发症：糖尿病的主要危害在于慢性并发症，已经成为糖尿病致残、致死的主要原因。

1）大血管病变：是糖尿病最严重和突出的并发症，也是糖尿病病人死亡的主要原因之一。与非糖尿病病人相比，患病率高，发病年龄较轻，病情进展快，主要表现为动脉粥样硬化，引起冠心病、缺血性脑血管病、高血压、下肢血管病变等。下肢血管病变大多数无症状，足部动脉搏动明显减弱或消失，后期可出现缺血性静息痛、间歇性跛行等。

2）微血管病变：是糖尿病的特异性并发症，微循环障碍和微血管基膜增厚是其典型改变。病变可累及全身各组织器官,主要表现为视网膜和肾脏病变。①糖尿病视网膜病变(diabetic retinopathy,DR):是糖尿病病人失明的主要原因之一,多见于糖尿病病程 10 年以上者,视力改变为 DR 的主要表现。糖尿病还可引起黄斑病变、白内障、青光眼等。②糖尿病肾病(diabetic nephropathy,DN):是 1 型糖尿病的主要死因,对 2 型糖尿病而言严重性仅次于心脑血管病变。

3)神经病变:以周围神经病变最常见,自主神经病变次之。临床常见类型为远端对称性多发性神经病变,呈手套或袜套式对称分布,下肢较上肢严重。早期表现为肢端感觉异常(麻木、烧灼、针刺感或踩棉花感),可伴有痛觉过敏;随后出现肢体疼痛,呈隐痛、刺痛,夜间及寒冷季节加重;后期感觉缺失,累及运动神经。自主神经病变累及心血管、消化、呼吸、泌尿生殖等系统。

组图:糖尿病足

4)糖尿病足(diabetic foot,DF):指与下肢远端神经异常和不同程度的周围血管病变相关的足部感染、溃疡和(或)深层组织破坏。基本发病因素是神经病变、血管病变和感染。常见诱因为趾间或足部皮肤瘙痒而搔抓致皮肤破溃、修脚损伤、新鞋磨破伤、碰撞伤、烫伤等。轻者表现为足部畸形、皮肤干燥和发凉、酸麻、疼痛等,严重者出现足部溃疡与坏疽。临床常用 Wagner 分级法对 DF 严重程度进行分级(表 7-5-1)。

表 7-5-1　糖尿病足 Wagner 分级法

分级	临床表现
0 级	有发生足溃疡的危险因素,目前皮肤完整
1 级	表面溃疡,临床无感染
2 级	较深的感染,常合并软组织炎,无脓肿或骨的感染
3 级	深度感染,伴有骨组织病变或脓肿
4 级	局限性坏疽
5 级	全足坏疽

(三)心理-社会状况

糖尿病为终身性疾病,病程漫长、严格的饮食控制及急、慢性并发症等,使病人产生焦虑、抑郁、恐惧甚至绝望等心理反应,对治疗缺乏信心或依从性较差,不能有效应对。评估病人对疾病知识的了解程度和产生的心理问题,家庭成员对糖尿病的认识程度和态度,以及病人所在社区的医疗保健服务状况等。

(四)辅助检查

1. 尿糖测定　尿糖阳性是诊断糖尿病的重要线索,但尿糖受肾糖阈的影响,尿糖阴性也不能排除糖尿病。

2. 血糖测定　是诊断糖尿病的主要依据,也是监测病情变化和治疗效果的主要指标。

3. 葡萄糖耐量试验　对于血糖高于正常范围而又未达到糖尿病诊断标准者,须进行葡萄糖耐量试验,包括口服葡萄糖耐量试验(OGTT)和静脉葡萄糖耐量试验(IVGTT),临床上常采用口服葡萄糖耐量试验。试验方法:OGTT 应在清晨进行,禁食 8~10 小时。试验前 3 天进食碳水化合物量不可少于 150g/d,病人无恶心、呕吐,无发热;试验日晨空腹取静脉血后,将 75g 无水葡萄糖粉溶于 250~300ml 饮用水中,5 分钟内饮完,从服糖的第一口开始计时,分别于服后 30、60、120 和 180 分钟静脉取血。整个试验期间,禁止进食、吸烟、做消耗体力的运动。

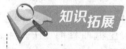

知识拓展

馒头餐试验

已确诊为糖尿病且血糖值较高者,为了解胰岛素的储备情况,可以用 100g 面粉制成的馒头代替葡萄糖行馒头餐试验。

试验方法:试验在清晨进行,禁食 8~10 小时。试验前 3 天进食碳水化合物量不可少于 150g/d,病人无恶心、呕吐,无发热,无酮体阳性。试验日晨空腹取血后将馒头于 10 分钟内吃完,从进食的第一口开始计时,分别于食后 60、120 和 180 分钟静脉取血。

筆记

4. 胰岛 β 细胞功能检查 包括胰岛素释放试验和 C 肽释放试验,可了解胰岛 β 细胞的储备功能,在口服葡萄糖耐量试验或馒头餐试验时,每次测定血糖的同时,测定血胰岛素水平和 C 肽水平。

5. 糖化血红蛋白 A1(GHbA1)测定 GHbA1 是葡萄糖与血红蛋白结合的产物,与血糖值呈正相关。GHbA1 有 a、b、c 三种,其中 GHbA1c 最为主要,可反映取血前 2～3 个月血糖的平均水平,为糖尿病病情监测的指标之一。

6. 其他 ①血脂、肾功能、尿常规、24 小时尿蛋白、内生肌酐清除率等检查,可了解病情控制状况。②肌电图、心血管系统多普勒超声、肾穿刺活检、眼底检查等,可了解糖尿病并发症的发生和发展。③必要时查血气分析、血酮体、血电解质、血渗透压等,以判断 DKA 或 HHS。④糖尿病足时,下肢多普勒超声检查可见足背动脉搏动减弱或缺失。

（五）诊断要点

多数早期 2 型糖尿病病人无明显症状。典型病例根据“三多一少”症状,各种急、慢性并发症,结合实验室检查结果即可诊断。有糖尿病家族史、肥胖、高血压与血脂异常等危险因素病人,单纯空腹血糖正常并不能排除糖尿病的可能时,应加测餐后血糖或进行 OGTT。

1. 糖尿病诊断标准 世界卫生组织(WHO)1999 年制订的糖尿病诊断标准(表 7-5-2)。

表 7-5-2 糖尿病诊断标准(WHO 1999 年)

诊断标准	静脉血浆葡萄糖水平(mmol/L)
①典型糖尿病症状加随机血糖	≥11.1
或	
②空腹血糖(FPG)	≥7.0
或	
③葡萄糖负荷后 2 小时血糖	≥11.1
无糖尿病症状者,需改日重复检查	

注:“空腹”的定义是至少 8 小时没有热量的摄入;“随机血糖”是指一天中任意时间的血糖而不考虑上次进餐时间,不能用于诊断 IFG 或 IGT

2. 空腹血浆葡萄糖 正常值为 3.9～6.0mmol/L,6.1～6.9mmol/L 为空腹血糖受损(IFG)。

3. 葡萄糖负荷后 2 小时血糖 正常<7.8mmol/L,7.8～11.0mmol/L 为糖耐量减退(IGT)。

（六）治疗原则及主要措施

强调早期、长期、综合、治疗目标及治疗方法个体化的原则。综合治疗包括糖尿病教育、饮食治疗、运动治疗、药物治疗、自我监测和心理疏导 6 个方面,以及降血糖、降血压、调血脂和改变不良生活习惯 4 项措施。

1. 健康教育 是重要的糖尿病基础管理措施。包括糖尿病防治专业人员的培训,病人及其家属和公众的卫生保健教育,医务人员的继续医学教育等。良好的健康教育能充分调动病人的主观能动性,使其积极配合治疗,有利于疾病控制达标,预防各种并发症的发生和发展,提高病人的生活质量。

2. 饮食治疗 是所有糖尿病治疗的基础,预防和控制糖尿病必不可少的措施,也是年长者、肥胖型、少症状轻型病人的主要治疗措施。饮食治疗即调整饮食,并非严格限制饮食品种,而是制订健康的饮食计划。根据病人具体情况,使食谱中总热量和饮食结构更为合理,各种营养成分更加适应生理需要,维持理想体重。

3. 运动治疗 合理运动有利于恢复理想体重,增加胰岛素敏感性,改善血糖和脂代谢紊乱,放松紧张情绪等。其原则是适量、规律性和个体化。根据个人的爱好、年龄、体力、病情轻重及有无并发症等安排适宜的活动,并长期坚持。

4. 药物治疗

（1）口服降糖药:分为促胰岛素分泌剂(磺脲类、格列奈类、二肽基肽酶-4 抑制剂)、增加胰岛素敏感性药物(双胍类和噻唑烷二酮类)和 α-糖苷酶抑制剂。常用口服降糖药及其主要作用、适应证见表 7-5-3。

表 7-5-3　常用口服降糖药的主要作用及适应证

药物分类	药物名称	主要作用	适应证
磺脲类	格列本脲、格列美脲、格列齐特、格列吡嗪、格列喹酮	通过刺激胰岛 B 细胞分泌胰岛素,而降低血糖	通过饮食和运动控制血糖不理想的 2 型糖尿病
格列奈类	瑞格列奈、那格列奈、米格列奈	通过刺激胰岛素的早期分泌而降低餐后血糖,降糖作用快而短的特点	2 型糖尿病早期餐后高血糖阶段或以餐后高血糖为主的老年病人
二肽基肽酶-4 抑制剂	西格列汀、沙格列汀、维格列汀	通过抑制 DPP-4 活性减少胰高糖素样多肽 1(GLP-1)失活,增加 GLP-1 水平,促进胰岛素分泌	2 型糖尿病
双胍类	二甲双胍、苯乙双胍、丁二胍	通过减少肝葡萄糖输出和改善外周胰岛素抵抗而降低血糖	2 型糖尿病,尤其是肥胖、胰岛素水平偏高者;1 型糖尿病用胰岛素治疗病情不稳定,加用双胍类药物减少胰岛素用量
噻唑烷二酮类	罗格列酮、吡格列酮	增强靶组织对胰岛素的敏感性,减轻胰岛素抵抗	肥胖、胰岛素抵抗明显的 2 型糖尿病
α-糖苷酶抑制剂	阿卡波糖、伏格列波糖、米格列醇	通过抑制碳水化合物在小肠上部的吸收而降低餐后血糖	以碳水化合物为主要食物成分和餐后血糖升高的病人

（2）胰岛素治疗

1）适应证：①1 型糖尿病；②2 型糖尿病伴急、慢性并发症或处于应激状态,如急性感染、创伤、手术前后、妊娠和分娩；③2 型糖尿病经饮食、运动、口服降糖药物治疗,血糖控制不满意者；④B 细胞功能明显减退者；⑤初诊伴有明显高血糖者;无明显诱因体重显著下降的 2 型糖尿病；⑥2 型糖尿病肝、肾功能不全者。

2）制剂类型：根据来源不同可分为动物胰岛素、人胰岛素和胰岛素类似物。根据作用快慢和维持时间长短,又分为超短效（速效）胰岛素类似物、常规（短效）胰岛素、中效胰岛素、长效胰岛素和预混胰岛素 5 类。临床试验证明,胰岛素类似物与人胰岛素控制血糖的能力相似,在模拟生理性胰岛素分泌和减少低血糖发生风险方面,胰岛素类似物优于人胰岛素。常用胰岛素及其作用特点见表 7-5-4。

表 7-5-4　常用胰岛素及其作用时间（皮下注射）

作用类型	制剂类型	起效时间	峰值时间	持续时间
速效胰岛素类似物	门冬胰岛素	10~15 分钟	1~2 小时	4~6 小时
短效胰岛素	常规人胰岛素（RI）	15~60 分钟	2~4 小时	5~8 小时
中效胰岛素	低精蛋白锌人胰岛素（NPH）	2.5~3 小时	5~7 小时	13~16 小时
长效胰岛素	精蛋白锌人胰岛素（PZI）	3~4 小时	8~10 小时	20 小时
预混胰岛素	30R	30 分钟	2~12 小时	14~24 小时
预混胰岛素类似物	预混门冬胰岛素 30	10~20 分钟	1~4 小时	14~24 小时

5. 手术治疗　2009 年美国糖尿病学会在 2 型糖尿病治疗指南中,正式将减重手术列为治疗肥胖伴 2 型糖尿病的措施之一。2011 年,国际糖尿病联盟也发表立场声明,正式承认减重手术作为治疗伴有肥胖的 2 型糖尿病的方法。

6. 急、慢性并发症的治疗

（1）糖尿病酮症酸中毒的治疗：①补液是抢救 DKA 的首要和关键措施。输液的基本原则为"先快后慢,先盐后糖",补液量和速度取决于失水程度。鼓励病人饮水,昏迷病人可分次少量管喂温开水。②小剂量胰岛素治疗,当血糖降至13.9mmol/L时,输入5%葡萄糖液加短效胰岛素静滴;③纠正电解质及酸碱平衡失调;④防治诱因和治疗并发症,如休克、感染、心力衰竭、心律失常、脑水肿、肾衰竭等。

(2) 高渗高血糖综合征的治疗:治疗基本同DKA。严重失水时,在静脉补液的同时建议鼻饲或口服温开水,每2小时1次,每次200ml,以减少静脉输液量,因消化道补液比静脉补液安全。当血糖降至16.7mmol/L时,输入5%葡萄糖液加短效胰岛素静滴。

(3) 低血糖的治疗:一旦确定病人发生低血糖,应尽快补充糖分,解除脑细胞缺糖症状。意识清楚者口服15~20g糖类食品,意识障碍者给予50%葡萄糖液20~40ml静脉注射或胰高血糖素0.5~1.0mg肌内注射,每15分钟监测血糖1次,根据血糖结果调整治疗方案。

(4) 糖尿病足的治疗:严格控制血糖、血压、血脂,改善全身营养状况和纠正水肿,进行彻底清创、引流等创面处理,选择有效的抗生素治疗。

【常见护理诊断/问题】

1. 营养失调:低于/高于机体需要量　与胰岛素分泌或作用缺陷有关。
2. 有感染的危险　与高血糖、脂代谢紊乱、营养不良、微循环障碍等有关。
3. 潜在并发症:低血糖、糖尿病足、糖尿病酮症酸中毒、高渗高血糖综合征。

【护理目标】

1. 体重恢复正常并保持稳定,血糖、血脂正常或维持理想水平。
2. 未发生感染;发生感染能够被及时发现,并得到及时处理。
3. 未发生并发症;发生并发症能被及时发现,并得到及时处理。

【护理措施】

(一) 一般护理

1. 休息与活动　①有糖尿病急性并发症、明显低血糖症、各种心肾等器官严重慢性并发症者,应卧床休息。②病情稳定者,选择适合的运动,如散步、快走、慢跑、爬楼梯、骑自行车、打羽毛球、游泳等。③最佳运动时间是餐后1小时,运动量为每周至少150分钟,每次30~40分钟。④运动强度为活动时病人的心率达到个体60%的最大耗氧量(心率=170−年龄)。

2. 饮食护理　饮食原则为控制总热量,定时、定量进餐,合理加餐,严格限制各种甜食,多食含纤维素高的清淡食物,避免饮酒。糖尿病肾病者,给予优质低蛋白饮食。

(1) 计算总热量:根据病人性别、年龄、理想体重[理想体重(kg)=身高(cm)−105]、工作性质、生活习惯等计算总热量。儿童、孕妇、乳母、营养不良或消瘦、伴有消耗性疾病者每日每公斤体重酌情增加5kcal,肥胖者酌情减少5kcal。成人每日每千克理想体重所需的总热量见表7-5-5。

表7-5-5　成人每日每千克理想体重所需的总热量(单位:kcal/kg)

休息状态	轻体力劳动	中度体力劳动	重体力劳动
25~30	30~35	35~40	>40

(2) 食物组成:总的原则是高碳水化合物、低脂肪、适量蛋白质和高纤维素的膳食。其中碳水化合物占50%~60%,脂肪不超过30%,蛋白质占10%~15%。

(3) 主食分配:根据病人生活习惯、病情和配合药物治疗安排,养成定时定量的习惯。按三餐分为1/5、2/5、2/5或1/3、1/3、1/3,按四餐分为1/7、2/7、2/7、2/7。

(4) 其他注意事项:超重者忌吃油炸食物,少食动物内脏、蟹黄、鱼子等高胆固醇食物;戒烟限酒;严格限制各种甜食,如糖果、甜点心、饼干及各种含糖饮料等;限制食盐摄入,每天<6g。

(二) 病情观察

1. 监控血糖、血脂、血压、体重　观察生活干预及降糖药物的疗效,将血糖、血脂、血压、体重控制在理想范围,减少糖尿病并发症发生的风险。

2. 监测低血糖反应　观察病人有无心慌、出汗、手抖、饥饿感、视物模糊等低血糖症状,尤其是服用胰岛素促泌剂和注射胰岛素的病人。老年病人常因自主神经功能紊乱致低血糖症状不明显,应加强血糖监测。

3. 监控急性并发症　观察糖尿病原有症状有无加重,是否出现食欲减退、恶心、呕吐、头痛、烦躁、嗜睡等症状。严密观察和记录病人的生命体征、神志、24 小时出入量等。定时监测电解质、酮体和渗透压等变化。

4. 病程长者,观察有无胸闷、心前区不适、肢体麻木发凉、间歇性跛行、视物模糊等症状。

(三)用药护理

1. 口服用药的护理　了解各类降糖、降压、降脂药物的作用、剂量、用法、不良反应和注意事项,指导病人正确服用。常用口服降糖药的不良反应及护理措施见表 7-5-6。

表 7-5-6　常用口服降糖药的不良反应及护理措施

药物分类	主要不良反应	护理措施
磺脲类	低血糖反应	早餐前半小时服用;1 型糖尿病,处于应激状态或有严重并发症,儿童、孕妇及哺乳期妇女不宜选择
格列奈类	低血糖和体重增加	餐前 0~15 分钟或进餐时服药;禁忌证同磺脲类
DPP-4 抑制剂	头痛、肝酶升高、上呼吸道感染	每日 1 次;肾功能不全的病人使用时,注意按照药物说明书减量
双胍类	腹部不适、口中金属味、恶心、腹泻等	单独使用不导致低血糖,但与胰岛素或促胰岛素分泌剂联合使用可增加低血糖发生的危险性;服药时从小剂量开始,逐渐加量是减少不良反应的有效方法;肾功能不全、肝功能不全、严重感染、缺氧或接受大手术病人禁用
噻唑烷二酮类	水肿、体重增加	每日一次,固定时间;心衰、肝病、严重骨质疏松者禁用
α-糖苷酶抑制剂	腹胀、排气增多	与第一口饭同时嚼服;从小剂量开始,逐渐加量可减少胃肠道不良反应;单独使用不发生低血糖,并可减少餐前反应性低血糖的风险

2. 使用胰岛素的护理

(1)注射工具:胰岛素专用注射器、胰岛素笔和胰岛素泵 3 种。熟悉各种胰岛素的名称、规格、剂型,使用时选择相匹配的胰岛素专用注射工具。

(2)保存:未开封的胰岛素放于冰箱 2~8℃冷藏,开封后的胰岛素在常温下(不超过 25℃)可使用 28 天;正在使用的胰岛素不建议冷藏保存,因室温时胰岛素产品稳定性更好,更容易混匀,注射更舒适;胰岛素绝对不能冰冻,发现胰岛素结冰即不能使用;避免过冷、过热或阳光直晒、剧烈晃动等,否则蛋白质凝固变性而失效。

(3)注射方法:包括静脉注射和皮下注射两种。①适合皮下注射的部位是上臂三角肌、臀大肌、大腿前侧、腹部等。胰岛素吸收最快为腹部,其次分别为上臂、大腿、臀部。②注射部位要经常轮换,长期注射同一部位可能引起局部皮下脂肪萎缩或增生、局部硬结。应该进行腹部、上臂、大腿外侧和臀部的"大轮换";在同一区域内注射时,也需要进行"小轮换",即与每次注射点相距至少 1cm,避免在有瘢痕或硬结的部位注射。如产生硬结,可热敷,但避免烫伤。③胰岛素专用注射器需捏起皮肤呈 45°或 90°进针;8mm 的胰岛素针头需捏起皮肤垂直进针;4mm、5mm 和 6mm 的胰岛素针头可垂直进针,一般无须捏起皮肤。身材消瘦者,尤其是儿童,使用 5mm 和 6mm 的胰岛素针头,需捏起皮肤形成皮褶后再行注射。当注射器内塞推压到位后,注射器针头无须在皮下停留即可拔出。④使用胰岛素注射笔时,注意笔与笔芯相互匹配,每次注射前确认笔内是否有足够剂量,药液是否变质等。在拇指完全按下按钮后,应在拔出针头前至少停留 10 秒,确保药物剂量全部注入体内,拔针后立即卸下针头。

(4)其他:①使用中效和预混胰岛素之前,将胰岛素水平滚动和上下翻动各 10 次以上,使瓶内药液充分混匀,直至胰岛素成均匀白色混悬液。②使用过的胰岛素针头和胰岛素专用注射器,应丢弃在专门盛放的利器盒内。③使用胰岛素泵时,4~7 天更换储药器、专用导管和注射部位,避免针头堵塞和局部感染,将胰岛素泵放于病人安全、方便的位置。④注射胰岛素的病人一般常规监测血糖 2~4 次/天,如血糖波动过大或持续高血糖,应及时通知医生。

0703
组图:胰岛素专用注射器、胰岛素注射笔、胰岛素泵

笔记

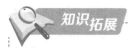

知识拓展

"黎明现象"或"Somogyi 反应"

　　采用胰岛素强化治疗方案后,可能出现早晨空腹高血糖,这需要鉴别是"黎明现象"还是"Somogyi 反应"。"黎明现象"是指夜间血糖控制良好,仅黎明短时间内出现高血糖,可能由于清晨皮质醇、生长激素等胰岛素拮抗激素增多所致,提示睡前胰岛素剂量过小。"Somogyi 反应"的实质是一种低血糖后的反应性高血糖,是由于夜间发生的低血糖,导致体内胰岛素拮抗激素分泌增加引起,提示睡前胰岛素剂量过大,应减少睡前胰岛素的用量或改变剂型,睡前适量加餐。

（四）常见并发症的护理

　　1. 低血糖反应的护理　加强预防,监测血糖,发现低血糖后及时处理。①初用各种降糖药时从小剂量开始,根据血糖水平逐步调整药物剂量。②定时、定量进餐,如进餐量减少,则相应减少降糖药物的剂量;容易在后半夜及清晨发生低血糖的病人,晚餐适当增加主食。③乙醇能直接导致低血糖,限制乙醇摄入和避免空腹饮酒。④合理安排运动量,运动量增加时,要减少胰岛素的用量并及时加餐。⑤强化治疗应做好血糖监测及记录,以便及时调整胰岛素或降糖药用量。⑥一旦确定低血糖,意识清楚者,口服 15～20g 糖类食品(葡萄糖为佳);意识障碍者,给予 50% 葡萄糖液 20～40ml 静脉注射,直至纠正低血糖。

　　2. 糖尿病足的护理　①每天检查双足 1 次,了解足部有无感觉减退、麻木、刺痛感;检查足部皮肤有无颜色、温度改变及足部动脉搏动情况;观察有无甲沟炎、脚癣、水疱、溃疡、坏死等。②每天清洗足部 1 次,水温 37～40℃;洗后用柔软的浅色毛巾擦干,尤其是足趾间;足部皮肤干燥可使用油脂类护肤品,足趾间不宜涂擦;修剪趾甲应选在洗脚后,指甲修剪与脚趾平齐,并锉圆边缘尖锐部分;避免自行修剪胼胝或用化学制剂处理胼胝或趾甲。③冬天不宜用热水袋、电热器等物品直接进行足部保暖,避免烫伤;夏天避免赤脚行走,外出时不穿拖鞋。④穿鞋前,检查鞋内有无异物、里衬是否平整;新鞋试穿半小时后,检查足部有无挤压或受摩擦,之后逐渐增加穿鞋时间;不穿过紧或有毛边的袜子或鞋;选择吸水性好、透气的浅色袜子,袜子应每天换洗。⑤指导和协助病人采用多种方法促进肢体血液循环,如步行和腿部运动等,避免盘腿坐或跷二郎腿。指导病人伤口或局部皮肤有淤血、红肿、发热时,应尽早就医。

　　3. 糖尿病酮症酸中毒的护理

　　（1）避免诱因:预防各种感染;养成规律的饮食及生活起居习惯;遵医嘱用药,不随意减少胰岛素用量或停用胰岛素;脑卒中、心肌梗死、创伤、手术、妊娠、分娩时,及时给予胰岛素治疗;发生呕吐、腹泻时,保证摄入充足水分。

　　（2）病情监测:严密观察和记录病人生命体征、神志、24 小时出入量,评估皮肤弹性及黏膜干燥程度。定时监测血糖、血酮或尿酮、血电解质和渗透压等的变化。

　　（3）急救配合与护理:立即建立两条静脉通路,快速补液,小剂量胰岛素静脉滴注,密切观察疗效和不良反应,根据血糖值,及时调整胰岛素给药速度。绝对卧床休息,注意保暖,持续低流量吸氧。加强生活护理,特别是皮肤和口腔护理。

（五）心理护理

　　向病人讲解糖尿病的相关知识,增强病人对治疗的信心,有效应对各种问题;根据病人的性格特点和生活方式,教会病人改变不良生活方式的方法和自我心理调节技巧;鼓励家属对病人给予理解、支持和照顾。

（六）健康指导

　　1. 疾病知识指导　①宣传糖尿病的防治知识,如合理膳食、适量运动、戒烟限酒、控制体重、保持心态平衡等;开展糖尿病社区预防,定期进行健康体检,筛查 IGT 人群,并进行干预性健康指导,提高对糖尿病的知晓率和控制率。②向病人及家属解释高血糖对机体的危害,让病人了解终身治疗的重要性,坚持长期的饮食、运动、药物治疗;强调本病是终身性疾病,定期随访,坚持有效治疗,将血糖、血压、血脂控制在正常范围,预防或延缓慢性并发症的发生和发展。③指导病人及家属掌握糖尿病常见急性并发症的临床表现、观察方法及处理措施。④向病人及家属介绍糖尿病足的预防和护理知识。

　　2. 生活指导　①指导病人掌握饮食、运动治疗具体实施及调整的原则和方法。②不宜在空腹时或药物作用高峰时进行运动,防止发生低血糖。随身携带糖果、糕点,出现低血糖时停止运动,及时进食。③运动中若出现胸闷、胸痛、视物模糊等,立即停止运动,及时处理。④运动中需补充水分,运动后做好运动日记,以便观察疗效和不良反应。⑤合并各种急性感染、伴心功能不全且活动后加重、严重糖尿病肾病、严重糖尿病足、严重眼底病变、有明显酮症或酮症酸中毒、频发低血糖、血糖控制不佳等情况,不宜进行运动。⑥教导病人外出时随身携带识别卡,以便发生紧急情况时及时处理。

3. 病情监测指导　①指导病人学习和掌握监测血糖、血压、体重指数的方法,了解糖尿病的控制目标(表 7-5-7)。②定期监测血糖,监测频率为:血糖控制平稳者,一般一周测 7 个点血糖(三餐前后及睡前),可以不放在一天测完;血糖控制较差者,每天测 4 ~ 7 次,直到血糖控制稳定为止;1 型糖尿病病人,每天测 3 或 4 次;出现低血糖、生病、感觉不适或血糖升高时,随时测量血糖,并短期内增加血糖监测次数,直到血糖平稳。血压至少每月测一次,体重每 1 ~ 3 个月测一次。③HbA1c 每 3 ~ 6 个月监测一次。④尿微量白蛋白每 6 个月监测一次。⑤血脂正常者,每 6 ~ 12 个月监测一次;高血脂者,每 1 ~ 2 个月监测一次。⑥眼底检查每 6 个月检查一次。⑦每年全面体检 1 ~ 2 次,尽早防治慢性并发症。

表 7-5-7　2 型糖尿病的控制目标

检测指标	目标值
血糖(毛细血管)(mmol/L)	空腹 3.9 ~ 7.2 非空腹≤10.0
HbA1c(%)	<7.0
血压(mmHg)	<130/80
HDL-C(高密度脂蛋白胆固醇)(mmol/L)	男性>1.0 女性>1.3
甘油三酯(mmol/L)	<1.7
LDL-C(高密度脂蛋白胆固醇)(mmol/L)	未合并冠心病<2.6 合并冠心病<2.07
体重指数(kg/m²)	<24
尿白蛋白排泄率(mg/24h)	<30 或(20μg/min)

4. 用药指导　①告知病人口服降糖药的名称、剂量、给药时间和方法,教会其观察药物疗效及不良反应。②使用胰岛素者,教会病人及家属掌握注射胰岛素的正确方法和注意事项。③告知病人及家属发生低血糖的危险因素、表现和处理方法,并能采取自救措施。

【护理评价】

1. 体重是否恢复正常并保持稳定,血糖、血脂是否正常或维持在理想水平。
2. 是否采取有效措施预防感染发生。
3. 有无并发症发生;发生并发症能否被及时发现,并得到及时处理。

（赖卫国）

第六节　痛风病人的护理

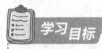

1. 熟悉痛风急性关节炎期的表现特点和辅助检查。
2. 了解痛风的病因和治疗要点。
3. 学会应用护理程序对痛风病人实施整体护理。
4. 能够熟练地为痛风病人进行饮食指导。

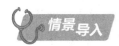

病人,男性,50岁。因手指、足趾关节肿痛2年来院就诊。入院时检查:神志清楚,左手食指、中指,右第一足趾肿痛及压痛,夜间痛明显,右踝关节处扪及一黄豆大小的结节。血尿酸698μmol/L。诊断为"痛风"。该病人工作压力大,喜烟酒。

请思考:

1. 该病人发生痛风的原因是什么?

2. 怎样对该病人进行饮食指导?

3. 如何指导该病人进行关节运动?

痛风(gout)是慢性嘌呤代谢紊乱和(或)尿酸排泄障碍所致的一组异质性代谢性疾病。其临床特点为高尿酸血症、反复发作的痛风性关节炎、痛风石、间质性肾炎,严重者呈关节畸形及功能障碍,常伴有尿酸性尿路结石。

痛风遍布于世界各地,发病率有地区及种族之间的差别,5%~25%的病人有痛风家族史。痛风患病率随年龄增长而增多,男性40岁以上人群多见,女性多见于绝经期后;发病高峰在40~50岁,其中男性占95%以上。发病前有漫长的高尿酸血症病史,高尿酸血症中约5%~15%发生痛风。近年来随经济迅速发展,我国痛风发病率逐年上升,青年人发病率有上升趋势,尤其在大中城市等地区,已成为常见疾病。

【病因及发病机制】

痛风可分为原发性和继发性2类。原发性痛风属多基因遗传性疾病,多有阳性家族史,由先天性腺嘌呤代谢异常引起。继发性痛风可由肾病、血液病、药物及高嘌呤食物等多种原因引起。临床以原发性痛风占绝大多数。

1. 高尿酸血症形成 高尿酸血症为痛风的生化学标志。尿酸是嘌呤代谢的终产物,主要来自细胞代谢分解的核酸、其他嘌呤类化合物及食物中嘌呤经酶作用分解而来,其中内源性嘌呤代谢紊乱比外源性更重要,人体总尿酸的80%主要来自内源性。导致高尿酸血症的原因:①尿酸排泄减少或障碍:是引起高尿酸血症的主要因素,包括肾小球尿酸滤过减少、肾小管重吸收增多、肾小管尿酸分泌下降及尿酸盐结晶在泌尿系统的沉积等,其中以肾小管尿酸分泌减少最为重要。②尿酸生成增多:在嘌呤代谢过程中,均有酶参与各环节的调控,当嘌呤核苷酸代谢酶缺陷或功能异常时,引起嘌呤合成增加而导致尿酸水平升高。

2. 痛风发生 当血尿酸浓度过高或在酸性环境下,尿酸可析出尿酸盐结晶,沉积在骨关节、肾脏和皮下组织等处,造成组织病理学改变,导致痛风性关节炎、痛风肾和痛风石等。

【护理评估】

(一)健康史

了解病人的年龄、性别;询问病人是否患有高血压、高脂血症、肾病、糖尿病及血液病;有无痛风阳性家族史;有无不良生活习惯及过度活动或疲劳等;有无手术、感染;有无进食高嘌呤食物等。

(二)身体状况

1. 无症状期 仅有血尿酸波动性或持续性增高。无症状期长达数年至数十年才出现症状,甚至终身不出现症状。

2. 急性痛风性关节炎期 为痛风的首发症状,表现为突然发作的单个、偶尔双侧或多个关节红肿热痛、功能障碍,可有关节腔积液,伴发热、白细胞增多等全身反应。其特点如下:①摄入大量高嘌呤和高蛋白食物、饮酒、劳累、关节疲劳或关节受伤、寒冷、手术、感染等为常见的发病诱因。②常午夜或清晨起病,关节剧痛,呈撕裂样或刀割样,数小时出现受累关节红、肿、热、痛和功能障碍。最容易受累的部位是第一跖趾关节,依次为趾、踝、膝、腕、指、肘等关节。③初次发作呈自限性,经1~2日或数周自行缓解,缓解后关节局部出现特有的脱屑和瘙痒。秋水仙碱有特殊治疗效果,可使关节炎症状迅速缓解。④大多数呈高尿酸血症,但部分病人发作时血尿酸水平正常。

3. 痛风石及慢性关节炎期 痛风石(图7-6-1,见文末彩插)为痛风的特征性损害,是尿酸盐沉积所致。①痛风石典型部位在耳廓,也常见于反复发作的关节周围,以及鹰嘴、跟腱、髌骨滑囊等处。②呈黄白色大小不一的隆起,小如芝麻,大如鸡蛋。③起初质软,随着纤维化增多逐渐变硬如石。④严重时痛风石处皮肤发亮、菲薄,皮肤容易破溃,排出白色豆渣样尿酸盐结晶,瘘管周围组织呈慢性肉芽肿,不易愈合,少有继发感染。⑤痛风石可造成关节骨质破坏、关节周围组织纤维化、继发退行性改变等。

4. 肾病变期 ①痛风性肾病:是痛风特征性病理变化之一,为尿酸盐结晶沉积引起慢性间质性肾炎。起病隐匿,早期仅有间歇性蛋白尿,随着病情发展,持续出现蛋白尿、夜尿增多、低比重尿、白细胞尿等,进而出现高血压、水肿、氮质血症等肾功能不全表现。②尿酸性肾结石:为尿酸盐结晶在肾形成的结石,呈泥沙样,常无症状,结石较大者出现肾绞痛、血尿等表现。

(三)心理-社会状况

由于疼痛而影响进食和睡眠,疾病反复长期发作导致关节畸形和功能障碍、肾功能损害,病人思想负担重,容易出现情绪低落、焦虑、抑郁等心理反应。评估病人及家属对疾病的认识、治疗信心及饮食知识的掌握,以及家属对病人的支持情况等。

(四)辅助检查

1. 血尿酸测定 正常男性血尿酸为 $150 \sim 380\mu mol/L(2.5 \sim 6.4mg/dl)$;正常女性 $100 \sim 300\mu mol/L(1.6 \sim 5.0mg/dl)$,绝经期后接近男性。男性或绝经后女性血尿酸$>420\mu mol/L(7.0mg/dl)$,绝经前女性$>350\mu mol/L(5.8mg/dl)$,可确定高尿酸血症。

2. 尿尿酸测定 限制嘌呤饮食 5 日后,每日尿酸排出量$>3.57mmol/L(600mg)$,提示尿酸生成增多。

3. 滑囊液或痛风石检查 急性关节炎期行关节腔穿刺,抽取滑囊液,在偏振光显微镜下,可见白细胞内有双折光现象的针形尿酸盐结晶,是本病确诊依据;痛风石活检也可见此现象。

4. 影像学检查 X线检查、CT 检查、MRI 检查、关节镜检查等均有助于发现骨、关节等相关病变或结石影。

(五)治疗原则及主要措施

治疗原则是迅速终止急性关节炎发作,防止复发;控制高尿酸血症,预防尿酸盐沉积;防止尿酸结石形成和肾功能损害。

1. 急性痛风性关节炎期的治疗 ①秋水仙碱:为治疗痛风急性发作的传统药物,因可致骨髓抑制、肾衰竭等严重不良反应,现少用。②非甾体抗炎药(NSAIDs):为急性痛风性关节炎的一线用药,常用药物有吲哚美辛、双氯芬酸、布洛芬、美洛昔康、罗非昔布等。③糖皮质激素:通常用于不能耐受NSAIDs 或秋水仙碱致肾功能不全者,该药起效快、缓解率高,但停药后易出现症状"反跳"。

2. 发作间歇期和慢性期的处理 治疗目标是血尿酸$<360\mu mol/L(6.0mg/dl)$,以减少或消除尿酸盐结晶的沉积。常用排尿酸药和抑制尿酸生成药物,应在急性发作缓解后 2 周用药,从小剂量开始,逐渐加量,根据血尿酸水平调整至最小剂量并长期维持。

【常见护理诊断/问题】

1. 疼痛:关节痛 与尿酸盐结晶沉积在关节引起炎症反应有关。

2. 躯体活动障碍 与关节受累、关节畸形有关。

3. 知识缺乏:缺乏与高尿酸血症和痛风有关的饮食知识。

【护理目标】

1. 疼痛程度减轻或消失。

2. 关节功能得到恢复。

3. 能够复述痛风相关饮食的知识。

【护理措施】

(一)一般护理

1. 休息与活动 根据病情合理安排休息与活动。痛风性关节炎急性发作时,应卧床休息,病床上安放支架支托盖被,抬高患肢,避免受累关节负重,减少患部受压。关节肿痛缓解72 小时后,方可下床活动。

2. 饮食护理　饮食原则为控制总热量的摄入、限制高嘌呤食物、促进尿酸排出、调节饮食结构。①严格控制总热量,尤其是肥胖病人,总热量限制在 5020～6276kJ/d(1200～1500kcal/d),蛋白质控制在 1g/(kg·d),尽量避免进食蔗糖等。②避免进食高嘌呤和高蛋白食物。③指导进食碱性食物,如牛奶、鸡蛋、马铃薯、各类蔬菜、柑橘类水果等,使尿液的 pH 在 7.0 或以上,减少尿酸盐结晶的沉积。④鼓励多饮水,保证液体摄入总量达 2500～3000ml/d,尿量达 2000ml 以上,增加尿酸排泄,防止结石形成;在睡前或夜间适量饮水,防止尿液浓缩。⑤饮食宜清淡、易消化,忌辛辣和刺激性食物,严禁饮酒。

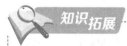

高嘌呤食物

日常生活中,常见的高嘌呤食物有动物内脏(肝、肾、胰、心、脑)、鱼虾类、蛤蟹、肉类、菠菜、蘑菇、鹅、鹧鸪、酵母、淡菜、黄豆、扁豆、豌豆及豆制品、浓茶等。

（二）病情观察

①观察疼痛的部位、性质及间隔时间,有无午夜因剧痛而醒等。②受累关节有无红、肿、热和功能障碍表现。③观察诱发因素,如过度疲劳、紧张、潮湿、寒冷、饮酒、饱餐、脚扭伤等。④观察痛风石的部位、相应症状及局部皮肤变化等。⑤观察病人的体温变化,有无发热等。⑥监测尿酸变化。

（三）对症护理

1. 减轻疼痛　手、腕或肘关节受累时,用夹板固定制动,减轻疼痛,遵医嘱给予冰敷或 25% 硫酸镁湿敷,消除关节肿胀和疼痛。

2. 皮肤护理　注意保护痛风石局部菲薄皮肤处,保持清洁,避免摩擦、损伤,防止溃疡发生。

（四）用药护理

1. 秋水仙碱　口服给药的不良反应有恶心、呕吐、厌食、腹胀、水样腹泻、肝细胞损害、骨髓抑制、脱发、呼吸抑制、白细胞及血小板减少等;临床上极少静脉给药,其不良反应严重,引起骨髓抑制、肾衰竭、DIC、肝坏死、脱发等,必须使用时,减慢注射速度,时间>5 分钟,切勿漏出血管外,以免组织坏死。

2. 排尿酸药物　丙磺舒、磺吡酮的不良反应为皮疹、发热、胃肠道反应等,药物应从小剂量开始逐步递增,用药期间,嘱病人多饮水,服用碳酸氢钠等碱性药。

3. 非甾体抗炎药(NSAIDs)　用药期间,注意观察有无活动性消化性溃疡或消化道出血等。

4. 别嘌醇　不良反应有皮疹、发热、胃肠道反应、肝损害、骨髓抑制等,肾功能不全者,遵医嘱剂量减半。

5. 糖皮质激素　观察其疗效,注意症状的"反跳"现象,若同时口服秋水仙碱,可防止发生"反跳"现象。

（五）心理护理

及时与病人沟通,给予精神安慰和心理疏导,讲述治疗成功病例,以鼓励和开导病人,帮助病人勇敢面对生活,增强治疗的信心;鼓励家属给予病人情感支持,指导病人在家属的参与帮助下,从事力所能及的活动或工作。

（六）健康指导

1. 疾病知识指导　告知病人及家属高尿酸血症和痛风是终身性疾病,但经积极有效治疗,病人可以正常生活和工作。告知病人该病的诱发因素和治疗方法,指导病人定期自我检查耳轮及手足关节处是否有痛风石,定期复查血尿酸,病情变化及时就诊等。

2. 生活指导　指导病人保持心情愉快,生活要有规律,保证充足睡眠。肥胖者应减轻体重。指导病人严格控制饮食,避免进食高嘌呤和高蛋白食物,禁饮酒,每天饮水 2000ml 以上,促进尿酸排出。

3. 运动指导　鼓励病人适度运动,掌握保护关节的技巧及注意事项。如运动后疼痛超过 1～2 小时,应暂停运动;尽量使用大肌群完成运动,能用肩部负重不用手提,能用手臂负重不要用手指;轻、重工作交替完成,不用同一肌群持续长时间超重工作;经常改变姿势,保持受累关节舒适;若局部发热和肿胀,尽可能避免活动该关节。

【护理评价】

1. 疼痛程度是否减轻或消失。

2. 关节功能是否恢复。

3. 能否复述与痛风相关的饮食知识。

（赖卫国）

思考题

1. 病人,女性,30 岁。怕热、多汗、多食、体重下降、突眼、脖子粗、大便每日 1～2 次、脾气暴躁、心慌气短 5 个多月。近日因劳累后,出现发热、心悸加重、呼吸急促、烦躁不安、四肢无力、多汗等症状。入院查体:意识模糊,T 39.1℃,P 142 次/分,R 32 次/分,BP 100/60mmHg,心律不齐,心率大于脉率,身体消瘦,全身皮肤湿润,突眼,甲状腺肿大,可闻及血管杂音。实验室检查:FT_4、FT_3升高,TSH 降低。

请思考:

（1）病人目前最可能的疾病诊断是什么?

（2）请列出病人现存的主要护理诊断/问题。

（3）列出当前对该病人的主要护理措施。

2. 病人,男性,20 岁。1 年前无明显诱因出现口干、多饮、多尿伴乏力、消瘦,体重下降 10kg 左右,诊断为"1 型糖尿病",给予门冬胰岛素注射,早 10U、中 6U、晚 6U 三餐前皮下注射,10U 睡前皮下注射,血糖控制尚可。1 天前集体就餐吃晚饭,该病人没有将门冬胰岛素带到就餐点注射。因聚餐高兴,没有控制饮食,且大量饮啤酒,回家后又忘记注射,今天早上出现乏力、口干、恶心呕吐、头痛等症状,来医院就诊。实验室检查:血糖 26.2mmol/L;血酮体阳性。血气分析显示 pH 6.9、PaO_2 45.0mmHg、$PaCO_2$ 28.5mmHg、ABE-33mmol/L。诊断为"1 型糖尿病,糖尿病酮症酸中毒"收住入院。

请思考:

（1）给出目前的首优护理诊断。

（2）就首优护理诊断提出首先采取的护理措施和病情观察的要点。

思路解析

扫一扫,测一测

风湿性疾病(rheumatic diseases)简称风湿病,是指病变累及骨、关节及其周围软组织,如肌肉、滑膜、肌腱、神经等的一类疾病的总称。其主要临床表现有关节疼痛、肿胀、功能障碍,部分病人可出现脏器功能损害,甚至功能衰竭等。风湿病病因复杂,主要与机体免疫、感染、代谢、内分泌、环境、遗传、肿瘤等因素有关。多数风湿病病人血液中会出现大量自身抗体,所以多数风湿性疾病属于自身免疫病。风湿病的临床特点具有以下规律:①慢性病程:呈现发作和缓解交替出现的特点;②异质性:同一疾病的不同病人在临床表现、抗风湿药物应用耐受量及疗效、预后等方面差异很大;③免疫学异常或生化改变:常有免疫学或生化检查的异常,如类风湿因子、抗核抗体、抗 dsDNA 抗体等阳性,这些是相关疾病临床诊断、病情判断和预后估计的重要依据。

风湿病种类较多,根据发病机制、病理及临床特点,分为弥漫性结缔组织病(diffuse connective tissue disease,CTD)、脊柱关节病、骨关节炎等。其中,弥漫性结缔组织病简称结缔组织病,是风湿病中的一大类,以血管和结缔组织的慢性炎症为病理基础,可引起多器官、多系统的损害,包括类风湿关节炎、系统性红斑狼疮、多发性肌炎和皮肌炎、原发性干燥综合征等。本章重点讨论类风湿关节炎和系统性红斑狼疮。

第一节　风湿性疾病常见症状或体征的护理

学习目标

1. 掌握风湿性疾病常见症状的概念、护理评估要点和护理措施。
2. 熟悉风湿性疾病常见症状的护理诊断/问题。
3. 了解风湿性疾病常见症状的护理目标和护理评价。
4. 学会应用护理程序对关节疼痛和肿胀、关节僵硬和活动受限、皮肤受损的病人实施整体护理。

情景导入

病人,女性,32 岁。对称性全身小关节肿痛反复发作 5 年,有晨僵,热水浸泡后减轻。本次因腕关节及掌指关节疼痛,伴双膝关节疼痛,行走困难而入院。入院血液检查:血沉 70mm/h,白细胞 4.1×10^9/L,红细胞计数 3.7×10^9/L,血红蛋白 110g/L,免疫学检查 C 反应蛋白增高,RF(+),尿蛋白(-)。

请思考:
1. 该病人的主要护理诊断/问题是什么?
2. 护士应采取的护理措施有哪些?

一、关节疼痛和肿胀

关节疼痛是关节受累最常见的首发症状,也是风湿病病人主要的就诊原因。几乎所有的风湿性疾病均可引起不同程度的关节疼痛和肿胀,多由关节腔积液或滑膜肥厚所致,是滑膜炎或周围组织炎的重要体征。

【护理评估】

（一）健康史

询问病人发病起始时间、特点及发病年龄;有无相关诱发因素,如寒冷、潮湿、日光、感染、药物、食物、环境等;发病后是否影响日常生活及工作;询问病人有无既往特殊的用药史,如异烟肼、普鲁卡因胺、甲基多巴、氯丙嗪等。

微课:关节肿痛的特点及评估要点

（二）身体状况

1. 关节肿痛特点　不同疾病所致的关节疼痛和肿胀的部位与性质有差别。①类风湿关节炎:影响腕、掌指、近端指间关节等小关节,多呈对称性分布,持续性疼痛。②系统性红斑狼疮:侵犯四肢关节,以指、腕、肘、膝关节为常见,呈对称性多关节炎,疼痛、肿胀、日晒后加重,出现晨僵。③强直性脊柱炎:以骶髂关节、髋、膝、踝关节受累最为常见,多为不对称性,呈持续性疼痛。④风湿性关节痛:多为游走性。⑤痛风:常累及单侧第一跖趾关节,疼痛较固定、剧烈。

2. 评估要点　①评估四肢关节和脊柱有无压痛、触痛、肿胀、局部发热、活动及功能受限的程度、关节畸形状态等。②疼痛起始时间、起病特点、起病年龄、疼痛程度,是缓慢还是急骤发作,游走性疼痛还是固定部位疼痛,呈发作性还是持续性,是否可逆;有无诱发及缓解因素或方法。③疼痛严重程度与活动是否有相关,是否在休息时、运动时或均存在,有无因运动而加重;受累部位是大关节还是小关节,是多关节还是单关节,或中轴脊柱受累;有无影响关节的附属结构（肌腱、韧带、滑囊等）;有无晨僵及晨僵持续时间,如何缓解等。④伴随症状及体征,如乏力、食欲减退、长期低热、皮肤日光过敏、皮疹、蛋白尿、少尿、血尿、心血管或呼吸系统症状、口眼干燥等。

（三）心理-社会状况

由于反复持续的关节疼痛、肿胀,病情长且无特效的治疗手段,病人感到失望,对治疗信心不足,容易出现焦虑、抑郁等不良心理状态,从而不利于有效的治疗。评估家属对病人的情感支持和治疗支持程度等。

（四）辅助检查

了解自身抗体测定、滑液检查及关节 X 线检查结果是否异常。

【常见护理诊断/问题】

1. 慢性疼痛　与关节的炎性反应有关。

2. 焦虑　与疼痛反复发作、病情迁延不愈有关。

【护理目标】

1. 关节疼痛程度减轻或消失。

2. 焦虑减轻,能够配合治疗和护理。

【护理措施】

（一）一般护理

1. 休息与体位　当炎症急性期体温升高时,鼓励病人卧床休息,减少活动,协助病人采取舒适体位,保持患侧关节功能位置,保证患侧的血液循环。必要时给予石膏托、小夹板固定患侧,避免疼痛部位受压,可以用支被架支起床上盖被,必要时协助病人完成洗漱、进食、排便、翻身等日常生活。

2. 环境　保持室内整洁、安静,空气清新,避免过于杂乱、吵闹,为病人营造舒适而轻松的环境。

（二）病情观察

观察受累关节的数量、部位、肿胀及疼痛程度。关节活动范围有无受限,有无关节畸形。观察病人治疗效果,了解病情转归。

（三）用药护理

遵医嘱用药止痛,常用非甾体类抗炎药（布洛芬、萘普生、阿司匹林、吲哚美辛等）、糖皮质激素等,

笔记

并告知病人服药的重要性,注意服药的时间、药量和次数等,以及服药后观察药物疗效和不良反应。

（四）慢性疼痛护理

合理应用非药物止痛措施:①松弛术、皮肤刺激疗法,如冷敷、热敷、加压、震动。②转移注意力,通过看电视、听音乐、阅读报纸杂志、聊天等方式,分散病人的注意力。③为减轻关节疼痛,维持关节功能,根据病情选择使用红外线、蜡疗法、水疗法、磁疗法、超短波等物理治疗方法缓解疼痛。④采用中医方法,按摩推拿关节、肌肉。⑤遵医嘱外用活络油等涂擦。

（五）心理护理

及时了解并鼓励病人说出内心的感受,与病人沟通,分析焦虑原因,告知不同程度焦虑对治疗效果的影响,介绍成功案例,帮助病人树立治疗信心;教会病人及家属采取缓解焦虑的方法,如音乐疗法、放松训练、按摩、看书、听音乐等。鼓励家属理解、支持和关心病人,给予情感支持。

（六）健康指导

告知病人疼痛是人体的一种应激状态,止痛应采取积极的态度,如果非药物止痛方法能缓解疼痛,就可以不使用止痛剂,止痛药物具有耐受性、依赖性及成瘾性,指导病人采取心理、行为疗法来缓解疼痛。

【护理评价】

1. 关节疼痛程度是否减轻或消失。

2. 焦虑是否减轻,能否配合治疗和护理。

二、关节僵硬和活动受限

关节僵硬和活动受限是指病人在晨起或静止一段时间和休息后,当准备活动时出现的一种关节局部的不适状态、有黏着感或关节僵直感,晨起时表现最明显,故又称为晨僵（morning stiffness）。晨僵是判断滑膜关节炎症活动的客观指标,其持续时间与炎症程度相一致。轻度关节僵硬可在活动后减轻或消失,重者需 1 小时至数小时才能缓解。

【护理评估】

（一）健康史

询问病人发病起始时间、特点及发病年龄;有无诱发因素,如寒冷、潮湿、饮食、生活及活动方式等;发病后是否与日常生活有关,是否能从事社会工作,有无自理能力受限等。

（二）身体状况

1. 关节僵硬和活动受限特点　①典型类风湿关节炎者,晨僵持续数小时。②系统性红斑狼疮等其他病因所致的关节僵硬,持续时间较短。

2. 评估要点　①评估关节僵硬和活动受限的发生时间、持续时间、部位、缓解方式;关节僵硬与活动的关系,活动受限是急性突发还是慢性渐进。②评估关节活动受限的程度,有无发生关节功能障碍及关节畸形等。早期关节活动受限,晚期活动严重障碍、关节功能丧失,最终导致关节畸形。③评估僵硬关节的范围,有无肌肉萎缩;皮肤有无发红及破损,有无局部缺血,尤其是耳廓、肩胛、肘、骶骨等骨突处。④是否形成血栓性静脉炎,如腓肠肌痛、肢体发红、局部肿胀、温度升高等。⑤是否有不安全因素存在等。

（三）心理-社会状况

由于病人活动和自理能力受限,影响日常生活和社会工作,甚至担心丧失工作,生活质量降低,病人容易产生悲观、忧虑、沮丧、悲哀,甚至绝望厌世和自杀倾向等不良心理。评估病人及家属对该病的认知及保健知识的掌握程度;评估家属及社会对病人的支持程度等。

（四）辅助检查

了解关节 X 线检查、关节镜检查、自身抗体测定、肌肉活检等是否异常。

【常见护理诊断/问题】

躯体活动障碍　与关节疼痛、僵硬及关节、肌肉功能障碍等有关。

【护理目标】

关节僵硬及活动受限程度减轻或缓解。

【护理措施】

（一）一般护理

1. 休息与活动　急性期关节肿痛时,嘱病人适当限制活动,夜间睡眠时患侧关节保暖,预防晨僵;缓解期,坚持每天定时做被动性与主动性交替的全关节活动,逐步从主动性关节活动过渡到功能性关节活动,以恢复关节功能、增强肌力与耐力。活动程度以病人能够忍受为度,若关节活动后出现疼痛或不适持续 2 小时以上,应适当减少活动量。关节活动前,做适当的理疗,以促进局部血液循环及松弛肌肉。

2. 日常生活护理　依据病人活动受限情况,协助病人做好生活护理,如洗漱、进食、大小便及个人卫生等,尽可能协助病人恢复自我照顾能力,如指导和帮助病人合理安排自己的生活,将经常使用的东西放在病人容易触及的地方,鼓励病人使用健侧手臂从事力所能及的活动。

（二）病情观察

观察关节活动功能情况,有无关节受限或畸形,患肢的病情有无加重,以及生活自理能力程度;监测出入液量和营养状况,有无摄入量不足或负氮平衡;观察药物疗效及不良反应。

（三）预防并发症

1. 肢体保护　定期做肢体按摩,防止肌肉萎缩;注意保持肢体功能位,如用枕头、沙袋或夹板保持足背屈曲,防止足下垂;定时协助病人翻身,适当使用保护性器材,预防压疮;采取保护性措施,防止病人受伤等。

2. 预防感染　鼓励病人做咳嗽、咳痰和深呼吸等动作,防止肺部感染。

3. 预防便秘　保证摄入充足液体量、多纤维食物等;鼓励适当的下肢活动;必要时遵医嘱使用缓泻剂。

（四）心理护理

加强与病人及家属的交流,了解其心理状态,介绍成功案例,帮助病人树立治疗信心,使其保持乐观心态,积极配合治疗护理。

（五）健康指导

1. 保护关节功能　①指导病人及家属注意关节部位的保暖,并运用理疗方法保护关节,如热水袋、红外线、推拿、按摩等。②指导并帮助关节畸形病人使用辅助工具,如拐杖、助行器、轮椅、假肢,应注意正确使用的方法及各种安全事项,使病人既能避免长时间不活动而致的关节僵硬,又能在活动时掌握安全措施,避免发生损伤。

2. 功能训练指导　①告知病人及家属,功能训练是促进功能康复的关键,要根据病情变化调整功能训练的方法。②急性病变早期,如关节肿痛时,应多休息,限制关节活动,保持关节功能位。③缓解期,根据病情特点制订适宜的康复功能训练计划,加强治疗性关节功能训练,每天遵医嘱进行关节功能锻炼,防止关节、肌肉的萎缩及失用;通过徒手锻炼或利用各种康复器械进行关节功能训练,如关节体操、肌力练习和有氧运动等;训练宜循序渐进,由单个关节活动过渡到多个关节活动,再由关节活动过渡到肢体的活动,继而肢体功能活动到功能康复;训练过程观察病人的耐受情况,若出现不适,宜减少活动量。④及时跟进康复训练的进程及效果反馈。

【护理评价】

关节僵硬及活动受限程度是否减轻或缓解。

三、皮肤受损

皮肤受损是风湿性疾病的常见症状,主要表现为皮疹、红斑、水肿、溃疡及皮下结节等,多为血管炎性反应所引起。其中系统性红斑狼疮病人最具特征性的表现为面部蝶形红斑,伴口腔、鼻黏膜溃疡或糜烂;类风湿关节炎表现为有皮下结节。

【护理评估】

（一）健康史

询问病人皮肤受损的起始时间、演变特点,有无诱发因素,有无日光过敏、口眼干燥、胸痛等伴随症状;询问病人的皮肤损害对活动能力有无影响,皮肤受压是否有感知变化情况及程度等。

微课:关节僵硬和活动受限的健康指导

（二）身体状况

1. 皮肤受损特点 了解皮肤受损有无皮疹、红斑、水肿、溃疡等表现。①系统性红斑狼疮:皮肤损害表现多种多样,包括颊部蝶形红斑、丘疹、盘状红斑,指掌部或甲周红斑,指端缺血,面部及躯干皮疹、紫癜或紫斑、水疱和大疱等,最具特征者为颊部蝶形红斑;口腔、鼻黏膜受损可表现为溃疡或糜烂。②类风湿性血管疾病:发生在皮肤,可见到棕色皮疹,甲床有瘀点或瘀斑;发生在眼部可引起巩膜炎、虹膜炎和视网膜炎。③类风湿关节炎:特异性皮肤表现是类风湿结节,多位于前臂伸面、尺骨鹰嘴附近、枕部、跟腱等处,结节呈对称分布,质硬、无压痛、大小不一,直径数毫米至数厘米不等。④皮肌炎:皮肤受损为对称性眼睑、眼眶周围等紫红色斑疹及实质性水肿。

2. 评估要点 评估病人皮肤受损的部位、面积大小、形状等;有无口腔、鼻、指尖和腿部的溃疡,有无出血等;手、足的皮肤颜色和温度,注意皮损部位有无雷诺现象,如皮肤是否苍白、发绀,是否出现因寒冷、情绪激动等原因的刺激,导致突然发作的肢端暴露部位的皮肤苍白继而青紫再发红,并伴有局部发冷、疼痛等表现,评估该表现的发作频率,持续时间及范围等;是否伴随其他不适症状。

（三）心理-社会状况

病人因皮肤受损影响其生活及社交自信心,容易产生敏感、多疑、焦虑、抑郁、偏执和悲观等心理反应。评估家属及病人对该病及治疗的认知情况,以及家属对病人在治疗和情感上的支持程度。

（四）辅助检查

原发疾病的相关检查,尤其是免疫学检查、皮肤狼疮带试验、皮肤及肌肉活检等项目,协助明确诊断。

【常见护理诊断/问题】

皮肤完整性受损 与血管炎性反应及应用免疫抑制剂等因素有关。

【护理目标】

皮肤受损面积逐渐缩小或修复。

【护理措施】

（一）一般护理

1. 饮食护理 给予足量的蛋白质、低盐、富含钙钾的食物,补充钙剂及维生素 D 等,鼓励病人摄入足够的营养和水分,满足组织修复的需要;避免饮咖啡及刺激性食物等,以免引起交感神经兴奋、病变小血管痉挛,防止局部组织缺血、缺氧。

2. 保暖 天气寒冷时,注意保暖,以免引起血管收缩;尽量减少户外活动或工作,外出时戴帽子、口罩,穿保暖衣服、袜子等,平时勿用冷水洗手、洗脚,注意肢体末梢保暖。

（二）病情观察

观察皮肤损害情况,有无皮疹、红斑、水肿及溃疡等发生;肢体末梢有无发冷、感觉异常;皮肤有无苍白、发绀等;观察雷诺现象发生的频率、持续时间及诱发因素等情况;观察皮疹状况,如皮疹形态、面积大小、发生部位、有无破损出血等。

（三）用药护理

1. 非甾体类抗炎药 具有抗炎、解热、镇痛作用,能迅速减轻炎症引起的症状。观察胃肠道不良反应,如消化不良、恶心、呕吐、上腹痛,引起胃黏膜损伤;观察神经系统不良反应,如头痛、头晕、精神错乱等;此类药物还出现肝、肾毒性反应,抗凝作用及皮疹等。因此,服药宜在饭后,遵医嘱服用胃黏膜保护剂,如硫糖铝或 H_2 受体拮抗剂(如雷尼替丁、法莫替丁)等,增强对胃黏膜的保护作用,减轻胃黏膜的损伤。

2. 糖皮质激素 有抗炎和免疫抑制作用,能够迅速缓解症状。长期使用易形成依赖性,骤停用药时出现撤停综合征或反跳现象,强调遵医嘱服药的必要性,不能自行停药或减量过快,以免引起病情"反跳";使用不当可出现感染、无菌性骨坏死等。常见不良反应有满月脸、水牛背、血压升高、血糖升高、电解质紊乱、加重或引起消化性溃疡、骨质疏松等,可诱发精神失常。因此,服药期间应密切观察病情,定期测量血压、血糖及尿糖等,及早发现药物性糖尿病及药源性高血压。

3. 免疫抑制剂 主要不良反应是白细胞减少,也可引起胃肠道反应、黏膜溃疡、皮疹、肝肾功能损害、脱发、出血性膀胱炎、畸胎等。服药期间嘱病人多饮水,注意观察尿液的颜色,及时发现膀胱出血,做好口腔、黏膜等护理。

4. 血管扩张药和抑制血小板聚集药物 具有改善微循环的作用,其代表药物是硝苯地平、地巴唑、山莨菪碱或低分子右旋糖酐等,当肢端血管痉挛引起皮肤苍白、疼痛时,可局部涂硝酸甘油膏,以扩张血管、促进血液循环,缓解症状。

（四）皮肤护理

除常规皮肤护理,预防压疮外,应注意:①保持皮肤清洁、干燥,每天用温水擦洗,忌用碱性肥皂;②皮疹、红斑或光敏感者,外出时采取防护措施,如避免阳光直射在裸露皮肤上,忌日光浴等;③皮疹或红斑处,遵医嘱合理用抗生素治疗,做好局部患处的清创换药处理;④避免皮肤接触刺激性物品,如染发烫发剂、定型发胶、某些外用药等;⑤避免服用可诱发本系统疾病的药物,如普鲁卡因胺;⑥有躯体移动障碍者,向其解释说明定时翻身的重要性,教会病人及家属正确使用便器和减压设备,如气垫、水垫、海绵垫等。

（五）心理护理

及时与病人进行沟通,鼓励病人表达自己的感受,说出自己的顾虑,帮助病人提高解决问题能力;培养良好的生活兴趣,如听音乐、阅读、聊天;鼓励脱发者戴假发,增强自尊心。评估家属对疾病的认识及对病人情感支持的程度。

（六）健康指导

指导病人在寒冷天气注意保暖,尤其保护肢体末梢的温度;有皮疹、红斑或光敏感者,外出采取遮阳措施,如穿长袖、戴太阳帽、打伞等,避免阳光直射裸露的皮肤;避免皮肤接触刺激性的化学物品等;服用免疫抑制剂期间,嘱育龄女性避孕。

【护理评价】

皮肤受损面积是否逐渐缩小或修复。

（吕　霞）

第二节　系统性红斑狼疮病人的护理

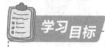

1. 掌握系统性红斑狼疮病人的身体状况和皮肤护理措施。
2. 熟悉系统性红斑狼疮的治疗要点。
3. 学会应用护理程序对系统性红斑狼疮病人实施整体护理。
4. 具备熟练为系统性红斑狼疮病人进行健康指导的能力。

情景导入

病人,28 岁,已婚。3 个月前发现全身小关节开始出现疼痛,而且面部出现红斑,日晒后明显加重,开始未引起重视,听同事说怀疑系统性红斑狼疮,查阅相关资料后,感到非常害怕,于是由丈夫陪同来医院就诊。

请思考:

1. 还需要收集哪些方面的护理评估资料?

2. 若为系统性红斑狼疮,应该如何对病人进行健康指导?

系统性红斑狼疮(systemic lupus erythematosus,SLE)是一种慢性系统性自身免疫性结缔组织疾病,出现全身多系统、多器官损害。病人体内产生以抗核抗体为主的大量不同的自身抗体。本病病情反复发作,呈慢性病程,缓解和急性发作相交替,病程迁延,若有内脏(尤其是肾、中枢神经)损害,其预后较差。

本病遍及全世界,好发于亚洲和非洲。我国发病率约为(70～100)/10 万,西方国家患病率约为

(14.6~122)/10 万。本病女性多见,以 20~40 岁发病年龄为主。在不同年龄阶段,男女患病率不同,14~39 岁年龄段约为 1∶13,40~59 岁年龄段约为 1∶4,60 岁及以上年龄段约为 1∶1.7。

【病因及发病机制】

SLE 病因不明,主要是在各种致病因子,如遗传、性激素、感染、药物、紫外线、环境等作用下,激发机体免疫功能紊乱或导致免疫调节障碍,出现的一种自身免疫性疾病。

1. 遗传因素 有色人种患病率高于白人;其发病有家族聚集倾向,SLE 第 1 代亲属中患 SLE 者比无 SLE 家庭高于 8 倍,同卵孪生者患病率为异卵孪生者患病率的 5~10 倍;具有 SLE 的易感基因或天然缺陷的人群患病率明显高于正常人群。

2. 性别 以女性多见,好发于育龄期;在儿童及老年 SLE 病人中,女性患病率仅略高于男性;睾丸发育不全的男性病人常发生 SLE;妊娠可诱发或加重病情。SLE 的发病与雌激素有关,雌激素可使 SLE 病情恶化。

3. 环境因素 其诱发因素包括:①日光:40% 的 SLE 病人对日光过敏。②感染:出现发热、乏力及肌痛等症状,均与病毒感染有关。③食物:某些含补骨脂素的食物(如芹菜、无花果)能增强病人对紫外线的敏感性;含联胺基团的食物(如烟熏食物、蘑菇)可诱发 SLE 发病。④药物:使用异烟肼、普鲁卡因胺、氯丙嗪、甲基多巴等药物后,出现狼疮样症状,停药后多消失。

【护理评估】

(一)健康史

询问病人起病情况;了解与本病有关的诱发因素,如病毒感染、日光过敏、妊娠、药物、精神刺激等;女病人是否有月经紊乱、流产史、胎儿发育异常等;询问其家族史、个人生活史、服药史、妊娠情况;了解发病时皮肤的完整性情况,有无脱发等。

(二)身体状况

临床表现复杂,差异较大。SLE 起病多为暴发性、急性或隐匿性,可为单一器官受累或多个系统同时受累。病程多呈发作与缓解交替过程。

1. 全身症状 发热是大多数病人的常见症状,约90%病人出现各种热型的发热,同时伴有乏力、体重减轻、淋巴结肿大等。

2. 皮肤与黏膜 约80%的病人有皮肤损害。①蝶形红斑为 SLE 最具特征性的皮肤改变,好发于颧颊,经鼻梁融合成蝶翼状,为不规则的水肿性红斑,色鲜红或紫红,边缘清楚或模糊,稍高出皮面,表面光滑,有时可见鳞屑,有痒和痛感;病情缓解时,红斑消退,留有棕黑色色素沉着。其次,皮肤损害呈现丘疹、盘状红斑、紫癜或紫斑、水疱和大疱等,晚期甚至可出现皮肤萎缩。②40%的病人呈现皮肤光过敏现象,如受日光或其他来源的紫外线照射后,出现面部红斑。③40%的病人有头发和身体其他部位的毛发脱落现象。④30%的病人出现口腔溃疡。⑤部分病人出现网状青斑及雷诺现象等。

3. 骨关节与肌肉 约85%的病人有不同程度的关节受累表现,多为关节痛,以近端指间关节、腕、膝和掌指关节受累明显,呈对称性分布,肩、肘、踝及髋关节较少累及。部分病人伴有关节炎,但一般不出现关节畸形。约40%的病人有肌痛,5%出现肌炎。

4. 泌尿系统 肾损害是 SLE 病人最常见的表现,几乎所有病人均出现肾组织的病理损害,主要表现为蛋白尿、血尿、管型尿、肾性高血压、肾功能不全等。狼疮性肾炎表现为急慢性肾炎、肾病综合征、远端肾小管酸中毒和尿毒症等。晚期发生尿毒症是病人常见死因。

5. 循环系统 约30%的病人有心血管表现,其中以心包炎最常见。10%有心肌炎,出现气促、心前区不适、心律失常等,严重者发生心力衰竭而死亡。

6. 呼吸系统 约10%的病人发生急性狼疮性肺炎,症状为发热、咳嗽、胸痛及呼吸困难等。约35%有胸膜炎,为干性或胸腔积液,呈双侧性。

7. 消化系统 约30%的病人出现消化系统症状,如食欲减退、腹痛、呕吐、腹泻、腹水等。约10%出现肝大,但无黄疸。少数发生急腹症,如急性腹膜炎、胰腺炎、胃肠炎等;或因肠壁或肠系膜血管炎引起胃肠道出血、坏死、穿孔或梗阻。

8. 神经系统 约20%的病人有神经系统损伤,脑损害最多见,严重头痛是 SLE 的首发症状,表现为精神障碍、癫痫发作、偏瘫、蛛网膜下腔出血、脊髓炎等,出现神经系统症状往往提示 SLE 病情的活

微课:系统性红斑狼疮的身体状况评估要点

271

动变化,表示病情严重,预后不佳。

9. 血液系统 约60%的病人出现慢性贫血的表现,约40%白细胞减少或淋巴细胞绝对数减少,约20%血小板减少,约20%有无痛性的轻、中度淋巴结肿大;约15%出现脾脏肿大。

（三）心理-社会状况

病人多为年轻女性,由于疾病造成容颜改变,易产生自卑感,身体痛苦也严重影响到病人的社交活动,从而产生焦虑、绝望、恐惧等不良心理反应,甚至有自杀倾向。评估病人及家属对疾病的认识及对保健知识的掌握程度,评估家属、社会对病人的支持程度。

（四）辅助检查

1. 实验室检查 血液检查、尿液检查、血沉增快、肝功能检查和肾功能检查均不同程度出现异常。

2. 免疫学检查 ①本病以存在多种类的抗核抗体为特征,对诊断SLE敏感性达95%,但其特异性较低。②抗Sm抗体和抗ds-DNA抗体对SLE的诊断具有较高的特异性。③免疫复合物增加,补体C3、C4、CH50(总补体)降低有助于SLE诊断,同时提示狼疮活动。④肾穿刺活组织检查和皮肤狼疮带试验,用于进行免疫病理学检查。

3. 影像学检查 X线、超声、心动图及CT检查,有利于早期发现肺部浸润病变、心血管病变及出血性脑病等。

（五）治疗原则及主要措施

其治疗原则是在防治病因及一般治疗的基础上,根据不同病情及严重程度,选择相应的治疗方案,控制病情活动及维持临床缓解。

1. 非甾体类抗炎药 主要用于发热、关节肌肉疼痛、关节炎、浆膜炎,且无明显内脏或血液病变的轻症病人,肾炎者慎用。常用药物有阿司匹林、吲哚美辛、布洛芬、萘普生等。

2. 抗疟药 是治疗盘状红斑狼疮的主要药物。常用药物有氯喹,口服后主要积聚于皮肤,能抑制脱氧核糖核酸(DNA)与抗DNA抗体相结合,具有控制SLE皮疹和抗光敏作用。

3. 糖皮质激素 是目前治疗SLE的首选药物,适用于急性暴发性狼疮、脏器受损(心、肺、肾等)、中枢神经系统病变、急性溶血性贫血、血小板减少性紫癜等。常用药物有泼尼松等,多数病人需长期小剂量服用,以维持病情稳定。对于病情突然恶化的狼疮性肾炎和严重中枢神经系统病变者,则采用大剂量短期冲击疗法,但应严密观察药物不良反应。皮疹病人外用含糖皮质激素的软膏涂抹局部。

4. 免疫抑制剂 针对病情反复、重症者加用免疫抑制剂,如环磷酰胺、长春新碱。

5. 中医疗法 根据中医辨证而进行治疗有一定疗效,如雷公藤对狼疮肾炎有效,但不良反应较重。

【常见护理诊断/问题】

1. 皮肤完整性受损 与疾病所致的血管炎性反应等因素有关。

2. 体像紊乱 与疾病所致身体外观改变有关。

3. 潜在并发症:慢性肾衰竭。

4. 焦虑 与病情久治不愈、容貌改变、生活工作受挫有关。

【护理目标】

1. 皮肤受损程度减轻或消失。

2. 能够适应身体外观的改变。

3. 未发生慢性肾衰竭,或慢性肾衰竭被及时发现并得到及时处理。

4. 焦虑感减轻,能配合治疗和护理。

【护理措施】

（一）一般护理

1. 休息与活动 急性活动期,应卧床休息,以减少机体消耗,保护脏器功能,预防恶化;缓解期,鼓励病人逐渐增加活动量,适当参与社会活动和日常工作,做到劳逸结合;病情稳定后,参加文娱活动或轻体力劳动,避免劳累等诱发因素。

2. 饮食护理 给予高蛋白、高维生素、高热量、低脂肪饮食,以软食为主,少食多餐,忌食冷冻食品和饮料,忌食含有补骨脂素的食物,如芹菜、无花果、香菜,戒烟酒、禁咖啡。肾功能不全者给予低盐、优质低蛋白饮食,限制水钠的摄入,记录24小时出入液量;意识障碍者,鼻饲流质饮食,必要时遵医嘱静脉补充营养。

3. 皮肤和疼痛护理　详见本章第一节"风湿性疾病常见症状或体征的护理"。

（二）病情观察

监测生命体征、体重及腹围,严密观察水肿的程度、尿量、尿色及尿液检查结果的变化;监测血清电解质、血肌酐和血尿素氮等指标的变化。

（三）用药护理

长期应用氯喹易引起视网膜退行性变,应定期检查眼底;雷公藤不良反应较大,可发生停经、精子减少、肝损害、胃肠道反应、白细胞减少等;非甾体抗炎药、肾上腺皮质激素及免疫抑制剂的护理措施,详见本章第一节"风湿性疾病常见症状或体征的护理"。

（四）心理护理

主动与病人进行沟通,了解其性格、家庭及生活背景等;鼓励病人说出自己的感受,耐心解答病人的各种提问,帮助其转变角色。针对年轻女性,用治疗成功的病例进行鼓励和开导,使其树立生活信心,放弃轻生念头,积极配合治疗;帮助病人发挥自身特长,参加有意义的社会活动;鼓励家属给予病人情感支持,使其增强自尊心及自信心。

（五）健康指导

1. 疾病知识指导　指导病人及家属严格遵医嘱用药,详细讲解所用药物的名称、剂量、给药时间和方法等,强调不得擅自改变药物剂量或突然停药,并教会病人观察药物疗效和不良反应,细心观察疾病变化,定期复诊。

2. 自我防护指导　指导病人避免一切可能的诱发因素,如阳光照射、妊娠、分娩、药物及手术等。外出时戴宽边帽子,穿长袖上衣及长裤。避免接受各种预防接种。育龄期妇女应避孕,特别是活动期且伴有心、肺、肾功能不全者,禁忌妊娠。

3. 皮肤护理指导　注重个人卫生,勤剪指甲,但勿过短,以防损伤指甲周围皮肤等。切忌挤压皮肤斑丘疹,防治感染。宜用温水洗脸,选用偏酸或中性肥皂,正确使用护肤品。避免皮肤接触刺激性物品,如染发烫发剂、定型发胶、厨房清洁剂等。血小板偏低易出血者,刷牙时用软毛牙刷。切勿用手挖鼻腔,以免伤及鼻黏膜。建议脱发病人留短发,或戴头巾、帽子、假发等。

【护理评价】

1. 皮肤受损程度是否减轻或消失。

2. 是否适应身体外观的改变。

3. 有无发生慢性肾衰竭;发生慢性肾衰竭能否被及时发现,并得到及时处理。

（吕　霞）

第三节　类风湿关节炎病人的护理

 学习目标

1. 掌握类风湿关节炎病人的身体状况和护理措施。

2. 熟悉类风湿关节炎的治疗要点。

3. 学会应用护理程序对类风湿关节炎病人实施整体护理。

4. 能够熟练地为类风湿关节炎病人进行健康指导。

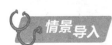 **情景导入**

病人,女性,31岁,工人。因腕及掌指关节肿痛,伴双膝关节疼痛、行走困难、晨僵而入院。入院血液检查:血沉70mm/h,白细胞总数$4.10×10^9$/L,红细胞计数$3.6×10^{12}$/L,血红蛋白110g/L。免疫学检查:C3、C4均增高,RF(+),尿蛋白(-)。

请思考:

1. 病人最可能的疾病诊断是什么?
2. 护士应采取的护理措施有哪些?

类风湿关节炎(rheumatoid arthritis,RA)是一种主要侵及周围关节,以慢性、对称性、周围性多关节炎性病变为主要特征的全身性自身免疫性疾病。临床表现为受累关节肿痛、功能受限,当软骨和骨质出现炎症破坏时,出现关节畸形和功能障碍。病情呈反复发作且持续过程。60%～70%病人血清中出现类风湿因子。

类风湿关节炎是造成人类丧失劳动能力和致残的最主要疾病之一。该病呈全球性分布,其患病率因不同种族、地理环境等因素相差很大。整体人群患病率约为0.3%～2%,我国患病率为0.34%,约有400万～500万人,欧美国家患病率为1%。发病年龄为20～60岁,以40～45岁为发病高峰,男女比例约为1:3,更年期女性患病率达高峰,但口服避孕药者发病率较低,女性病人妊娠期病情可缓解。

【病因及发病机制】

本病病因尚不清楚,目前认为该病是一种自身免疫性疾病,其发生可能与下列多种因素有关。

1. 感染因子　当细菌、支原体、病毒、原虫等感染因子作为抗原进入人体后,首先被巨噬细胞吞噬,与其细胞膜上的 HLA-DR4 分子结合形成复合物,此复合物被 T 细胞的受体所识别,则该 T 细胞辅助淋巴细胞被活化,引起一系列免疫反应,包括激活 B 淋巴细胞,使其分化为浆细胞,分泌大量免疫球蛋白,其中有类风湿因子(RF)。自身的 IgG 与 RF 结合后,形成免疫复合物导致发生Ⅲ型变态反应,从而造成关节和关节外病变。

2. 遗传因素　本病具有一定遗传倾向,同卵双胞胎共同患病机会为15%～30%,RA 直系亲属患病率比正常人群高出16倍。

3. 其他因素　与代谢障碍、营养不良、受教育水平低下、紧张性职业及不良心理社会因素有关。此外,类风湿关节炎的诱发因素与寒冷潮湿环境、女性内分泌功能紊乱、吸烟、饮用咖啡等有关。

【护理评估】

(一)健康史

询问病人有无细菌、支原体、病毒、原虫等感染史,有无关节疼痛及损伤史,有无关节以外的表现,如发热、心包炎及风湿结节等;了解其诱发因素,如工作或居住环境情况(阴暗、寒冷、潮湿等),有无营养不良和过度劳累,有无不良心理状况等;了解家族史中是否有遗传倾向性。

(二)身体状况

多数类风湿关节炎病人起病比较缓慢,在明显的关节症状出现前,均有低热、乏力、全身不适、食欲差等症状。少数病人起病较急剧,多部位关节症状在数天内出现。

微课:类风湿关节炎的身体状况评估要点

1. 关节表现　主要侵犯四肢周围小关节,尤其手指关节,如腕、掌指和近端指间关节,其次是趾、膝、踝、肘、肩等关节,也可累及颌关节和颈椎。典型表现为多关节、对称性损害,且随病情进展,受累关节逐渐增多,病情发展和转归因个体差异性而变化甚大。

(1)晨僵:是观察 RA 活动的重要指标之一,95%以上的病人出现晨僵,具有持久性,持续时间大于1小时。晨僵持续时间与关节炎症程度呈正比。

(2)关节痛与压痛:是最早出现的症状,呈持续性、双侧对称性疼痛,伴有压痛,时轻时重,部分受累关节皮肤出现褐色色素沉着。

(3)关节肿胀:因关节腔内积液或关节周围软组织炎症引起,多呈对称性,受累关节多呈梭状指(图8-3-1)。

(4)关节畸形:病情晚期出现,由于软

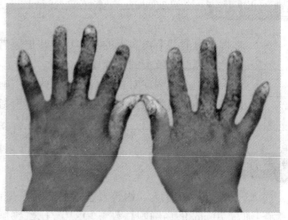

图8-3-1　梭状指

骨、骨质结构破坏,造成关节纤维性或骨性强直,关节周围的肌腱、韧带损害致使关节脱位,如手指的尺侧偏斜及典型"天鹅颈样"畸形等(图8-3-2,见文末彩插);随着关节周围肌肉萎缩、痉挛,可加重关节畸形程度。严重者,关节呈现纤维性或者骨性强直而失去关节功能,导致生活不能自理。

(5)功能障碍:由于关节肿痛、关节结构的破坏引起关节功能障碍。美国风湿病学院根据该病对生活的影响程度,将关节功能障碍分为4级(表8-3-1)。据统计,目前类风湿关节炎病人中,关节功能在Ⅰ级者占15%,Ⅱ级者占40%,Ⅲ级者占30%,Ⅳ级者占15%。

表8-3-1 关节功能障碍分级

分级	对生活的影响程度
Ⅰ级	关节能自由活动,能完成平常任务而无妨碍
Ⅱ级	关节活动中度限制,1个或几个关节疼痛不适,但日常生活能够自理
Ⅲ级	关节活动显著限制,不能胜任日常工作,生活自理困难
Ⅳ级	大部分或完全失去活动能力,病人长期卧床或依赖轮椅,日常生活不能自理

2. 关节外表现

(1)类风湿结节:20%~30%病人均可出现,是本病较常见的关节外表现,也是类风湿关节炎的特异性皮肤表现,提示病情活动。浅表结节多位于肘关节鹰嘴附近、枕部、足跟腱鞘等部位的皮下,结节质硬、无压痛,大小不一,直径约数毫米至数厘米不等,呈对称分布;深部结节出现在心包、胸膜、脑等内脏,结节影响脏器功能时,出现该脏器的受损症状。

(2)类风湿血管炎:主要累及病变组织的动脉,出现在皮肤、肌肉、眼、肺、心、肾、神经等器官组织,表现为甲床或指端的小血管炎,少数发生局部缺血坏死。当侵犯肺部时,出现胸膜炎、肺间质性病变;侵犯心脏时,出现心包炎、冠状动脉炎,可引起心肌梗死;眼部病变出现巩膜炎、结膜炎等;神经系统受损出现脊髓受压、周围神经炎等表现。

(3)其他:①干燥综合征,有30%~40%的病人出现口干、眼干的症状,出现口干燥症和干燥性角结膜炎等。②弗尔他(Felty)综合征,如RA伴有脾大、中性粒细胞减少、贫血、血小板减少。③Caplan综合征,最初见于煤矿工人或石棉工人。尘肺病人患该病时更易出现多发肺结节,呈突发性,且关节症状加重。④小细胞低色素性贫血,因本身病变或服用非甾体类抗炎药而致长期胃肠道少量出血。

(三)心理-社会状况

类风湿关节炎是一种慢性疾病,反复发作,活动功能受限,尤其是当出现关节畸形和功能障碍时,给日常生活、工作和社交带来诸多不便,加之无特效药物,治疗效果不明显,甚至终身带病,病人容易失去对治疗和生活的信心,降低生活质量,产生强烈的不良心理反应,如悲观、颓丧、担心致残而使生活能力降低或丧失等。评估家属对疾病的认识、对病人治疗的经济支持,以及给予情感支持的程度等。

(四)辅助检查

1. 血液检查 有轻至中度贫血,白细胞及分类多正常,血小板计数增多,活动期时红细胞沉降率增快,C反应蛋白增高等。

2. 类风湿因子(RF)检查 70%的RA病人血清中有IgM型RF,其滴度与本病的活动性和严重性呈正比。但RF也出现在除本病以外的多种疾病中,因此,RF检查不是RA特异性的诊断标准。

3. 关节滑液检查 关节腔内滑液量增加,超过3.5ml,为不透明草黄色渗出液,滑液中呈现白细胞明显增多,其中以中性粒细胞比较明显。

4. 关节X线检查 主要以手指和腕关节的X线摄片最有价值,呈现关节周围软组织的肿胀阴影,关节端骨质疏松(Ⅰ期);关节间隙因软骨破坏而狭窄(Ⅱ期);关节面呈虫噬样破坏性改变(Ⅲ期);晚期可见关节半脱位、关节破坏后的纤维性和骨性强直(Ⅳ期)。

5. 类风湿结节活检 其典型的病理改变有助于本病的诊断。

(五)治疗原则及主要措施

目前临床上缺乏根治及预防本病的有效措施。治疗目的是减轻关节肿痛及缓解关节外症状,延缓病情发展,防止和减少关节破坏,保持受累关节功能,促进已破坏关节骨的最大限度修复,提高病人生活质量。

1. 非甾体类抗炎药　是 RA 非特异性对症治疗的首选药物,能达到缓解发热、关节肿痛和晨僵的效果。常用药物有阿司匹林,为减少胃肠道反应可选用肠溶阿司匹林。此外,尚有吲哚美辛、布洛芬等。

2. 抗风湿药　具有抗炎作用,能控制病情进展,起效时间比较长。目前临床上常与非甾体类抗炎药物联合用药。常用药物有甲氨蝶呤、雷公藤、金合剂、青霉胺、环磷酰胺、环孢素等。

3. 糖皮质激素　具有较强的抗炎作用,能迅速缓解症状,但不能控制疾病发展,停药后容易复发。长期用药可致药物依赖性而出现不良反应。故仅限于活动期、全身症状严重、关节炎明显而又不能为非甾体类抗炎药所控制者,或慢作用抗风湿药未起效者。

【常见护理诊断/问题】

1. 慢性疼痛　与关节炎性反应有关。

2. 有废用综合征的危险　与关节炎反复发作、疼痛和关节骨质破坏、畸形有关。

3. 悲伤　与疾病久治不愈、关节可能致残而影响生活质量有关。

【护理目标】

1. 关节疼痛程度减轻或消失。

2. 未发生关节骨质破坏或关节畸形。

3. 悲伤感减轻,能配合治疗和护理。

【护理措施】

（一）一般护理

安排规律的作息时间,不宜长期绝对卧床。急性活动期,应卧位休息,减少体力消耗,采取舒适体位,适当限制关节活动并保护关节功能,同时避免脏器受损;缓解期,有计划地进行关节功能的康复活动,劳逸结合。

（二）病情观察

1. 关节表现　如关节疼痛部位、范围;有无关节肿胀、关节活动受限程度及关节畸形,晨僵的程度及变化情况,以此判断病情及疗效。

2. 关节外症状　观察病人有无关节外症状,如胸闷、心前区疼痛、腹痛、消化道出血、头痛、发热、咳嗽、呼吸困难等,如出现上述症状,提示病情严重,应尽早处理。

3. 皮肤、黏膜　观察口腔黏膜有无口腔感染、龋齿等;皮肤是否干燥,有无出汗、皮疹及皮肤感染等,以及用药后皮肤、黏膜的变化。

（三）用药护理

了解常用药物的不良反应及护理措施(表 8-3-2)。

表 8-3-2　常用药物的不良反应及护理措施

药物分类	主要不良反应	护理措施
非甾体类抗炎药	久服出现胃肠道症状,如消化不良、恶心、呕吐、上腹部疼痛,胃黏膜损伤引起消化性溃疡;肝肾损害;神经系统症状,如头痛、头晕及精神错乱;皮疹等	不宜同时服用 2 种同类药物;宜饭后服用,遵医嘱服用胃黏膜保护剂、H_2 受体拮抗剂等
抗风湿药	出现胃肠道反应、口腔溃疡、脱发、肝损害、肾毒性、骨髓抑制、出血性膀胱炎、性腺毒性等	密切注意血象变化;加强口腔护理;鼓励多饮水,宜饭后服药;脱发者鼓励戴假发以增加自尊心
糖皮质激素	满月脸、水牛背、血压升高、血糖升高、电解质紊乱、消化性溃疡、骨质疏松、诱发精神失常、无菌性骨坏死	服药期间定期测量血压、尿糖及血糖,给予低盐、高蛋白、钾钙丰富食物,必要时补充钙剂和维生素 D;严格遵医嘱服药,不得擅自过快减药或停药,以免加重病情;做好皮肤和口腔护理;注意病人情绪变化

（四）对症护理

1. 晨僵护理　早晨起床后用温水浴或用热水浸泡僵硬的关节,再活动关节,下床活动;夜间睡眠时注意患病关节的保暖,戴弹力手套,以减轻晨僵程度。加强患侧关节的功能锻炼及理疗。

2. 保护关节功能　①保护关节功能和保持关节功能位,防止关节畸形和肌肉萎缩,如膝下放平枕,使膝关节保持伸直位;足下放置足踏板,避免垂足;患侧肢体关节运动,从被动运动向主动运动过渡,循序渐进,做肢体屈伸、散步、手部抓握、提举、搓揉等活动,强度逐步提高,以病人能耐受为度。症状基本控制后,鼓励病人下床活动,必要时提供辅助用具。②配合采用热疗法(红外线)、电疗法(如音频电疗法、干扰电疗法、调制中频电疗法)、高频电疗法(如短波、超短波、微波疗法)等,结合中医按摩、推拿等方式,增加局部血液循环,松弛肌肉,活络关节,达到缓解病变关节功能的目的。

3. 关节功能训练　采取运动疗法,通过徒手锻炼或康复器械进行关节功能训练。①关节体操:关节不负重的主动运动,如上肢常采用摆动运动,下肢需取坐位与卧位,以减少关节负荷;或在器械上做关节连续被动运动。②肌力练习:以关节不负重或少负重等练习方法为主,逐渐增加抗阻肌力练习。③有氧运动:进行游泳、步行、慢跑、乒乓球、羽毛球、太极拳、园艺,以及轻松舞蹈等活动,提高机体有氧代谢能力和日常生活能力,以提高生活质量。

4. 干燥综合征护理　①口腔护理:保持口腔清洁,每日用3%碳酸氢钠溶液进行口腔护理,做到饭前、饭后漱口。②眼部护理:保持眼部卫生,勿用手揉眼,每日用温热软毛巾湿敷眼部,1次/小时;避免阳光直射眼部,室内光线保持柔和暗淡;避免长时间看书、看电视等,以免用眼疲劳。③皮肤护理:涂抹润肤油,嘱病人勿用手抓挠皮肤,勤剪指甲;皮肤感染时,遵医嘱对症消炎处理。

（五）心理护理

以和蔼的态度与病人进行沟通,恰当给予疏导、解释和鼓励,提供合适环境让病人表达悲哀和顾虑;鼓励家属、亲友等给予病人精神支持和经济支持,家属与病人共同讨论制订康复目标;鼓励病人积极参加娱乐活动和力所能及的社会工作;对致残者,用成功的病例鼓励其树立生活信念,鼓励其利用健康肢体,尽量做到日常生活自理。

（六）健康指导

1. 疾病知识指导　向病人和家属解释病情及治疗方案,加强营养,合理膳食,多食富含蛋白质、维生素、钙、铁等的食物,预防骨质疏松;指导病人调适并保持良好的情绪状态,避免各种诱因,如感染、寒冷、潮湿、过劳等,注意保暖;指导病人定期复查,以及时调整治疗方案。

2. 自理能力训练　根据病人关节活动的受限程度,协助病人完成日常生活活动,并训练日常生活自理能力,如穿脱衣裤、鞋、袜,进餐,洗漱,行走,如厕及家务等,以及作业治疗,如缝纫、装配、绘画、雕刻等,提高日常生活自理能力和工作能力。必要时指导病人正确安全地使用各种辅助工具,如夹板、拐杖、助行器、支架及轮椅,教会使用方法和注意事项,避免不必要的损伤。

【护理评价】

1. 关节疼痛程度是否减轻或消失。

2. 关节骨质是否出现破坏或关节畸形。

3. 悲伤感是否减轻,能否配合治疗和护理。

（吕　霞）

思考题

1. 病人,女性,30岁。间歇性发热、食欲减退,脱发,伴腕关节、膝关节酸疼1年,今晨在海边游泳时发现面部出现紫红斑。入院检查:头发稀少,面部及颊部均有不规则圆形红斑,左膝关节及右腕关节局部红肿、压痛,但无畸形,口腔有溃疡灶。

请思考:

（1）该病人可能患什么疾病?

（2）该病人首选的辅助检查项目是什么?

（3）护士如何对该病人进行皮肤护理?

2. 病人,女性,35岁。主诉全身多个关节对称性肿痛5年余,近3个月加重,晨僵2小时,行走

不便。入院检查:双手近端指关节肿大畸形,双踝、双膝关节肿胀,双膝有积水,下蹲困难。请思考:

（1）该病人可能患什么疾病?

（2）该病人主要的护理诊断/问题是什么?

（3）护士如何对急性活动期病人进行关节护理?

思路解析

扫一扫,测一测

神经系统疾病是指神经系统和骨骼肌由于感染、血管病变、变性、肿瘤、外伤、中毒、免疫障碍、遗传、先天发育异常、营养缺陷、代谢障碍等引起的疾病，大多数疾病有明确的病理变化。神经系统疾病起病急、病情重、症状复杂广泛，是导致人类死亡和残障的主要原因之一，严重威胁人的生命和生存。据统计，在我国城市居民主要疾病死因前十位中，脑血管病位居第二，仅次于恶性肿瘤。随着人们生活方式和环境的改变，神经系统疾病的发病也出现了相应的变化，不仅有年轻化的趋势，而且还面临着更多的医疗、社会等问题亟待解决，这给医护工作也带来了新的挑战。因此，护士应重视健康教育，使病人和家属了解疾病知识，改变不良的生活方式，避免各种诱因，如预防各种中毒、提倡戒烟、合理饮食、控制高血压、适量食盐等，做好遗传咨询工作，杜绝遗传病，从而避免或预防神经系统疾病的发生或复发。

神经系统分为中枢神经系统和周围神经系统。前者由脑和脊髓组成，脑又分为大脑、间脑、脑干和小脑（图 9-0-1），中枢神经系统主管分析、综合体内外环境传来的信息。周围神经系统由脑神经及脊神经组成，传递神经冲动，脑神经共有 12 对，采用罗马数字命名；脊神经共有 31 对，其中颈神经 8 对，胸神经 12 对，腰神经 5 对，骶神经 5 对，尾神经 1 对。每对脊神经由后根（感觉根）和前根（运动根）所组成。中枢神经系统和周围神经系统相互配合，完成机体的统一整体活动，以保持机体内环境稳定及外环境的相适应。

大脑血液供给系统包括颈内动脉系统和椎-基底动脉系统，是脑的重要供血动脉。①颈内动脉系统：又称前循环。起自颈总动脉，穿行颈动脉管至海绵窦，进入蛛网膜下腔。颈内动脉的主要分支有眼动脉（供血眼部）、脉络前动脉（供血纹状体、海马、外侧膝状体、大脑脚、乳头体和灰结节等）、后交通动脉（与椎-基底动脉系统连接组成 Willis 环）、大脑前动脉和大脑中动脉；供眼部和大脑半球前 3/5 部分（额叶、颞叶、顶叶和基底节）的血液。②椎-基底动脉系统：又称后循环。两侧椎动脉均由锁骨下动脉经枕骨大孔入颅，在脑桥

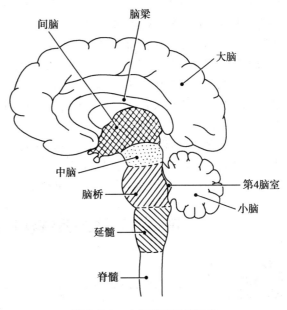

图 9-0-1　中枢神经系统组成

下缘合成基底动脉。椎动脉分支有脊髓后动脉、脊髓前动脉、延髓动脉、小脑后下动脉；基底动脉的分支有小脑前下动脉、脑桥支、内听动脉、小脑上动脉和大脑后动脉。该系统供应大脑半球后 2/5 部分、丘脑、脑干和小脑的血液。③脑底动脉环（Willis 环）：由双侧大脑前动脉、双侧颈内动脉、双侧大脑后

动脉、前交通动脉和双侧后交通动脉组成(图9-0-2)。两侧大脑前动脉之间由前交通动脉相连,两侧颈内动脉或大脑中动脉与大脑后动脉之间由后交通动脉相连,在脑底部形成的环状吻合即脑底动脉环,又称Willis环。此环对颈内动脉系统与椎-基底动脉系统之间,特别是两侧大脑半球的血液供应具有重要的调节和代偿作用。

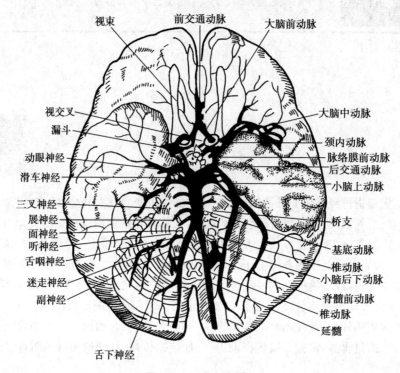

图 9-0-2 脑底动脉环

正常成人的脑重量约为1500g,占体重的2%~3%,流经脑组织的血液约为750~1000ml/min,占每分心搏出量的20%,表明脑血液供应非常丰富,代谢极为旺盛。脑组织耗氧量占全身耗氧量的20%~30%,能量来源主要依赖于糖的有氧代谢,几乎无能量储备。因此,脑组织对缺血、缺氧性损害十分敏感,氧分压明显下降或血流量明显减少,都会出现脑功能的严重损害。

正常情况下,脑血流量(cerebral blood flow,CBF)具有自动调节作用,CBF与脑灌注压成正比,与脑血管阻力成反比。在缺血或缺氧的病理状态下,脑血管的自动调节机制紊乱,血管扩张或反应异常,脑水肿和颅内压的升高,就会出现缺血区内充血和过度灌注或脑内盗血现象;颅外血管(椎动脉、锁骨下动脉或无名动脉)狭窄或闭塞时,发生脑外盗血现象。由于脑组织的血流量分布不均,灰质的血流量远高于白质,大脑皮质的血液供应最丰富,其次为基底核和小脑皮质。因此,急性缺血时,大脑皮质发生出血性脑梗死(红色梗死),白质易出现缺血性脑梗死(白色梗死)。

第一节 神经系统疾病常见症状或体征的护理

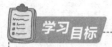

1. 掌握神经系统疾病常见症状或体征的概念、护理评估和护理措施。

2. 熟悉神经系统疾病常见症状或体征的常见护理诊断/问题。

3. 了解神经系统疾病常见症状或体征的护理目标和护理评价。

4. 学会运用护理程序对头痛、意识障碍、言语障碍、感觉障碍和运动障碍的病人实施整体护理。

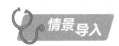

病人，男性，68 岁。3 小时前与子女生气后突然出现剧烈头痛，伴恶心、呕吐，随即出现神志不清，倾倒在地，同时口吐白沫，四肢抽搐，约 3 分钟后抽搐终止，但大小便失禁，不能言语，左侧肢体可见自主活动，右侧肢体无自主活动。救护车送到医院急诊科就诊。病人既往有高血压病史 23 年。

请思考：

1. 这位病人目前存在哪些护理诊断/问题？
2. 针对病人目前情况，主要的护理措施有哪些？

一、头痛

头痛（headache）指眉以上至下枕部之间的头颅疼痛，为临床常见症状之一。颅内的血管、神经和脑膜，以及颅外的脑膜、血管、头皮、颈肌、韧带等均为疼痛的敏感结构，凡这些敏感结构受挤压、牵拉、移位，出现炎症、血管的扩张或痉挛、肌肉的紧张性收缩等，均可引起头痛。

【护理评估】

（一）健康史

询问病人有无颅内、外疾病病史，颅内疾病包括颅内感染、血管病变、占位性病变、颅脑外伤等；颅外疾病包括头颅邻近器官或组织病变（五官、颈椎、颈肌）、全身性疾病（发热性疾病、高血压、缺氧、中毒、尿毒症等）、神经症等。了解病人有无诱发因素，如用力、低头、咳嗽、打喷嚏、饥饿、睡眠不足、噪声、强光、气候变化，女性经前期或经期情绪紧张等。

（二）身体状况

1. 头痛特点

（1）头痛发生的急缓：急性头痛伴发热者，常见于急性感染。青壮年突然头痛而无发热，伴有意识障碍与呕吐，提示颅内动脉瘤或脑血管畸形出血，发生蛛网膜下腔出血；头痛进行性加剧并有颅内压增高者，常见于颅内占位性病变；慢性复发性头痛是偏头痛的特征之一；不伴颅内高压症的头痛，以紧张性头痛与鼻源性头痛多见。

（2）头痛部位：急性感染性疾病（颅内或颅外）所致的头痛多在整个头部，呈弥漫性；浅在性头痛常见于眼源性、鼻源性及牙源性；深在性头痛多为脑脓肿、脑肿瘤、脑膜炎、脑炎等，疼痛多向病灶同侧的外面放射。

（3）头痛性质与程度：三叉神经痛、偏头痛、脑膜刺激所致头痛最为剧烈。原发性三叉神经痛者，常呈面部阵发性电击样短促的剧痛，沿三叉神经分布区放射，头痛程度与病情轻重无平行关系；脑肿瘤所致的疼痛在相当长的时间内为轻度或中等度，而神经症性头痛也可相当剧烈；眼源性、鼻源性及牙源性头痛为中等度；搏动性头痛见于高血压、血管性头痛、急性发热性疾病、脑肿瘤和神经症性头痛等。

（4）头痛发生时间与持续时间：晨间加剧性头痛见于颅内占位性病变，有规则的晨间头痛也可见于鼻窦炎；夜间发作性头痛常为丛集性头痛；长时间阅读后发生的头痛为眼源性；偏头痛在月经期发作频繁；神经症性头痛以病程长、明显波动性与易变性为特点；脑肿瘤所致的头痛多呈慢性、进行性，早期有或长或短的缓解期；脑外伤性头痛的发病日期相当明确。

（5）诱发加重或缓解的因素：腰椎穿刺后的头痛常因直立位而加重；丛集性头痛则因直立位而减轻；脑肿瘤、脑膜炎所致的头痛常因扭头、俯首、咳嗽而加剧；颈肌急性炎症所致的头痛因颈部运动而加重，反之，与职业有关的颈肌过度紧张所致的头痛，则于颈部活动后减轻；偏头痛病人服用麦角胺后，头痛迅速缓解。

2. 评估要点　评估头痛的发生急缓、部位、性质、程度、发生时间与持续时间、诱发加重或缓解的因素；评估生命体征，意识是否清楚、面部有无表情等；瞳孔是否等大等圆，对光反射是否灵敏；头部有无外伤等。

（三）心理-社会状况

病人由于长期反复发作性头痛，甚至其病因不明确、治疗效果不明显，易出现焦虑、紧张，甚至恐惧、绝望等心理反应。

（四）辅助检查

脑脊液检查通过评估其压力、血性及炎性改变等,可了解头痛性质;CT 或 MRI 检查可确定颅内病灶和血管状态。

【常见护理诊断/问题】

1. 疼痛:头痛　与颅内外血管舒缩功能障碍或脑器质性病变等因素有关。

2. 焦虑　与头痛不适、失眠、担忧预后有关。

【护理目标】

1. 头痛及伴随症状减轻或消失。

2. 焦虑感减轻,能够配合治疗和护理。

【护理措施】

（一）一般护理

1. 环境等诱因　提供安静、舒适、光线柔和的环境,保持室内空气新鲜,维持适宜的温度和湿度;减少可能诱发或加重病人头痛的因素,如情绪紧张、进食某些食物、酗酒、睡眠不足。

2. 休息与活动　非器质性头痛病人在休息或睡眠后,症状减轻或消失,可以正常参与各项活动或运动;器质性头痛者应绝对卧床休息,保持舒适体位,减少头部活动,以免加重病情。

（二）病情观察

密切监测生命体征;检查病人的意识状态、瞳孔大小,眼睑是否下垂,有无脑膜刺激征等。

（三）对症护理

1. 头痛护理　采取减轻头痛的方法,如指导病人做缓慢深呼吸、听轻音乐、引导式想象等,分散病人注意力;或进行气功、生物反馈治疗、冷、热疗法,以及理疗、按摩、指压止痛法等缓解疼痛。避免加重头痛的诱发因素,如用力性动作、情绪紧张等。必要时遵医嘱使用止痛药。

2. 颅内压增高的护理　嘱病人绝对卧床休息,抬高床头 15°～30°,减轻脑水肿;呕吐时头偏向一侧,以防误吸呕吐物而窒息;遵医嘱快速静脉注射脱水剂,通过渗透性利尿降低颅内压;密切观察有无脑疝的先兆表现,发现异常立即通知医生,并配合抢救。

（四）心理护理

理解病人的痛苦,指导其保持身心放松,消除诱发因素。鼓励病人树立信心,积极配合治疗。向家属耐心解释,使其关心、陪伴病人,提高病人对疾病的应对力。

（五）健康指导

告知病人可能诱发或加重头痛的因素,如情绪紧张、睡眠不足、环境嘈杂等;指导病人遵医嘱正确服药,不可滥用止痛药物,以防产生药物依赖性。

【护理评价】

1. 头痛及伴随症状是否减轻或消失。

2. 焦虑感是否减轻,能否配合治疗和护理。

二、意识障碍

意识是对外界环境及自身状态的识别和观察能力。意识障碍（consciousness disorders）是对外界环境刺激缺乏反应的一种精神状态。临床上通过病人言语反应、针刺激的痛觉反应、瞳孔对光反射、吞咽反射、角膜反射等来判断意识障碍的程度。

【护理评估】

（一）健康史

询问病人有无颅内感染、急性脑血管病、颅内占位、颅脑外伤、癫痫等颅脑病变,有无全身严重感染、休克、内分泌与代谢障碍、心血管疾病、中毒、物理损伤等颅外疾病病史。

（二）身体状况

1. 意识障碍特点

（1）临床类型:意识障碍分一过性意识障碍（即晕厥）和持续性意识障碍两种。持续性意识障碍又分为一般类型和特殊类型。

1）一般类型意识障碍：包括嗜睡、意识模糊、昏睡、昏迷。①嗜睡：是意识障碍的早期表现，是最轻的意识障碍。病人嗜睡时，能被唤醒，醒后可以交流和配合体检，刺激停止后又入睡。②意识模糊：其意识障碍的程度较嗜睡深，病人仍能保持基本的反应和简单的精神活动，但对时间、地点、人物的定向能力发生障碍。还有一种以兴奋为主的意识模糊，称为谵妄，表现为知觉障碍、兴奋躁动、语言紊乱等，见于高热期、药物中毒等。③昏睡：病人处于睡眠状态，用强刺激（如高声呼唤、压迫眶上神经等）才能唤醒，但很快再入睡，答语含糊或答非所问。④昏迷：是最严重的意识障碍，表现为意识持续的中断或完全丧失。按其程度又分为浅昏迷和深昏迷。浅昏迷者对针刺激和手压眶上缘有痛苦表情及躲避反应，无言语应答，不能执行简单的命令；瞳孔对光反射、角膜反射、咳嗽反射、吞咽反射及生命体征无明显改变。深昏迷者意识完全丧失，对任何刺激均无反应，各种反射均消失，生命体征有改变。

2）特殊类型意识障碍：包括去皮质综合征和无动性缄默症。①去皮质综合征：为去皮质意识障碍，也称无皮质状态。病人对外界的刺激不能产生有意识的反应，对言语、疼痛刺激无反应。见于缺氧性脑病，皮质损害较广泛的脑卒中和脑外伤。病人能无意识地睁眼闭眼，眼球能活动，瞳孔对光反射、角膜反射存在，四肢肌张力增高，腱反射亢进，病理反射阳性。出现吸吮反射、强握反射，大小便失禁，存在觉醒与睡眠周期。去皮质强直的身体姿势为上肢屈曲，下肢伸直性强直；去大脑强直则为四肢均伸直性强直。②无动性缄默症：又称睁眼昏迷，较少见。为脑干上部和丘脑的网状激活系统损害，而大脑半球及其传导通路无损害。病人可以注视检查者和周围的人，貌似觉醒，但缄默不语，不能活动。四肢肌张力低，腱反射消失，肌肉松弛，无病理征，大小便失禁。任何刺激也不能使其真正清醒，存在睡眠觉醒周期。

（2）临床特点：①突然发生严重的意识障碍，伴有感觉及运动障碍，常见于颅脑外伤、急性脑血管病、外源性中毒等。②缓慢发生的意识障碍，多为代谢障碍、脑肿瘤等。③长时间工作在高温和烈日环境下，突然发生意识障碍，提示中暑。④高血压、动脉硬化者，突然发生意识障碍，提示急性脑血管疾病。

2. 评估要点　检查瞳孔是否等大等圆、光反射是否灵敏；评估病人有无肢体瘫痪、颅脑外伤；皮肤有无破损、发绀；脑膜刺激征是否为阳性。

（三）心理-社会状况

病人出现急性意识障碍常常给家属带来不安及恐惧，慢性意识障碍病人的行为和意识紊乱，给家庭增添负担，家属可能产生厌烦心态和不耐心的言行。

（四）辅助检查

脑电图检查可了解脑功能受损状况；血液生化检查，如血糖、血脂、电解质及血常规，可了解机体代谢能力；头部 CT 和 MRI 检查可定位病灶。

【常见护理诊断/问题】

1. 意识障碍　与脑组织受损、功能障碍有关。

2. 潜在并发症：压疮、感染、营养失调等。

【护理目标】

1. 意识障碍逐渐减轻或神志清楚。

2. 未发生并发症；发生并发症能被及时发现，并得到及时处理。

【护理措施】

（一）一般护理

1. 环境与体位　提供安静、舒适、光线柔和的环境。协助取舒适体位，谵妄躁动者加床栏，防止坠床，必要时使用约束带。

2. 饮食护理　给予高热量、高维生素饮食，补充足够的水分；鼻饲饮食者定时喂食，保证足够的营养供给。注意口腔卫生，不能经口进食者，进行口腔护理 2～3 次/日。

3. 皮肤护理　保持床单整洁、干燥，定时给予翻身、拍背，按摩骨突受压处。每 2 小时翻身一次，翻身时动作轻柔，避免拖、拉、推等粗鲁动作，翻身后肢体关节应置于功能位；对受压部位皮肤进行按摩或放置棉垫、应用气垫床等；注意病人卫生，做好大小便护理，保持会阴部皮肤清洁，每天床上擦浴，防止尿路感染和压疮发生；慎用热水袋，防止烫伤。

（二）病情观察

严密观察生命体征及瞳孔变化；观察有无呕吐及呕吐物的性状与量，有无消化道出血和脑疝等并发症。

（三）对症护理

1. 保持呼吸道通畅　病人取平卧位时，头偏向一侧，防止呕吐物被误吸入呼吸道，肩下垫高，使颈部伸展，防止舌后坠阻塞气道。准备配套的吸痰器，痰液较多者及时吸痰；痰多有窒息危险或病情严重者，做好气管切开及使用呼吸机的准备。

2. 意识功能训练　使用日历、电视、钟表等帮助病人恢复定向力；提供其熟悉的物品，如照片、录音、歌曲等，帮助其恢复记忆力。

（四）心理护理

向病人及家属耐心解释，提供相关疾病的可靠信息；指导家属关心、安慰、陪伴病人，给病人战胜疾病的信心，提高对疾病的应对能力。

（五）健康指导

指导家属做好病人的日常生活护理，教会其方法和注意事项。根据原发疾病特点，进行相关疾病指导，避免加重意识障碍的因素，采取有效措施，积极预防并发症。

【护理评价】

1. 意识障碍是否减轻，神志是否清楚。

2. 有无并发症发生；发生并发症能否被及时发现，并得到及时处理。

三、言语障碍

言语障碍（speech disorders）分为失语症和构音障碍。失语症（aphasia）是由于脑损害所致的语言交流能力障碍，是优势大脑半球损害的重要症状之一。构音障碍（dysarthria）则是因为神经肌肉的器质性病变，造成发音器官的肌无力及运动不协调所致。

【护理评估】

（一）健康史

了解病人以往和目前的语言能力；评估意识水平、精神状态及行为表现；询问病人的职业、文化水平及语言背景，如生长地、方言等；了解口、咽、喉等发音器官有无肌肉瘫痪及共济运动障碍。

（二）身体状况

1. 言语障碍特点

（1）失语症的类型及特点

1）Broca 失语：也称为运动性失语或表达性失语，是优势半球额下回后部受损所致，以口语表达障碍为临床特点。病人不能说话，或者只能讲一两个简单的字且不流畅，呈电报样言语，但能理解他人的言语。常伴右上肢轻瘫。

2）Wernicke 失语：也称为感觉性失语或听觉性失语，是优势半球颞上回后部病变引起，以口语理解严重障碍为临床特点。病人发音清楚，语言流畅，无听力障碍，却不能理解别人和自己所说话的内容。多同时存在视野缺损。

3）传导性失语：病变位于优势半球缘上回皮质或深部白质内的弓状纤维，以复述不成比例受损为其最大特点。病人不能复述出在自发谈话时较易说出的词和句子，或以错语复述。

4）命名性失语：又称为遗忘性失语，是优势半球颞中回及颞下回后部病变所致。病人不能说出物件的名称及人名，但可说出该物件的用途及如何使用。当别人提示物件名称时，能辨别是否正确。

5）完全性失语：也称为混合性失语，其特点为所有语言功能均有明显障碍。多见于优势侧大脑半球较大范围病变。常伴有偏瘫、偏深感觉障碍。

6）其他：失写，病人无手部肌肉瘫痪，却不能书写或者书写出的句子常有遗漏错误；失读，由于对视觉性符号丧失认识能力，故不识文字、词句、图画。

（2）构音障碍的特点：构音障碍是一种纯语言障碍，表现为发音困难，发音不清，声音、音调及语速异常。病人虽发音含糊不清,但用词准确,与发音清楚但用词不准确的失语不同。

2. 评估要点 了解病人言语障碍的程度及残存能力、言语障碍的类型和特点;评估病人有无视觉、听觉缺损,是否能自动书写,是否能按照检查者指令完成有目的的动作,面部表情是否改变等。

（三）心理-社会状况

病人无法表达自己的需要和情感,严重影响病人的交流能力和社交活动,生活质量降低,因而易出现焦虑、烦躁、自卑等心理反应。

（四）辅助检查

头部 CT、MRI 检查可确定病灶部位;了解新斯的明试验是否为阳性反应等。

【常见护理诊断/问题】

语言沟通障碍 与大脑语言中枢病变或发音器官的神经肌肉受损有关。

【护理目标】

能够进行有效沟通,表达自己的需要。

【护理措施】

（一）语言康复训练

是一个由少到多、由易到难、由简单到复杂的过程,其训练效果在很大程度上取决于病人的配合和参与。协助语言训练师共同制订训练计划,耐心指导病人,循序渐进。

1. 肌群运动训练 包括缩唇、叩齿、伸舌、卷舌、鼓腮、吹气等活动。

2. 发音训练 由训练诱发唇音(a、o、u)、唇齿音(b、p、m)、舌音,到反复发单音节音(pa、da、ka);当能完成单音节发音后,让病人复诵简单句子,如"你—你好—你好吗"等。

3. 复述训练 复述单词和词汇,病人每次复述 3～5 遍,反复训练。可出示与复述内容一致的图片,提示病人。

4. 命名训练 让病人指出常用物品的名称及家人的姓名等。

5. 刺激训练 采用病人熟悉的、有意义的内容进行刺激,要求语速、语调和词汇长短调整合适。多次反复给予刺激,诱导病人应答,且不宜过早纠正错误。

（二）心理护理

鼓励病人克服羞怯心理,大声说话;鼓励家属和朋友多与病人交谈,并耐心、缓慢、清楚地解释每一个问题,营造一种和谐的语言交流环境;鼓励病人采取任何方式向医护人员或家属表达自己的需求,如借助卡片、笔、本、图片、表情或手势等,提供简单有效的双向沟通方式。

（三）健康指导

指导病人放松身心,坚持语言康复训练,循序渐进。当病人进行尝试和取得进步时,及时给予表扬;鼓励家属与病人多交谈,采取适宜方法耐心、缓慢、清楚地进行语言训练,营造良好的语言沟通环境和氛围。

【护理评价】

能否进行有效沟通,正确表达自己的需求。

四、感觉障碍

感觉是指各种形式的刺激作用于人体各种感受器后在人脑中的直接反映。各种感觉都有自己的传导通路,从神经末梢、周围神经、后角细胞,传导束至大脑皮质感觉区的传导通路上,任何一处受损均引起感觉异常,称为感觉障碍(sensation disorders)。人体感觉分为浅感觉(痛觉、温度觉和触觉)、深感觉(运动觉、位置觉和振动觉)和复合感觉(两点辨别觉、实体觉)等。

【护理评估】

（一）健康史

询问病人有无神经系统的感染、血管病变、药物及毒物中毒、脑肿瘤、脑外伤,以及全身代谢障碍性疾病等病史;询问病人有无情绪激动、睡眠不足、过度疲劳、不合作、意识不清、暗示等诱发因素。

（二）身体状况

1. 感觉障碍特点

（1）分类:临床上将感觉障碍分为抑制性症状和刺激性症状两类。

　　1）抑制性感觉障碍：是感觉传导通路受到破坏或功能受到抑制时，出现感觉缺失或感觉减退。在同一部位各种感觉都缺失，为完全性感觉缺失；若在同一部位仅有某种感觉障碍，而其他感觉保存者，称为分离性感觉障碍。

　　2）刺激性感觉障碍：是感觉传导通路受刺激或兴奋性增高时出现刺激性症状，常见刺激性症状的表现为：①感觉过敏：轻微刺激引起强烈的感觉，如用针轻刺皮肤引起强烈的疼痛感觉，为检查时的刺激与传导通路上的兴奋性病灶产生的刺激总和所引起。②感觉过度：一个轻微的刺激而引起强烈难以耐受的感觉。③感觉异常：指没有任何外界刺激而出现的感觉，如麻木感、痒感、发重感、针刺感、蚁行感、电击感、紧束感、冷热感、肿胀感。④感觉倒错：指热觉刺激引起冷觉，非疼痛刺激而出现疼痛感觉。⑤疼痛：为临床上最常见的症状，包括局部疼痛、放射性疼痛、灼性神经痛、扩散性疼痛、牵涉性疼痛等。

　　(2) 定位诊断：不同部位的损害产生不同类型的感觉障碍，典型感觉障碍的类型具有特殊的定位诊断价值（图9-1-1）。

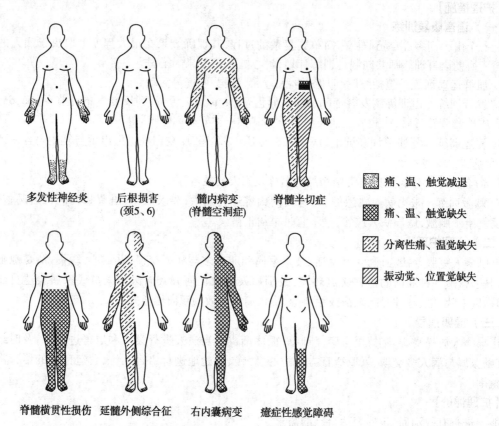

图 9-1-1　各种感觉障碍的分布

　　1）末梢型感觉障碍：表现为袜套或手套型痛觉，温度觉、触觉减退，见于多发性周围神经病。

　　2）节段型感觉障碍：脊髓某些节段的神经根病变产生受累节段的感觉缺失；脊髓空洞症导致的节段性痛觉缺失、触觉存在，称为分离性感觉障碍。

　　3）传导束型感觉障碍：感觉传导束损害时，出现受损以下部位的感觉障碍，其性质分为感觉缺失（内囊病变的偏身感觉缺失或减退，脊髓横贯性损害的截瘫型或四肢瘫型感觉缺失或减退）和感觉分离（脊髓半切综合征）。

　　4）交叉型感觉障碍：脑干病变为交叉型感觉障碍，如延髓外侧或脑桥病变时，常出现病变同侧的面部和对侧肢体的感觉缺失或减退。

　　5）皮质型感觉障碍：病变损害大脑皮质的感觉中枢某一部分，常产生对侧的一个上肢或一个下肢分布的感觉障碍，称为单肢感觉缺失。皮质型感觉障碍的特点为精细性感觉障碍（形体觉、两点辨别觉、定位觉、图形觉）。

2. 评估要点 了解病人是否有肢体运动障碍及其类型,肌力情况;评估病人感觉障碍的部位、类型、范围及性质;障碍区域的皮肤颜色、毛发分布等。例如,肢体末梢型感觉障碍为周围性神经病,半球病变可伴失语和视野缺损,脑干病变可伴构音障碍、眩晕和共济失调等。

（三）心理-社会状况

病人因感觉异常而感到紧张、焦虑,甚至恐惧等;由于感觉障碍,增加了病人损伤的危险性,加重了病人及家属的心理负担。

（四）辅助检查

肌电图、诱发电位及 MRI 等检查,可了解感觉障碍异常的程度及性质等。

【常见护理诊断/问题】

1. 感知觉紊乱 与脑、脊髓病变及周围神经受损有关。

2. 有损伤的危险 与神经受损导致感觉障碍有关。

【护理目标】

1. 感觉障碍减轻或逐渐消失。

2. 无损伤发生,或发生损伤能及时发现并得到及时处理。

【护理措施】

（一）一般护理

保持床单位整洁、干燥、无渣屑,防止感觉障碍的身体部位受压或机械性刺激;避免高温或过冷刺激,慎用热水袋或冰袋,肢体保暖需用热水袋时,水温不宜超过50℃,防止烫伤;对感觉过敏者,尽量避免不必要的刺激。

（二）感知觉训练

进行肢体的拍打、被动运动、按摩、理疗、针灸及各种冷、热、电的刺激等,促进恢复本体感觉。例如,每天用温水擦洗感觉障碍的身体部位,促进血液循环和恢复感觉;被动活动关节时,反复适度地挤压关节,牵拉肌肉、韧带,让病人注视患肢,并认真体会其位置、方向和运动感觉,让病人闭目寻找停滞在不同位置的患肢的不同部位,多次重复直至准确定位。

（三）心理护理

加强与病人的沟通,耐心听取病人对感觉异常的叙述,进行必要的解释,缓解紧张和焦虑情绪,使病人正确面对疾病,积极配合治疗和训练。指导家属关心、陪伴病人,避免不良刺激和伤害病人自尊的言行,使病人逐渐适应角色转变。

（四）健康指导

指导病人坚持做感知觉训练,鼓励家属积极配合练习,循序渐进,建立感知觉训练与日常生活能力训练一体化的理念。

【护理评价】

1. 感觉障碍是否减轻或逐渐消失。

2. 有无发生损伤;发生损伤能否及时被发现,并得到及时处理。

五、运动障碍

人体运动分为随意运动和不随意运动。随意运动指有意识、能随着自己的意志而执行的动作,由锥体系统及其所支配的下运动神经元来完成;不随意运动是不受意志控制而自发的动作,由锥体外系及小脑所控制。运动系统中任何部位受损都可引起运动障碍（movement disorders）,如瘫痪、共济失调、僵硬、不随意运动等。由于肢体因肌力下降而出现的运动障碍称为瘫痪（paralysis）,肌力完全丧失而不能运动者为完全性瘫痪,保存部分运动功能者为不完全瘫痪。

【护理评估】

（一）健康史

询问病人既往有无脑和脊髓的占位性病变、感染、脑血管病、中毒、脑先天畸形、周围神经炎、Jackson 癫痫、偏头痛、高血压脑病、低血糖等病史;评估病人的肌肉容积、肌张力和肌力情况,以及是否存在不自主运动或共济失调。

（二）身体状况

1. 运动障碍特点

（1）瘫痪

1）瘫痪的性质:按病变部位分为上运动神经元性瘫痪及下运动神经元性瘫痪（表9-1-1）。运动系统包含两级运动神经元,位于大脑皮质中央前回的是第一级运动神经元,位于脑干神经核和脊髓前角的是第二级运动神经元,二者的联系纤维称为锥体束。由二级运动神经元以上部位的传导束或一级运动神经元发生病变所致的瘫痪称为上运动神经元性瘫痪,又称中枢性瘫痪、硬瘫或痉挛性瘫痪;由第二级运动神经元和该神经元发出的神经纤维病变所致的瘫痪称为下运动神经元性瘫痪,又称周围性瘫痪、软瘫或弛缓性瘫痪。

表9-1-1　上、下运动神经元性瘫痪的鉴别

鉴别点	上运动神经元性瘫痪	下运动神经元性瘫痪
瘫痪分布	以整个肢体为主（单瘫、偏瘫、截瘫等）	以肌群为主
肌张力	增高	减低
腱反射	增强	减低或消失
病理反射	有	无
肌萎缩	无或轻度失用性萎缩	明显
肌束颤动	无	有
变性反应	无	有

2）瘫痪的临床类型（图9-1-2）:①单瘫:单个肢体的运动不能或运动无力,多为一个上肢或一个下肢。病变部位在大脑半球、脊髓前角细胞、周围神经或肌肉等。②偏瘫:一侧面部和肢体瘫痪,常伴有瘫痪侧肌张力增高、腱反射亢进和病理征阳性等体征。多见于一侧大脑半球病变,如内囊出血、大脑半球肿瘤、脑梗死等。③交叉性瘫痪:同侧下运动神经元脑神经瘫痪和对侧上、下肢的上运动神经元瘫痪。常见于一侧脑干病变。④截瘫:双下肢瘫痪称截瘫。多见于脊髓胸腰段的炎症、外伤、肿瘤等引起的脊髓横贯性损害。⑤四肢瘫:四肢不能运动或肌力减退。见于颈段脊髓病变和周围神经病变。⑥局限性瘫痪:为某一神经根支配区或某些肌群无力。如单神经病变、局限性肌病、肌炎等所致的肌肉无力。

（2）僵硬:是肌张力增高所引起的肌肉僵硬、活动受限或不能活动的一组综合征,由中枢神经、周围神经、肌肉及神经肌肉接头的病变所引起,临床上包括痉挛、僵直、强直等几种不同的表现。

（3）不随意运动:指由锥体外系病变引起的不随意志控制的无规律、无目的的面、舌、肢体、躯干等骨骼肌的不自主运动。临床上分为震颤、舞蹈、手足徐动、扭转痉挛、投掷动作等,所有不随意运动的症状均随睡眠而消失。

（4）共济失调:指由本体感觉、前庭迷路、小脑系统损害所引起的机体维持平衡和协调不良所产生的临床综合征。根据病变部位,共济失调分为小脑性共济失调、大脑性共济失调和脊髓性共济

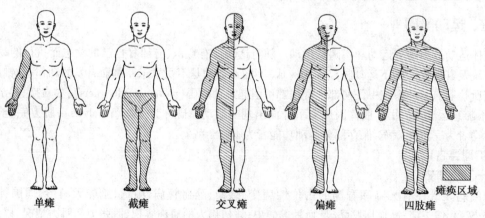

| 单瘫 | 截瘫 | 交叉瘫 | 偏瘫 | 四肢瘫 |

瘫痪区域

图9-1-2　瘫痪的几种常见形式

失调。

2. 评估要点　了解病人的肌肉容积、肌张力、肌力分级情况(表9-1-2);观察共济运动和不自主运动;评估病人的姿势、步态,以及营养状态和皮肤情况等。

表9-1-2　肌力的分级

分级	临床表现
0 级	肌肉无任何收缩(完全瘫痪)
1 级	肌肉可轻微收缩,但不能产生动作(不能活动关节)
2 级	肌肉收缩可引起关节活动,但不能抵抗地心引力,即不能抬起
3 级	肢体能抵抗重力离开床面,但不能抵抗阻力
4 级	肢体能做抗阻力动作,但未达正常
5 级	正常肌力

（三）心理-社会状况

因瘫痪、僵硬、不随意运动等导致病人生活不能自理,继而出现烦躁、自卑、消极悲观的心理反应,进一步影响病人的日常生活活动,降低生活质量。家属因长期照顾病人易产生厌烦情绪,同时对疾病所带来的经济负担感到担忧。

（四）辅助检查

CT、MRI 检查可了解中枢神经系统病灶;肌电图可了解脊髓前角细胞、神经传导速度及肌肉的异常;血液生化检查可检测血清铜蓝蛋白、抗"O"抗体、肌酶谱、血沉、血钾是否异常;神经肌肉活检可鉴别各种肌病和周围神经病。

【常见护理诊断/问题】

1. 躯体活动障碍　与运动神经元受损引起瘫痪有关。

2. 潜在并发症:压疮、感染、肌肉萎缩、关节畸形等。

【护理目标】

1. 日常生活自理能力能够逐步提高。

2. 未发生并发症;发生并发症能被及时发现,并得到及时处理。

【护理措施】

（一）一般护理

将日常用品和呼叫器置于病人健侧手可及处,方便随时取用;协助病人洗漱、进食、如厕、穿脱衣服等;保持床单位整洁、干燥;定时翻身、拍背;饭后漱口,保持口腔清洁;早晚用温水擦洗全身,促进患肢血液循环和舒适感;指导病人学会使用便器,保持大小便通畅和会阴部清洁;设置保护性床栏,确保病人安全;走廊、厕所等处安装扶手,方便病人起坐、扶行;保持地面平整、干燥、防滑;肌力下降者避免自行打开水或用热水瓶倒水,防止发生烫伤;步态不稳者,选用合适的辅助工具或有家属陪伴,防止受伤。

（二）病情观察

监测病人运动和感觉障碍的平面是否上升;观察病人的皮肤有无破损;警惕发生并发症。

（三）康复训练

急性期病情稳定后,与病人和家属共同制订康复训练计划,及早做肢体按摩及被动运动,促进神经功能的恢复,改善局部血液循环和营养状况,同时还对大脑形成反馈刺激,有效防止肌肉萎缩和关节挛缩。

1. 康复训练的原则　被动运动与主动运动相结合;床上运动与床下运动相结合;肢体功能与其他功能锻炼相结合;实效性与安全性相结合;合理适度,循序渐进,活动量由小到大,时间由短到长。必要时选择理疗、针灸、按摩等辅助治疗。

2. 康复训练的内容

（1）床上训练:主要采取仰卧位进行各关节和肌肉的活动(如伸手、抬腿、大小关节伸屈、转动、拉绳)及床上翻身。

（2）起坐训练：鼓励病人尽早从床上坐起，由侧卧位开始，健足推动患足，将小腿移至床缘外。坐位时保持躯干直立，防止后仰，可将大枕垫于身后。双上肢置于移动桌上，保证手不悬垂在一侧。

（3）手的精细动作训练：当病人能坐稳后，即可练习屈伸、抓握、捻动、使用勺筷、翻书报、扣纽扣、系鞋带等训练。

（4）站立训练：待病人坐稳后，在床边扶床进行站立训练，直到站稳。

（5）使用轮椅训练：对自己不能行走或借助助行器行走的病人，通过训练，教会病人使用轮椅。

（6）步行训练：在病人能较平稳地进行双下肢交替运动的情况下，可先进行室内步行训练，必要时借助于助行器或加用手杖，以增加行走时的稳定性。

（7）上下楼梯训练：原则是上楼梯时健腿先上，下楼梯时患腿先下。可在病人患侧给予适当帮助。

3. 康复训练的注意事项　①开始做被动运动时，应合理、适度、循序渐进，强度不宜过大，以免增加病人痛苦而拒绝训练。②如一侧肢体有自主运动，可用健肢带动患肢在床上练习坐起、翻身及患肢运动；鼓励病人使用健侧肢体完成日常活动及帮助患肢运动。③保护病人，床边应有保护设施，防止病人碰伤、坠床，防止发生意外事故；皮肤感觉障碍者，防止烫伤和冻伤。④除肢体运动功能康复训练外，还包括精神、其他生理功能（感觉、言语、吞咽）、社会功能和职业能力恢复的全面训练。

（四）心理护理

关心、尊重病人，多与病人交流，鼓励病人表达自己的感受；为病人提供疾病、治疗及预后的相关信息；鼓励病人正确对待疾病，消除忧郁、恐惧心理或悲观情绪，摆脱对他人的依赖心理；避免任何刺激和伤害病人自尊的言行，正确对待康复训练过程中病人所出现的表现，如注意力不集中、缺乏主动性、情感活动难以自制等现象，鼓励病人克服困难，增强自我照顾的能力与信心。

（五）健康指导

向病人及家属介绍原发病的基本知识，建立健康的生活方式，保证营养均衡，避免诱发因素。指导病人坚持肢体康复训练，注意防止跌倒、坠床和烫伤，每天用温水擦浴2～3次，促进血液循环和感觉恢复，增进睡眠。

【护理评价】

1. 日常生活自理能力是否逐步提高。

2. 有无并发症发生；发生并发症能否被及时发现，并得到及时处理。

（刘雨佳）

第二节　急性炎症性脱髓鞘性多发性神经病病人的护理

1. 掌握吉兰-巴雷综合征病人的身体状况和实验室检查特点。

2. 了解吉兰-巴雷综合征的病因和治疗原则。

3. 学会应用护理程序对吉兰-巴雷综合征病人实施整体护理。

4. 能够熟练地为吉兰-巴雷综合征病人进行健康指导。

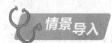

病人，男性，43岁。咽痛、咳嗽、发热1周，进行性呼吸困难，伴四肢无力、末端感觉下降1天。护理检查：四肢末梢呈手套、袜套样感觉异常。

请思考：

1. 这位病人目前存在哪些护理诊断/问题？

2. 针对病人目前情况，主要的护理措施有哪些？

急性炎症性脱髓鞘性多发性神经病(acute inflammatory demyelinating polyneuropathy,AIDP)又称吉兰-巴雷综合征(Guillain-Barre syndrome,GBS),是以周围神经和神经根的脱髓鞘,以及小血管周围淋巴细胞及巨噬细胞的炎性反应为病理特点的自身免疫性疾病。临床特点为急性、对称性、弛缓性肢体瘫痪及脑脊液蛋白-细胞分离现象,病情严重者,出现延髓和呼吸肌麻痹而危及生命。

本病的年发病率为 0.6~1.9/10 万,男性略高于女性。不同国家与地区的发病年龄与时间有差别,有地区和季节流行趋势。我国发病以健康儿童与青壮年多见,在河南与河北交界处的农村,有数年一次的夏、秋季流行趋势。

【病因及发病机制】

本病病因及发病机制不清,但多数病人病前 1~4 周有上呼吸道、肠道感染病史或疫苗接种史,以及实验性变态反应性神经病的临床症状与本病相似,提示该病为免疫介导的周围神经病。一般认为,本病为一种迟发性自身免疫性疾病,病理及发病机制类似于 T 细胞介导的实验性变态反应性神经病,其免疫致病因子可能是存在于病人血液中的抗周围神经髓鞘抗体或对髓鞘有害性细胞因子等。

【护理评估】

（一）健康史

多数病人病前有非特异性病毒感染或免疫接种史,因此,询问病人 1~4 周前有无咽痛、咳嗽等呼吸道感染表现,以及发热、腹痛、腹泻等肠道感染症状;询问病人有无预防接种史;了解既往健康状况。

（二）身体状况

本病一年四季均有发生。起病急骤、发展迅速,部分病人在 1~2 天内迅速加重。首发症状为四肢对称性无力,从肢体远端向近端发展或相反,或远、近端同时受累,多于数日至 2 周达到高峰。

1. 运动障碍　常为首发症状,为四肢对称性肌无力、麻木,并逐渐自远端向近端扩展,或远、近端同时受累,呈四肢对称性弛缓性瘫痪,腱反射减低或消失,病理反射阴性。严重者运动障碍迅速波及躯干,若病变累及颈、胸段神经根而致呼吸肌麻痹,可引起呼吸困难、发绀;脑神经损害出现双侧面瘫和吞咽、发音、转颈等困难,多见于成年人;延髓麻痹以儿童多见。

2. 感觉障碍　表现为肢体远端呈手套、袜套样感觉减退或消失,或无感觉障碍。部分可见脑脊膜、神经根刺激症状,表现为腰、腿、肩、颈部受牵拉而诱发疼痛。

3. 自主神经功能紊乱　表现为出汗增多、皮肤潮红、手足肿胀及营养障碍;严重者可致心动过速、直立性低血压等。

（三）心理-社会状况

因病情凶险、突发且进展迅速,肢体运动障碍,皮肤感觉异常,使病人情绪紧张、焦虑不安;当病情加重,出现呼吸困难、吞咽障碍时,病人极端恐惧、悲观失望。

（四）辅助检查

典型脑脊液实验室检查为细胞数正常,而蛋白质明显增高,称蛋白-细胞分离现象,为本病的重要特点,通常在病后第 3 周最为明显。

（五）治疗原则及主要措施

其治疗目的是抑制免疫反应,消除致病因子对神经的损害,促进神经再生,预防并发症。常用方法有血浆置换法,静脉注射免疫球蛋白、糖皮质激素、免疫抑制剂等。

1. 保持气道通畅　呼吸肌麻痹危及生命、呼吸困难严重者,及时行气管切开;一旦出现呼吸肌麻痹,立即进行人工呼吸,并正确使用呼吸机。

2. 血浆置换疗法　不能行走、肺活量明显减少或延髓麻痹等病情严重者,采用血浆置换疗法,去除血浆中抗体成分。有严重感染、心律失常者禁用。

3. 药物治疗　常用免疫球蛋白、糖皮质激素、免疫抑制剂等药物治疗;B 族维生素、辅酶 A、ATP、加兰他敏、地巴唑等药物可作为辅助治疗药物。

【常见护理诊断/问题】

1. 低效性呼吸型态　与呼吸肌麻痹有关。

2. 躯体活动障碍　与四肢肌肉进行性瘫痪有关。

3. 恐惧　与呼吸困难、濒死感或害怕气管切开等有关。

【护理目标】

1. 呼吸频率、节律逐渐恢复至正常范围。

2. 肢体运动功逐渐恢复正常。

3. 情绪平稳,能够配合治疗和护理。

【护理措施】

（一）一般护理

1. 休息与活动　提供安静、舒适、光线柔和的环境。协助卧床病人取舒适卧位,定时为其翻身、拍背、按摩,做瘫痪肢体的被动活动,预防并发症。指导病人学会和配合使用便器,取放便器时动作轻柔,以免损伤皮肤。

2. 饮食护理　给予高热量、高维生素、易消化饮食,维生素 B_{12} 对神经髓鞘形成有重要作用,可促进神经细胞的修复。吞咽困难者,喂食速度要慢,温度适宜,避免发生呛咳;吞咽困难严重者,应及早给予鼻饲饮食,保证病人摄入足够营养,进食时及进食后 30 分钟宜抬高床头,防止窒息。

（二）对症护理

1. 保持呼吸道通畅　鼓励病人进行有效咳嗽,以清除积痰,如咳嗽无力,随时用电动吸引器吸痰。必要时备好抢救物品,如气管插管、气管切开器械或人工呼吸机等,以备呼吸肌麻痹者使用。

2. 氧疗　呼吸肌轻度麻痹者,给予鼻导管吸氧,以防缺氧和呼吸中枢抑制。根据病情决定氧流量,一般吸氧流量为 $2\sim4L/min$。

3. 预防并发症　保持皮肤和床单干燥、清洁,定时更换体位,避免骨隆突部位受压,预防压疮。保持瘫痪肢体功能位,早期做好关节的主动运动和被动运动训练,预防肌肉失用性萎缩及肢体关节畸形。

（三）病情观察

1. 严密观察呼吸的频率、节律、深度等;观察有无胸闷、气短、呼吸费力等呼吸困难表现,以及咳嗽是否有力,咳痰是否顺利等。

2. 观察有无烦躁不安、出汗、皮肤黏膜发绀等缺氧表现;监测动脉血氧分压和血氧饱和度。当病人出现呼吸费力、烦躁、出汗、口唇发绀等缺氧症状,血氧饱和度降低、动脉血氧分压 $<70mmHg$ （9.3kPa）时,先行气管插管,如 24 小时无好转,行气管切开,外接呼吸机。

3. 观察呼吸肌麻痹的迹象、吞咽和进食情况;观察脉搏、心率、心律和血压,必要时遵医嘱心电监测;检查神经功能障碍或恢复情况。

（四）心理护理

本病来势凶险突然、进展快、恢复期长,病人易产生恐惧、焦虑情绪,而长期的情绪低落不利于康复。应及时了解病人的心理状况,关心、尊重病人,耐心倾听病人的感受,解释病情,告知病人本病经过积极治疗和康复锻炼,预后良好,使病人增强信心,积极配合治疗。鼓励家属关心、陪伴病人,提高病人战胜疾病的信心和勇气。

（五）健康指导

1. 疾病知识指导　指导病人建立健康的生活方式,注意营养均衡,加强运动锻炼,增强体质和机体抵抗力,避免受凉、感冒、疲劳和创伤等诱因。鼓励病人保持心情愉快和情绪稳定,树立战胜疾病的信心,积极配合治疗。

2. 日常生活指导　指导病人保持床单位整洁、干燥、无渣屑,减少对皮肤的机械性刺激。向病人及家属解释翻身、拍背的重要性,每天用温水擦拭 $1\sim2$ 次,以促进肢体血液循环,增进睡眠。运动障碍者,注意防止跌倒,确保安全。

3. 康复指导　指导病人及家属掌握与本病相关的知识及自我护理方法,使病人及家属认识到肢体功能锻炼的重要性,学会观察肢体运动功能和感觉障碍的恢复情况,共同制订肢体功能锻炼计划,及早进行肢体功能锻炼,由被动运动开始,逐步转向主动运动,以争取早日康复。

【护理评价】

1. 呼吸频率、节律是否逐渐恢复至正常范围。

2. 肢体运动功能是否逐渐恢复正常。

3. 情绪是否平稳,能否配合治疗和护理。

(刘雨佳)

第三节　急性脑血管疾病病人的护理

 学习目标

1. 掌握脑血管疾病的预防、危险因素;常见脑血管疾病病人的护理诊断、护理措施及护理措施、健康指导。

2. 熟悉常见脑血管疾病的临床表现、诊断要点和救治原则;脑卒中常见并发症的观察。

3. 学会应用护理程序对急性脑血管疾病病人实施整体护理。

4. 能正确评估病人的身心状况,根据护理诊断制订合理的护理措施并进行健康指导。

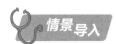 **情景导入**

病人,男性,52 岁。因"反复右上肢无力 3 天,加重伴说话困难半天"入院。3 天前病人无明显诱因反复出现右侧上肢无力,每次持续 6~7 分钟后即恢复正常。今晨起,右侧肢体无力,不能行走,说话困难,家人发现后急诊入院。

身体评估:血压 170/100mmHg,神志清楚,不能用口语表述交流,右侧鼻唇沟平坦,口角低垂,口角明显牵向左侧,伸舌时舌尖偏向右侧。右侧上肢肌力 2 级,下肢肌力 3 级,右侧偏身痛温觉迟钝,右侧 Babinski 征阳性。入院 30 分钟后脑 CT 报告未见异常。家人介绍说,病人既往有高血压、冠心病、糖尿病病史。

请思考:

1. 根据病人目前的病情,其存在的主要护理诊断/问题是什么?

2. 待病人病情平稳后,应如何进行康复护理?

一、概述

脑血管疾病(cerebral vascular diseases,CVD)指在脑血管病变或血流障碍的基础上发生的局限性或弥漫性脑功能障碍。

脑卒中(stroke)指各种原因引起的脑血管疾病急性发作,造成脑局部血液循环障碍所导致的神经功能缺损综合征,症状持续时间至少 24 小时以上,包括脑梗死、脑出血、蛛网膜下腔出血等。

脑血管疾病是神经系统的常见病和多发病,死亡率约占所有疾病的 10%。在我国,农村脑卒中发病率为 185/10 万,年死亡率为 142/10 万,患病率为 394/10 万;城市脑卒中发病率为 219/10 万,年死亡率为 116/10 万,患病率为 719/10 万。据此估算,我国每年新发病例>200 万,每年死亡病例>150 万,存活病例 600 万~700 万。在存活的脑卒中病人中,约 3/4 不同程度地丧失劳动能力,其中重度致残者约占 40%。脑卒中是单病种致残率最高的疾病。本病的高发病率、高死亡率和高致残率给社会、家庭带来沉重的负担和痛苦。

我国脑卒中发病率有地区差异,北方高于南方、西部高于东部,寒冷季节发病率高,男性发病率和死亡率明显高于女性,男女之比为(1.3~1.7):1。发病率、死亡率和患病率与年龄呈正相关,75 岁以上者发病率是 45~54 岁组的 5~8 倍。社会经济状况、职业和种族等,均与脑血管疾病的发病有关。

【分类】

1. 依据症状持续时间　时间不足 24 小时者,称为短暂性脑缺血发作;超过 24 小时者,称为脑卒中。

2. 依据发病急缓　分为急性脑血管疾病和慢性脑血管疾病。前者包括短暂性脑缺血发作、脑梗死、脑血栓、脑出血、蛛网膜下腔出血,后者包括脑血管硬化症和血管性痴呆。

3. 依据病理性质　分为缺血性卒中和出血性卒中。前者又称为脑梗死,包括脑血栓形成和脑栓塞,后者包括脑出血和蛛网膜下腔出血。

我国根据脑血管病的病因和发病机制、病变血管、病变部位及临床表现等因素将脑血管病归为13类(表9-3-1)。

表9-3-1　2015年脑血管疾病分类

一、缺血性脑血管病	四、高血压脑病
1. 短暂性脑缺血发作	五、颅内动脉瘤
2. 脑梗死(急性缺血性脑卒中)	六、颅内血管畸形
3. 脑动脉盗血综合征	七、脑血管炎
4. 慢性脑缺血	八、其他脑血管疾病
二、出血性脑血管病	九、颅内静脉系统血栓形成
1. 蛛网膜下腔出血	十、无急性局灶性神经功能缺损症状的脑血管病
2. 脑出血	十一、脑卒中后遗症
3. 其他颅内出血	十二、血管性认知障碍
三、头颈部动脉粥样硬化、狭窄或闭塞(未导致脑梗死)	十三、脑卒中后情感障碍

【病因及危险因素】

（一）病因

1. 血管壁病变　以高血压动脉硬化和动脉粥样硬化所致的血管损害最常见(图9-3-1),其次为动脉炎(结核、梅毒、结缔组织疾病和钩端螺旋体等原因所致)、先天性血管病(动脉瘤、血管畸形和先天性狭窄)和各种原因所致的血管损伤(外伤、颅脑手术、插入导管、穿刺等),以及药物、毒物、恶性肿瘤等所致的血管病等。

2. 心脏病和血流动力学改变　如高血压、低血压或血压急骤波动,以及心功能障碍、传导阻滞、风湿性或非风湿性瓣膜病、心肌病及心律失常(特别是心房颤动)等。

3. 血液成分和血流动力学改变　各种原因所致的高黏血症,如高脂血症、高血糖症、脱水、红细胞增多症、高纤维蛋白原血症和白血病等;凝血机制异常,如血小板减少性紫癜、血友病、弥散性血管内凝血等,以及妊娠、产后、术后引起的高凝状态。

4. 其他　空气、脂肪、癌细胞和寄生虫等栓塞,脑血管受压、外伤、痉挛等,部分CVD病人的病因不明。

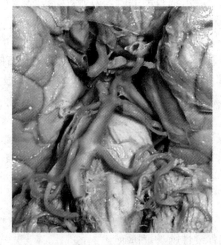

图9-3-1　动脉粥样硬化

（二）危险因素

1. 不可干预因素　如年龄、性别、性格、种族、家族史、气候。55岁以后发病率明显增加;男性脑卒中发病率高于女性;家族直系亲属中,有脑卒中史的子女风险增加。

2. 可干预因素　高血压、糖尿病、心脏病、高血脂、高同型半胱氨酸血症、吸烟、酗酒、体力活动少、高盐饮食、高脂饮食、超重、感染等。

高血压是各类脑卒中最重要的独立危险因素,糖尿病、吸烟、酗酒均为重要的危险因素。通过早期采取干预措施,如控制血压、血糖在正常范围,积极治疗心脏病,戒烟限酒,建立良好的生活方式,能够有效减少脑血管疾病的发生。

【预防】

加强脑卒中危险因素的早期干预,可减少脑卒中的发病、患病、残疾和死亡人数,提高社区人群的生活质量和生命质量。

1. 一级预防　是发病前预防,通过各种措施干预高危致病因素,以降低发病率。重点是对高血压人群的监控,防治心脏病、血脂异常和糖尿病;改变居民不良生活方式,戒烟限酒、低盐低脂饮食、合理运动、减轻体重等;督促高危人群定期体检。

2. 二级预防　是疾病发生后积极治疗,防止病情加重,预防器官或系统因伤病所致的残疾和功能障碍。通过寻找脑卒中的原因,积极治疗危险因素,预防或降低再次发生卒中的危险,减轻残疾程度。

3. 三级预防　在疾病发生且造成残疾后,积极进行功能康复训练,同时避免原发病复发。采取现代康复技术和我国传统康复手法(针灸、推拿)相结合的方法,尽量恢复脑卒中致残者的功能。

二、短暂性脑缺血发作

短暂性脑缺血发作(transient ischemic attacks,TIA)是由于颅内动脉病变致脑动脉一过性供血不足引起的短暂性、局灶性脑和视网膜功能障碍,表现为供血区神经功能缺失的症状和体征。每次发作持续数分钟,多在1小时内恢复,24小时之内完全恢复,不遗留神经功能缺失症状,但反复发作。

TIA被认为是缺血性卒中最重要的危险因素,发病率随着年龄增长而增高。

【病因及发病机制】

TIA的病因尚不完全清楚,其发病与动脉粥样硬化、动脉狭窄、心脏病、血液成分改变及血流动力学变化等有关。

1. 微栓塞　微栓子主要来源于颈内动脉系统、动脉硬化性狭窄处的附壁血栓和动脉粥样硬化斑块的脱落、胆固醇结晶等,微栓子阻塞小动脉后出现缺血症状,当栓子破碎或溶解移向远端时,血流恢复、症状消失。

2. 血流动力学改变　在各种原因(如动脉硬化和动脉炎等)所致的颈内动脉或椎-基底动脉系统的动脉严重狭窄的基础上,血压的急剧波动导致原来靠侧支循环维持的脑组织发生一过性缺血。

3. 脑血管痉挛　脑动脉硬化后的狭窄形成血流漩涡,刺激血管壁发生痉挛。

4. 其他　脑实质内的血管炎或小灶出血、脑外盗血综合征和颈椎病所致的椎动脉受压等。

【护理评估】

(一)健康史

询问病人有无动脉粥样硬化病史;有无高血压病、心脏病、糖尿病、高脂血症、颈椎病、严重贫血等病史;发病前有无血压明显升高、急性血压过低、急剧头部转动和颈部伸屈,以及严重失水等情况。

(二)身体状况

50~70岁中老年人多见,男性多于女性,多伴有脑血管疾病的高危因素。发病突然,迅速出现局限性神经功能或视网膜功能障碍,多在5分钟左右达到高峰;持续时间短,最长不超过24小时,不留神经功能后遗症状;反复发作,每次发作的症状相对较恒定。

1. 颈内动脉系统表现　常见症状:病灶对侧单瘫、偏瘫和面瘫,单肢或偏身麻木;特征性表现:病侧单眼一过性黑矇或失明,对侧偏瘫及感觉障碍,优势半球受累可失语;可能出现:病变对侧同向偏盲。

2. 椎-基底动脉系统表现

(1)常见症状:一过性黑矇、眩晕、恶心、呕吐、平衡失调。

(2)特征性表现:①跌倒发作,表现为转头或仰头时,双下肢无力而跌倒,常可很快自行站立,无意识丧失。②短暂性全面遗忘症,表现为发作时出现短时间记忆丧失,对时间、地点定向障碍,但对话、书写和计算能力正常,无意识障碍,持续数分钟或数小时。还可能出现吞咽障碍、构音不清、共济失调及交叉性瘫痪等。

(三)心理-社会状况

病人因突然发病或症状反复发作,担心出现严重后遗症而产生紧张、焦虑和恐惧心理;部分病人因对疾病缺乏认识而麻痹大意,易发展为更严重的疾病。

(四)辅助检查

1. 影像学检查　CT和MRI检查多正常,部分病例MRI可在早期显示一过性小的梗死灶或缺血灶。

2. 彩色经颅多普勒(TCD)　可见血管狭窄、动脉粥样硬化斑。

3. 其他　血常规、血脂、血糖和同型半胱氨酸等,有助于发现病因。

(五)治疗原则及主要措施

其治疗原则是消除病因、减少及预防复发、保护脑功能。

1. 病因治疗　预防TIA发作的关键。明确病因者,针对病因治疗,如有效控制高血压、糖尿病、高脂血症等。颈动脉有明显动脉粥样硬化斑、狭窄<70%，或血栓形成影响脑内供血且反复发作者行介入治疗等。

2. 药物治疗 ①抗血小板聚集剂：减少微栓子发生，预防复发。常用阿司匹林、噻氯吡啶等。②抗凝药物：对频繁发作的 TIA，特别是颈内动脉系统 TIA 起预防作用，常用肝素、华法林。③脑保护剂：增加血流量，改善循环，防止血管痉挛，常用尼莫地平和盐酸氟桂利嗪等。④中医中药：如丹参、川芎、红花等单方或复方制剂，以及血管扩张药、扩容药物等。

三、脑梗死

脑梗死（cerebral infarction，CI）又称缺血性脑卒中（cerebral ischemic stroke，CIS），是指由于脑部血液供应障碍，缺血、缺氧引起的局限性脑组织的缺血性坏死或脑软化。约占脑卒中的 70%～80%。临床常见脑血栓形成和脑栓塞。

脑血栓形成（cerebral thrombosis，CT）是指脑动脉的主干或分支，因动脉粥样硬化及各种动脉炎等血管病变，导致血管管腔狭窄或闭塞，进而形成血栓，造成脑局部供血区血流中断，发生脑组织缺血、缺氧，软化坏死而出现的症状和体征。是脑梗死中最常见的临床类型，约占全部脑梗死的 60%。

脑栓塞（cerebral embolism）指血液中的各种栓子随血流进入颅内动脉，使血管腔急性闭塞，引起相应供血区的脑组织缺血坏死及脑功能障碍。常见的栓塞为心源性脑栓塞，少见的有空气栓塞、脂肪栓塞、肿瘤细胞或寄生虫栓塞等。

【病因及发病机制】

脑血栓形成最常见的病因是脑动脉粥样硬化，为脑血栓形成最常见的和基本病因，多伴有高血压、冠心病或糖尿病，高血糖、高血脂、肥胖可加速脑动脉硬化进程；年轻发病者以各种原因的脑动脉炎为多见；其他如颅内外夹层动脉瘤、真性红细胞增多症等亦可引起疾病发生。其病理改变主要是血栓形成后，血流受阻或完全中断，若侧支循环不能代偿供血，受累血管供应区的脑组织则缺血、水肿、软化、坏死。经数周后坏死组织被吸收，胶质纤维增生或瘢痕形成。

脑栓塞栓子来源可分为心源性、非心源性和来源不明性栓子。最常见的原因是心源性栓子，常见风湿性心脏病二尖瓣狭窄合并心房颤动的病人，非心源性栓子来源于动脉粥样硬化斑块脱落。脑栓塞的病理改变与脑血栓形成基本相同，但由于脑动脉突然阻塞导致其较发生在同一动脉的血栓形成病变范围更大。

【护理评估】

（一）健康史

询问病人起病的时间、方式，有无明显的前驱症状和伴发症状，如头晕、头痛，一侧肢体无力或瘫痪；了解病人有无颈动脉狭窄、高血压、糖尿病、高脂血症及 TIA 病史；有无风湿性心脏瓣膜病、感染性心内膜炎等病史；是否长期摄入高盐、高脂肪饮食，有无烟酒嗜好；有无家族脑卒中病史等。

（二）身体状况

1. 脑血栓形成

（1）临床特点：①好发于 50～60 岁中老年人，有动脉粥样硬化、高血压、高血脂、糖尿病等基础疾病者。②一般病人有前驱症状，如头晕、头痛、肢体麻木等，部分发病前有 TIA 病史。③多数病人在安静休息时或睡眠中发病，次日早晨醒来时发现语言障碍、一侧肢体瘫痪，多数病人意识清楚。病情多在几小时或几天内达到高峰，症状进行性加重或波动。④神经系统症状主要决定于脑血管闭塞的部位及梗死的范围，常见局灶性神经功能缺损的表现，如失语、瘫痪、感觉障碍、吞咽困难。⑤病情轻者，经治疗在短期内缓解，不留后遗症；病情重者，进展快，出现昏迷、颅内压增高等并发症。

（2）临床分型：①完全性卒中：症状常在 6 小时内达到高峰，病情重，表现为一侧肢体完全性瘫痪，甚至昏迷。②进展性卒中：症状在 48 小时内逐渐进展或呈阶梯式加重。③缓慢进展型：起病 2 周后仍逐渐发展。④可逆性缺血性神经功能缺失：发病后症状较轻，持续 24 小时以上，可于 3 周内恢复，不留后遗症。

2. 脑栓塞 ①发生于任何年龄阶段，多见于患风湿性心脏瓣膜病的青壮年，患冠心病及动脉粥样硬化的老年人。②多在活动中突然发病，发病前多无明显诱因和前驱症状。③以偏瘫、失语等局灶定位症状为主，严重者突然昏迷、全身抽搐，因脑水肿或颅内压增高继发脑疝而死亡。

与脑血栓形成相比,脑栓塞易发生梗死,更易复发和出血,病情波动大。

（三）心理-社会状况

脑梗死常在几小时或几天内出现肢体瘫痪或语言障碍,且恢复时间较长、疗效慢,或留有后遗症,病人和家属很难接受;长期康复治疗影响病人的生活和工作,加重了精神和经济负担。评估病人及照顾者对疾病的认识程度、家庭条件与经济状况、社区就医环境等,家属对病人的关心程度和对疾病治疗的支持情况等。

（四）辅助检查

1. 影像学检查　CT检查早期有时不能显示病灶,发病24小时后可见低密度灶梗死区。MRI检查可早期显示缺血组织的大小、部位,甚至显示皮质下、脑干和小脑的小梗死灶。

2. 脑血管造影（DSA）　是脑血管病变检查的金指标,可发现血管狭窄、闭塞及其他血管病变,为脑卒中的血管内治疗提供依据。

3. 彩色经颅多普勒（TCD）　可判断颅内外血管狭窄或闭塞、血管痉挛、侧支循环建立的程度,还用于监测溶栓。

4. 血液检查　包括血常规、血生化（血脂、血糖、肾功能、电解质）等危险因素检查。

（五）治疗原则及主要措施

脑卒中病人均应该收入卒中单元治疗。

图片：脑梗死CT

图片：脑血管造影

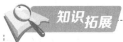

卒 中 单 元

卒中单元（stroke unit,SU）是指改善住院卒中病人的医疗管理模式,专为卒中病人提供药物治疗、肢体康复、语言训练、心理康复和健康指导等的组织系统。SU将卒中的急救、治疗、护理及康复有机地融为一体,使病人得到及时、规范的诊断和治疗,有效降低病死率和致残率,提高生活质量,缩短住院时间,减少医疗费用,有利于病人出院后的管理和社区治疗与康复。卒中单元的工作人员包括医师、专科护士、物理治疗师、职业治疗师、语言训练师和社会工作者等。

1. 脑血栓形成　其应遵循超早期、个体化、整体化的治疗原则。①超早期治疗:发病后立即就诊,力争在治疗时间窗内溶栓治疗,并降低脑代谢、控制脑水肿及保护脑细胞,挽救缺血半暗带。②个体化治疗:根据病人年龄、缺血性卒中类型、病情程度和基础疾病等采取最适当的治疗。③整体化治疗:采取支持疗法、对症治疗和早期康复治疗;对卒中危险因素如高血压、糖尿病和心脏病等及时采取预防性干预,减少复发率和降低病残率。

（1）急性期治疗

1）早期溶栓:是目前最重要的恢复血流措施。发病后6小时内,采用溶栓治疗使血管再通,恢复梗死区的血流灌注,减轻脑水肿和神经元损伤,缩小梗死灶。常用溶栓药物有尿激酶、链激酶、重组组织型纤溶酶原激活剂（rt-PA）。

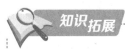

脑梗死治疗时间窗

治疗时间窗是指脑梗死后最有效的治疗时间,一般认为是发病后3~4小时以内,最多不超过6小时。因此,脑梗死发生抢救关键是超早期（发病6小时内）溶栓治疗。

急性脑梗死病灶由缺血中心区和周围的缺血半暗带组成。缺血中心区脑组织已发生不可逆性损害;缺血半暗带是梗死灶中心坏死区周围可恢复的部分血流灌注区。缺血半暗带区内有侧支循环存在,可获得部分血液供给,尚有大量可存活的神经元,如果血流迅速恢复,神经细胞可以存活并恢复功能;反之,中心坏死区则逐渐扩大,致脑细胞死亡。

笔记

2）调整血压：血压维持在发病前稍高水平，以免血压过低导致脑血流量不足，加重脑梗死。

3）防治脑水肿：梗死范围大或发病急骤时，引起脑水肿，加剧脑组织缺血、缺氧，导致脑组织坏死。常用20%甘露醇或同时使用地塞米松、呋塞米。

4）控制血糖：急性期血糖升高较常见，当血糖>11.1mmol/L时，应立即予胰岛素治疗，控制血糖8.3mmol/L以下；当血糖<2.8mmol/L时，给予葡萄糖口服或静注。

5）抗血小板聚集：未溶栓治疗病人发病后48小时内服用阿司匹林，但不主张在溶栓后24小时内服用。

6）抗凝治疗：常用肝素、低分子肝素和华法林。促进侧支循环，防止缺血性脑卒中复发，防止堵塞远端小血管而继发血栓形成。一般不主张发病后急性期应用。

7）脑保护治疗：胞磷胆碱、钙通道阻滞药尼莫地平等，采用头部或全身亚低温治疗降低脑代谢、减轻脑缺血性损伤。

8）高压氧舱治疗：若病人呼吸道分泌物较少、呼吸正常、无抽搐及血压正常者，宜尽早配合高压氧舱治疗。

9）中医中药治疗：丹参、三七、银杏叶制剂可降低血小板聚集和血液黏稠度，改善脑循环。

10）早期康复：病人神经功能缺失临床表现不加重，生命征平稳即可进行早期康复治疗。

（2）恢复期治疗：原则是各种康复手段如物理疗法、针灸、语言康复、认知训练、吞咽功能训练、合理使用各种工具，促进患肢出现随意运动，强化日常生活活动能力训练等。

2. 脑栓塞　包括脑栓塞和原发病治疗。

（1）脑栓塞治疗：急性期综合治疗，尽早恢复脑部血液循环。①心源性栓塞：急性期应卧床休息数周，减少再发危险。②感染性栓塞：应用足量有效抗生素，禁溶栓或抗凝治疗，以防感染在颅内扩散。③脂肪栓塞：应用肝素、低分子右旋糖酐、5% $NaHCO_3$ 及脂溶剂等静脉滴注溶解脂肪。④空气栓塞：指导病人采取头低左侧卧位，进行高压氧舱治疗。

（2）原发病治疗：心脏瓣膜病的介入治疗和手术治疗，感染性心内膜炎抗生素治疗，控制心律失常，消除栓子来源等。

（3）抗凝和抗血小板聚集治疗：①应用肝素、华法林、阿司匹林，能防止被栓塞的血管发生逆行性血栓形成和预防复发。②当发生出血性梗死时，应立即停用溶栓、抗凝和抗血小板聚集的药物，防止出血加重。

【常见护理诊断/问题】

1. 躯体活动障碍　与肢体麻木、偏瘫或平衡能力降低有关。

2. 语言沟通障碍　与大脑语言中枢功能受损有关。

3. 吞咽障碍　与意识障碍或延髓麻痹有关。

4. 焦虑　与突发症状、机体功能障碍有关。

5. 潜在并发症：颅内压增高、脑疝等。

【护理目标】

1. 日常生活自理能力逐渐恢复。

2. 能采取有效沟通方式表达自己的需要和情感。

3. 吞咽障碍逐渐缓解。

4. 保持乐观情绪，配合治疗和护理。

5. 未发生并发症；发生并发症能被及时发现，并得到及时处理。

【护理措施】

（一）一般护理

1. 休息与活动　急性期卧床休息，宜采取平卧位，协助病人做好日常生活护理，如穿衣、洗漱、沐浴、大小便等，保持皮肤清洁、干燥；恢复期病人尽量鼓励其独立完成生活自理活动，鼓励用健侧手进食、洗漱等，增进自我照顾的能力和信心。根据疾病恢复状况适量运动，如散步、踩脚踏车等，以改善心脏功能，增加脑部血流量。

2. 环境与安全　病室通风，保持空气清新，室内温湿度适宜。保持床单位整洁、干燥、无渣屑，防止感觉障碍肢体受压或皮肤的机械性刺激。沐浴和外出时应有家人陪伴,减少活动空间的障碍物,地面保持平整、干燥,以防发生跌倒和外伤;卫生间、走廊及楼梯应设置扶手。头部禁用冰袋等冷敷,以免血管收缩、血流减少而加重病情。感觉障碍肢体避免高温或过冷刺激,热水袋水温不宜超过50℃,以防烫伤;对感觉过敏者,避免不必要的刺激;下肢深感觉障碍者,避免夜间独自行走,以防跌伤。

3. 饮食护理　给予低脂、低盐、低胆固醇、高维生素饮食,多食新鲜蔬菜、水果、谷类、鱼类和豆类;忌辛辣食物,少食多餐,禁烟限酒;如有吞咽困难、呛咳等症状,给予糊状流食或半流食,缓慢进食,必要时给予鼻饲饮食。

（二）病情观察

1. TIA 病人　观察眩晕、复视、失明及共济失调等表现;对频繁发作者,观察和记录每次发作的持续时间、间隔时间和伴随症状,观察生命体征、瞳孔、意识状态、视力、肌力等,以及引起有效循环血量下降、低血压的因素。

2. 脑梗死病人　观察生命体征、意识状态、瞳孔、肌张力、腱反射的改变,如再次出现偏瘫或原有症状加重,提示梗死灶扩大及合并颅内出血。观察病人头痛、呕吐、视乳头水肿及瞳孔变化情况,判断有无脑水肿、颅内压增高征象;观察有无栓子脱落引起的栓塞,如肠系膜上动脉栓塞引起腹痛,下肢静脉栓塞时出现皮肤肿胀、发红及肢体疼痛、功能障碍,发现异常,及时报告医生,并配合处理。

（三）用药护理

1. 溶栓抗凝药物　严格控制药物剂量,监测出凝血时间、凝血酶原时间,观察皮肤及消化道出血倾向。如果病人出现严重头痛、血压增高、恶心或呕吐,提示并发颅内出血,遵医嘱立即停用溶栓抗凝药物。

2. 扩血管药　尼莫地平等钙通道阻滞剂有明显的扩血管作用,导致病人头部胀痛、颜面部发红、血压降低等,应监测血压、减慢输液速度（<30 滴/分）。

3. 低分子右旋糖酐　用药前做皮试,部分病人用药后可出现发热、皮疹甚至过敏性休克等,应密切观察。

4. 甘露醇　长期大量应用甘露醇,易出现肾功能损害及电解质紊乱等,应监测尿常规和肾功能。

5. 抗血小板药物　此类药物宜长期服用,治疗期间应监测药物疗效、不良反应和血常规。主要不良反应有恶心、腹痛、腹泻、皮疹及白细胞减少。阿司匹林餐后服用;噻氯匹定单独应用或与双嘧达莫联合应用,在治疗前 3 个月内,定期检查白细胞计数。

（四）心理护理

讲解疾病特点,让病人重视和积极预防 TIA。多与脑梗死病人沟通,关心、安慰、尊重病人,鼓励病人采用各种方式表达自身感受,避免任何刺激和伤害病人的言行。耐心解答病人和家属提出的问题,鼓励家属主动参与治疗和护理活动,重视的病人精神情绪变化,为病人提供心理、精神和安全上的支持。

（五）健康指导

1. 疾病知识指导　向病人和家属说明肥胖、吸烟、酗酒等不良生活方式与疾病的关系,TIA 为脑卒中的先兆表现或警示,未经正确治疗而任其自然发展,约1/3 病人会发展成为脑卒中;说明积极治疗高血压、糖尿病、高血脂等原发疾病,去除诱因,是防止脑梗死的重要环节。遵医嘱服用降压、降糖、降脂及抗凝等药物,定期复查,若出现头晕、肢体麻木等症状时,及时就诊。

2. 生活方式指导　①指导病人选择低盐、低脂、足量蛋白质和丰富维生素饮食,限制钠盐和甜食的摄入量,忌食辛辣、油炸食物,忌暴饮暴食,戒烟限酒。②避免长期精神紧张,应劳逸结合,保持心态平衡和情绪稳定,鼓励培养兴趣爱好,参加有益身心的社交活动。③指导病人适当运动,如慢跑、散步,每天 30 分钟,做力所能及的家务劳动等。④告知病人在起床、坐起或低头系鞋带等体位变换时,动作宜缓慢,转头不宜过猛过急,洗澡时间不宜过长,平日外出时有人陪伴,防止跌倒。

3. 预防复发　脑卒中致残率高,容易复发。指导病人动态监测血压、血糖、血脂变化和心脏功能情况,定期门诊检查。出现头晕、头痛、一侧肢体麻木无力、吐词不清或进食呛咳、发热时,及时就诊,注重脑梗死三级预防。

4. 康复指导　急性期后尽早开始肢体功能锻炼,一般在病情平稳72 小时后开始康复训练。肢体和语言康复训练需要较长时间,因此,需与病人及家属共同制订康复训练计划(详见本章第一节"神经系统疾病常见症状或体征的护理"),有条件的医院可建立卒中单元促进康复。

【护理评价】

1. 日常生活自理能力是否逐渐恢复。

2. 能否采取有效沟通方式表达自己的需要。

3. 吞咽障碍是否逐渐缓解。

4. 能否保持乐观情绪,配合治疗和护理。

5. 有无并发症发生;发生并发症能否被及时发现,并得到及时处理。

四、脑出血

脑出血(intracerebral hemorrhage,ICH)是指原发性非外伤性脑实质内出血。发病率为每年(60~80)/10万,占脑卒中的20%~30%。脑出血发病率低于脑梗死,但致死率、致残率高于脑梗死,急性期病死率为30%~40%。高血压是脑出血最常见的原因,高血压伴发脑内小动脉病变、血压骤升引起动脉破裂出血,称为高血压性脑出血。其高峰发病年龄为50~70岁,男性略多,冬春季易发。

【病因及发病机制】

1. 病因　①高血压并发细小动脉硬化:为脑出血最常见的病因,多数在高血压和动脉硬化并存的情况下发生。②颅内动脉瘤:主要为先天性动脉瘤,少数是动脉硬化性动脉瘤和外伤性动脉瘤。③其他:如脑动静脉畸形、脑动脉炎、脑底异常血管网症、血液病、抗凝及溶栓治疗、脑肿瘤细胞侵袭血管或肿瘤组织内的新生血管破裂出血。

2. 发病机制　①血管壁病变在血流冲击下导致脑小动脉形成微动脉瘤,后者在血压剧烈波动时破裂出血。②脑动脉外膜及中层在结构上较其他器官的动脉薄弱,血压升高时血管容易破裂。③基底节区出血占脑出血的70%(以壳核出血最为常见),此区供血的豆纹动脉从大脑中动脉呈直角发出,在原有病变基础上,受到压力较高的血流冲击后容易导致血管破裂。壳核、丘脑出血常累及内囊,并以内囊损害为突出表现,又称内囊出血。④脑出血后,出血形成的血肿和血肿周围脑组织水肿,引起颅内压升高,使脑组织受压移位,形成脑疝。脑疝是导致病人死亡的直接原因。

【护理评估】

(一)健康史

了解起病的方式、速度及有无明显诱因,如起病前有无头晕、头痛、肢体麻木和口齿不利,是否在情绪激动、兴奋、活动、疲劳、用力排便等情况下发病,有无剧烈头痛、喷射性呕吐、打呵欠、嗜睡或烦躁不安等颅内压增高的表现;了解是否使用抗凝、降压等药物;询问病人既往有无高血压、动脉粥样硬化、血液病和家族脑卒中病史;了解病人性格特点、生活习惯与饮食结构。

(二)身体状况

发病前无预感,少数有头晕、头痛、肢体麻木和口齿不清等前驱症状;多在情绪紧张、兴奋、活动中或用力排便时突然发病。发病后在数分钟至数小时内达到高峰。血压明显升高,出现头痛、呕吐、偏瘫、失语、意识障碍、大小便失禁等;呼吸深沉,带有鼾声,重者呈潮式呼吸或不规则呼吸;深昏迷时四肢呈弛缓状态。由于出血部位和出血量不同,临床表现各异。

1. 壳核出血　是高血压性脑出血最常见部位,约占脑出血的50%~60%,属于基底核区出血。因病变累及内囊,典型者可见三偏征:病灶对侧偏瘫、对侧偏身感觉障碍和双眼对侧同向性偏盲,累及优势半球时出现失语。出血量少时,症状轻、预后较好;出血量大时,症状重,出现意识障碍和占位效应,也可引起脑疝甚至死亡。

2. 丘脑出血占脑出血的10%~15%,属于基底核区出血。常有对侧偏瘫、偏身感觉障碍,通常感觉障碍重于运动障碍。深感觉障碍明显,有特征性眼球运动障碍。

3. 脑干出血　约占脑出血的10%,绝大多数为脑桥出血。小量出血无意识障碍,表现为交叉性瘫痪和共济失调性偏瘫,两眼向病灶侧凝视麻痹或核间性眼肌麻痹。大量出血(>5ml)累及双侧被盖部和基底部,破入第四脑室,迅速出现昏迷、双侧针尖样瞳孔、呕吐咖啡样胃内容物、中枢性高热、中枢性呼吸障碍、四肢瘫痪和去大脑强直发作等,病情恶化迅速,多数在24~48小时内死亡。

4. **小脑出血**　约占脑出血的 10%,起病突然,数分钟内出现头痛、呕吐、眩晕和共济失调,伴有枕部疼痛。出血量少者,表现为患侧共济失调、眼球震颤和行动不稳等,多无瘫痪;出血量大者,出现昏迷和脑干受压征象,双侧瞳孔针尖样,呼吸不规则等。

5. **脑室出血**　占脑出血的 3% ~5%。常有头痛、呕吐,严重者出现意识障碍(如深昏迷)、脑膜刺激征、针尖样瞳孔、四肢弛缓性瘫痪、去大脑强直、高热、呼吸不规则、脉搏和血压不稳定等。

（三）心理-社会状况

由于急性发病及致残率和死亡率高,病人易产生焦虑、恐惧、绝望等心理反应。评估病人及家属对脑血管疾病的病因、病程、防治及预后的了解程度,能否接受偏瘫、失语的表现;评估家庭环境、经济状况,以及家属对病人的关心和支持程度等。

（四）辅助检查

1. **CT 检查**　是诊断脑出血的首选方法,可清晰显示出血部位、出血量大小、血肿形态、是否破入脑室及血肿周围有无低密度水肿带和占位效应等。病灶多呈圆形或卵圆形均匀高密度区,边界清楚。动态 CT 检查可评价出血进展情况。

2. **MRI 检查**　可发现结构异常,明确脑出血病因,检出脑干和小脑的出血灶,监测脑出血演变过程。

3. **脑脊液检查**　一般不需要腰椎穿刺检查,以免诱发脑疝,如需排除颅内感染和蛛网膜下腔出血可谨慎进行。

图片:脑出血 CT

图片:脑MRI

（五）治疗原则及主要措施

治疗原则为安静卧床、降低颅内压、调整血压、防治继续出血和并发症,挽救生命,降低死亡率、致残率和减少复发。脑出血病情稳定后,宜进行康复治疗。

1. **一般治疗**　急性期卧床休息 2 ~4 周,保持安静,避免情绪激动和血压升高。保持呼吸道通畅、吸氧,预防吸入性肺炎,积极控制感染,酌情镇静止痛,便秘者选用缓泻剂。

2. **降低颅内压**　控制脑水肿、降低颅内压是急性期处理的重要环节。选用 20% 甘露醇 125 ~250ml 快速静脉点滴;病情平稳时,用甘油果糖 250ml 静脉点滴;呋塞米 20 ~40mg 肌内注射或缓慢静脉注射,以起到利尿作用。

3. **调控血压**　急性期血压比平时高,因脑出血后颅内压增高,是保证脑组织供血的代偿性反应。当颅内压下降时,血压也随之下降。因此,脑出血急性期一般不用降压药物。急性期后,血压仍持续过高时,系统应用降压药。

4. **止血药和凝血药**　仅用于并发消化道出血或有凝血障碍时,常用药物有 6-氨基己酸、对羧基苄胺等。应激性溃疡导致消化道出血时,可给予西咪替丁、奥美拉唑等静脉输液。

5. **手术治疗**　严重脑出血危及生命、内科治疗无效时,采取手术方法,如去骨瓣减压术、小骨窗开颅血肿清除术、钻孔血肿抽吸术和脑室穿刺引流术等。

五、蛛网膜下腔出血

蛛网膜下腔出血(subarachnoid hemorrhage,SAH)是多种病因所致脑底部或脑、脊髓表面血管破裂的急性出血性脑血管病,血液直接流入蛛网膜下腔,又称原发性 SAH。此外,因脑实质出血、脑室出血、硬膜外或硬膜下血管破裂等,血液穿破脑组织流入蛛网膜下腔者,称为继发性 SAH。SAH 约占急性脑卒中的 10%,占出血性脑卒中的 20%。各年龄组均可发病,中青壮年常见,女性多于男性。先天性动脉瘤破裂者发病多见于 20 ~40 岁的年轻人,50 岁以上发病者以动脉硬化多见。

【病因及发病机制】

（一）病因

常见先天性动脉瘤破裂(50% ~85%),其次是动静脉畸形和高血压性动脉硬化,以及血液病、各种感染所致的脑动脉炎、肿瘤破坏血管、抗凝治疗并发症等。

（二）发病机制

①脑动脉瘤好发于动脉分叉处,80% 位于基底动脉环前部,该处动脉内弹力层和肌层的先天性缺陷,在血液涡流的冲击下渐向外突出而形成动脉瘤。②脑血管畸形的血管壁,先天性发育不全、变性、

笔记

厚薄不一。③脑动脉硬化时,脑动脉中纤维组织替代了肌层,内弹力层变性断裂和胆固醇沉积于内膜,加上血流冲击,逐渐扩张而形成动脉瘤。④因上述病变基础,当重体力劳动、情绪变化、血压突然升高、饮酒(特别是酗酒)时,脑底部及脑表面血管发生破裂,血液流入蛛网膜下腔。

【护理评估】

（一）健康史

询问病人有无先天性动脉瘤、颅内血管畸形以及高血压、动脉粥样硬化等病史;有无血液病、糖尿病、颅内血肿及抗凝治疗史;了解发病前有无突然用力、情绪激动及酗酒等诱因;了解病人既往有无类似发作及诊治情况。

（二）身体状况

1. 一般症状 表现差异较大,轻者没有明显表现,重者突然昏迷,甚至死亡。以中青年发病居多,起病急骤,数秒或数分钟内发生,多数病人发病前有剧烈运动、过度疲劳、用力排便、情绪激动等明显诱因。

2. 头痛 典型表现是突发异常剧烈全头痛,头痛不能缓解或呈进行性加重。多伴一过性意识障碍、面色苍白、全身冷汗、恶心、呕吐等症状。少数者出现烦躁、谵妄、幻觉等精神症状,以及眩晕,颈、背及下肢疼痛等。

3. 脑膜刺激征 脑膜刺激征阳性,以颈强直多见,老年人或出血量少者,脑膜刺激征不明显,常于发病后数小时出现,3～4周后消失。

4. 眼部症状 约20%者眼底可见玻璃体下片状出血,发病1小时内即可出现,是急性颅内压增高和眼静脉回流受阻所致。也提示动脉瘤所在位置。

5. 精神症状 约25%者出现精神症状,如谵妄、幻觉等,约2～3周内自行消失。

6. 并发症

（1）再出血:是蛛网膜下腔出血主要的急性并发症。指病情稳定后再次发生剧烈头痛、呕吐、痫性发作、昏迷,甚至去大脑强直发作,颈强直、Kernig征加重,复查脑脊液为鲜红色。多因出血破裂口修复尚未完好所致,病死率约50%。多见于起病4周内,第2周发生率最高。

（2）脑血管痉挛:发生于蛛网膜下腔中血凝块环绕的血管,痉挛严重程度与出血量相关,是死亡和致残的重要原因。其症状取决于病变血管,表现为波动性轻偏瘫或失语。发生率约20%～30%,出血后3～5天开始,5～14天为高峰期,2～4周后逐渐减少。

（3）脑积水:因蛛网膜下腔和脑室内血凝块堵塞脑脊液循环通路,约15%～20%于出血后1周内发生。轻者表现为嗜睡、思维缓慢和近记忆损害;重者出现头痛、呕吐、意识障碍等,多因出血被吸收而好转。

（4）其他:5%～10%癫痫发作,以及低钠血症。

（三）心理-社会状况

病人多为青壮年,突然发病,头部剧烈疼痛、接受损伤性检查及手术治疗等,使病人产生紧张、焦虑、恐惧等心理反应。

（四）辅助检查

1. CT检查 是诊断蛛网膜下腔出血的首选方法。出血早期敏感性高,可检出90%以上的蛛网膜下腔出血。

2. MRI检查 出血发病数天后CT检查敏感性降低,MRI发挥较大作用。

3. 脑血管造影（DSA） 条件具备、病情许可时,争取尽早行全脑DSA检查,确定有无动脉瘤、出血原因,决定治疗方案和判断预后。

4. 脑脊液检查 均匀一致的血性脑脊液是诊断蛛网膜下腔出血的特征性表现。

5. 其他 血常规、凝血常规和肝功能等检查,有助于寻找其他出血原因。

（五）治疗原则及主要措施

急性期治疗原则为防治再出血,降低颅内压,防治血管痉挛,减少并发症,治疗原发病和预防复发。

1. 防治再出血 绝对卧床4～6周。调控血压,可选择尼卡地平、拉贝洛尔和艾司洛尔等,防止血压过高导致再出血,同时维持脑灌注量,控制收缩压在160mmHg以下。适当使用止血剂,如6-氨基己酸、氨甲苯酸和酚磺乙胺等抗纤溶药物。根据病情,外科动脉瘤夹闭或血管内治疗是预防蛛网膜下腔再出血的有效方法。

2. 防治脑动脉痉挛　口服或静脉输入尼莫地平,可有效减少蛛网膜下腔出血引发的不良结果。

3. 其他　降低颅内压,轻度急、慢性脑积水者,行药物治疗;内科治疗无效者,行脑脊液分流术。每次放出少量脑脊液(10~20ml),可以促进血液吸收和缓解头痛,减轻因出血引起的脑膜刺激症状。

【常见护理诊断/问题】

1. 急性意识障碍　与脑出血、脑水肿所致大脑功能受损有关。

2. 疼痛:头痛　与脑水肿、颅内高压、血液刺激脑膜或脑血管痉挛有关。

3. 躯体活动障碍　与肢体麻木、偏瘫或平衡能力降低有关。

4. 语言沟通障碍　与大脑语言中枢功能受损有关。

5. 潜在并发症:脑疝、再出血、上消化道出血等。

【护理目标】

1. 意识障碍程度逐渐减轻或意识清楚。

2. 自述头痛逐渐减轻或消失。

3. 日常生活自理能力能够逐渐恢复。

4. 能够采取有效的沟通方式表达自己的需要。

5. 未发生并发症;发生并发症能被及时发现,并得到及时处理。

【护理措施】

(一)一般护理

1. 休息与活动　绝对卧床休息4~6周,抬高床头15°~30°,以减轻脑水肿,发病后24~48小时内避免搬动。协助病人变换体位时,头与躯干保持一致,以免加重出血。瘫痪侧肢体置于功能位,出现面瘫者,取面瘫侧朝上侧卧位,有利于口腔分泌物引流。如症状好转,逐渐抬高床头,进行床上坐位、下床站立和适当活动,循序渐进地增加活动量。

2. 环境与安全　提供安静、安全、舒适的休养环境,控制探视,避免不良的声、光刺激;治疗护理活动集中进行,避免频繁打扰病人。躁动者加保护性床栏,必要时使用约束带。置病人平卧位,头偏向一侧,及时吸痰以清除口腔和鼻腔内分泌物,防止舌根后坠阻塞呼吸道。避免各种引起颅内压增高的因素,如剧烈咳嗽、打喷嚏、屏气、用力排便、大量快速输液等。

3. 饮食护理　急性脑出血发病24小时内禁食。生命体征平稳、无颅内压增高和严重消化道出血时,给予高蛋白、高维生素、清淡、易消化、营养丰富的流质或半流质饮食,保证安全进食;昏迷或吞咽障碍者,给予鼻饲饮食。保持大便通畅,便秘时给予缓泻剂。

4. 皮肤护理　每天床上擦浴1~2次,保持床单位整洁、干燥;有条件者使用气垫床或自动减压床,预防压疮。

(二)病情观察

1. 严密观察病情变化　监测生命体征、意识、瞳孔的变化,并详细记录;观察尿量,记录24小时出入量,定期复查电解质。

2. 警惕并发症　观察头痛的性质、部位、时间、频率、强度等,若再次出现剧烈头痛、烦躁不安、频繁呕吐、意识障碍进行性加重、两侧瞳孔大小不等、血压进行性升高、脉搏减慢、呼吸不规则等症状时,为脑疝先兆表现;若病人呕血、黑便或从胃管内抽出咖啡色或血性液体,伴面色苍白、口唇发绀、皮肤湿冷、烦躁不安、尿量减少、血压下降等表现,考虑上消化道出血或出血性休克,应及时报告医生,并协助处理。

(三)用药护理

1. 甘露醇　不能与电解质溶液等混用,以免发生沉淀;低温出现结晶时,需加温溶解后再用;长期使用易出现肾损害、水电解质紊乱等,注意监测尿量、尿常规、肾功能和电解质的变化,防止低钾血症和肾功能受损;静脉输液过快可致一过性头痛、眩晕,应向病人做好解释。

2. 尼卡地平　可出现皮肤发红、多汗、心动过缓或过速、胃肠不适、血压下降等不良反应,适当控制输液速度。

3. 6-氨基己酸　持续给药,保持有效血药浓度,观察有无消化道反应、直立性低血压等不良反应。

(四)脑疝护理

脑疝是指颅内疾病(脑水肿、血肿、脓肿、肿瘤等)引起颅内压增高或加剧的一种严重危象,是脑出血最常见的死亡原因。①预防诱因:避免剧烈咳嗽、快速输液、脱水剂滴注速度过慢、烦躁不安、用力排便等诱发因素。②病情观察:严密观察脑疝的先兆表现,一旦出现,立即报告医生。③配合抢救:保持呼吸道通畅,防止舌根后坠和窒息,及时清除呕吐物和口鼻分泌物;迅速给予高流量吸氧,建立静脉通路,遵医嘱快速给予脱水、降颅压药物,如20%甘露醇在15~30分钟内滴完,或静脉注射50%高渗葡萄糖。备好气管切开包、脑室穿刺引流包、监护仪、呼吸机和抢救药物等。

(五)心理护理

随时向病人及家属通报疾病好转的信息,请康复理想者介绍经验,有些症状可以在1~3年内逐渐改善,鼓励病人增强生活的勇气与信心,做自己力所能及的事情,减少依赖性。鼓励家属充分理解病人,给予各方面的支持,减少病人的心理负担,树立战胜疾病的信心。

(六)健康指导

1. 疾病知识指导　详见本节"脑梗死"。

2. 生活指导　建立健康的生活方式,保证充足睡眠,适当运动,避免体力或脑力的过度劳累和突然用力过猛。养成定时排便的习惯,保持大便通畅。女性1~2年内,避免妊娠及分娩。

【护理评价】

1. 意识障碍程度是否减轻或意识逐渐清楚。

2. 头痛是否逐渐减轻或消失。

3. 日常生活自理能力是否逐渐恢复。

4. 是否能采取有效的沟通方式表达自己的需要。

5. 有无并发症发生;发生并发症能否被及时发现,并得到及时处理。

(唐艳妮)

第四节　帕金森病病人的护理

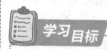

1. 掌握帕金森病病人的身体状况、护理措施及健康指导。

2. 熟悉帕金森病临床特征、常用治疗药物。

3. 了解帕金森病的病因与发病机制。

4. 学会应用护理程序对帕金森病病人实施整体护理。

5. 能正确评估病人的身心状况,根据护理诊断制订适当的护理措施并进行健康指导。

帕金森病(parkinson disease,PD)又称震颤麻痹(paralysis agitans),临床上以静止性震颤、运动迟缓、肌强直和姿势步态异常为主要特征。是中老年常见的神经系统变性疾病,主要病理改变是黑质多巴胺(DA)能神经元变性坏死和路易小体形成。高血压脑动脉硬化、脑炎、外伤、中毒、基底核附近肿瘤,以及药物等所产生的震颤、强直等症状,称为帕金森综合征。

本病多见于中老年人,男性多于女性。我国65岁以上人群PD的患病率约为1.7%。大部分帕金森病为散发病例,仅有不到10%病人有家族史。

【病因及发病机制】

1. 年龄老化　在活体或尸检中,均证实多巴胺在纹状体含量下降,以及纹状体的D_1和D_2受体随增龄逐年下降。

2. 环境因素　流行病学调查显示,长期接触杀虫剂、除草剂或某些工业化学品等,是PD发病的危险因素。

3. 遗传因素 本病在家族中呈聚集现象。报道显示,10%左右者有家族史,包括常染色体显性遗传或隐性遗传。

【护理评估】

（一）健康史

询问病人发病前有无心脑血管疾病、脑外伤、中毒、脑肿瘤等病史;评估生活环境、家族史等特点,疾病随年龄增长有无明显变化,以及用药效果等。

（二）身体状况

起病缓慢,进行性发展。首发症状多为震颤,其次为步行障碍、肌强直和运动迟缓。

1. 静止性震颤 多从一侧上肢开始,呈现有规律的拇指对掌和手指屈曲的不自主震颤,类似"搓丸"样动作。具有静止时明显,动作时减轻,入睡后消失等特征,故称为静止性震颤。随病程进展,震颤逐步涉及下颌、唇、面和四肢。少数无震颤,尤其是发病年龄70岁以上者。

2. 肌强直 多从一侧上肢或下肢近端开始,逐渐蔓延至远端、对侧和全身的肌肉。肌强直与锥体束受损时,肌张力不同程度增高,肌强直表现为屈肌和伸肌肌张力均增高。被动运动关节时,始终保持阻力增高,类似弯曲软铅管的感觉,故称"铅管样肌强直"。多数因伴有震颤,检查时感到均匀的阻力中出现断续停顿,如同转动齿轮感,称为"齿轮样肌强直",因肌强直与静止性震颤叠加所致。

3. 运动迟缓 随意动作减少、减慢。多表现为开始的动作困难和缓慢,如行走时,起动和终止均有困难。面肌强直使面部表情呆板,双眼凝视和瞬目动作减少,笑容出现和消失减慢,造成"面具脸"。手指很难完成精细动作,如系裤带、鞋带等;有书写时字越写越小的倾向,称为"写字过小征"。

4. 姿势步态异常 早期走路拖步,迈步时身体前倾,行走时步距缩短,颈肌、躯干肌强直使病人站立时呈特殊屈曲体姿,行走时上肢协同摆动的联合动作减少或消失;晚期坐位、卧位起立困难。迈步后碎步、往前冲,越走越快,不能立刻停步,称为"慌张步态"。

（三）心理-社会状况

由于动作迟钝笨拙、表情淡漠、语言断续、流涎,病人往往自卑、脾气暴躁及忧郁,回避人际交往,拒绝社交活动,整日沉默寡言,闷闷不乐;随着病程延长,病情进行性加重,病人逐渐丧失劳动和生活自理能力,产生焦虑、恐惧,甚至绝望心理。本病病程长达数十年,家庭成员身心疲惫,经济负担加重,易产生无助感。

（四）辅助检查

1. 影像学检查 CT、MRI检查无特征性改变,正电子发射计算机体层成像(PET)或单光子发射计算机体层成像(SPECT)检查有辅助诊断价值。

2. 血、脑脊液检查 常规化验检查均无异常。

（五）治疗原则及主要措施

采取综合治疗措施,包括药物、手术、康复、心理治疗及护理,药物治疗为首选。

1. 药物治疗 以改善症状、提高生活质量为目标。早期无须药物治疗,当疾病影响病人的日常生活和工作能力时,适当药物治疗可减轻症状、减少并发症而延长生命。替代药物效果较好,如复方左旋多巴、多巴胺受体激动剂,但不能完全控制疾病进展,且存在不良反应和长期应用后药效衰减等缺点。抗胆碱能药物、金刚烷胺等药物仅适用于症状轻微者。

（1）左旋多巴及复方左旋多巴:至今仍是治疗本病最基本、最有效的药物。由于多巴胺不能透过血-脑脊液屏障进入脑内,对脑部多巴胺缺乏的替代疗法需应用其前体左旋多巴。复方左旋多巴制剂可增强左旋多巴的疗效和减少其外周不良反应,有加用α-甲基多巴肼(帕金宁)和加用苄丝肼(美多巴)2种制剂。

（2）多巴胺受体激动剂:是直接激动纹状体,产生和多巴胺相同作用的药物,如溴隐亭、培高利特。

（3）抗胆碱能药物:协助维持纹状体的递质平衡,常用药物有苯海索(安坦)、苯甲托品、丙环定等。

（4）金刚烷胺：促进神经末梢释放多巴胺，阻止其再吸收。与左旋多巴等药合用。

2. 手术治疗 早期药物治疗显著，而长期疗效明显减退，同时出现异动症者，可考虑手术治疗。手术治疗仅改善症状，不能根治疾病，术后仍需药物治疗。

3. 康复治疗 进行肢体运动、语言、进食等训练和指导，改善病人生活质量，减少并发症。

【常见护理诊断/问题】

1. 躯体活动障碍 与黑质病变、锥体外系功能障碍所致震颤、肌强直、体位不稳、随意运动异常有关。

2. 长期自尊低下 与震颤、流涎、面肌强直等身体形象改变和言语障碍、生活依赖他人有关。

【护理目标】

1. 生活依赖性逐渐减少。

2. 能够调整心态，乐观面对生活。

【护理措施】

（一）一般护理

1. 日常生活护理 下肢行动不便、起坐困难者，配备高位坐厕、高脚椅、手杖、床铺护栏、室内或走道扶手等辅助设施；保证床的高度适中；将呼叫器置于床边，生活日用品，如茶杯、毛巾、纸巾、便器、手杖等固定放置于病人伸手可及处，以方便取用。

2. 饮食护理 给予高热量、高维生素、高纤维素、低盐、低脂、适量优质蛋白的易消化饮食，鼓励病人多食新鲜蔬菜、水果，补充水分，保持大便通畅；高蛋白饮食能降低左旋多巴类药物的疗效，故不宜盲目给予过多蛋白质；槟榔为拟胆碱能食物，能降低抗胆碱能药物的疗效，应避免食用。

3. 安全护理 ①上肢震颤未能控制、日常生活动作笨拙者，谨防烧伤、烫伤，如避免自行使用液化气炉灶，不自己倒开水；端碗持筷困难者，准备大把手的餐具，选用不易打碎的不锈钢饭碗、水杯和汤勺。②有幻觉、错觉、欣快、抑郁、精神错乱、意识模糊或智能障碍者，应专人陪护，保管好药物，按时服药，每次送药到口。③严格交接班，禁止病人自行使用锐利器械和危险品；智能障碍者，安置在有严密监控的病区，避免发生自伤、坠床、坠楼、走失、伤人等意外。

4. 皮肤护理 因震颤和不自主运动，病人出汗多，易刺激皮肤，有不舒适感，皮肤抵抗力降低，容易导致皮肤破损和继发皮肤感染，应保持皮肤清洁。中晚期病人因运动障碍，卧床时间增多，应勤翻身、勤擦洗，每天1～2次，防止局部皮肤受压，改善全身血液循环，预防压疮。

（二）用药护理

1. 左旋多巴制剂 早期有食欲减退、恶心、呕吐、腹痛、直立性低血压、失眠、不宁等不良反应，进食时服药或减小用药剂量，症状会逐渐消失；出现幻觉、妄想等严重精神症状时，报告医生及时处理。

2. 多巴胺能制剂 从小剂量开始，逐步缓慢加量直至有效维持；服药期间尽量避免使用维生素B_6、氯氮䓬(利眠宁)、利血平、氯丙嗪、奋乃静等药物，以免降低药物疗效或导致直立性低血压；长期服用致疗效减退时，寻找和去除使病情加重的原因；出现症状波动和运动障碍时，观察和记录其发生的次数与持续时间，为调整药物提供依据。

3. 抗胆碱能药物 常见不良反应为口干、眼花(瞳孔扩大)、少汗、便秘、排尿困难等，青光眼及前列腺肥大者忌用。

4. 金刚烷胺 有口渴、失眠、食欲减退、头晕、足部水肿、视力障碍、心悸、精神症状等不良反应，严重肾病者禁用。

5. 多巴胺受体激动剂 常见不良反应有恶心、呕吐、头晕、乏力、皮肤瘙痒、便秘等，剂量过大时，出现精神症状、直立性低血压等。

（三）康复训练

1. 有效沟通训练 与病人沟通过程中，态度和蔼、诚恳，尊重病人，耐心倾听，了解生活需要和情感需要，不可随意打断病人说话。①指导病人进行面肌功能训练，改善面部表情和吞咽困难，协调发音，如指导病人鼓腮、伸舌、噘嘴、龇牙、吹吸等。②言语不清、构音障碍者，指导病人采用手势、纸笔、画板等沟通方式与他人交流。

2. 运动训练　其目的是防止和推迟关节强直与肢体挛缩。与病人和家属共同制订切实可行的训练计划。

（1）疾病早期：主要表现为震颤，鼓励病人维持和培养业余爱好，尽量参加有益的社交活动，坚持适当活动和锻炼，如养花、下棋、散步、太极拳、体操等，保持身体和各关节的活动强度与最大活动范围。

（2）疾病中期：已出现某些功能障碍或起坐困难，进行有计划、有目的的锻炼，如反复练习起坐动作；做力所能及的家务，如叠被子、扫地，尽量做到生活自理，减缓其功能衰退，但避免做超出病人能力的事。

（3）疾病晚期：出现显著运动障碍而卧床不起，协助病人采取舒适体位，被动活动关节，按摩四肢和背部肌肉，动作轻柔，勿造成疼痛和骨折。

（四）心理护理

细心观察病人的心理反应，倾听其心理感受，与病人讨论身体健康状况改变所造成的影响、不能应对的因素，及时给予正确的信息和引导，使其保持良好心态，接受和适应目前状态，并能设法改善；鼓励病人维持和培养兴趣与爱好，多与他人交往，不要孤立自己；关心、理解家属的处境，减轻其心理压力，尽力帮他们解决困难、走出困境，并鼓励家属关心和体贴病人，为病人创造良好的亲情氛围。

（五）健康指导

1. 疾病知识指导　本病无法根治，病程长达数年或数十年，指导病人坚持主动运动，保持关节活动的最大范围；做力所能及的家务劳动，延缓身体功能障碍的发生和发展，提高生活质量。定期门诊复查，动态了解血压变化和肝肾功能指标，出现发热、外伤、骨折或运动障碍、精神智能障碍加重时，及时就诊。

2. 用药指导　①本病需要长期或终身服药治疗，向病人讲解常用药物的种类、用法、服药注意事项、疗效，教会病人观察和处理不良反应；告诉病人长期服药过程中可能会出现的症状加重或疗效减退，用药过程可能出现的"开-关现象""剂末现象"及应对方法。②指导病人观察疗效，如服药过程中震颤、肌强直和运动功能、语言功能的改善程度；起坐速度、步行姿势，讲话音调与流利程度，写字、梳头、扣纽扣、系鞋带，以及进食动作等。

 知识拓展

与帕金森病相关的名词解释

1. "开-关现象"　指每天症状在突然缓解（开期，伴有异动症）与加重（关期）两种状态之间波动。"关期"表现为严重的帕金森症状，持续数秒或数分钟后突然转为"开期"，多见于病情严重者，一般与服药时间和剂量无关，不可预知，适当加用多巴胺受体激动剂可以防止或减少发生。

2. "剂末恶化"　又称疗效减退，指每次服药后药物的作用时间逐渐缩短，表现为症状有规律性地波动，与有效血药浓度有关，可以预知，适当增加服药次数或增加每次服药剂量，可以预防。

3. 安全生活指导　避免单独使用煤气、热水器及锐利器械，防止受伤；避免进食带刺的食物和使用易碎的器皿；外出时有人陪伴，精神智能障碍者，其衣服口袋内放置"安全卡片"，写上病人姓名、住址和联系电话，或戴手腕识别牌，以防走失。

4. 进食方法指导　进食或饮水时，保持坐位或半卧位，注意力集中，保证时间充足和环境安静，不催促、不打扰进餐。流涎过多者，使用吸管吸食流食；咀嚼能力和消化功能减退者，给予易消化、易咀嚼的细软、无刺激的软食或半流食，少量多餐；咀嚼和吞咽功能障碍者，选用稀粥、面片、蒸蛋等精细制作的小块食物,或不易反流的食物,指导病人少量分次吞咽;进食困难、呛水者,及时给予鼻饲饮食,做好相应护理,防止经口进食引起误吸、窒息或吸入性肺炎。

【护理评价】

1. 生活依赖性是否逐渐减弱。
2. 能否调整心态,乐观面对生活。

(唐艳妮)

第五节　癫痫病人的护理

1. 掌握癫痫病人的身体状况、主要护理措施及健康指导。
2. 熟悉癫痫大发作临床表现、癫痫病人治疗原则及脑电图检查的临床意义。
3. 学会应用护理程序对癫痫病人实施整体护理。
4. 能正确评估病人的身心状况,根据护理诊断制订适当的护理措施并进行健康指导。
5. 具有良好的专业基础,能积极配合医生抢救治疗。

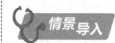

病人,男性,18 岁,学生。因发作性意识丧失、四肢抽搐 5 年入院。5 年前出现发作性意识丧失,全身抽搐,每次持续 5～6 分钟后恢复。发作当时面色青紫,有时夜间睡眠中发作,时常伴尿失禁或舌咬伤。入院查体及各项检查未发现明显异常,叔父有类似情况发生。

请思考:

1. 该病人目前的主要护理诊断/问题是什么?
2. 此时采取的主要护理措施有哪些?

癫痫(epilepsy)是一组由大脑神经元异常放电所引起的短暂中枢神经系统功能失常,具有突然发生、反复发作的特点。大脑皮质神经元异常放电是各种癫痫发作的病理基础,任何致病因素均可诱发癫痫。根据病变累及大脑部位的不同,临床表现为运动、感觉、意识、行为和自主神经等不同程度的障碍。正常人由于感冒、发热、电解质失调、药物过量、长期饮酒戒断、睡眠不足等也可有单次发作,但不能诊断为癫痫。

流行病学资料显示,癫痫患病率为 5‰,年发病率为(50～70)/10 万,死亡率为(1.3～3.6)/10 万。我国约有 600 万以上癫痫病人,难治性癫痫至少 150 万(占 25%),每年新发病人数 65 万～70 万。癫痫可见于各年龄组,青少年和老年是发病的两个高峰阶段。

【分类和定义】

（一）根据病因分类

1. 特发性癫痫　又称为原发性癫痫。主要由遗传因素所致,为单基因或多基因遗传;表现为部分性发作,或全面性发作。

2. 症状性癫痫　又称为继发性癫痫。病因较复杂,由各种原因的脑损伤所致,遗传也起一定作用,药物疗效较差。

3. 隐源性癫痫　临床表现提示症状性癫痫,但现有的检查手段不能发现明确病因,其约占全部癫痫的 60%～70%。

（二）根据癫痫发作形式分类

1981 年国际抗癫痫联盟根据临床和脑电图特点,制订了癫痫发作的分类,沿用至今。该分类将癫痫发作分为部分性发作、全面性发作、不能分类的癫痫发作 3 大类(表 9-5-1)。

表 9-5-1 癫痫发作的分类(国际抗癫痫联盟,1981)

1. 部分性发作	1.1 单纯部分性:无意识障碍
	1.2 复杂部分性:有意识障碍
	1.3 部分性继发全身发作:部分性发作起始,发展为全面性发作
2. 全面性发作	2.1 失神发作:典型失神发作、不典型失神发作 强直阵挛性发作
	2.2 强直性发作
	2.3 阵挛性发作
	2.4 强直阵挛性发作
	2.5 肌阵挛发作
	2.6 失张力发作
3. 不能分类的发作	

【病因及发病机制】

(一)病因

1. 特发性癫痫　病因不明,未发现脑部存在足以引起癫痫发作的结构性损伤或功能异常,与遗传因素密切相关。多在儿童或青年期首次发病,具有特征性临床及脑电图表现,药物治疗效果较好。

2. 症状性癫痫　由各种明确的中枢神经系统结构损伤或功能异常引起,如颅脑产伤、脑炎和脑膜炎、脑血管病、脑外伤、脑肿瘤、脑寄生虫病、蛛网膜下腔出血等脑部损害,或者尿毒症、肝性脑病、大出血、阿-斯综合征、一氧化碳中毒等全身性疾病。各年龄段均可发病,药物治疗效果差。

3. 隐源性癫痫　目前的检测手段未见明确病因。

(二)发病机制

迄今未明。不论是何种原因引起的癫痫,其电生理改变是一致的,即发作时大脑神经元出现异常的、过度的同步性放电。其原因为与兴奋过程的过盛、抑制过程的衰减和(或)神经膜本身的变化有关。不同类型癫痫的发作机制可能与异常放电的传播有关,异常放电局限于某一脑区,表现为局灶性发作;异常放电波及双侧脑部,则出现全面性癫痫;异常放电在边缘系统扩散,引起复杂部分性发作;异常放电传至丘脑,神经元被抑制,则出现失神发作。

(三)影响癫痫发作的因素

1. 年龄因素　特发性癫痫与年龄有密切关系,如婴儿痉挛症多在1周岁内起病,儿童失神癫痫多在 6 ~ 7 岁时起病,肌阵挛癫痫多在青少年起病。各年龄阶段癫痫的病因也不同。

2. 遗传因素　影响癫痫的易患性。如儿童失神癫痫,其中仅 1/4 出现临床发作。症状性癫痫者近亲患病率为 1.5‰,高于正常人。单卵双生儿癫痫发病的一致性为 57%,双卵双生儿的一致性为 9%。有研究显示,儿童失神和全面性强直-阵挛发作(GTCS),在单卵双胎的一致率为 100%。

3. 环境因素　内分泌失调、电解质紊乱和代谢异常等均可影响神经元放电,导致癫痫发作。孕期、经期、睡眠不足、疲劳、饥饿、便秘、饮酒、闪光、感情冲动等,都能激发癫痫发作。过度换气对失神发作、过度饮水对 GTCS、闪光对肌阵挛发作均有诱发作用。

4. 睡眠　癫痫发作与睡眠-觉醒周期有密切关系,如全面强直-阵挛发作常在晨醒后发生;婴儿痉挛多在醒后和睡前发作;伴中央颞区棘波的良性儿童癫痫多在睡眠中发作。

【护理评估】

(一)健康史

询问病人有无癫痫家族史;有无脑部先天性疾病、颅脑外伤、颅内感染、脑血管病及脑缺氧等病史;有无儿童期的高热惊厥、中毒(如一氧化碳、药物、食物及金属类中毒)及营养代谢障碍性疾病;是否存在睡眠不足、饥饿、过饱、疲劳、饮酒、便秘、精神刺激、强烈的声光刺激及一过性代谢紊乱等诱发因素;了解首次癫痫发作的时间、诱因及表现,发作频度、诊治经过及用药情况等;女病人应了解其癫痛发作与月经、妊娠的关系。

（二）身体状况

癫痫具有短暂性、刻板性、间歇性和反复发作性等特征。

1. 部分性发作（partial seizures）　为成人痫性发作最常见的类型，源于大脑半球局部神经元异常放电。

（1）单纯部分性发作（simple partial seizures）：以局部症状为特征，发作时程较短，一般不超过1分钟，无意识障碍。分为以下4型。

1）部分运动性发作：指局部肢体抽动，多见于一侧口角、眼睑、手指或足趾，也可涉及整个一侧面部或一侧肢体远端，有时表现为言语中断。如发作从一处开始后沿大脑皮质运动区分布顺序缓慢移动，表现为自一侧拇指沿腕部、肘部、肩部、口角、面部逐渐扩展，称为杰克逊（Jackson）癫痫。部分运动性发作后，如遗留暂时性（数分钟至数日）局部肢体瘫痪或无力，称Todd瘫痪。

2）体觉性发作或特殊感觉性发作：前者为肢体麻木感和针刺感，多发生在口角、舌、手指或足趾，偶有缓慢扩散犹如杰克逊癫痫。后者表现为：①视觉性：简单视幻，如闪光。②听觉性：简单幻听，为嗡嗡声。③嗅觉性：焦臭味。④眩晕性：眩晕感、飘浮感、下沉感。特殊感觉性发作均可为复杂部分性发作或全面性强直-阵挛发作的先兆。

3）自主神经发作：表现为自主神经功能障碍，如全身皮肤发红、呕吐、腹痛及烦渴、欲排尿感、出汗等，很少单独出现。发作年龄以青少年为主，临床以胃肠道症状居多。

4）精神性发作：①各种类型遗忘症：似曾相识、强迫思维等。②情感异常：如无名恐惧、愤怒、忧郁、欣快。③错觉：如视物变大或变小，听声变强或变弱，感觉本人肢体变化等。精神症状虽可单独发作，但常为复杂部分性发作的先兆，有时为继发的全面性强直-阵挛发作的先兆。

（2）复杂部分性发作（complex partial seizures，CPS）：占成人痫性发作50%以上，称精神运动性发作。起始出现精神症状或特殊感觉症状，随后出现意识障碍、自动症和遗忘症，有时发作开始即为意识障碍。随后病人呈部分性或完全性对环境接触不良，做出一些表面上似有目的的动作，即自动症；病人往往先瞪视不动，然后做出无意识动作，如机械地重复动作，或出现吮吸、咀嚼、舔唇、清喉、搓手、抚面、解扣、脱衣、摸索衣服和挪动桌椅等，甚至游走、奔跑、乘车上船，也可自动言语或叫喊、唱歌等。自动症是在痫性发作期或发作后意识障碍和遗忘状态下发生的行为，发作一般持续数分钟至半小时，甚至长达数小时至数日，事后对其行为不能记忆。

（3）部分性发作继发泛化：单纯部分性发作可发展为复杂部分性发作，单纯或复杂部分性发作可发展为全面性强直-阵挛发作。

2. 全面性发作（generalized seizures）　发作伴有意识障碍或以意识障碍为首发症状。

（1）全面强直-阵挛发作（generalized tonic-clonic seizure，GTCS）：也称大发作，是最常见的发作类型之一，以意识丧失和双侧强直后出现阵挛为主要特征。发作分为3期。

1）强直期：表现为全身骨骼肌呈持续性收缩。上睑抬起，眼球上窜，喉部痉挛，发出叫声；口先强张，而后突闭，可能咬破舌尖；颈部和躯干先屈曲而后反张，上肢先上举后旋再变为内收前旋，下肢自屈曲转变为强烈伸直，强直期持续10～20秒后进入阵挛期。

2）阵挛期：肌肉交替性收缩与松弛，呈一张一弛交替性抽动，阵挛频率逐渐变慢，松弛时间逐渐延长，本期持续约30秒至1分钟或更长；最后一次强烈阵挛后，抽搐突然终止，所有肌肉松弛进入发作后期。

以上两期可见心率加快，血压升高，汗液、唾液和支气管分泌物增多，瞳孔扩大等自主神经征象；呼吸暂时中断，皮肤自苍白转为发绀，瞳孔散大，对光反射及深、浅反射消失，病理反射阳性。

3）发作后期：阵挛期以后尚有短暂的强直痉挛，以面肌和咬肌为主，造成牙关紧闭，可发生舌咬伤。本期全身肌肉松弛，括约肌松弛，可发生尿失禁。呼吸首先恢复，心率、血压、瞳孔等恢复正常，肌张力松弛，意识逐渐苏醒，自发作开始至意识恢复约历时5～10分钟。清醒后常感到头昏、头痛、全身酸痛和疲乏无力，对抽搐全无记忆；多数病人发作后进入昏睡，个别人在完全清醒前有自动症或暴怒、惊恐等情感反应。

（2）失神发作（absence seizure）：主要见于儿童或青年。

1）典型失神发作：通常称为小发作。表现为意识短暂丧失（5～10 秒）和正在进行的动作中断，呼之不应，两眼茫然凝视不动；伴有简单的自动性动作，如擦鼻、咀嚼、吞咽，或伴失张力，如手中持物坠落，一般不会跌倒。发作后立即清醒，无明显不适，可继续先前活动，醒后对发作全无记忆，每日发作数次至数百次不等。

2）不典型失神发作：发作和恢复均较缓慢，肌张力改变则较明显。

（3）肌阵挛发作（myoclonic seizure）：呈突然短暂的快速的某一肌肉或肌群收缩，表现为颜面或肢体肌肉突然的短暂跳动，可单个出现，亦可有规律地反复发生，发作时间短，间隔时间长，一般不伴有意识障碍，清晨欲觉醒或刚入睡时发作较频繁。多为遗传性疾病，见于任何年龄，声、光刺激可诱发。

（4）阵挛性发作（clonic seizure）：仅见于婴幼儿，表现为全身重复性阵挛性抽搐伴意识丧失，之前无强直期。

（5）强直性发作（tonic seizure）：多见于儿童及少年期，睡眠中发作较多，表现为全身肌肉强烈的强直性肌痉挛，使头、眼和肢体固定在特殊位置，伴有颜面青紫、呼吸暂停和瞳孔散大；躯干强直性发作造成角弓反张，伴短暂意识丧失，一般不跌倒，持续 30 秒至 1 分钟以上，发作后立即清醒；伴有面色苍白、潮红，瞳孔扩大等自主神经症状。

（6）失张力发作（atonic seizure）：部分或全身肌肉张力突然降低，造成颈垂、张口、肢体下垂或躯干失张力而跌倒，持续 1～3 秒钟，可有短暂意识丧失或不明显的意识障碍，发作后立即清醒和站起。

3. 癫痫持续状态（status epilepticus） 又称癫痫状态。指癫痫连续发作之间意识尚未完全恢复又频繁发作，或癫痫发作持续 30 分钟以上不能自行停止。是神经内科急症，致残率和致死率高。常见原因为突然停用抗癫痫药，或因急性脑病、脑卒中、脑炎、外伤、肿瘤和药物中毒引起；抗癫痫药物治疗不规范、感染、精神紧张、过度疲劳、孕产和饮酒等可诱发。任何类型的癫痫均可出现癫痫持续状态，但通常指全面性强直-阵挛发作持续状态。常伴有高热、脱水、酸中毒，如不及时治疗，继而发生心、肝、肺、肾多器官衰竭死亡。

（三）心理-社会状况

疾病发作时，出现抽搐、跌伤、尿失禁等有碍形象的表现，病人自尊心受挫而产生自卑感；癫痫反复发作影响生活与工作，病人易对生活丧失信心；如果缺乏家庭及社会支持，易产生绝望心理。

（四）辅助检查

1. 脑电图检查 其阳性率达 40%～80%，结合临床全面分析做出判断。

2. 影像学检查 MRI、CT、DSA 等可确定脑结构异常或病变，有助于继发性癫痫的病因诊断。SPECT、PET 检查对癫痫的病灶定位有价值。

3. 实验室检查 血常规、血糖、血钙、脑脊液、寄生虫等检查，有助于了解病因。

（五）治疗原则及主要措施

以药物治疗为主，其治疗目标是控制发作或最大限度地减少发作次数；提高病人生活质量，降低药物不良反应。

1. 病因治疗 病因明确者，以病因治疗为主。如手术治疗颅脑肿瘤，药物治疗脑寄生虫感染，纠正低血糖、低钙血症等。

2. 发作间歇治疗 若诊断成立，每年发作 2 次以上，用抗癫痫药物（AEDS）治疗。常用药物有卡马西平、苯妥英钠、丙戊酸钠、氯硝西泮、苯巴比妥、扑痫酮、乙琥胺、加巴喷丁、拉莫三嗪、氨己烯酸、托吡酯等。用药原则：①选择药物：根据癫痫发作类型正确选择。②单一用药：原则上从小剂量开始，逐渐增加至治疗量。新发癫痫者，原则上只用一种药物。③联合治疗：当一种药物治疗效果欠佳，可换用或加用第二种，必须在 3～4 天内递减要撤换的药物，同时递增新用的第二种药物。④规律用药：控制发作后不宜随意减量或停药，坚持长期服药，以免诱发癫痫持续状态。⑤停药原则：病情完全控制4～5 年后，根据病人情况逐渐减量，1～1.5 年内无发作者方可停药。

3. 发作时治疗 立即就地平卧；保持呼吸道通畅，吸氧；应用地西泮或苯妥英钠预防再次发作；防治跌伤、骨折、咬伤等并发症。

4. 癫痫持续状态的治疗

（1）控制发作：是治疗的关键，否则危及生命。①首选地西泮，静脉注射。适用于成人或儿童各型持续状态。地西泮偶可抑制呼吸，出现则停止注射，必要时使用呼吸兴奋剂对症处理。②异戊巴比妥钠：静脉注射至控制发作为止。③10%水合氯醛：根据成人及儿童用量加等量植物油，保留灌肠。④苯妥英钠：溶于生理盐水中静脉注射，速度适宜。

（2）其他治疗：①保持呼吸道通畅，给予鼻导管或面罩吸氧，必要时行气管切开；进行心电、血压、呼吸监护，定时做血气、血生化学分析。②治疗诱发因素。③牙关紧闭者放置牙垫，防止舌咬伤。④放置床栏，以防坠床。⑤给予20%甘露醇快速静脉注射，也可用地塞米松10～20mg静脉注射，防治脑水肿。⑥控制感染或预防性应用抗生素，防治并发症。⑦高热者给予物理降温，纠正代谢紊乱，如低血糖、低血钠、低血钙、高渗性状态及肝性脑病，纠正酸中毒，维持水及电解质平衡，给予营养支持治疗。

5. 手术治疗　对药物治疗无效者，考虑外科手术治疗。

【常用护理诊断/问题】

1. 有窒息的危险　与癫痫发作时意识障碍、喉头痉挛及气道分泌物增多有关。

2. 有受伤的危险　与癫痫发作时肌肉抽搐和意识障碍有关。

3. 长期性低自尊　与抽搐、跌伤、尿失禁等有碍自身形象有关。

4. 潜在并发症：脑水肿，酸中毒，水、电解质紊乱。

【护理目标】

1. 呼吸道保持通畅，未发生窒息。

2. 受伤危险降低或不受伤。

3. 能够面对疾病，保持积极生活的态度。

4. 未发生并发症；发生并发症能被及时发现，并得到及时处理。

【护理措施】

（一）一般护理

1. 休息与活动　保证充足睡眠，避免过度劳累。病情允许者，适当参加体力和脑力活动，劳逸结合，做力所能及的事情，保持愉悦心情。若有发作先兆应立即卧床休息。

2. 环境　保持环境安静，温湿度适宜，避免强光、惊吓等刺激，居住环境光线柔和。

3. 饮食护理　给予清淡、富营养、易消化饮食，避免暴饮暴食、辛辣刺激性食物，戒烟酒。保持良好的饮食习惯。

（二）病情观察

严密观察生命体征、神志及瞳孔变化；观察发作类型，发作过程中有无心率加快、血压升高、呼吸减慢或暂停、瞳孔散大、牙关紧闭及大小便失禁等表现；观察并记录发作频率、持续时间及意识恢复时间，在意识恢复过程中，有无自动症、头痛、疲乏及行为异常等表现。

（三）发作时护理

1. 防止受伤　出现发作先兆时，立即平卧，或发作时陪伴者迅速抱住病人缓慢就地平放，避免摔伤；取下眼镜和义齿，将手边的柔软物垫在病人头下；将牙垫或厚纱布垫在上下臼齿之间，以防咬伤舌、口唇及颊部，但不可强行塞入。抽搐发作时，适度扶住病人手脚，以防自伤及碰伤，切不可用力按压肢体，以免造成骨折、肌肉撕裂及关节脱位。大小便失禁时，及时处理。少数病人抽搐停止、意识恢复过程中有兴奋躁动，应专人守护，放置保护性床栏，必要时使用约束带。

2. 保持呼吸道通畅　使病人取平卧、头偏向一侧或侧卧位，使呼吸道分泌物由口角流出；解开衣领、衣扣和裤带，以免过紧影响呼吸；防止舌后坠阻塞呼吸道，必要时使用舌钳；吸氧，预防缺氧所致脑水肿，尤其是癫痫持续状态者；准备吸引器、气管切开包等，及时清除口鼻腔分泌物；不可强行喂食，防止窒息。

（四）用药护理

1. 遵医嘱使用抗癫痫药物（AEDS）、脱水剂等。常用抗癫痫药物、不良反应及护理措施见表 9-5-2。

表 9-5-2　常用抗癫痫药物、不良反应及护理措施

药物	适用类型	常见不良反应	护理措施
苯妥英钠	GTCS、部分发作、强直性发作	胃肠道症状，毛发增多，齿龈增生，面容粗糙，小脑征，复视，精神症状	餐后服用，以减少胃肠道反应
卡马西平	同上，部分性发作首选	胃肠道症状，小脑征，复视，嗜睡，体重增加	同上
丙戊酸钠	全面性发作，GTCS，合并典型失神发作首选	肥胖，震颤，毛发减少，合并典型踝肿胀，嗜睡，肝损害	用药前检查血、尿常规和肝、肾功能；用药期间监测血药浓度并定期复查相关项目，及时发现肝损伤、神经系统损害、智能和行为改变等不良反应
苯巴比妥	小儿癫痫首选	嗜睡，小脑征，复视，认知和行为异常	同上

2. 癫痫持续状态　迅速建立静脉通道，遵医嘱缓慢静脉注射地西泮，若 15 分钟后再次发作，重复给药，或于 12 小时内缓慢静脉输入地西泮；出现呼吸变浅，昏迷加深，血压下降，遵医嘱停药；连续抽搐者，控制入液量，遵医嘱快速静脉输入脱水剂。

（五）心理护理

帮助病人正确对待疾病，理解病人，耐心倾听，鼓励病人说出自己的内心感受，指导病人做好自我调节，维持良好的心理状态；鼓励病人积极参与各种社交活动，承担力所能及的社会工作；鼓励家属关爱、理解和帮助病人，减轻病人的精神负担，给予病人全身心照顾。

（六）健康指导

1. 疾病知识指导　向病人及家属介绍本病的相关知识，避免过度疲劳、睡眠不足及便秘等诱发因素，指导发作时家庭紧急护理方法。告知病人禁止从事攀高、游泳、驾驶及带电作业等危险工作或活动，嘱病人随身携带病情诊疗卡，注明姓名、地址、病史及联系电话等，以备癫痫发作时得到及时救治。

2. 用药指导　指导病人及家属遵守用药原则，不可以随意增减药物剂量、停药或换药，坚持长期、正规、按时服药，观察药物不良反应，遵医嘱用药。

【护理评价】

1. 呼吸道通畅，未发生窒息。
2. 受伤危险是否降低或不受伤。
3. 面对疾病，能否保持积极生活的态度。
4. 有无并发症发生；发生并发症能否被及时发现，并得到及时处理。

（唐艳妮）

思考题

1. 病人，男性，72 岁。既往高血压史 30 年，1 小时前排便后突然不省人事，随即倒地，送入医院。

请思考：

（1）病人属于意识障碍的哪一种类型？

（2）病人目前首要的护理措施是什么？

2. 病人，男性，20 岁。"癫痫"病史 10 年，加重 5 小时入院。住院期间突然出现阵发性抽搐，眼球上窜、瞳孔散大、口吐白沫、口唇青紫、舌咬伤、尿失禁，持续约 35 分钟，约 5~10 分钟后又出

现发作,发作间期意识不清。发作间期身体评估:T 38℃,P 100 次/分,R 20 次/分,BP 120/80mmHg,浅昏迷状态,双瞳孔等大等圆,直径约3mm,对光反射灵敏。初步诊断:癫痫持续状态。

请思考:

(1)为何判断病人为癫痫持续状态?

(2)病人存在哪些护理诊断/问题? 如何采取紧急护理措施?

思路解析

扫一扫,测一测

参 考 文 献

[1] 尤黎明,吴瑛. 内科护理学. 6 版. 北京:人民卫生出版社,2017.

[2] 李丹,冯丽华. 内科护理学. 3 版. 北京:人民卫生出版社,2014.

[3] 尤黎明,吴瑛. 内科护理学实践与实习指导. 北京:人民卫生出版社,2014.

[4] 万学红,卢雪峰. 诊断学. 8 版. 北京:人民卫生出版社,2013.

[5] 葛均波,徐永健. 内科学. 8 版. 北京:人民卫生出版社,2013.

[6] 夏源泉,何云海. 内科护理技术. 武汉:华中科技大学出版社,2012.

[7] 孙子林. 糖尿病自我管理技巧. 南京:江苏科学技术出版社,2011.

[8] 郭晓蕙. 中国糖尿病病人胰岛素使用教育管理规范. 天津:天津科学技术出版社,2011.

[9] 中华医学会糖尿病学分会. 中国 2 型糖尿病防治指南(2010 年版). 北京:北京大学医学出版社,2010.

[10] 朱有华,石炳毅. 肾脏移植手册. 北京:人民卫生出版社,2010.

[11] 王吉耀. 内科学. 2 版. 北京:人民卫生出版社,2010.

[12] 陈伟红,卫诺. 肾脏内科护理基本知识与技能 930 问. 2 版. 北京:科学出版社,2010.

[13] 陈灏珠,林果为. 实用内科学. 13 版. 北京:人民卫生出版社,2009.

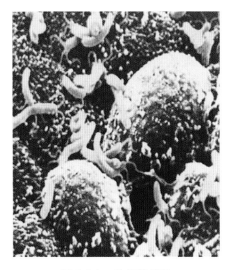

图 4-2-1　幽门螺杆菌

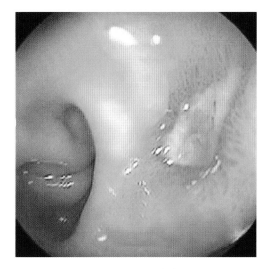

图 4-3-1　胃溃疡

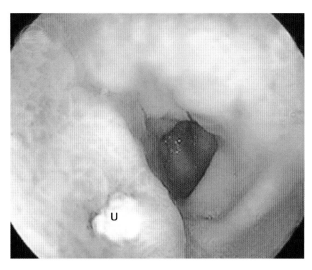

图 4-3-2　十二指肠溃疡

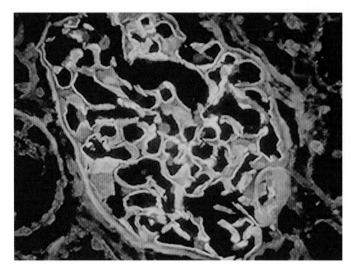

图 5-2-1　免疫复合物

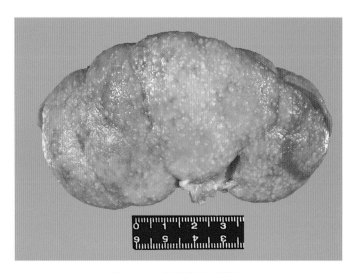

图 5-2-2　慢性肾小球肾炎

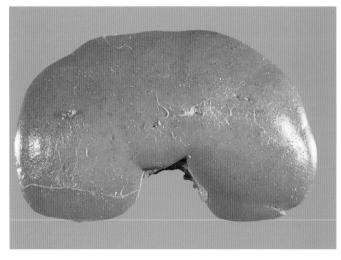

图 5-2-3　急性肾小球肾炎

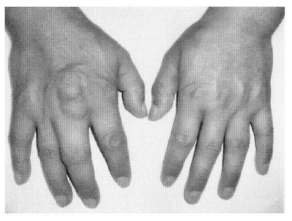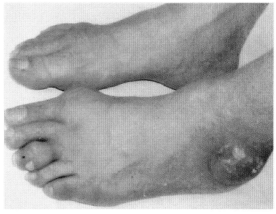

图 7-6-1　痛风石

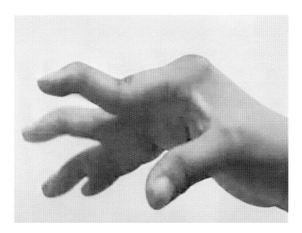

图 8-3-2　典型"天鹅颈样"畸形